Nielsen/Hancke – Heilpflanzen in Farbe

BLV Bestimmungsbücher

1 Pilze
2 Farbige Pflanzenwelt
3 Meeresfische
4 Süßwasserfische
5 Aquarienfische
6 Heilpflanzen
7 Steine + Mineralien
8 Sterne + Planeten
9 Tierspuren
10 Pflanzen- und Tierwelt der Alpen
11 Bäume + Sträucher
12 Blumen am Mittelmeer
13 Pflanzen Europas
14 Hunderassen der Welt
15 Insekten + Weichtiere
16 Muscheln + Schnecken
17 Edel- und Schmucksteine
18 Katzenrassen der Welt
19 Säugetiere Afrikas
20 Wetterkunde für alle
21 Die Höhlen Europas
22 Bäume + Sträucher Europas
23 Vögel
24 Pferderassen der Welt
25 Orchideen Europas
26 Tierische Schädlinge
27 Aquarienpflanzen
28 Farne, Moose, Flechten
29 Gräser
30 Pflanzen der Tropen
31 Pilzführer
32 Tiere und Pflanzen an Mittelmeerküsten
33 Amphibien und Reptilien

BLV Naturführer

102 Nachtfalter
103 Pilze
104 Vögel
105 Alpenblumen
106 Heimische Pflanzen 1
107 Strand + Küste
108 Aquarienfische
109 Mineralien + Gesteine
110 Heimische Pflanzen 2
111 Insekten
112 Säugetiere
113 Fische
114 Giftpflanzen, Gifttiere
115 Wasservögel, Strandvögel
116 Bäume + Sträucher
117 Bach – Fluß – See
118 Heilpflanzen
119 Wolkenbilder – Wettervorhersage
120 Schmetterlinge
121 Wald und Forst
122/123 Mein Hobby: Vögel beobachten
124/125 Mein Hobby: Steine sammeln
126 Sterne und Sternbilder
127 Versteinerungen
128 Wiesen und Felder
129 Hunde

Weitere BLV Naturbücher

Bergmann/Helb, Stimmen der Vögel Europas
Bianchini/Corbetta/Pistoia, Der große Heilpflanzenatlas
Cetto, Der große Pilzführer, Band 1–3
Edlin/Nimmo, BLV Bildatlas der Bäume
Eisenreich/Bacher, Der große BLV Naturführer
Keith/Gooders, BLV Vogelführer
Mottana/Crespi/Liborio, Der große BLV Mineralienführer
Nielsen/Hancke, Heilpflanzen in Farbe
Pacioni, Das neue BLV Pilzbuch
Schauer/Caspari, Der große BLV Pflanzenführer
Schuhmacher, Korallenriffe

BLV Heilpflanzenführer

Heilpflanzen

in Farbe

Finden und erkennen, sammeln und anwenden

Text: Harald Nielsen
Illustrationen: Verner Hancke

Zweite Auflage

BLV Verlagsgesellschaft
München Wien Zürich

CIP-Kurztitelaufnahme der Deutschen Bibliothek

Nielsen, Harald:
Heilpflanzen in Farbe: finden u. erkennen,
sammeln u. anwenden / Text: Harald Nielsen.
Ill.: Verner Hancke. [Übers.: Wolfgang Dierl.
Bearb.: Wolfgang Ferstl]. – 2. Aufl. –
München; Wien; Zürich: BLV Verlagsgesellschaft, 1983.
(BLV Heilpflanzenführer)
Einheitssacht.: Laegeplanter i farver ⟨dt.⟩
ISBN 3-405-11640-6

NE: Hancke, Verner:; Ferstl, Wolfgang [Bearb.]

Redaktion der dänischen Originalausgabe: Jørgen Lundø
Übersetzung: Dr. Wolfgang Dierl
Bearbeitung: Wolfgang Ferstl

Titel der dänischen Originalausgabe:
»Laegeplanter i farver«

Deutschsprachige Ausgabe:

Titelbild: Hermann Eisenbeiß

Satz und Druck: Ludwig Auer, Donauwörth
Druck der Bildtafeln: Sankt Jørgen Tryk, Kastrup, Dänemark
Bindearbeiten: Hans Klotz, Augsburg

Printed in Germany · ISBN 3-405-11640-6

Vorwort

Wenn man untersucht, was der Mensch im Lauf der Zeit gegen Krankheiten verwendet hat, wird man feststellen, daß es kaum ein Ding aus dem Reich der Mineralien, Pflanzen oder Tiere gibt, das nicht zu irgendeiner Zeit versucht wurde. Ebenso, wie die Mystik im Gleichlauf mit den verschiedenen Auffassungen der jeweiligen Zeit über die Entstehung der Krankheiten hereinspielt. In diesem Kunterbunt von Heilmitteln ist es überwiegend die Wirkung, die heutige Wissenschaftler erkennen können. Die Heilpflanzen haben auch heute eine bedeutende Stelle als Hilfsmittel der Natur in der Erkenntnis des Volks. Viele davon haben auch einen sicheren Platz in der Medizin. Man möge sich erinnern, daß die Erfahrungen und Beobachtungen vieler Generationen in der Volksmedizin niedergeschlagen sind, und daß diese schon im Altertum vom Spezialisten, dem Arzt, übernommen und ausgenützt wurden. Später kam ein weiterer Spezialist hinzu, der Apotheker, der die Medizinen zubereitet. Sind auch viele Drogen und ihre Zubereitungen aus dem Sortiment der Apotheken verschwunden, weil sie durch neue, synthetische Arzneimittel ersetzt wurden, so sind doch sehr viele Pflanzen im Bewußtsein des Volkes geblieben und werden in der Volksmedizin immer noch verwendet.

Dieses Buch ist als Wegweiser für jene Heilpflanzen gedacht, die ihren Platz in der Volksmedizin hatten oder haben, viele davon auch in der Medizin. Es beschränkt sich hauptsächlich auf den europäischen Raum, einige der aufgeführten Pflanzen sind aber auch in Asien oder Nordamerika zu finden.

Das Buch ist nicht als Aufforderung an den Leser gedacht, nun in die Natur hinauszugehen und sich selbst Medizin zu suchen, es soll vielmehr durch seine Erklärungen über Inhaltsstoffe und Anwendungen, auch durch notwendige Warnungen, ausreichend Kenntnis über die genannten Pflanzen vermitteln. Der kleine Abschnitt über Kulturgeschichte mag den historischen Ort der Pflanze bestimmen.

Das Buch behandelt und beschreibt in systematischer Reihenfolge rund 300 Heilpflanzen unter der Voraussetzung, daß dem Leser einige grundlegende botanische Begriffe bekannt sind. Auswahl und Text wurden von Apotheker *Harald Nielsen* erstellt, während die Bilder von *Verner Hancke* verfertigt wurden. Botanisch beraten wurden die Autoren von M. Skytte Christiansen von der Botanischen Zentralbibliothek Kopenhagen.

Geschichte der Arzneipflanzen

Frühzeitig vor allen Kulturen wurde der Gebrauch von Pflanzen als Heilmittel gegen Krankheiten gefunden. Auf dem mühsamen und oft gefährlichen Weg der Erfahrung hat man Arzneimittel entdeckt, die auch bei der heutigen Technik und dem modernen Stand der Forschung jeder kritischen Nachprüfung standhalten.

Die ersten Nachrichten über Arzneipflanzen

Es gibt frühzeitig niedergeschriebene Nachrichten über Erfahrungen mit Arzneipflanzen. Die ältesten, die man kennt, sind Keilschrifttexte auf Tontafeln und stammen von rund 6000 Jahre alten Kulturen am persischen Golf. Hier werden mehrere Arzneipflanzen erwähnt zusammen mit ihrer Anwendung und den Behandlungsmethoden von Krankheiten. Auch die etwas jüngere ägyptische Kultur war in der Behandlung von Krankheiten weit fortgeschritten. Davon zeugt besonders der »Papyrus Ebers«, der von dem deutschen Ägyptologen *Georg Ebers* 1873 gefunden wurde und rund 700 Arzneipflanzen umfaßt, sowie Anweisung gibt für die Herstellung von Medikamenten wie Salben, Pflastern, Zäpfchen, Pillen, Pastillen und Augentropfen. Die Schrift stammt aus der Zeit um 1550 v. Chr.

Das älteste bekannte Kräuterbuch ist aber das chinesische »Pen Ts'ao«, das von Kaiser Shen Hung um 3000 v. Chr. geschrieben wurde. Darin werden rund 1000 Arzneipflanzen genannt mit Angaben zu ihrem Vorkommen, der Erntezeit, Trocknung und Aufbewahrung sowie über die Medizinen, die daraus hergestellt werden können und ihre Wirkung. Zu den Pflanzen, die dort erwähnt werden, und die bis heute in Gebrauch sind, gehören Baldrian, Süßholz, Rhabarber, Mutterkorn und Schlafmohn. Aber erst nach den großen Entdeckungsreisen im 16. Jahrhundert war der chinesische Einfluß auf die europäische Heilkunst richtig zu spüren. Aus dem indischen Kulturraum ist das Heilkundewerk »Ayurveda«

überliefert, das ein Teil der »Veda« ist. Die Veda ist das »Wissen« der Menschen, und wurde von Generation zu Generation mündlich weitergegeben, bevor sie etwa 2000 v. Chr. niedergeschrieben wurde.
Sagen und Erzählungen, die von archäologischen Befunden unterstützt werden, legen offen dar, daß auch in Europa frühzeitig Heilpflanzen verwendet wurden. In der isländischen Edda erzählt die Sage vom Lyfja-Berg, wo Heilmittel zu finden waren d. h., daß dort Heilpflanzen wuchsen. »Lyfja« ist das altnordische Wort für Heilmittel und geht heute in die moderne isländische Sprache als Ausdruck für Apotheke, »lyfja-bud« ein.

Die Heilkunst kommt nach Europa

Die ägyptische Kultur beeinflußte Europa über Kreta und Griechenland. Wie in Ägypten waren es auch hier die Priester, die sich der körperlichen und seelischen Gebrechen annahmen, aber nach und nach wurden es Ärzte, die sich als Spezialisten mit körperlichen Krankheiten befaßten, während die Priester die seelischen Krankheiten in ihrem Bereich behielten.
Die griechischen Ärzte bekamen eine dominierende Bedeutung für die Entwicklung der europäischen Medizin während einiger Jahrtausende. Und sie ist noch heute spürbar. Der größte Name hier ist *Hippokrates*, der zusammen mit seinen Schülern im 5. und 4. Jahrhundert v. Chr. die Krankheitslehre »Corpus Hippocraticum« schuf. Vorher war das Wissen um Krankheiten und ihre Behandlung Allgemeingut, also rein populär, aber mit den Hippokratikern begann man die Volksmedizin wissenschaftlich zu behandeln. Viel Aberglaube und Mystik war an die Heilkunst gebunden, aber Hippokrates und seine Schüler versuchten Licht in das Dunkel zu bringen. Sie ließen aber die Türe einen Spalt offen für die Auffassung, daß die Götter Einfluß auf Entstehung und Ausbreitung von Krankheiten haben.

Die klassischen griechischen und römischen Heilkundebücher

Der Grieche *Pedanios Dioskurides* (rund 40–90 n. Chr.) war Militärarzt in Rom und schrieb im 1. Jahrhundert n. Chr. eine Heilmittellehre »De materia medica«, in der rund 600 Heilpflanzen erwähnt werden mit oft recht brauchbaren botanischen Beschreibungen und Angaben über Vorkommen, Einsammeln und Anwendung. Auch Heilmittel aus dem Tier-

und Mineralreich beschreibt er. Aus dem Buch geht hervor, daß schon zu dieser Zeit mehrere Drogen aus Asien und Afrika ihren Weg nach Europa gefunden hatten. Unter anderem der Zimt, von dem er erzählt, daß die Stammpflanze in Arabien wächst. Dieses Gewürz war in alten Zeiten ein sehr gebräuchliches Heilmittel, z. B. in der Augenmedizin. Ein Zeitgenosse, der römische Naturwissenschaftler *Plinius der Ältere* (rund 23–79 n. Chr.) nennt jedoch diese Feststellungen lauter Lügen, da nach seiner Meinung der Zimt aus Äthiopien kam. Die Wahrheit ist indessen, daß die Pflanze aus China stammt, die Zimtrinde aber sicher über Arabien nach Rom gebracht wurde. Das Lehrbuch des Dioskurides wurde lange mit Ehrfurcht genannt. Durch mehr als 1500 Jahre war es die Grundlage, auf der das ärztliche Wissen um die medizinischen Eigenschaften der Pflanzen beruhte. Im 5. Jahrhundert wurde in Konstantinopel ein Pergament mit Abbildungen nach Dioskurides' Beschreibungen angefertigt. Dieser »Codex Constantinopolitanus« wird heute in der Nationalbibliothek in Wien aufbewahrt.

Auch das große Werk Plinius' des Älteren, »Historia naturalis«, beschreibt Heilpflanzen und deren Gebrauch, oft den Angaben bei Dioskurides sehr ähnlich. Man hat deshalb vermutet, daß beide aus der gleichen Quelle geschöpft haben. Diese sollte der römische Arzt *Sixtius Niger* sein, der 50 Jahre früher lebte und der wiederum sein Wissen von dem griechischen Botaniker und Arzt *Theophrastos* (372–287 v. Chr.) und dem Hippokratiker *Erasistratos* (rund 330–250 v. Chr.) holte. Diese klassischen Arzneibücher, ergänzt besonders durch die zahlreichen Schriften des griechischen Arztes *Klaudios Galenos* (Galen) (130–201 n. Chr.), waren mehr als 1500 Jahre die Wahrheit über Heilmittel und Behandlung von Krankheiten. Daß diese Aufzeichnungen der klassischen Erfahrungen durch die Auflösung des Römischen Reiches und das darauffolgende Chaos der Völkerwanderungszeit gerettet wurden, ist größtenteils den Mönchen zu verdanken. Sie saßen hinter schützenden Klostermauern und schrieben die vergilbenden Pergamente ab.

Einfluß der Araber auf die Heilkunst

Als die Araber in der ersten Hälfte des 7. Jahrhunderts die Herrschaft über das Mittelmeergebiet errangen, erkannten sie den Wert der griechischen Überlieferung. Somit kauften oder beschlagnahmten sie auch die medizinischen Schriften der Griechen, soweit sie noch erhalten waren, und sorgten dafür, daß sie in Arabisch, der Sprache der Propheten, übersetzt und schriftlich niedergelegt wurden. Dadurch wurden viele wertvolle Werke für die Nachwelt gerettet und später in lateinischer Übersetzung dem Abendland wiedergegeben. Vor allem arabische Ärzte beeinflußten die europäische Medizin. Auch für die Pharmazie spielte der mohammedanische Einfluß eine bedeutende Rolle. So wurden neue Drogen eingeführt wie Rhabarber, Mastix und Kampfer. Schließlich wurde in Baghdad schon im 8. Jahrhundert die erste Apotheke eröffnet, während es in Europa vor dem Jahre 1224, als Kaiser Friedrich II. den Beruf des Apothekers schuf, keine Apotheken geben konnte.

Die Kräuterbücher des Mittelalters

Die Handschriften über Heilpflanzen, die aus dem Mittelalter bewahrt wurden, sind deutlich von den klassischen Heilkundebüchern beeinflußt, besonders von denen des Dioskurides und des Galen. Die erste Ärzteschule im Abendland, wurde in der Mitte des 8. Jahrhunderts in Salerno in Süditalien gegründet. Von dort stammen mehrere Werke, die Anweisungen für den richtigen Gebrauch von pflanzlichen Medizinen geben. Die Schule wurde von Studenten aus ganz Europa und dem Vorderen Orient besucht, und ihre Einflüsse sind bei vielen mittelalterlichen Heilkundebüchern klar zu erkennen, z. B. bei der deutschen Äbtissin *Hildegard von Bingen* (1098–1179) und bei dem dänischen Kanoniker *Henrik Harpestraeng* († 1244). Die letzte deutsche Handschrift, die sich mit Heilmitteln und damit auch mit Arzneipflanzen beschäftigte, ist der »Thesaurus medicaminum« (Schatzkammer der Medizin) von dem Apotheker *Johannes Minner* von 1470.
Mit der Erfindung der Buchdruckerei folgten eine große Anzahl von Kräuterbüchern. Unter den Verfassern sind vor allem die deutschen *Otto Brunfels* (1488–1534), *Hieronymus Bock* (1498–1554) und *Jacob Theodor Tabernaemontanus* (1515–1590) zu nennen. Sie schrieben ihre Schilderungen auf Grund eigener Beobachtungen nieder und behandelten besonders die Kraft und Wirkung der Heilpflanzen.

Die Signaturlehre

Schon im Altertum wurde angenommen, daß die Götter die Pflanzen mit Merkmalen ausgestattet hatten, die zeigten, welche Krankheiten sie heilen konnten. Gegen stechende Schmerzen sollten daher Disteln angewandt werden, gegen Stichwunden Johanniskraut, gegen Blasen- und Nierenstein Pflanzen, die wie Steinbrech zwischen Steinen wachsen und die hodenförmigen Knollen der Knabenkräuter als Liebesmittel. Das Christentum änderte diese Einstellung nicht, nur sorgte jetzt Gott und nicht die Götter für diese Hinweise. Noch der aufrührerische Schweizer Arzt *Paracelsus* (Theophrastus Bombastus von Hohenheim, 1493–1541), der sonst gegen allen Aberglauben war und die Ärzte aus ihrer Erstarrung aufrüttelte, war ein Anhänger dieses Glaubens, der Signaturlehre.

Das weitere Schicksal der Pflanzenmedizin

Pflanzliche Medikamente waren noch während weiterer Jahrhunderte in Überzahl unter den Hilfsmitteln des Arztes. Da geschah 1804 etwas Sensationelles. Der deutsche Pharmazeut *F. W. A. Sertürner* (1783–1841) isolierte als erster einen Naturstoff in reiner Form, nähmlich das Morphin aus dem Milchsaft des Schlafmohns. Daraufhin begann in den Laboratorien der Apotheken eine heftige Jagd nach den wirksamen Inhaltsstoffen, die Paracelsus »quinta essentia« (das fünfte Element) genannt hatte. Bis gegen 1100 hatten die Ärzte ihre Medikamente selbst hergestellt, die Arbeit wurde aber nun nach und nach von den Apothekern übernommen, die sich in ihren Laboratorien außerdem mit chemischen und medizinischen Problemen beschäftigten.

Organische Substanz wird aus anorganischer Materie hergestellt

1828 gelang dem deutschen Chemiker *F. Wöhler* (1800–1882), die Herstellung von Harnstoff aus rein anorganischen Bestandteilen, was man früher als unmöglich betrachtete. Das führte nun dazu, daß man meinte, es sei unnötig, den Umweg über die Pflanze zu gehen, um wirksame Medikamente zu erhalten. Vermutlich ist das die Erklärung für die Tatsache, daß nunmehr überwiegend chemische Laboratorien die Lieferanten neuer Medikamente wurden und nicht die Laboratorien der Apotheken, die früher tatsächlich alleinherrschend auf diesem Gebiet waren. Gleichzeitig verdrängten die neuen synthetisch hergestellten Stoffe nach und nach viele Heilpflanzen. Das ist auch einer der Gründe dafür, daß die zahlreichen neueren Antibiotika, die aus Pflanzen stammen, erst um 1930 gefunden wurden mit dem Penicillin als erstes. Und das, obwohl der französische Chemiker und Physiker *Louis Pasteur* (1822–1895) schon 1870 darauf aufmerksam gemacht hatte, daß Schimmelpilze eine hemmende Wirkung auf die Entwicklung von Bakterien haben, was außerdem von dem englischen Arzt *Joseph Lister* (1827–1912) beobachtet, überprüft und 1872 veröffentlicht wurde.

Heilpflanzen in den Pharmakopöen

Die verbindlichen Handbücher mit den Vorschriften zur Herstellung und Überprüfung von Arzneimitteln, die Pharmakopöen, zeigen in ihrer historischen Entwicklung, daß der Gebrauch von Heilpflanzen in der Schulmedizin abnahm. Das sieht man auch an den Lehrbüchern der Pharmakologie, jenem Zweig der Medizin, der die Wirkung von Arzneimitteln studiert.
Das erste Buch dieser Art in Deutschland war von *Valerius Cordus,* das 1546 in Nürnberg erschien. Als erstes offizielles Arzneibuch erschien 1872 die Pharmacopoea Germanica, das ab der 3. Ausgabe 1890 in deutscher Sprache publiziert wurde. Heute haben in Deutschland gleichzeitig die 7. Ausgabe des Deutschen Arzneibuches (DAB 7) samt seinen Ergänzungsbänden und das Europäische Arzneibuch (EuAB oder PhEur) Gesetzeskraft. Die Anzahl der in einzelnen Ländern verwendeten Heilkräuter ist von deren geographischen Lage abhängig. So werden im Norden Europas weit weniger Heilpflanzen gezählt als im Süden. Das ist aus den klimatischen Gegebenheiten und dem damit verbundenen Vorkommen als Wildpflanzen leicht zu verstehen. Es sei weiter vermerkt, daß unsere Nachbarländer ähnliche Arzneibücher haben, und schließlich, daß von der Weltgesundheitsorganisation der UNO (WHO) 1951 eine Pharmacopoea Internationalis herausgegeben wurde, die weltweite Bedeutung erlangen soll.

Heilpflanzen als Volksmedizin

Obwohl getrocknete Pflanzen oder Pflanzenteile immer mehr von den synthetischen Arzneien verdrängt wurden und auch der Arzt immer mehr nach ihnen greift, stehen immer noch viele Pflanzendrogen in den Regalen der Apotheken. Die meisten dieser Naturprodukte waren lange Zeit selbstverständlicher Bestandteil der Schulmedizin, kehren aber nun dorthin zurück von wo sie gekommen sind, nämlich zur Volksmedizin.

Daß diese Naturstoffe früher fast die einzigen Hilfsmittel des Arztes gegen Krankheiten waren, bedeutet aber noch lange nicht, daß man sich nun ohne weiteres mit diesen Heilpflanzen kurieren könnte. So lange es sich um Krankheiten wie Erkältung, Durchfall oder Verstopfung handelt, kann bei einer Selbstbehandlung wenig Schaden entstehen, sobald aber unklare und schwere Symptome auftreten, sollte unbedingt ein Arzt hinzugezogen werden. Es kann nämlich ebenso gefährlich sein, verkehrte Heilpflanzen anzuwenden, wie wenn ein Arzt falsche Arzneien verschriebe oder eine Apotheke falsche Medikamente verkaufte. Heute wird man wohl kaum versuchen, eine Lungenentzündung mit Mädesüß oder Märzveilchen, oder Zuckerkrankheit mit Hilfe getrockneter Hülsen der Gartenbohne zu kurieren; aber es dürfte ganz natürlich sein, als leichtes Beruhigungsmittel vor dem Schlafengehen eine Tasse Kamillentee zu trinken.

Heilpflanzen heute

Man kann im Volk ein weites Interesse für die alten Naturheilmittel feststellen, nicht weniger aber auch bei den Forschern. Mit den durch Generationen gemachten Erfahrungen als Leitlinie beginnt man wieder, Heilpflanzen neueren Untersuchungen zu unterziehen.

Daß es so lange gedauert hat, bis die Untersuchung der wirksamen pflanzlichen Inhaltsstoffe richtig in Gang kam, kann verwundern. Aber jede derartige Forschung ist nun einmal abhängig von der Entwicklung der Forschungsmethoden, also von der Technik, die zur Verfügung steht. Zusätzlich müssen biologische Untersuchungsmethoden vorhanden sein. Die verfeinerte Technik, die heute zur Trennung der verschiedenen Inhaltsstoffe verwendet wird, hat sich erst seit den 40er Jahren dieses Jahrhunderts sprunghaft entwickelt und Biologie und Physiologie durch die Errichtung der entsprechenden Lehrstühle an den Universitäten zu Beginn dieses Jahrhunderts. Hilfsmittel wie Elektronenmikroskop und Mikroanalysatoren sind erst jüngeren Datums ebenso wie die Lehrstühle für Naturstoffchemie an den pharmazeutischen Fakultäten.

Alle diese Neuerungen haben die Jagd nach den Inhaltsstoffen der Pflanzen beschleunigt und verstärkt. Als der englische Arzt *William Withering* (1785) erkannte, daß in entwässernden Teemischungen der Fingerhut die wirksame Droge war, konnte er nicht ahnen, daß er mit dem Fingerhut den Lieferanten der heute so verbreitet angewandten Herzglykoside gefunden hatte.

Noch weniger kannte man den organisch-chemischen Aufbau der Stoffe und hatte keine Naturstoffchemie zur Verfügung, um in der Droge den Stoff zu suchen, der die Wirkung verursachte.
Die Forscher von heute haben ganz andere Möglichkeiten. Der Gebrauch einer Pflanze in der Volksmedizin kann ihnen oft Hinweise geben, wie es bei Withering war, es kann aber manchmal auch die chemische Zusammensetzung eines aus einer Droge isolierten Stoffs sein, die auf die Verwendungsmöglichkeit einer Pflanze hinweist. So geschah es mit einem Stoff, der 1896 aus einer Pflanze in Neu Mexico erstmals isoliert wurde. Aus den Yamsknollen, den Wurzeln dieser Pflanze aus der Gattung Dioscorea, hatten die Indianer seit Generationen ein Mittel gegen Gicht gewonnen. Der Stoff, das Diosgenin, war wieder in Vergessenheit geraten, bis der deutsche Chemiker *A. F. J. Butenandt* 1932 die Chemie der Geschlechtshormone aufklärte. Man begann nun im reichhaltigen Angebot der Natur nach Stoffen ähnlicher Zusammensetzung zu suchen. Wohl konnte man diese Hormone synthetisch herstellen, aber das ist bis jetzt eine teure Sache. Stattdessen holte man das Diosgenin wieder hervor, und es zeigte sich, daß die Chemiker mit einigen einfachen Eingriffen in das Molekül Stoffe herstellen konnten, die wirksame Bestandteile der »Pille« sind. Und da die genannten Pflanzen sehr viel Diosgenin produzieren, konnte man die Herstellung der »Pille« sehr verbilligen.
Das Diosgenin gab außerdem die Möglichkeit, sogenannte Corticosteroide wesentlich billiger herzustellen, die stark wirkende Medikamente gegen gewisse Formen von Asthma und gegen mehrere schwere Hautkrankheiten sind. Corticosteroide werden weiterhin gegen Rheuma und Leukaemie angewandt, einer Krankheit, die auf übermäßiger Produktion von weißen Blutzellen beruht.
Um 1960 kam eine peruanische Pflanze den Forschern unter die Augen, die von der einheimischen Bevölkerung gegen Zuckerkrankheit verwendet wird. Leider ließ sich diese Wirkung wissenschaftlich nicht nachweisen, dafür aber wurde eine Hemmung der Zellteilung festgestellt, so daß das Mittel heute gegen gewisse Formen von Krebs eingesetzt wird.
Die Heilpflanzen bieten sich also immer wieder in dem ständigen Kampf gegen die Krankheiten an. Die Erfahrungen der Jahrtausende sind von Generation zu Generation weitergegeben, ein wesentlicher Teil unseres Kulturerbes geworden und somit ein kulturelles Bindeglied zwischen Vergangenheit und Gegenwart.

Heilpflanzenteile und deren Zubereitungsformen

Auf den Rezepturen von Medikamenten findet man lateinische Bezeichnungen, die die verwendeten Pflanzenteile, bzw. deren Zubereitungsformen angeben. Hier eine Aufstellung dieser Begriffe und ihre Erklärung.

Amylum – Stärke
Aqua – wässeriger Auszug der Wirkstoffe
Baccae – Beeren
Balsamum – salbenartiges Harz
Cortex – Rinde
Extractum – Auszug mit Lösungsmitteln, zumeist eingedickt
Flores – Blüten
Folia – Blätter
Fructus – Früchte
Gummi – aus der angeritzten Pflanze ausgetretener und hartgewordener Saft auf Zuckerbasis
Herba – Kraut, krautige Teile einer Pflanze
Oleum – Öl
Radix – Wurzel
Rhizoma – Wurzelstock
Semen – Samen
Spiritus – alkoholisches Destillat, »Geist«
Succus – eingedickter Pflanzensaft
Tinctura – alkoholischer Auszug
Tubera – Knollen

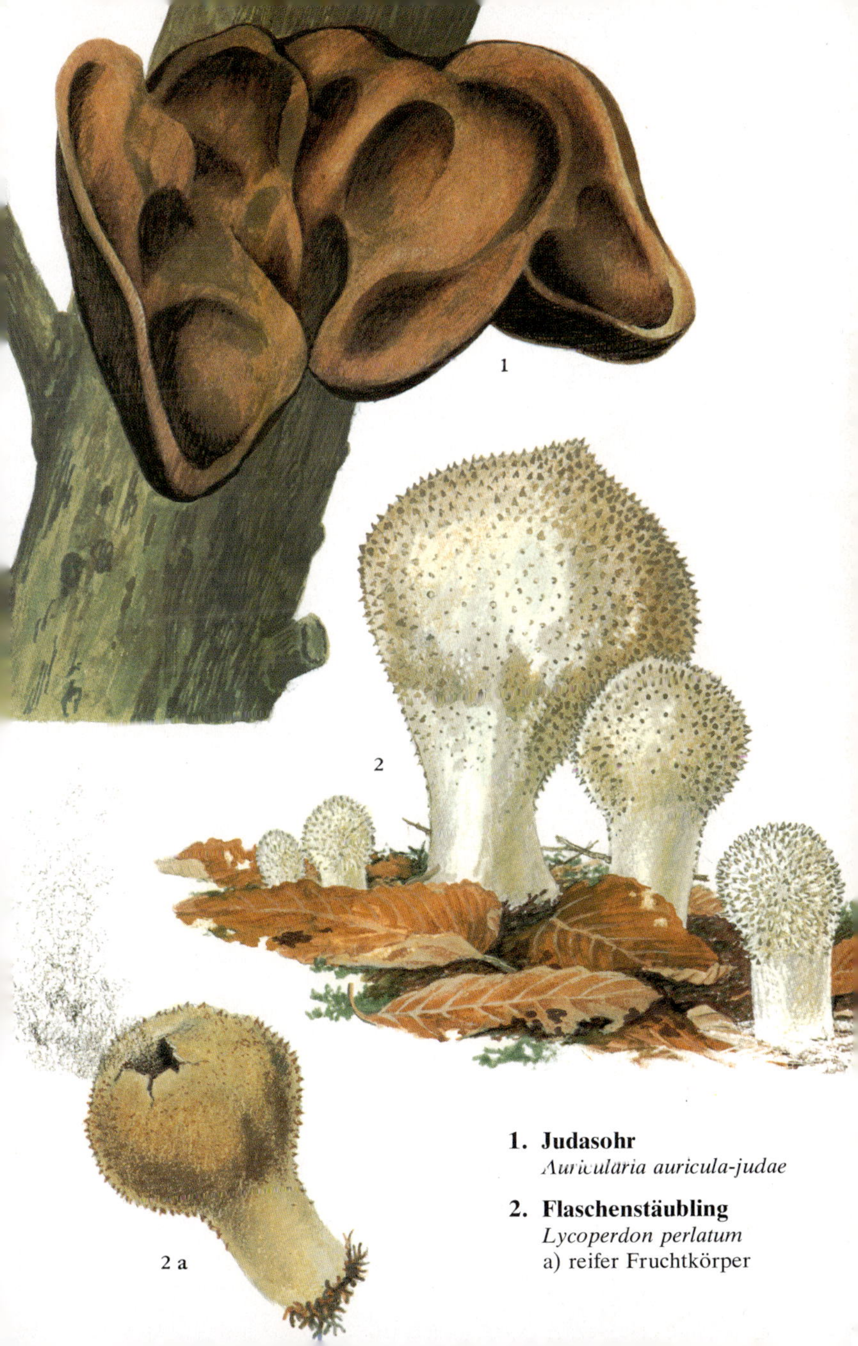

1. Judasohr
Auricularia auricula-judae

2. Flaschenstäubling
Lycoperdon perlatum
a) reifer Fruchtkörper

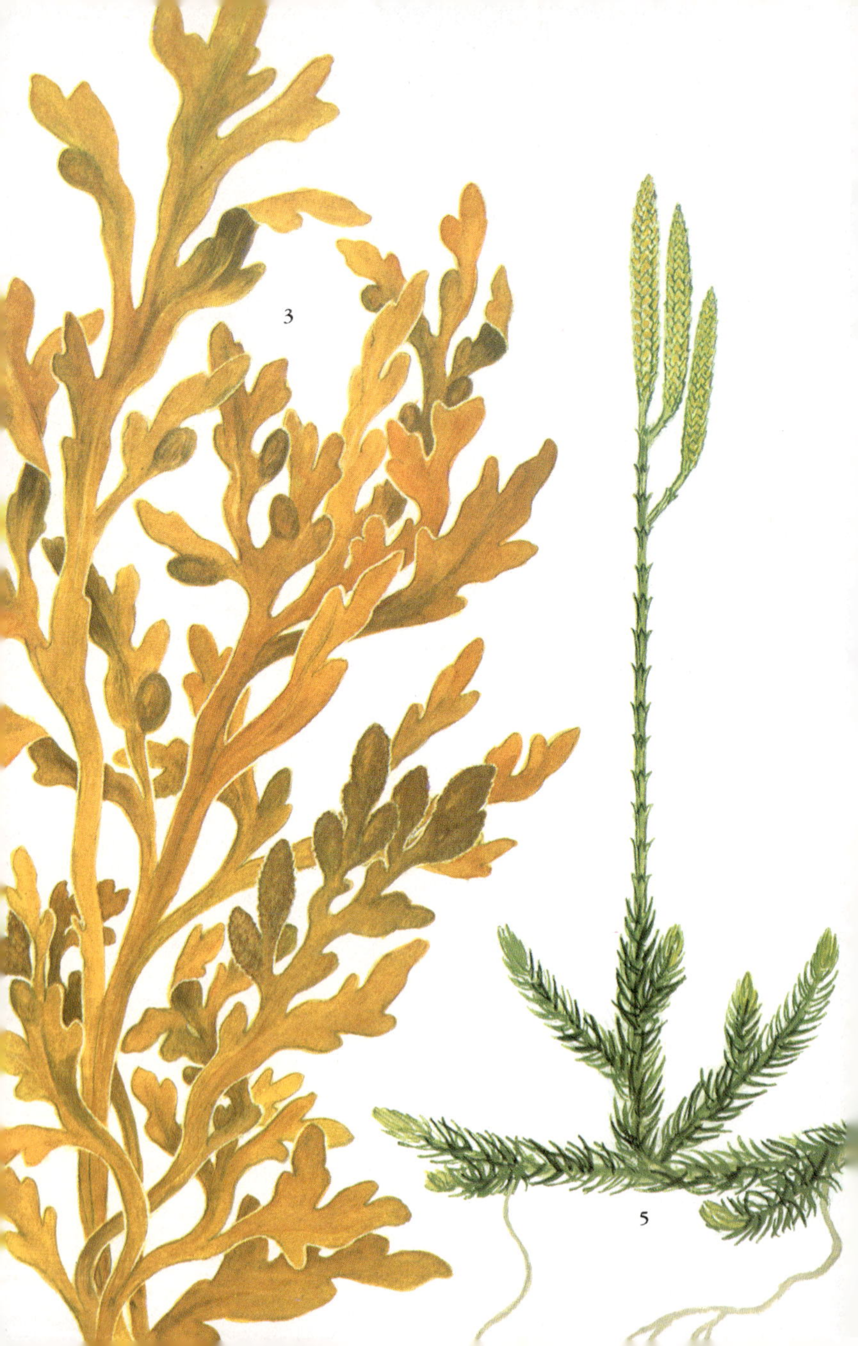
3
5

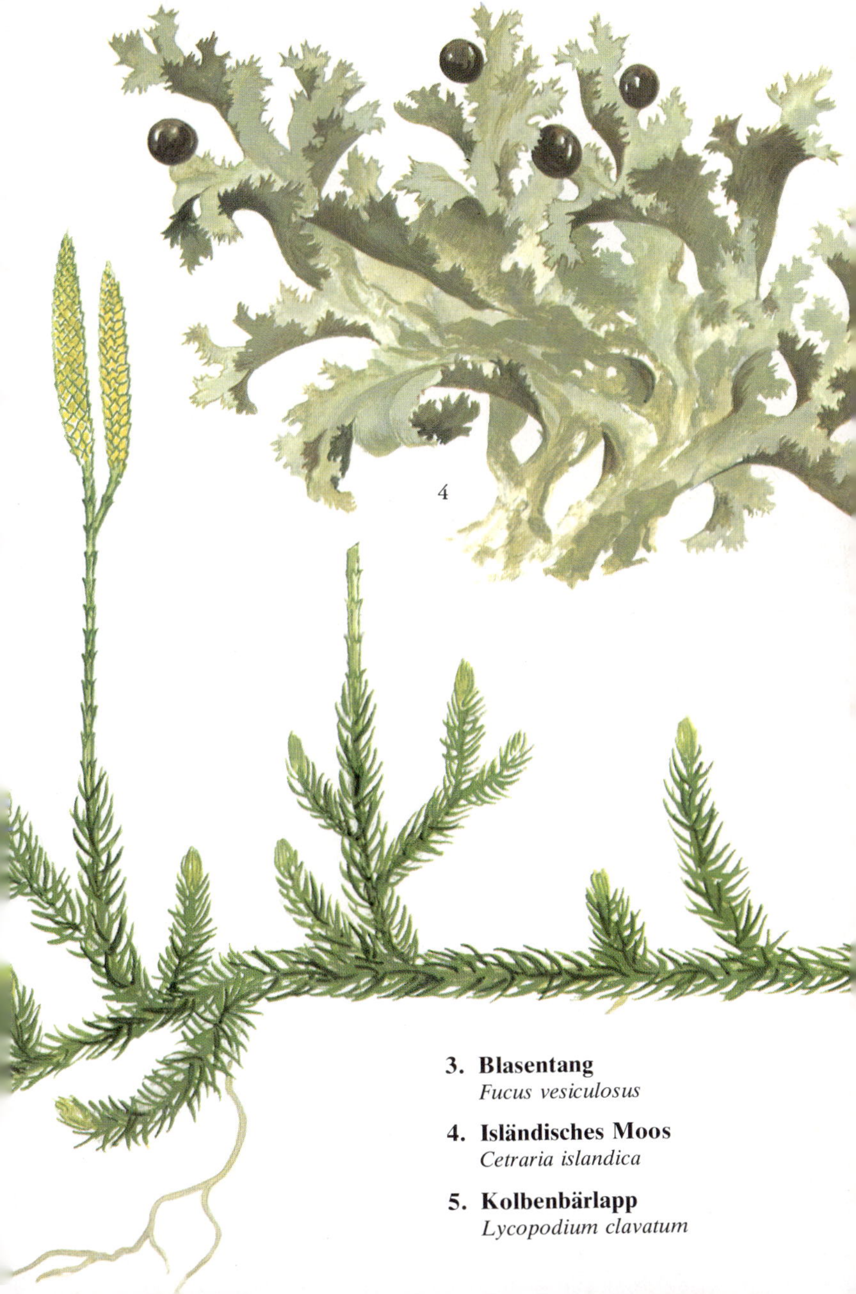

3. Blasentang
Fucus vesiculosus

4. Isländisches Moos
Cetraria islandica

5. Kolbenbärlapp
Lycopodium clavatum

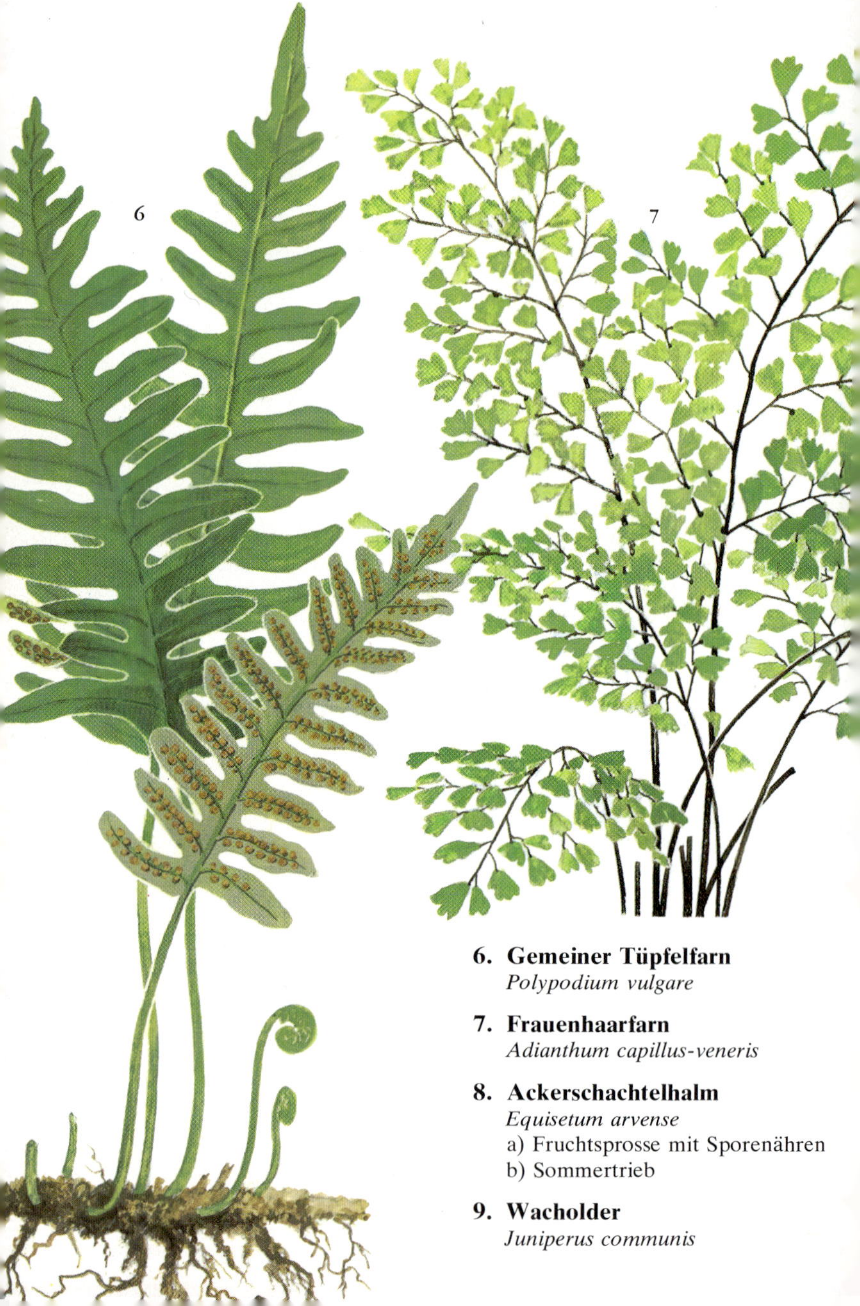

6. Gemeiner Tüpfelfarn
Polypodium vulgare

7. Frauenhaarfarn
Adianthum capillus-veneris

8. Ackerschachtelhalm
Equisetum arvense
a) Fruchtsprosse mit Sporenähren
b) Sommertrieb

9. Wacholder
Juniperus communis

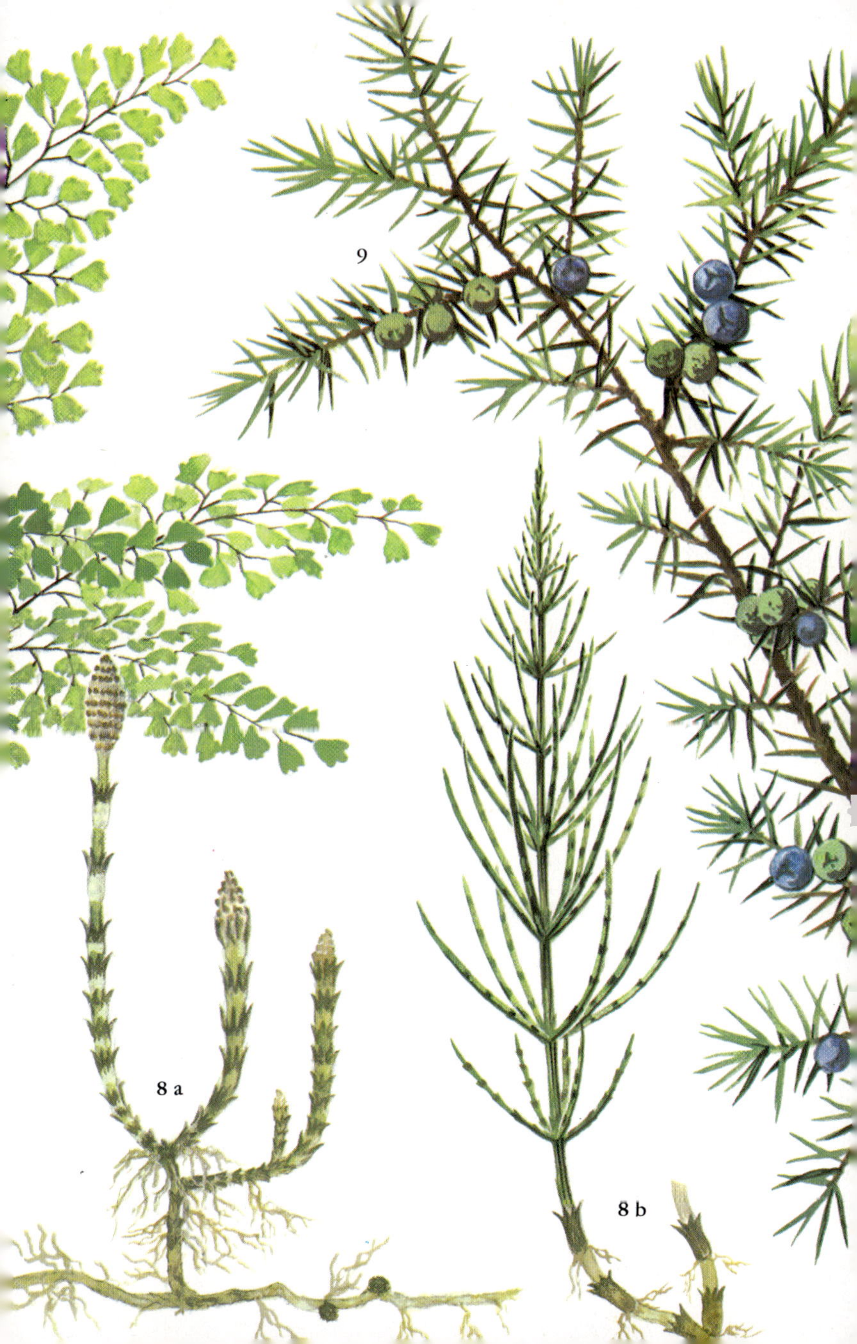
9
8 a
8 b

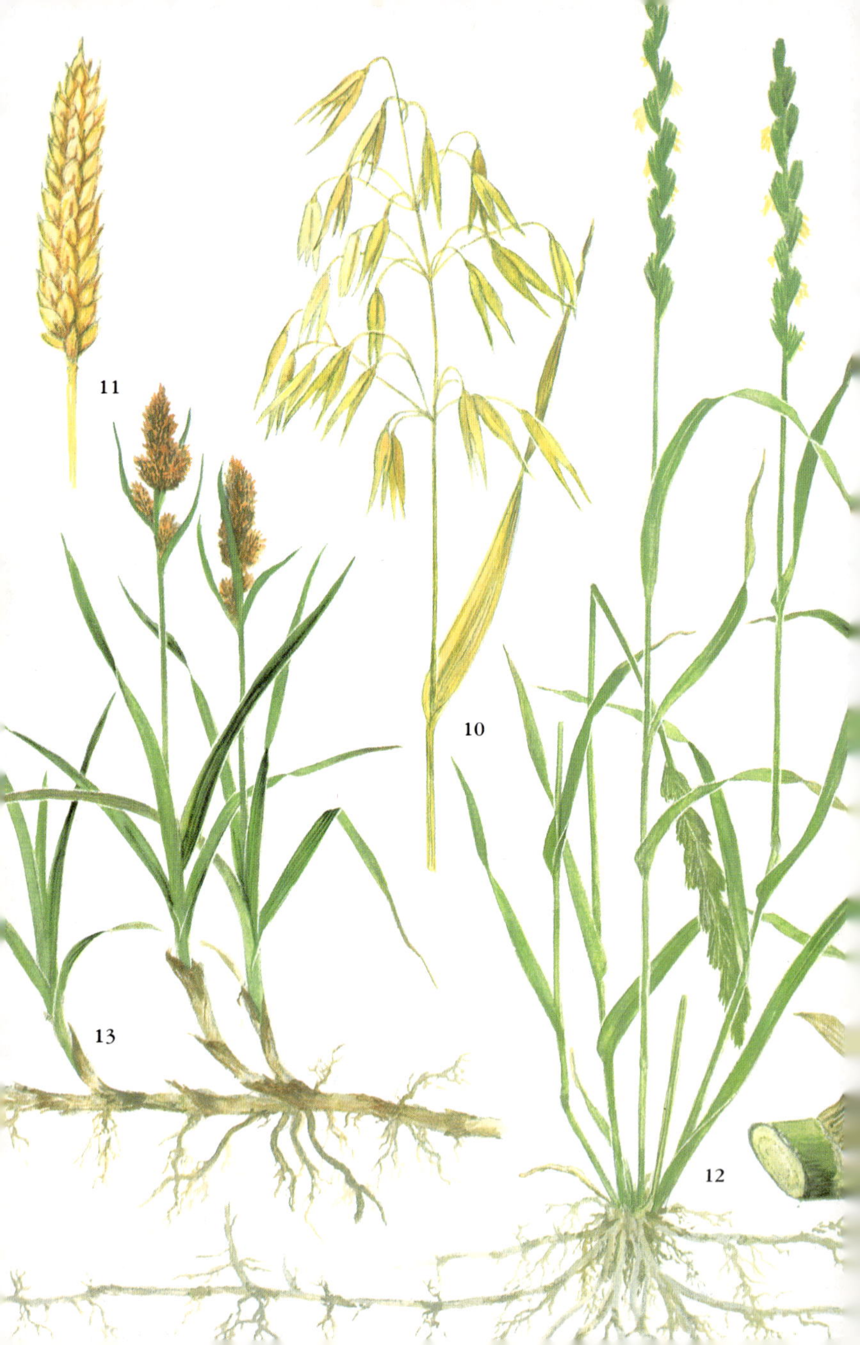
11
10
13
12

10. Hafer
Avena sativa

11. Gemeiner Weizen
Triticum aestivum

12. Gemeine Quecke
Agropyron repens

13. Sandsegge
Carex arenaria

14. Kalmus
Acorus calamus

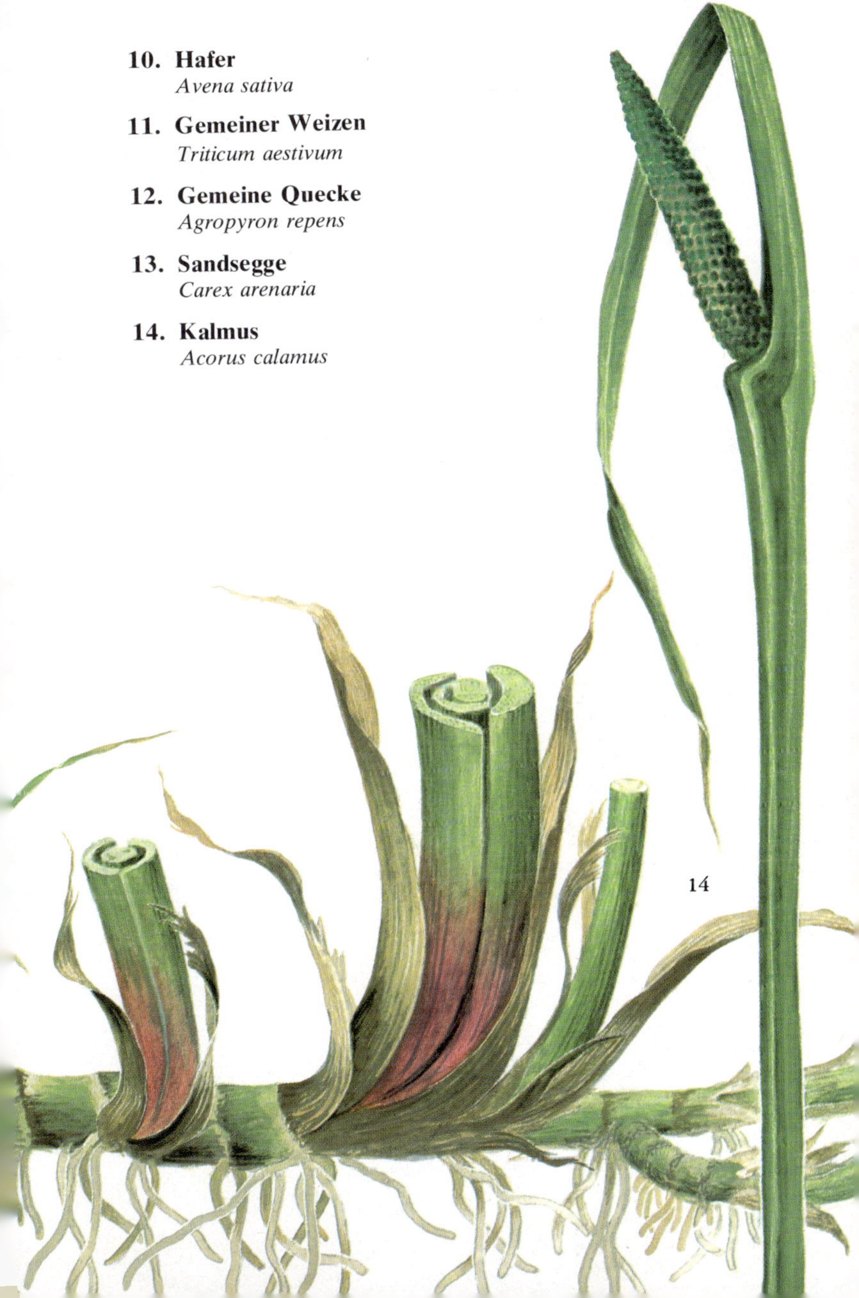

15. Knoblauch
Allium sativum
a) Blütenstand

16. Meerzwiebel
Urginea maritima
a) Blütenstand

17. Küchenzwiebel
Allium cepa
a) Blütenstand

18. Allermannsharnisch
Allium victorialis
a) Blütenstand

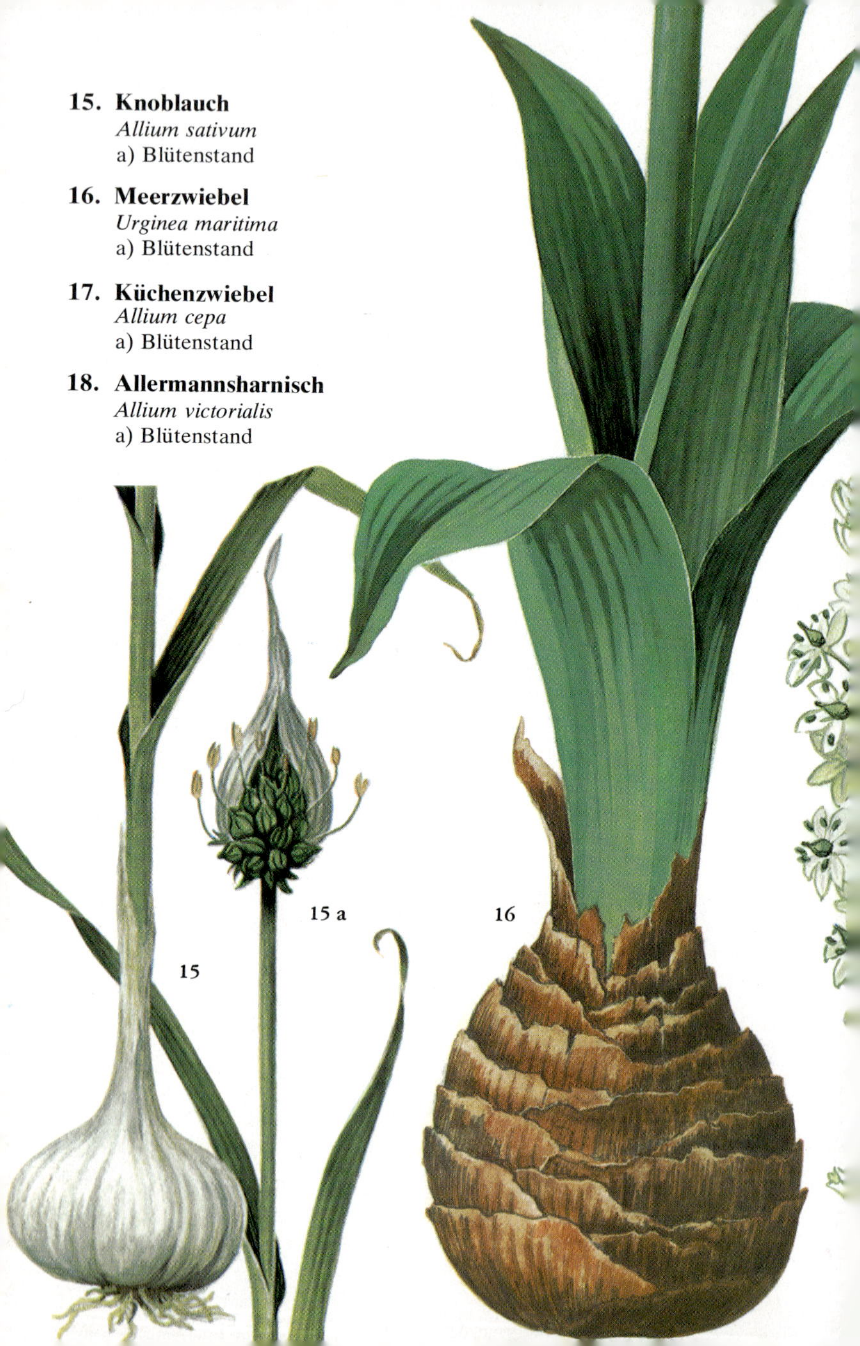

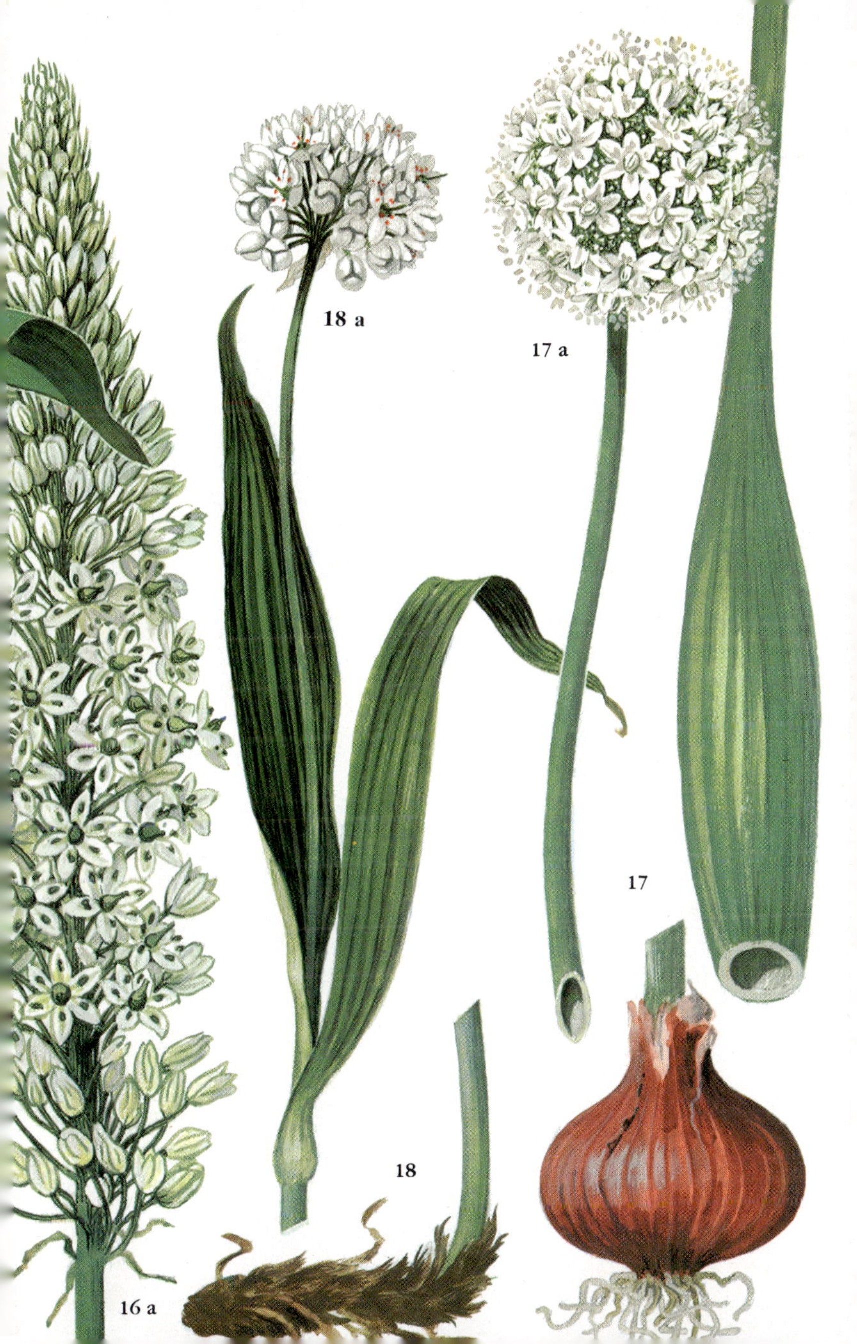
18 a
17 a
17
18
16 a

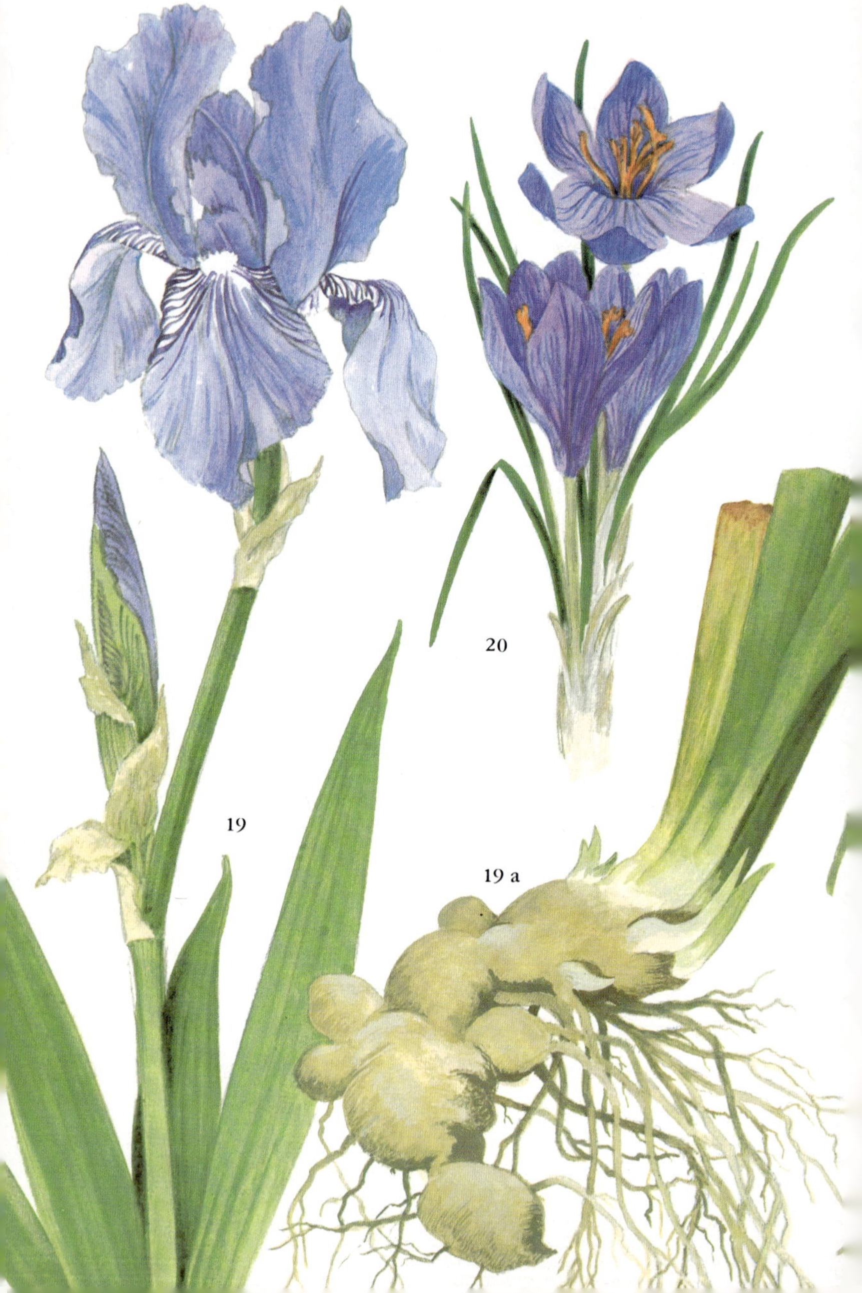
20
19
19 a

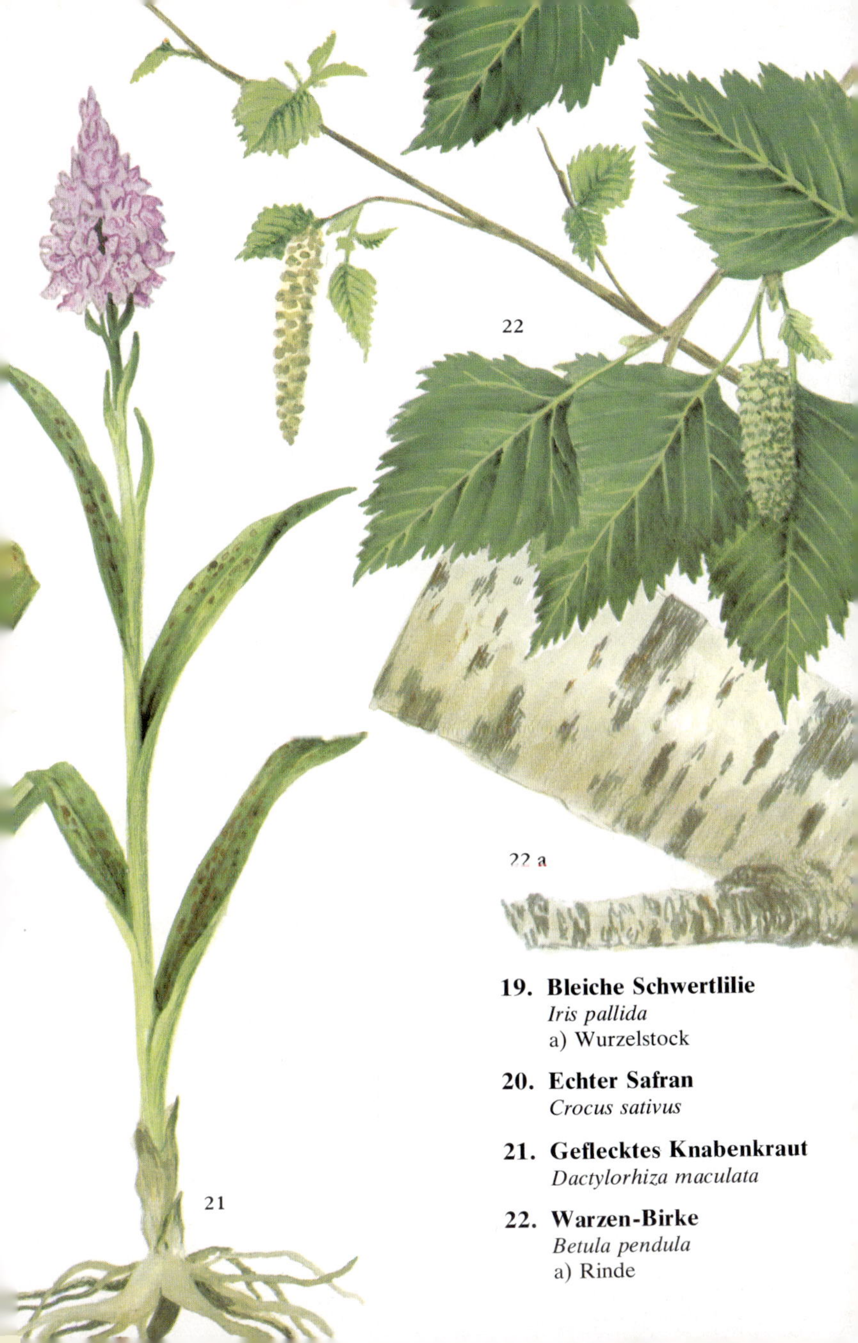

19. Bleiche Schwertlilie
Iris pallida
a) Wurzelstock

20. Echter Safran
Crocus sativus

21. Geflecktes Knabenkraut
Dactylorhiza maculata

22. Warzen-Birke
Betula pendula
a) Rinde

23 a

23

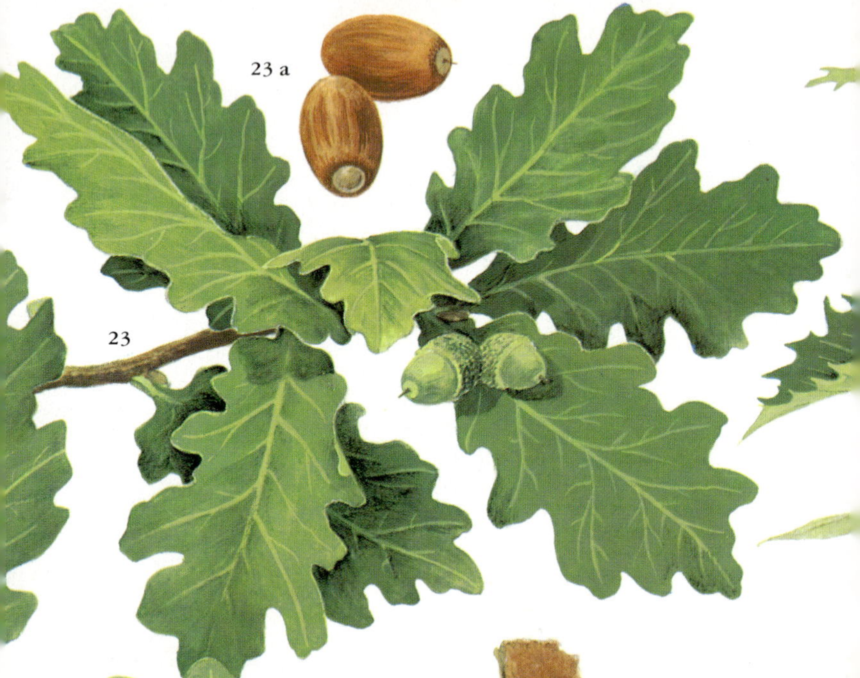

23 c

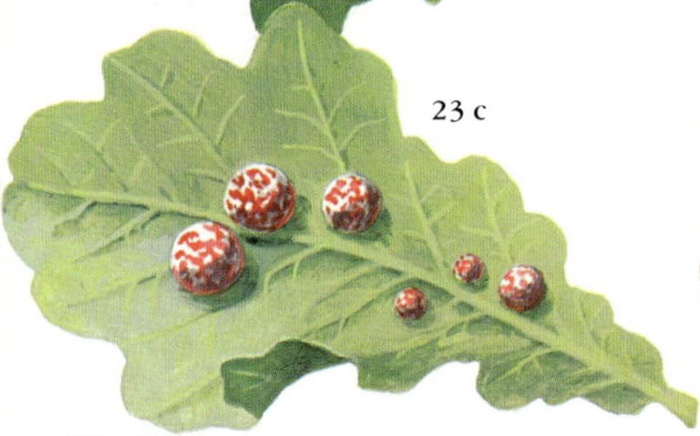

23 b

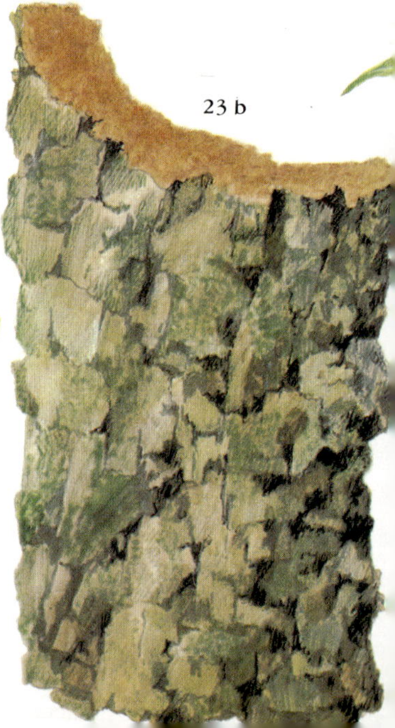

23. Stieleiche
Quercus robur
a) Früchte
b) Rinde
c) Blatt mit Gallen

24. Edelkastanie
Castanea sativa
a) Früchte

25. Kaspische Weide
Salix acutifolia
a) blühender Zweig

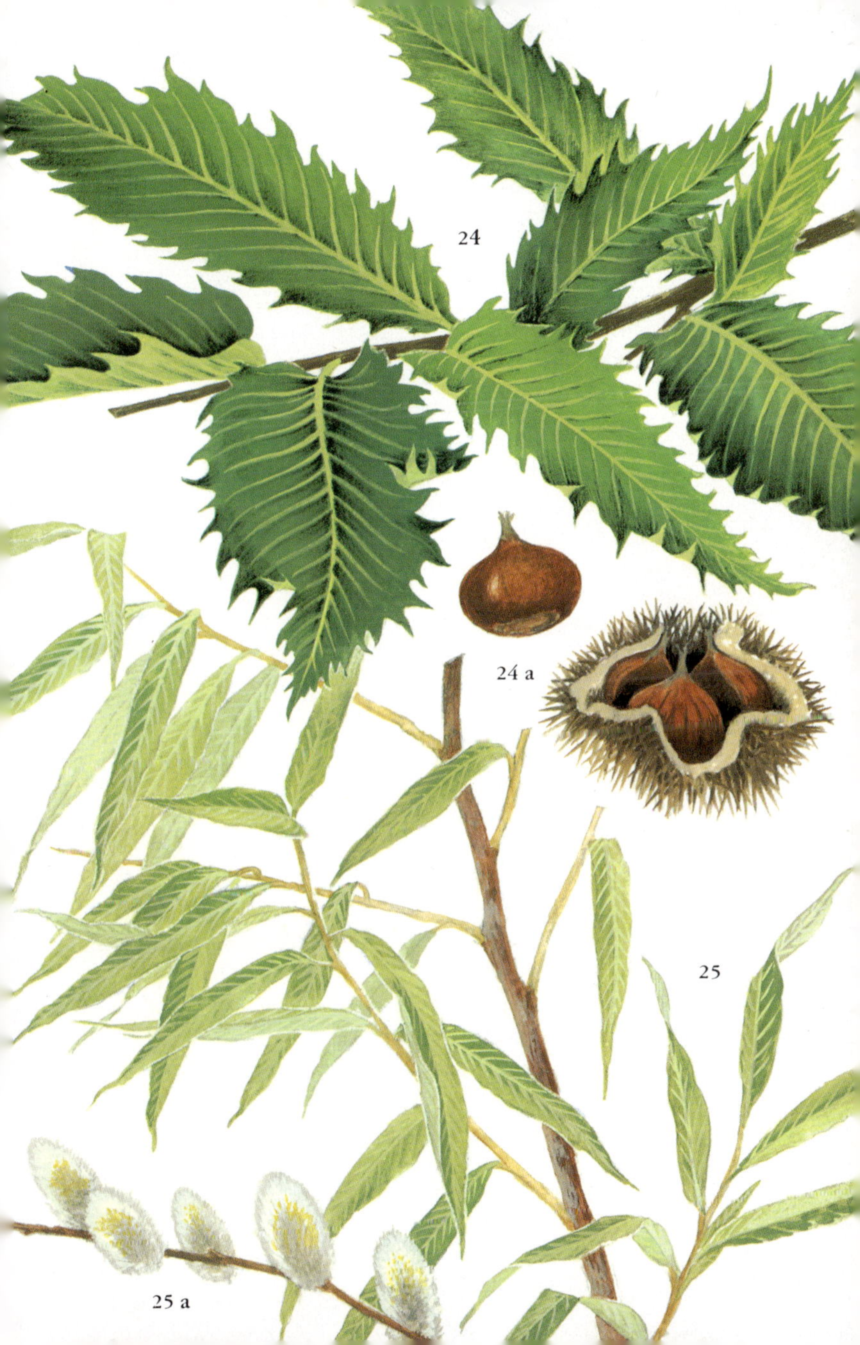
24
24 a
25
25 a

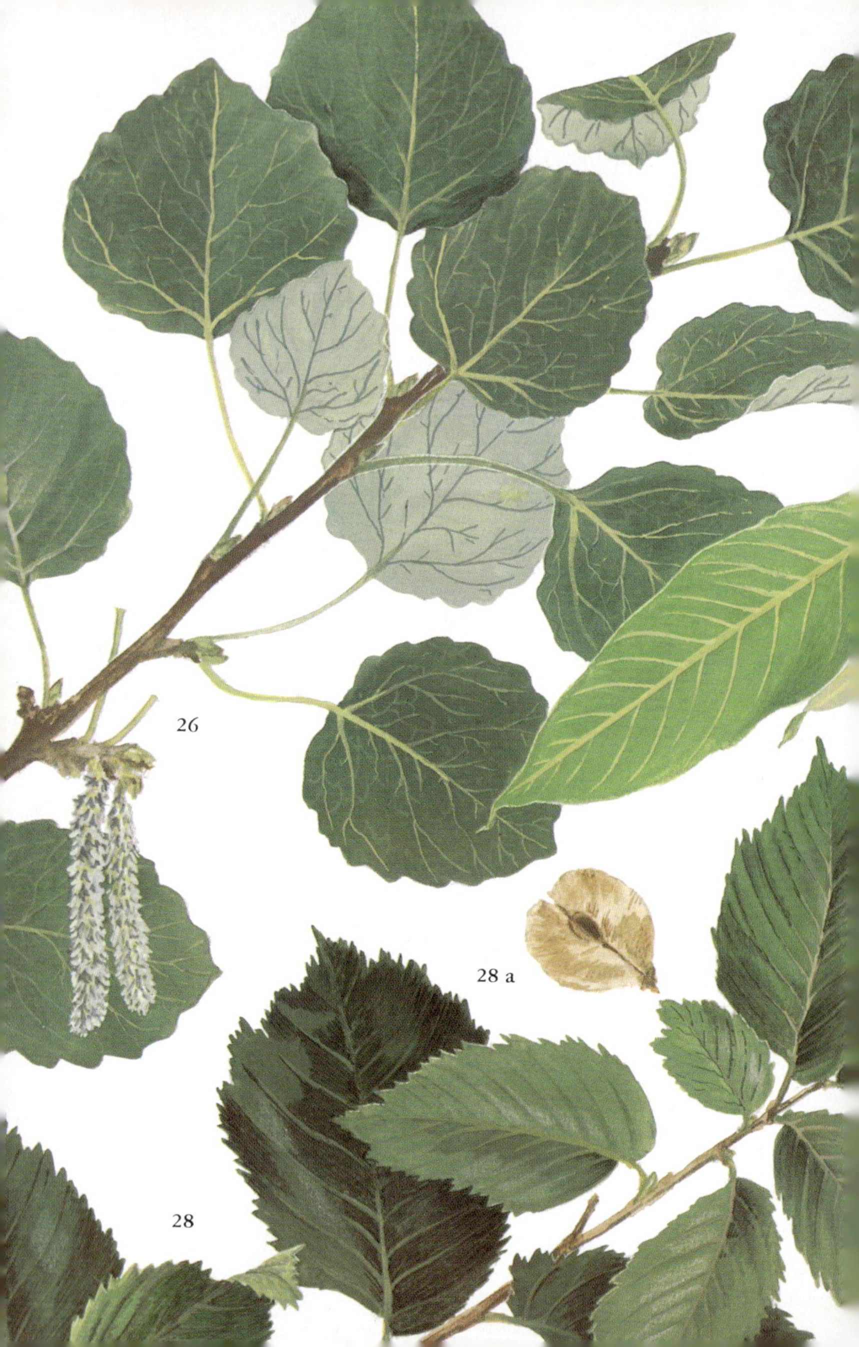
26
28 a
28

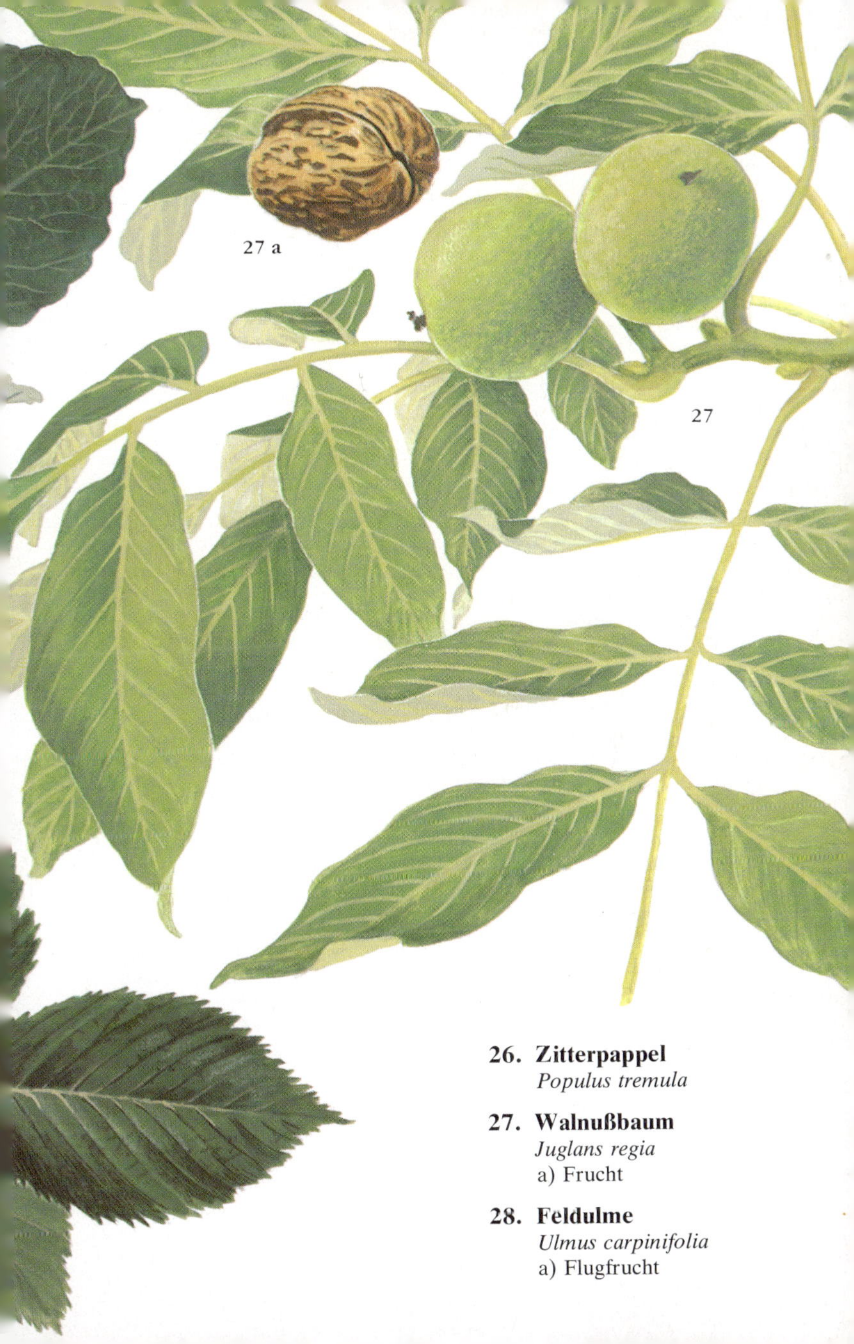

26. Zitterpappel
Populus tremula

27. Walnußbaum
Juglans regia
a) Frucht

28. Feldulme
Ulmus carpinifolia
a) Flugfrucht

29. Große Brennessel
Urtica dioica
a) Wurzel

30. Hanf
Cannabis sativa

31. Hopfen
Humulus lupulus

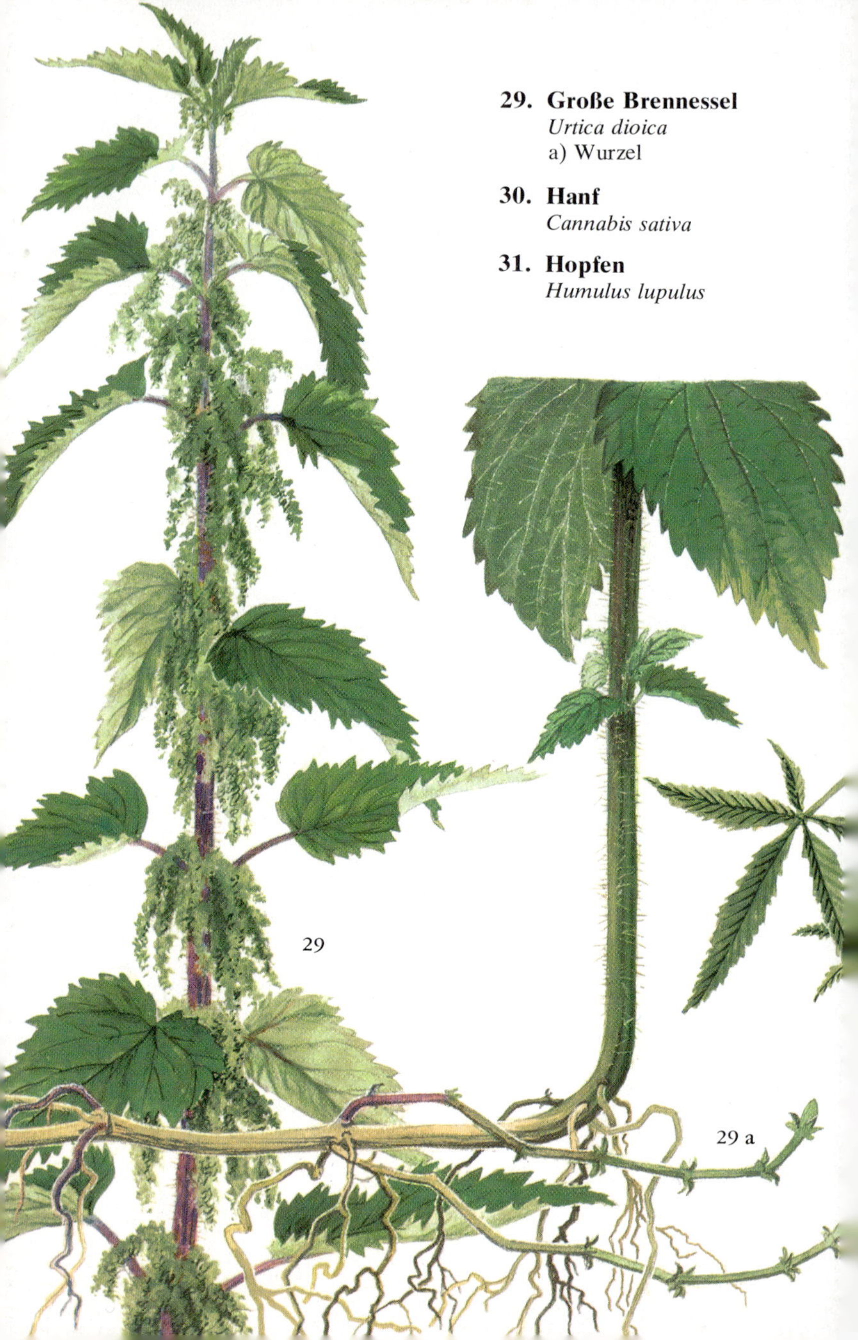

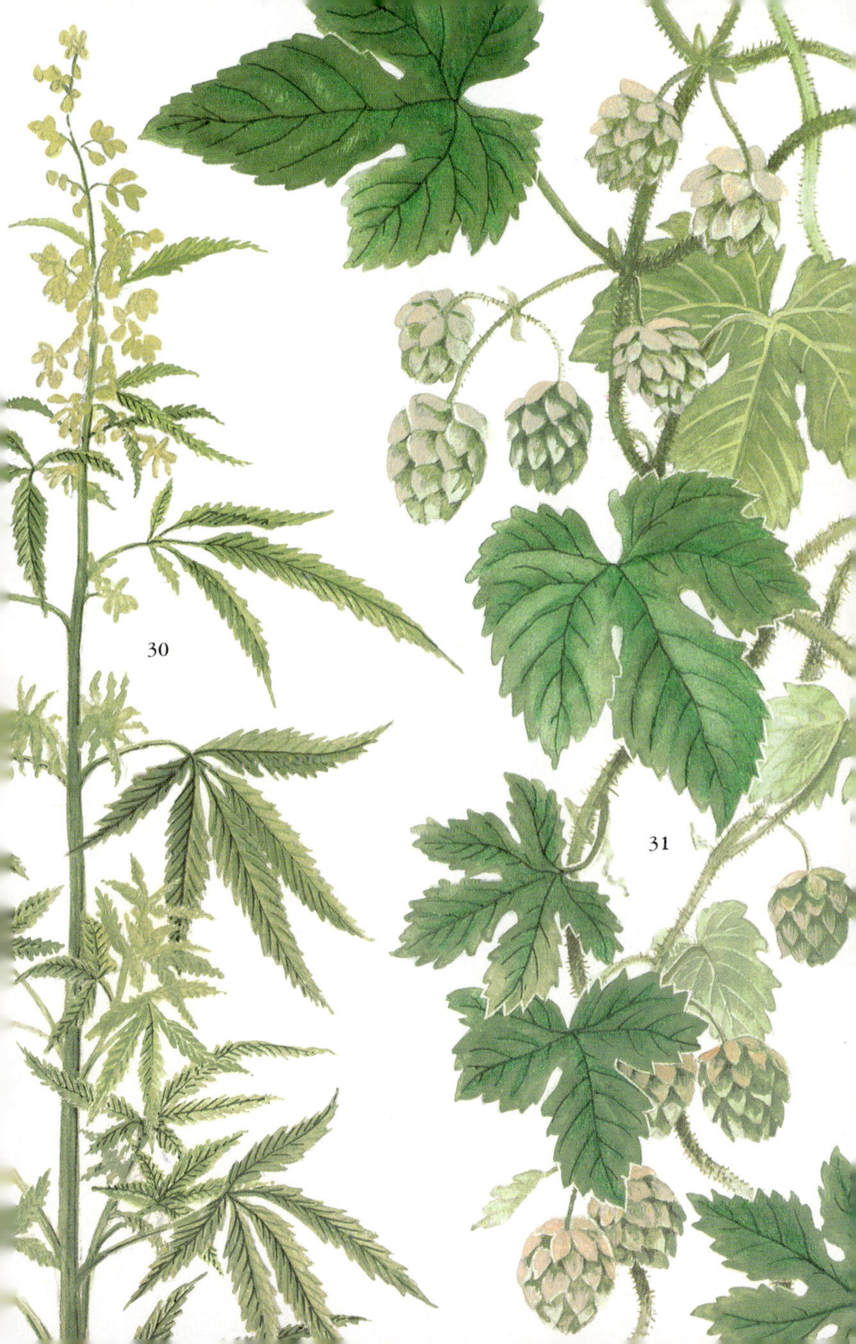

30
31

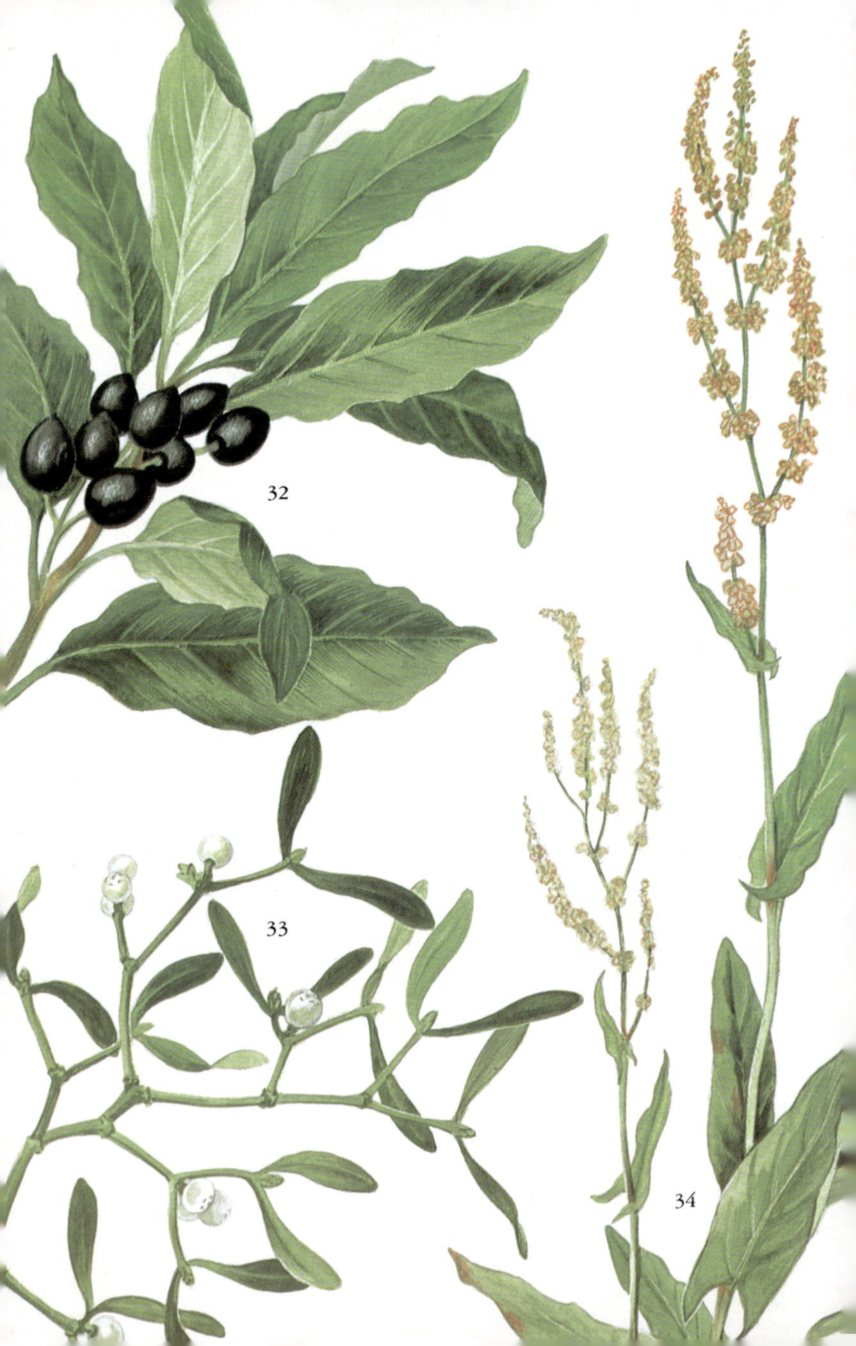
32
33
34

32. Lorbeer
Laurus nobilis

33. Mistel
Viscum album

34. Sauerampfer
Rumex acetosa

35. Wasserpfeffer
Polygonum hydropiper

36. Gemeines Seifenkraut
Saponaria officinalis

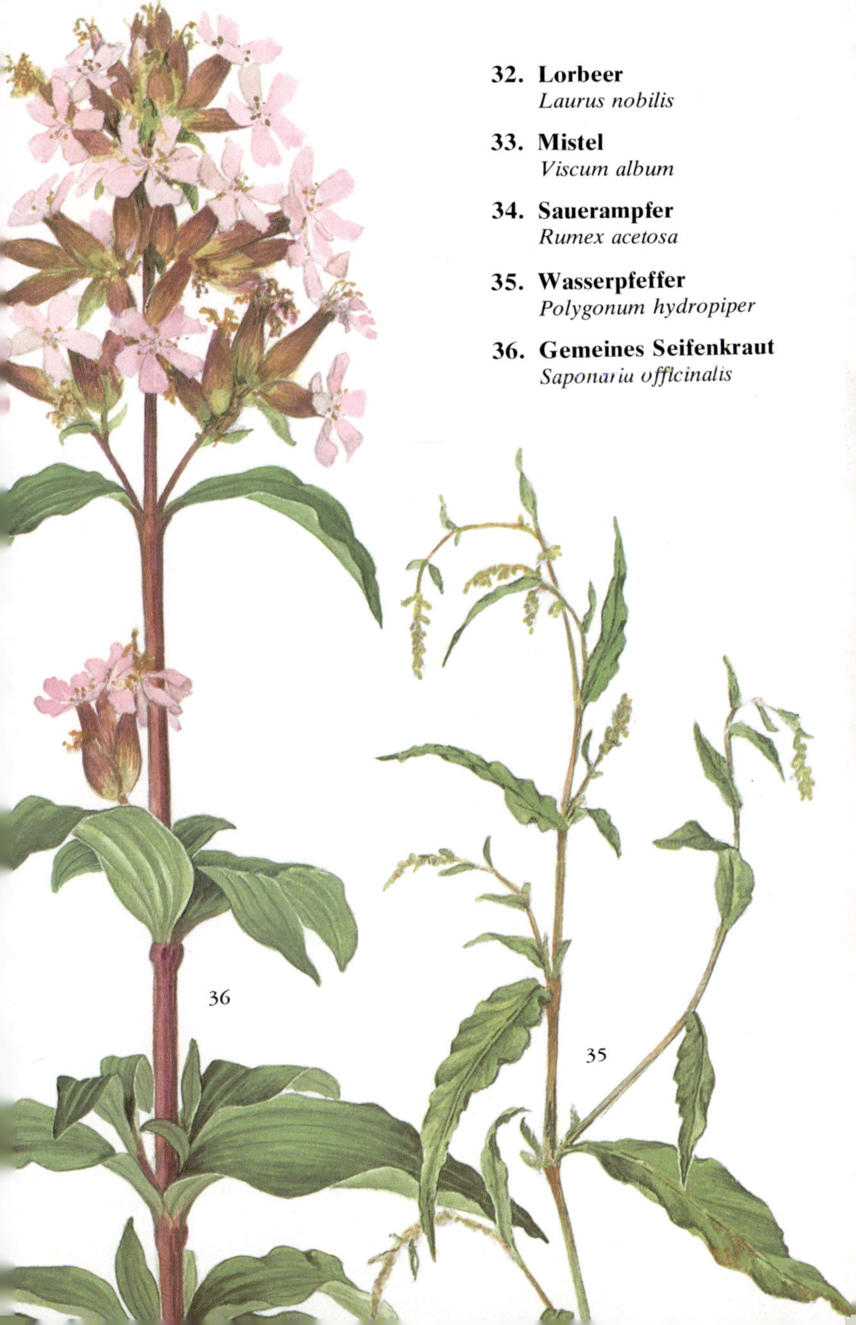

37. Leberblümchen
Hepatica nobilis

38. Knolliger Hahnenfuß
Ranunculus bulbosus

39. Echte Pfingstrose
Paeonia officinalis
a) Wurzelstock

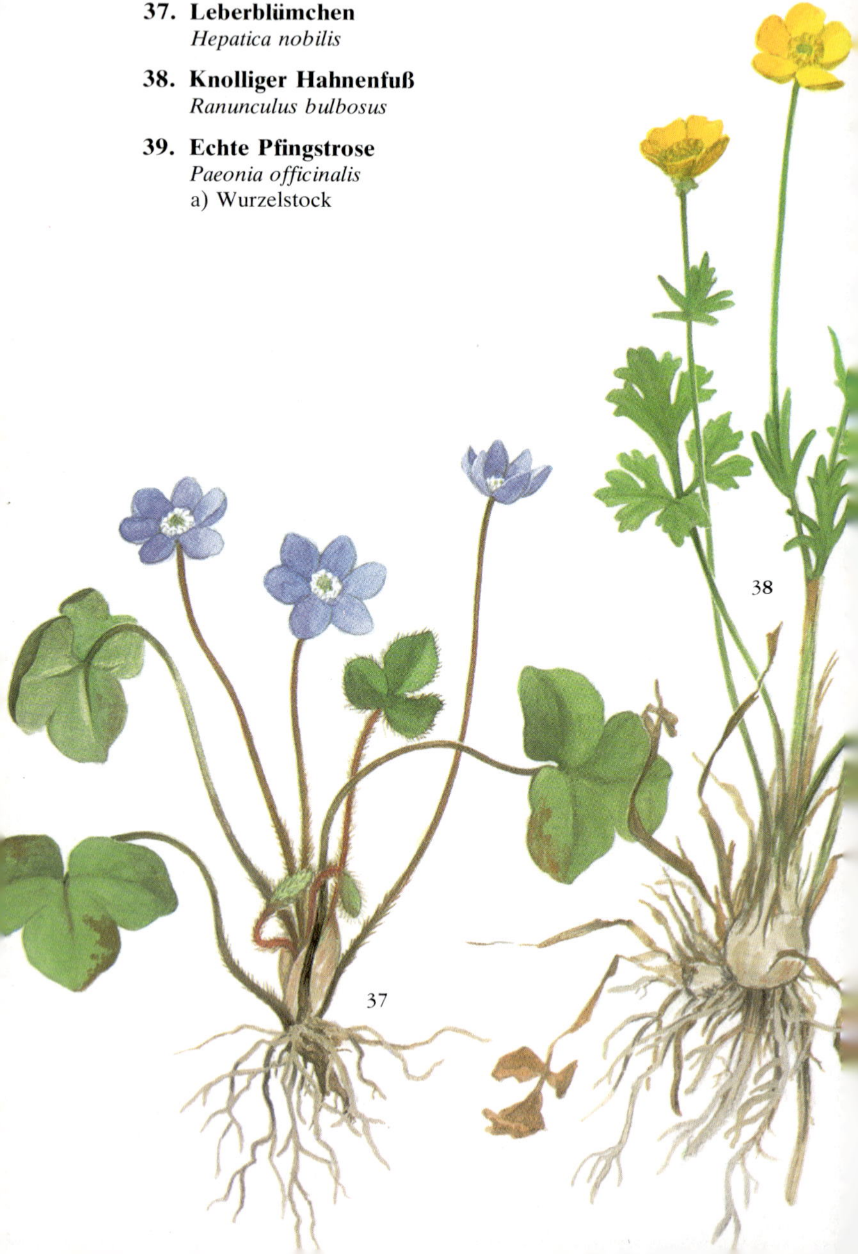

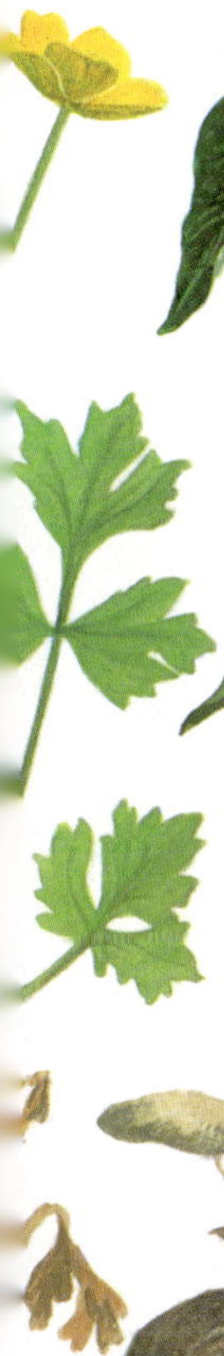

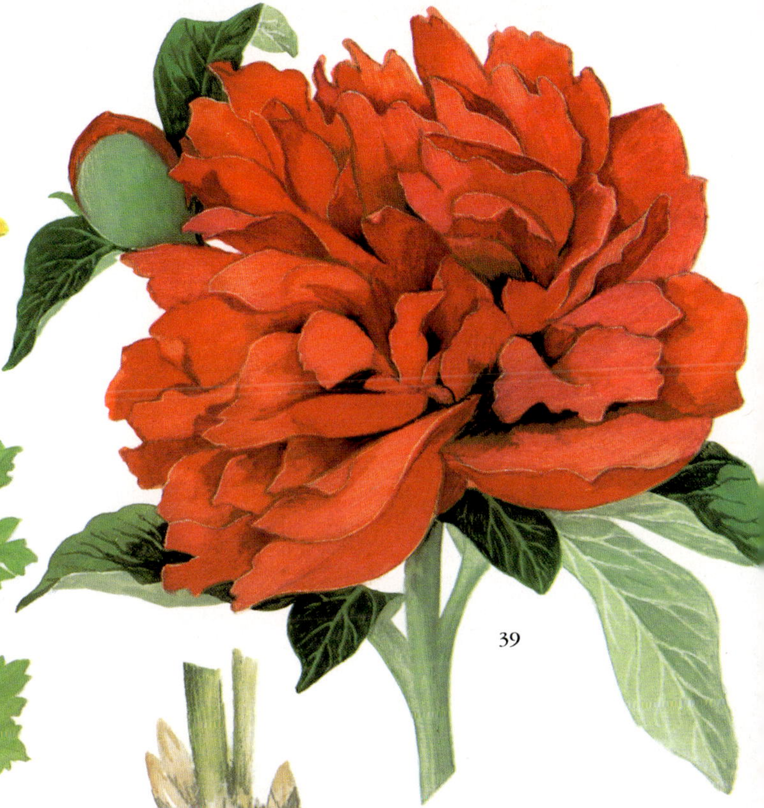

39

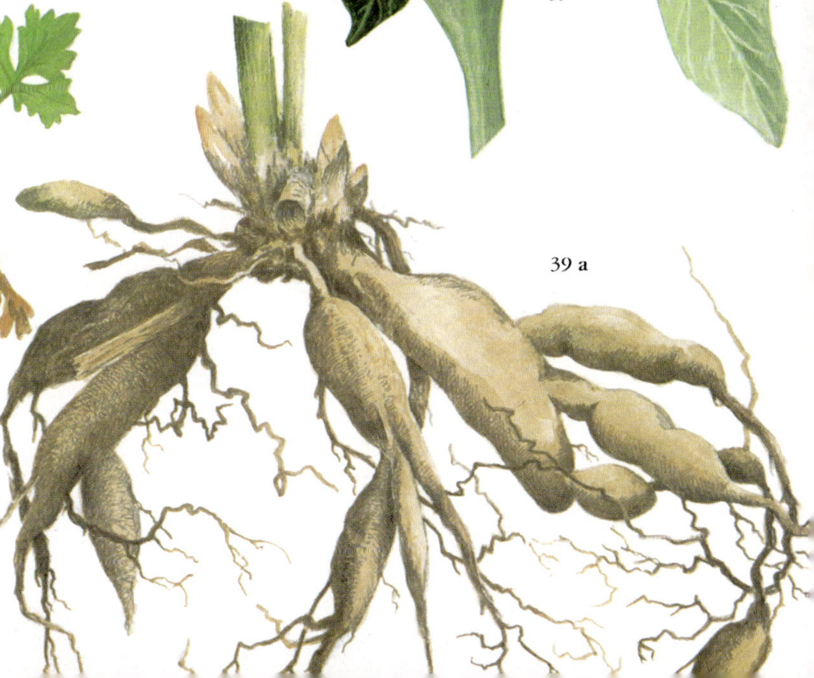

39 a

40. Gemeine Osterluzei
Aristolochia clematitis

41. Haselwurz
Asarum europaeum

42. Klatsch-Mohn
Papaver rhoeas
a) Samenkapsel

44. Raps
Brassica napus
a) Schote mit Samen

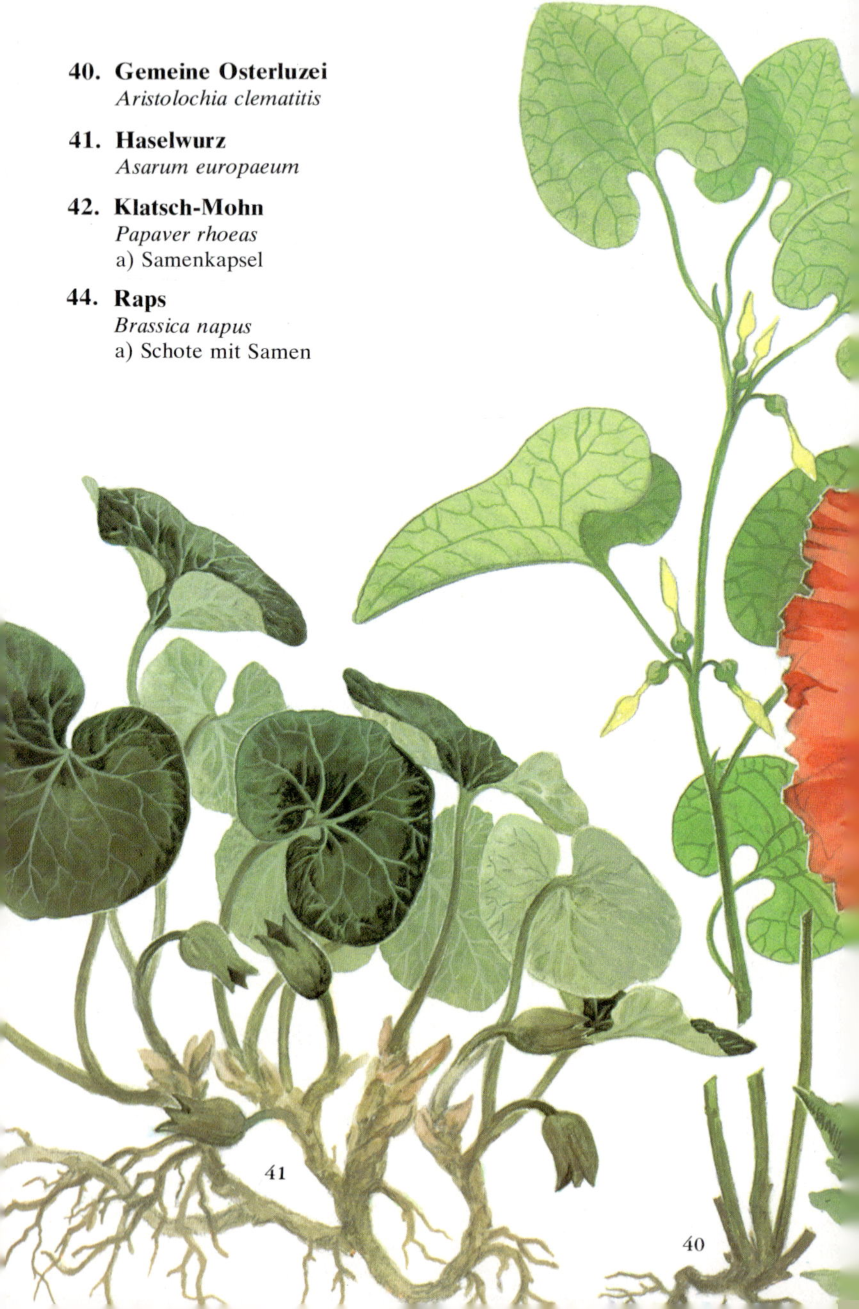

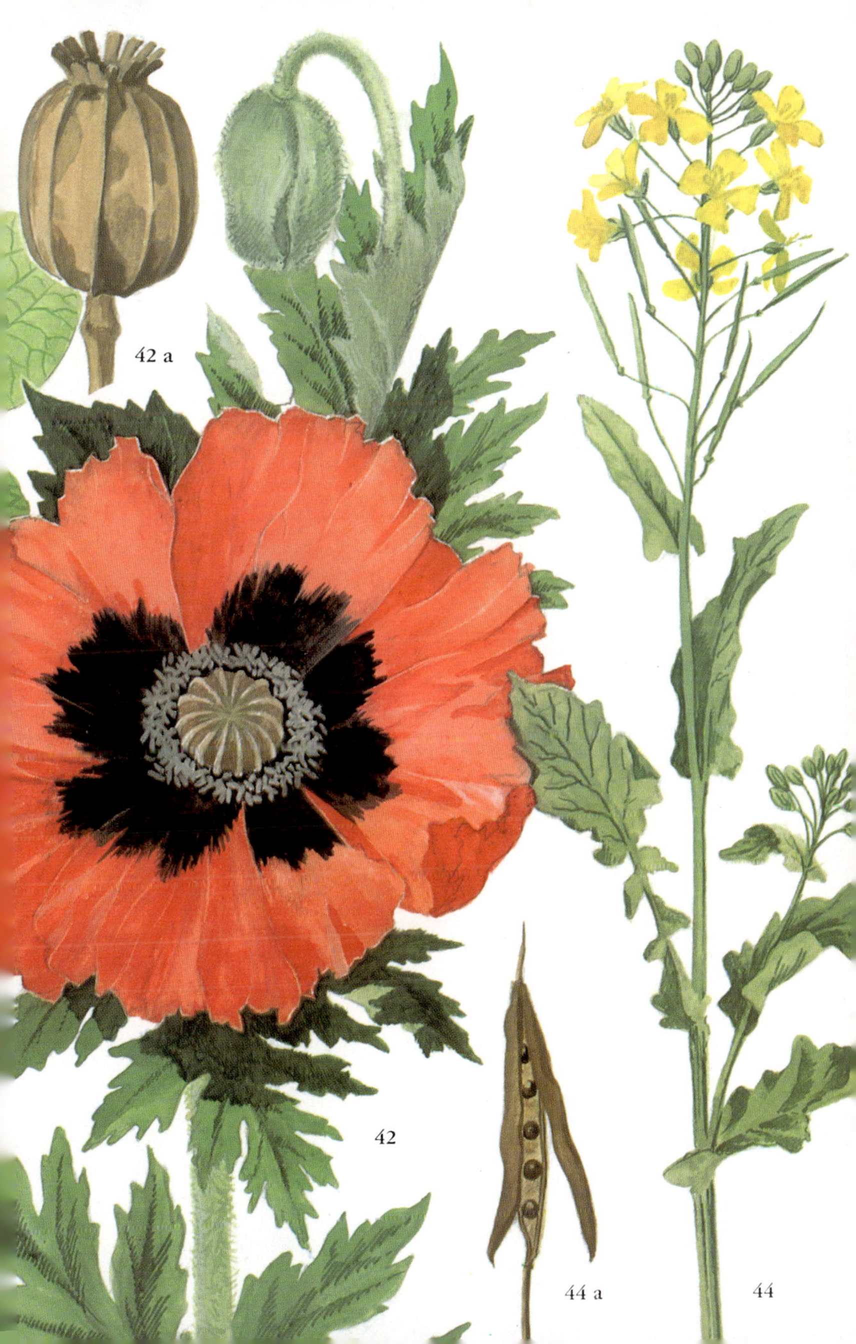
42 a
42
44 a
44

43. Gemeiner Erdrauch
Fumaria officinalis

45. Schwarzer Senf
Brassica nigra
a) Schote mit Samen

46. Hederich
Raphanus raphanistrum

47. Garten-Rettich
Raphanus sativus
a) Blütenstand

48. Echtes Löffelkraut
Cochlearia officinalis

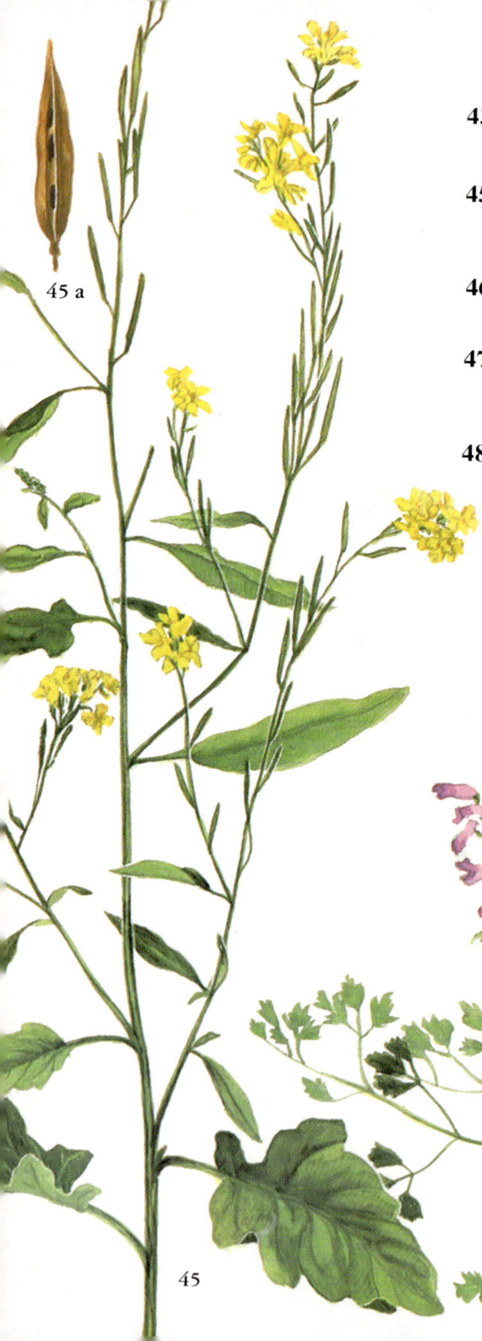

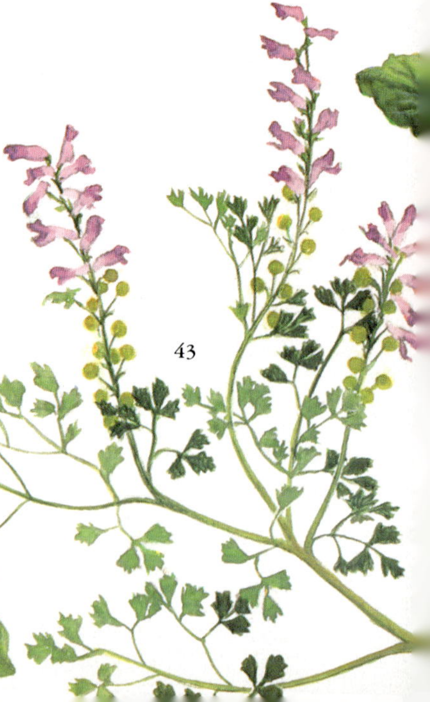

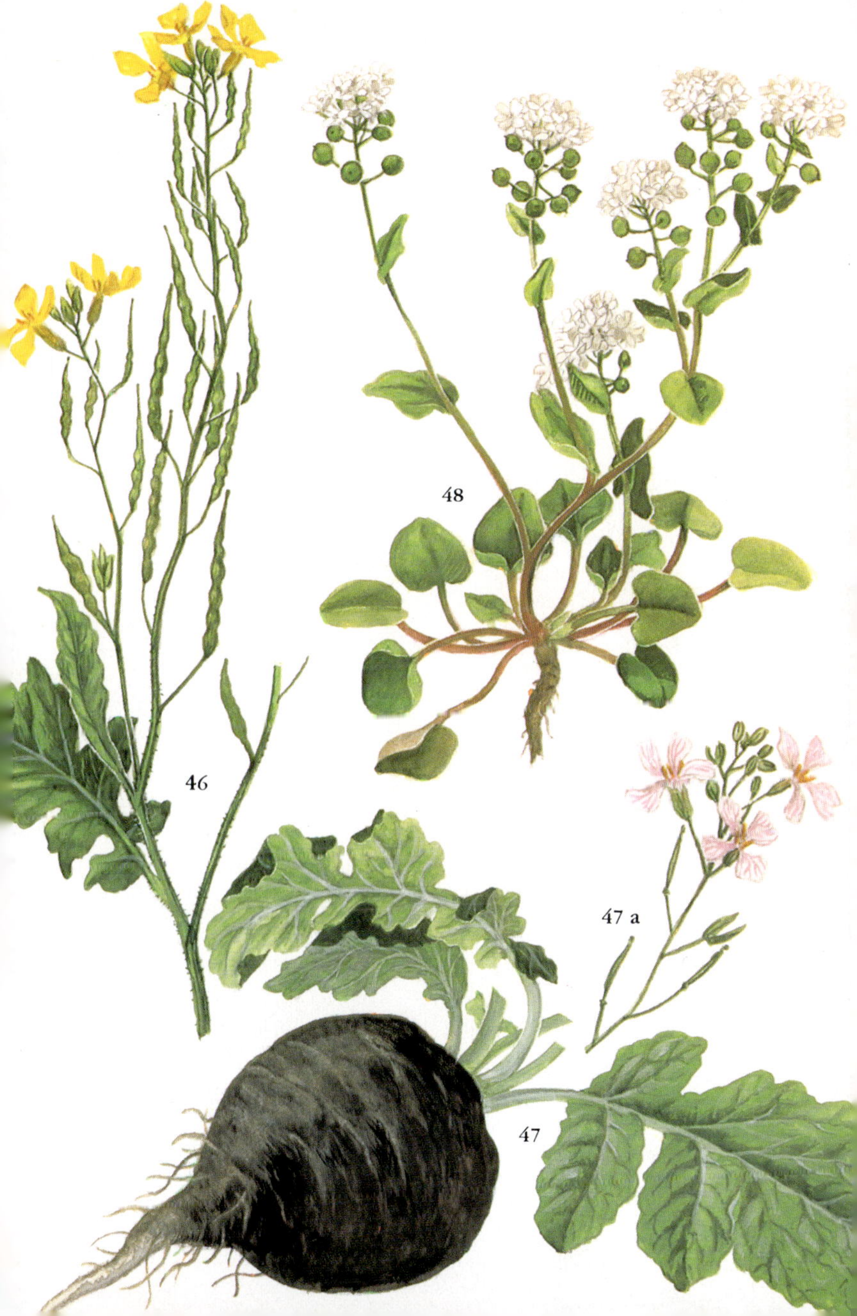
46
47
47 a
48

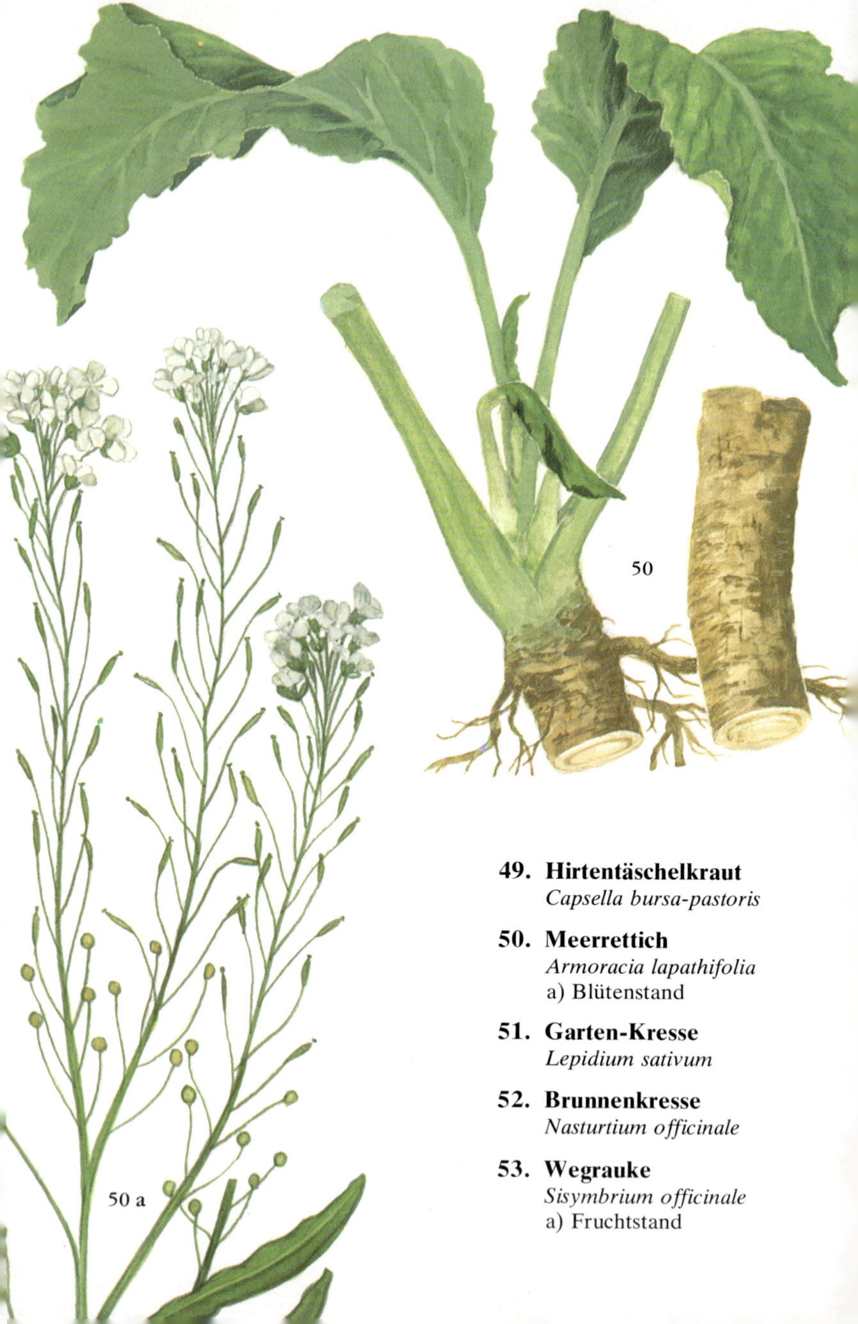

49. Hirtentäschelkraut
Capsella bursa-pastoris

50. Meerrettich
Armoracia lapathifolia
a) Blütenstand

51. Garten-Kresse
Lepidium sativum

52. Brunnenkresse
Nasturtium officinale

53. Wegrauke
Sisymbrium officinale
a) Fruchtstand

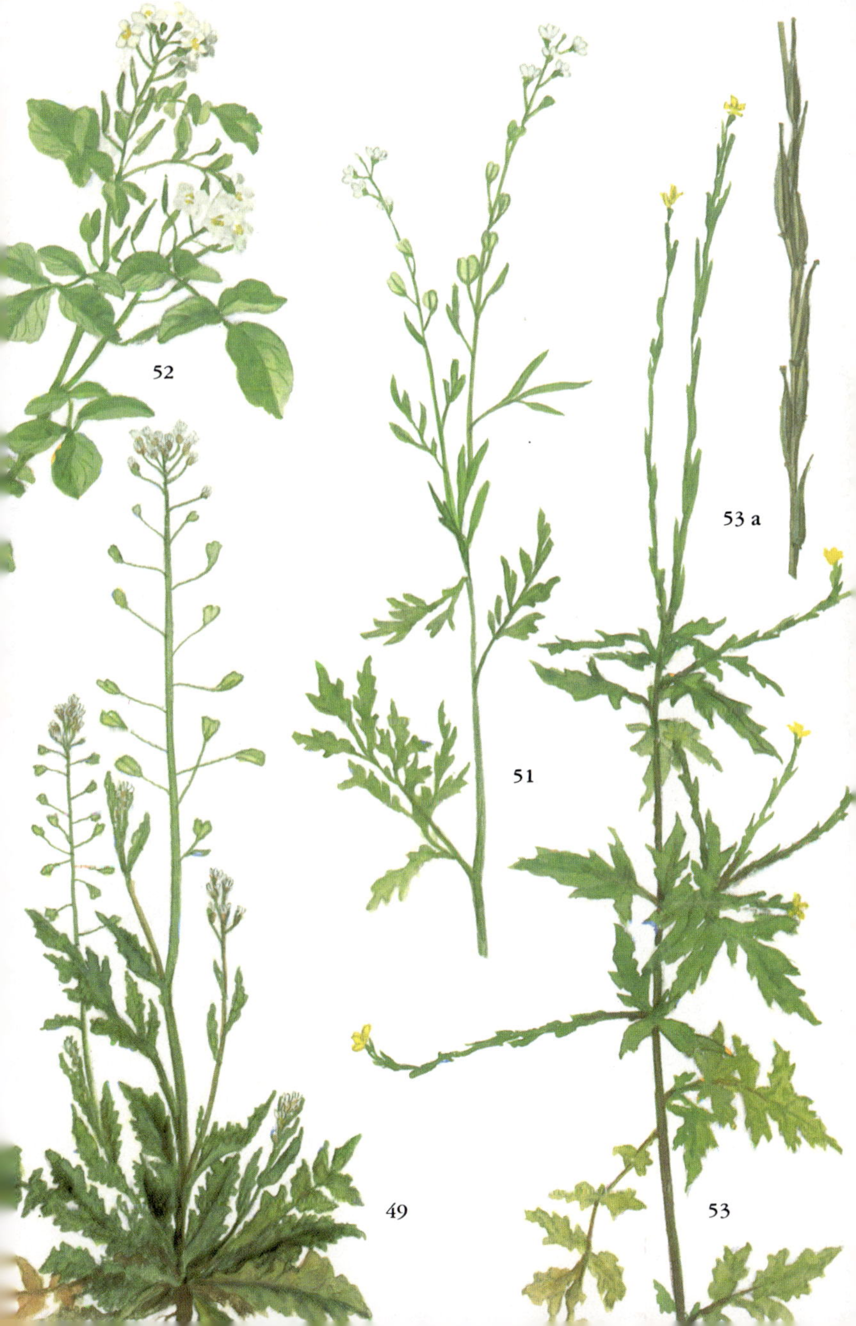
52
53 a
51
49
53

54. Wald-Sauerklee
Oxalis acetosella

55. Blutroter Storchschnabel
Geranium sanguineum

56. Lein
Linum usitatissimum

57. Bittere Kreuzblume
Polygala amara

58. Einjähriges Bingelkraut
Mercurialis annua
a) weibliche Blüte
b) männliche Blüte

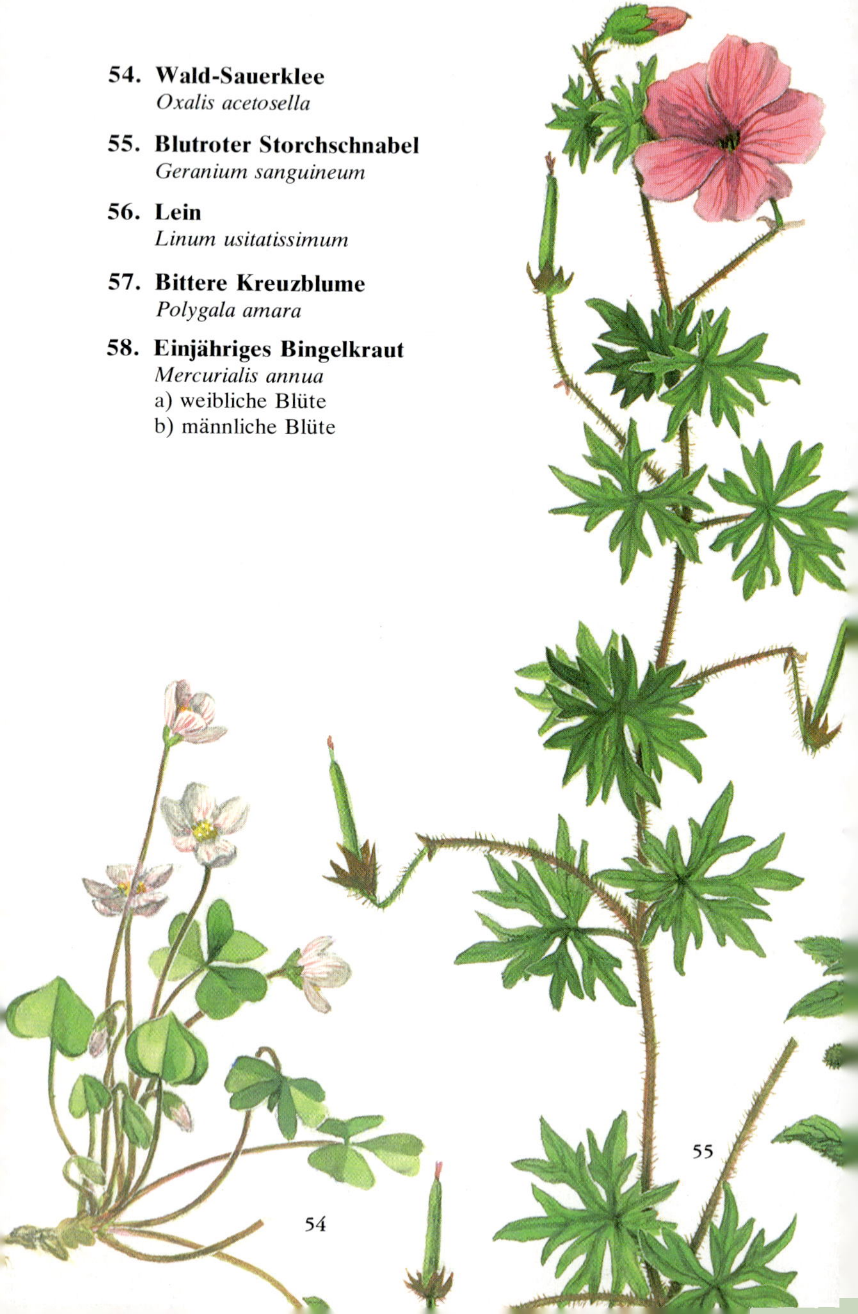

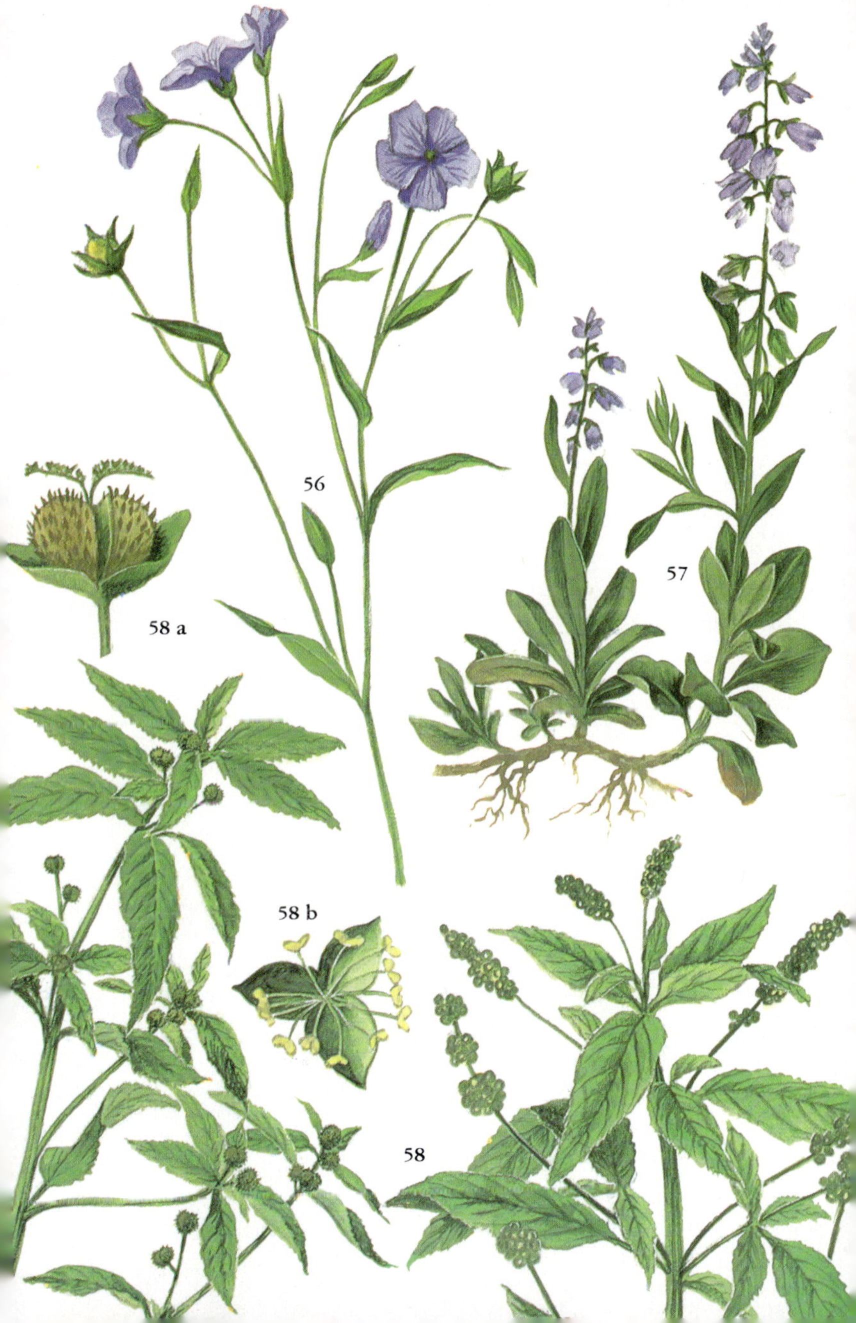
56
57
58 a
58 b
58

59. Raute
Ruta graveolens

60. Diptam
Dictamnus albus

61. Faulbaum
Rhamnus frangula

62. Purgier-Kreuzdorn
Rhamnus catharticus

63. Sommer-Linde
Tilia platyphyllos

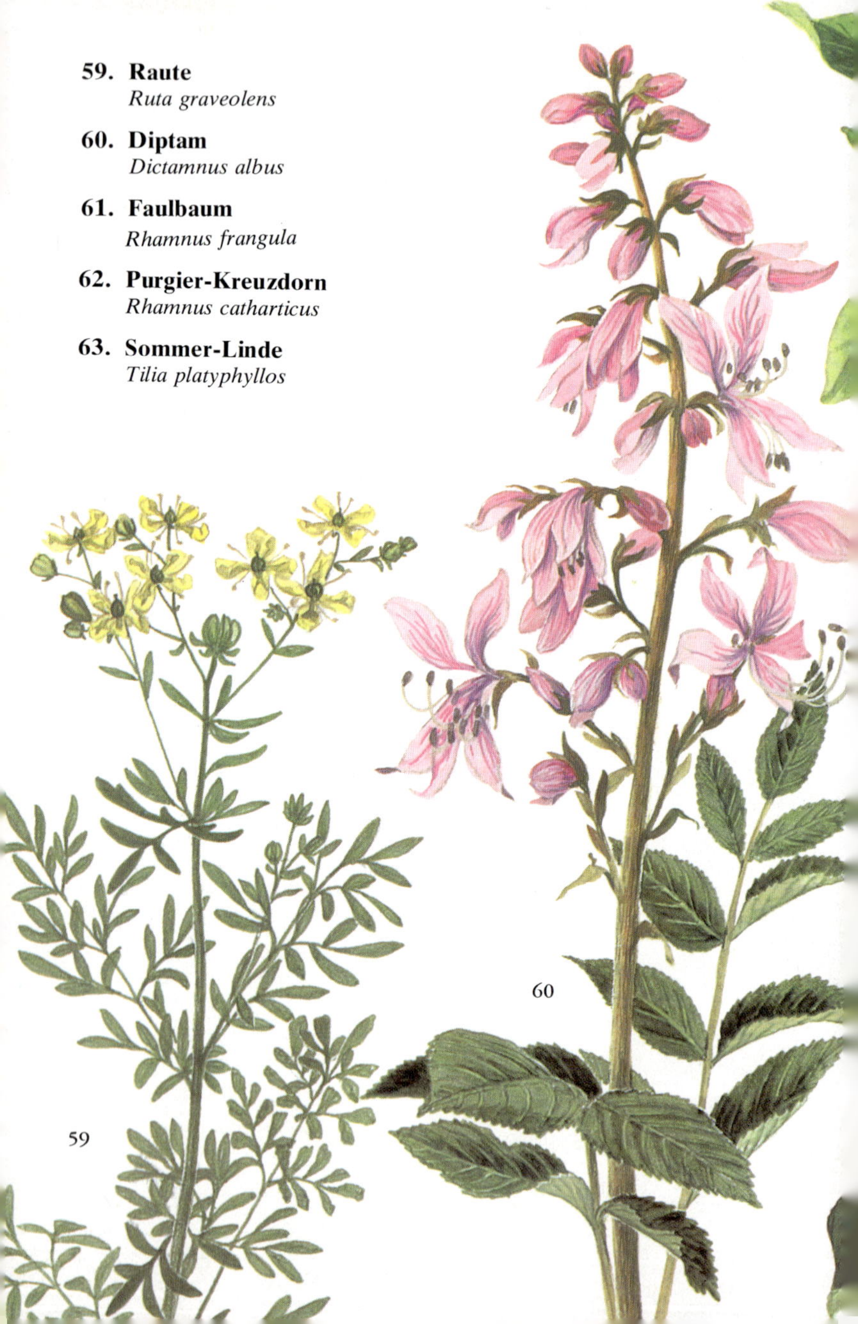

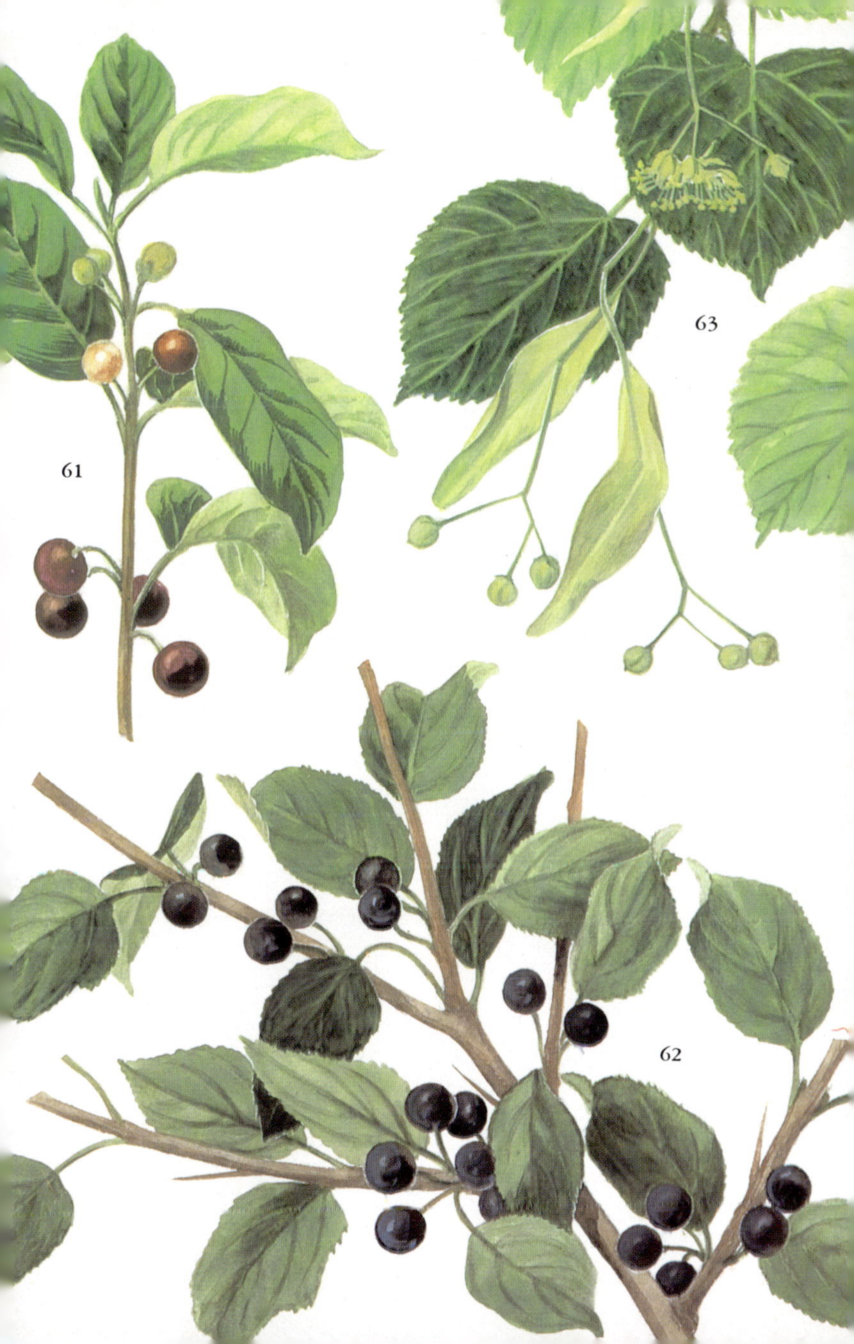
61
63
62

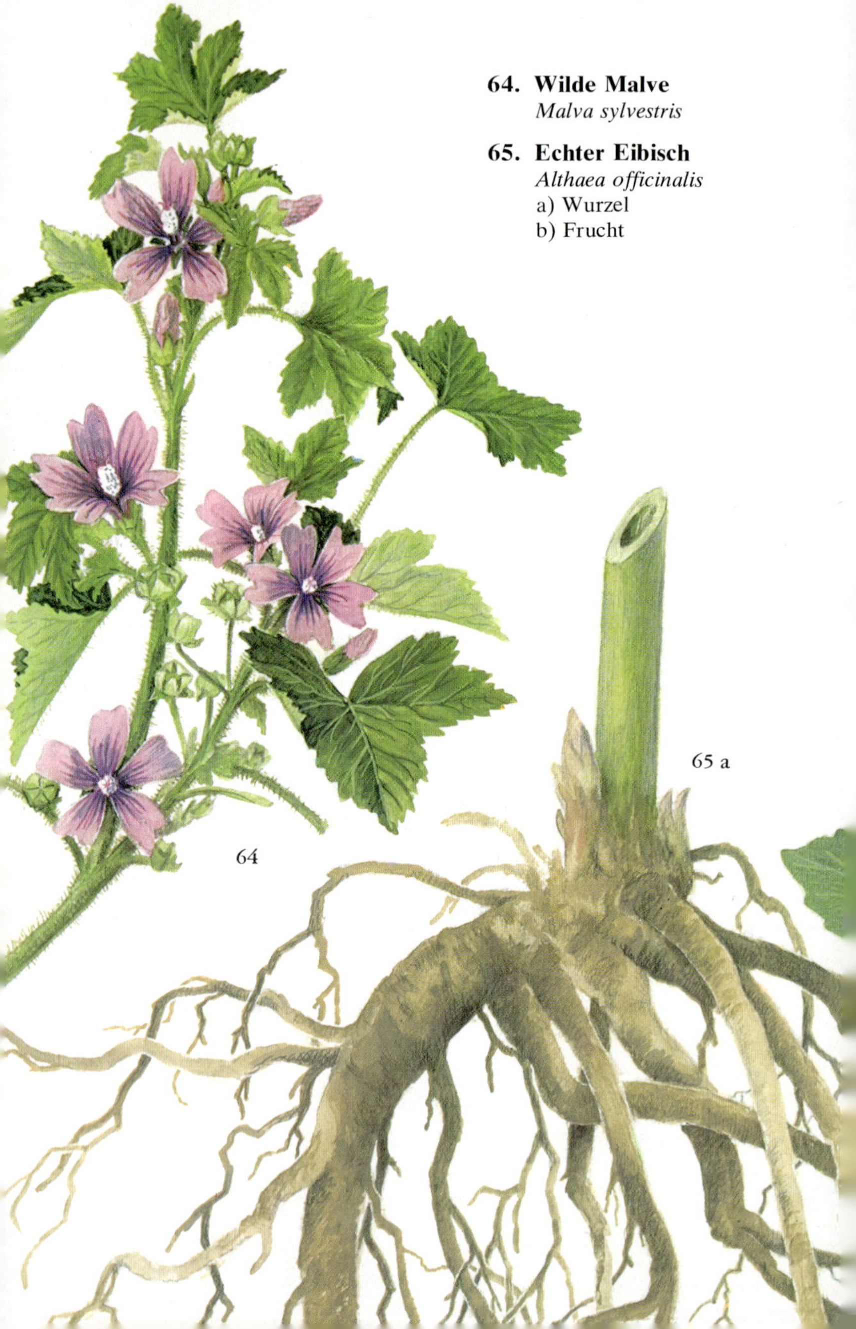

64. Wilde Malve
Malva sylvestris

65. Echter Eibisch
Althaea officinalis
a) Wurzel
b) Frucht

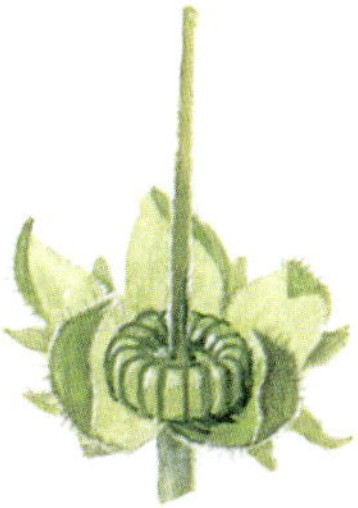

65 b

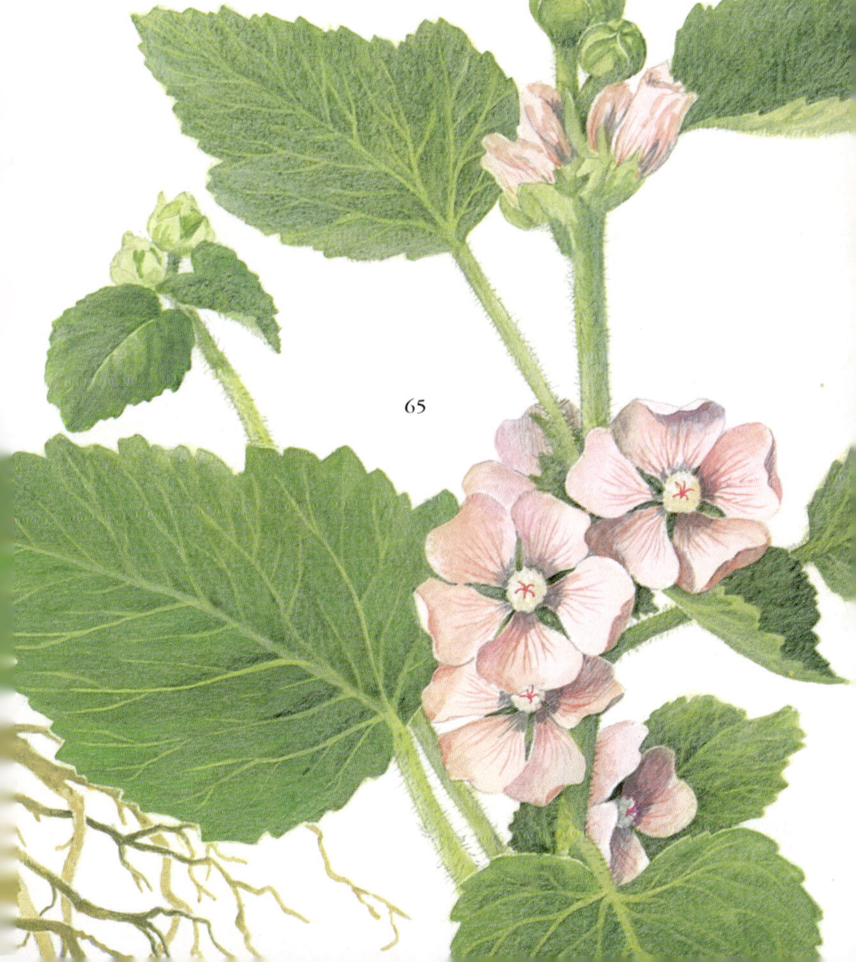

65

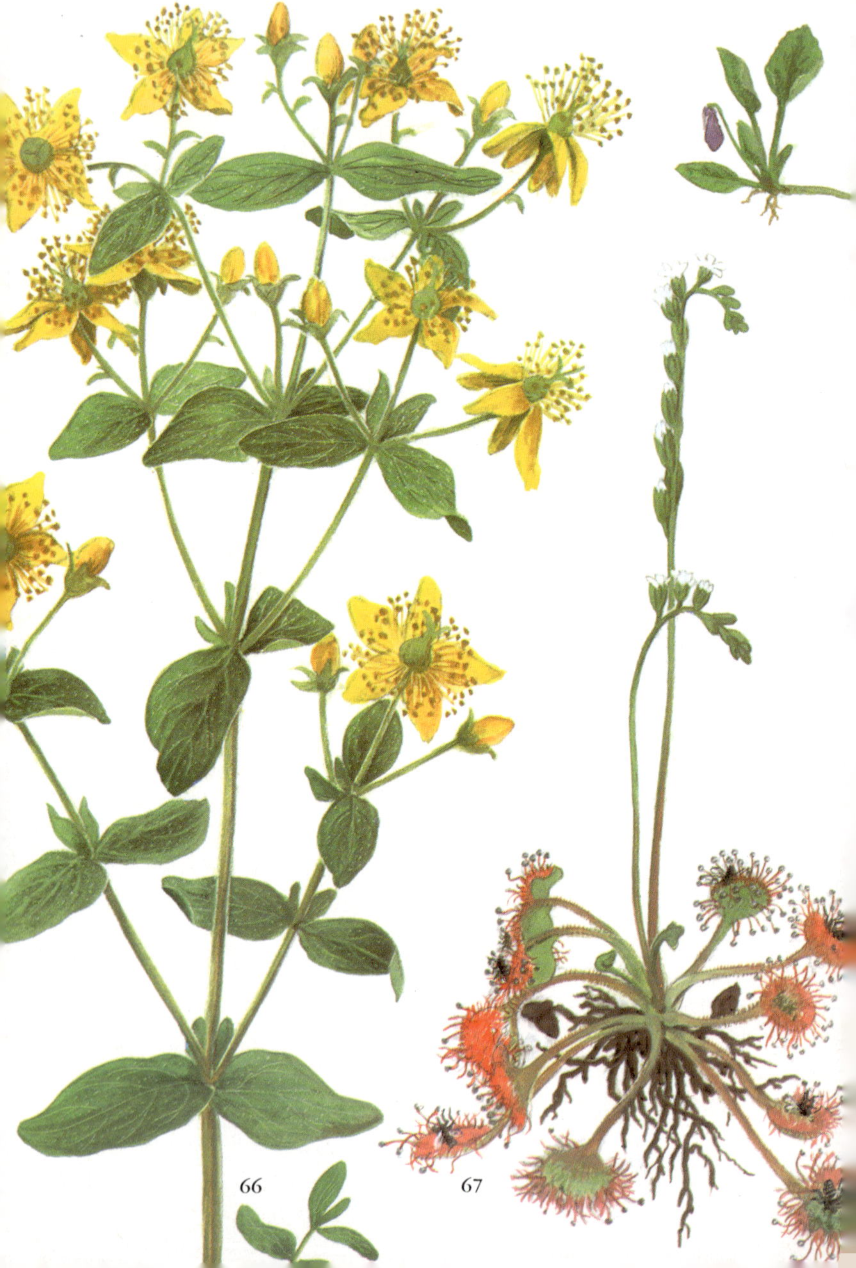
66
67

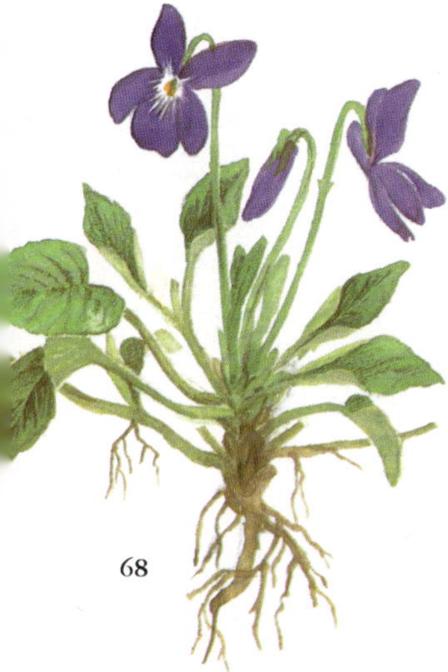

68

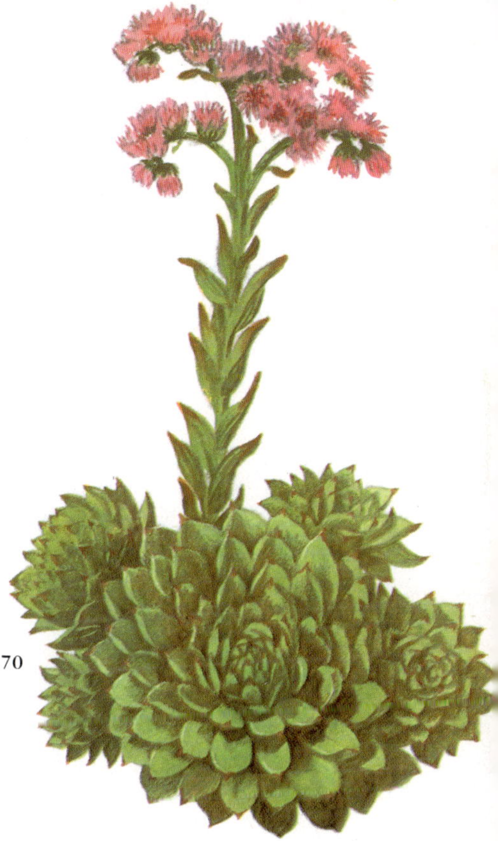

70

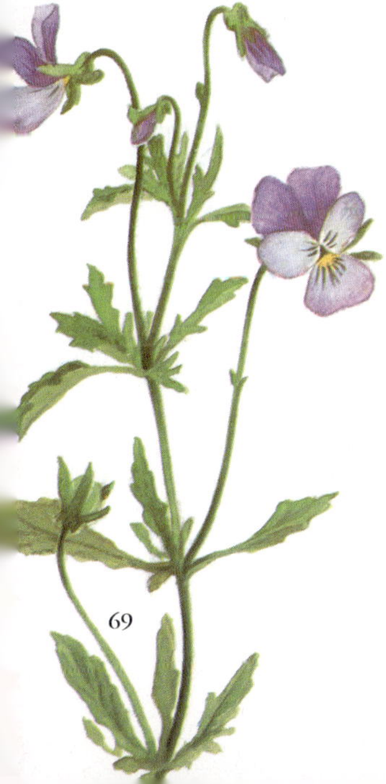

69

66. Tüpfel-Johanniskraut
Hypericum perforatum

67. Rundblättriger Sonnentau
Drosera rotundifolia

68. März-Veilchen
Viola odorata

69. Stiefmütterchen
Viola tricolor

70. Echte Hauswurz
Sempervivum tectorum

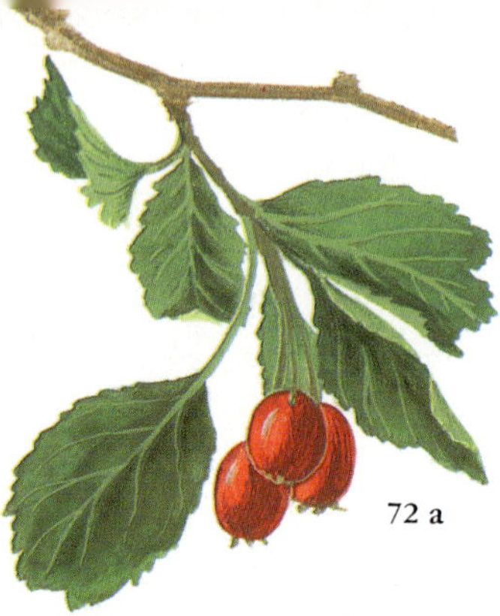

72 a

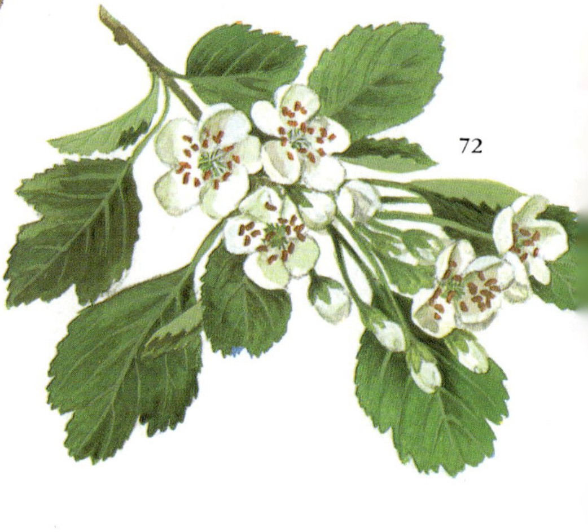

72

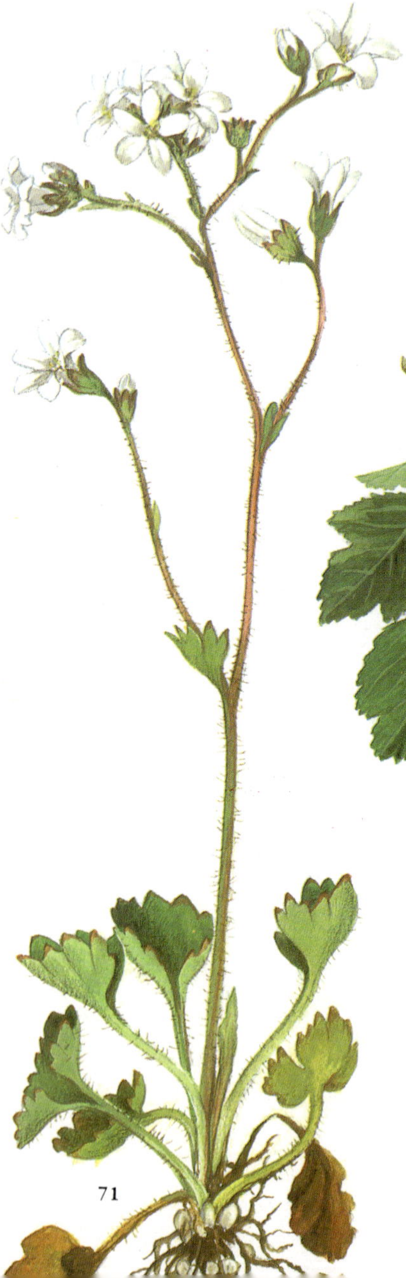

71

71. Knöllchen-Steinbrech
Saxifraga granulata

72. Zweigriffeliger Weißdorn
Crataegus oxyacantha
a) Früchte

73. Eberesche
Sorbus aucuparia
a) Fruchtstand

74. Quitte
Cydonia oblonga

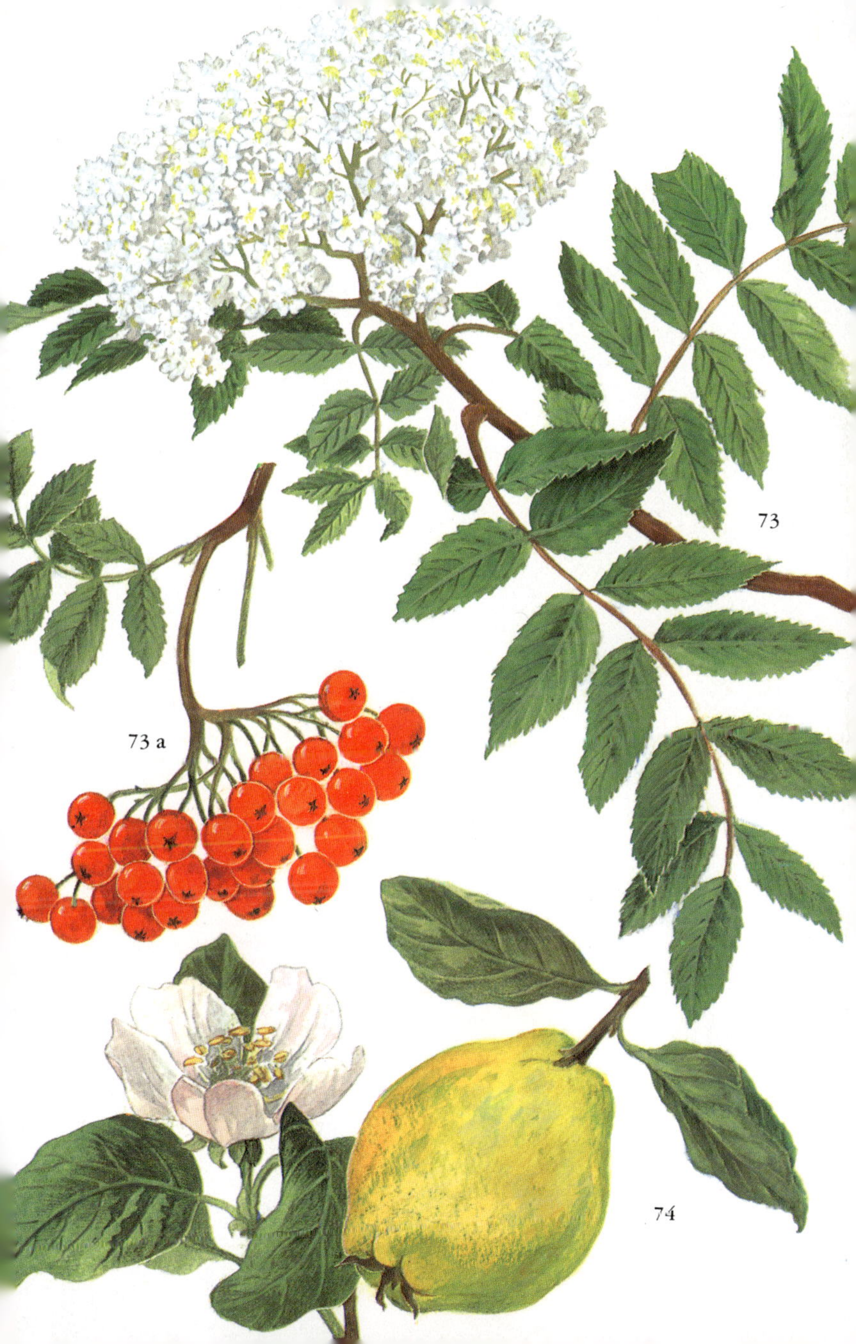
73
73 a
74

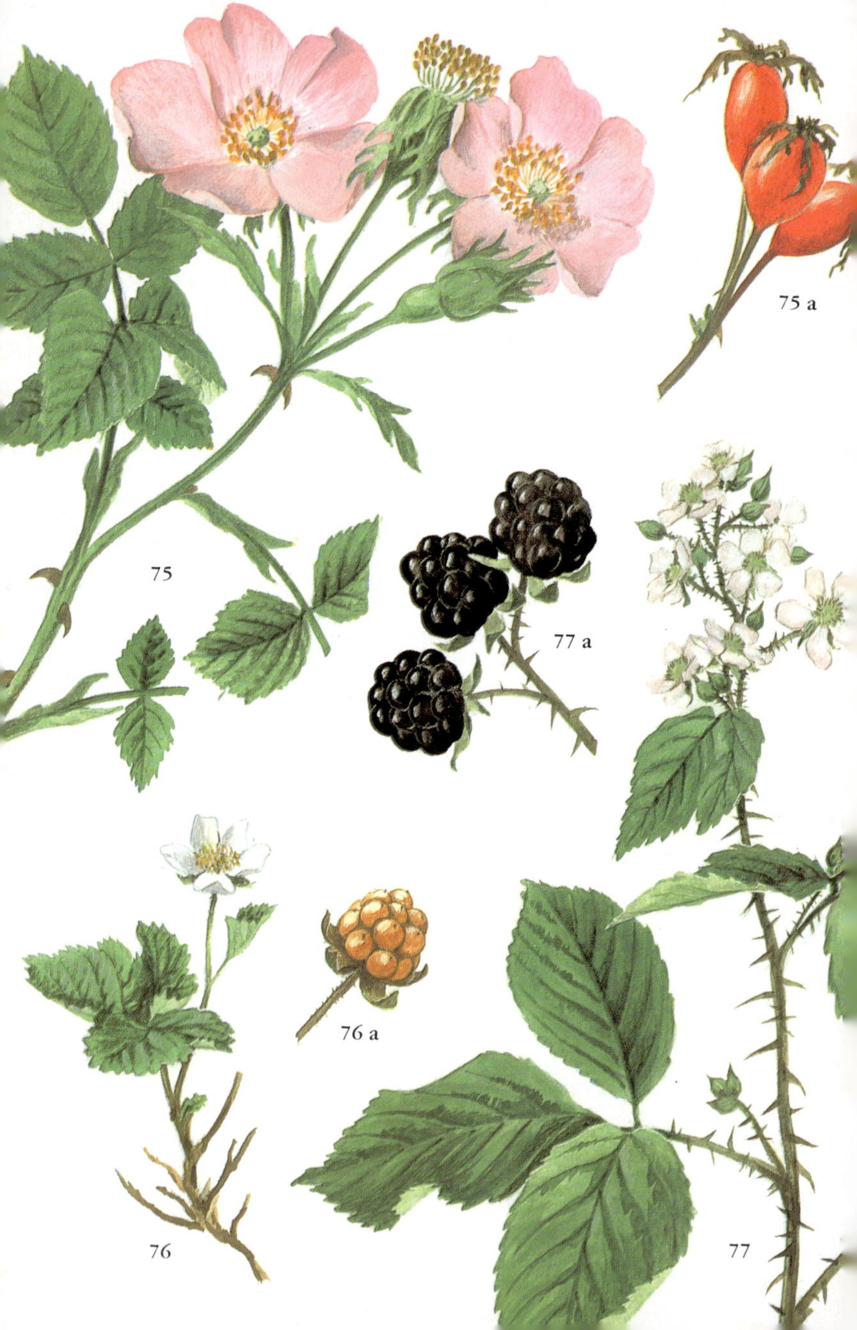
75 a
75
77 a
76 a
76
77

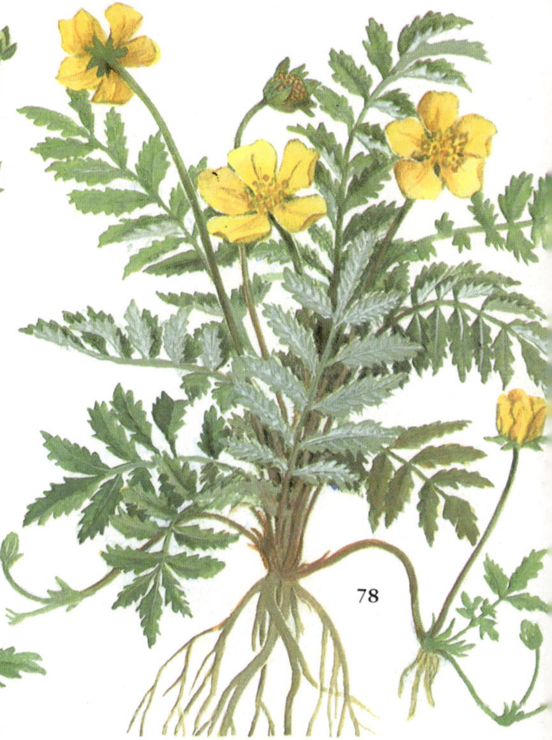

78

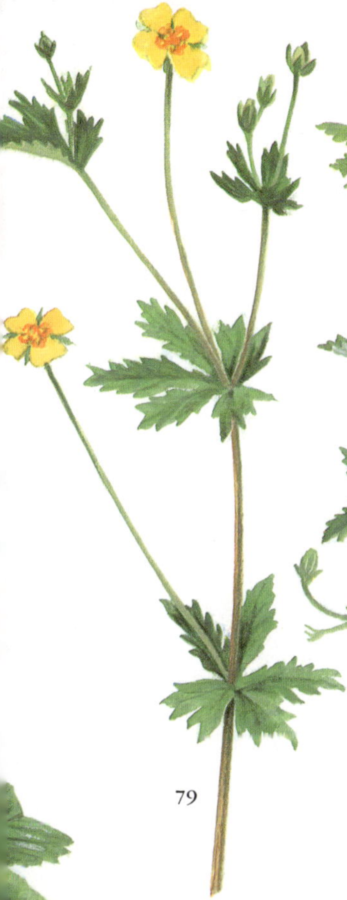

79

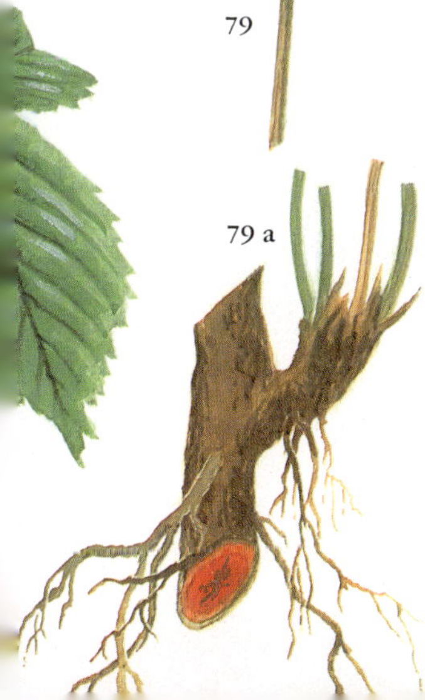

79 a

75. Hundsrose
Rosa canina
a) Früchte (Hagebutten)

76. Moltebeere
Rubus chamaemorus
a) Frucht

77. Brombeere
Rubus fruticosus
a) Früchte

78. Gänsefingerkraut
Potentilla anserina

79. Blutwurz
Potentilla erecta
a) Wurzel

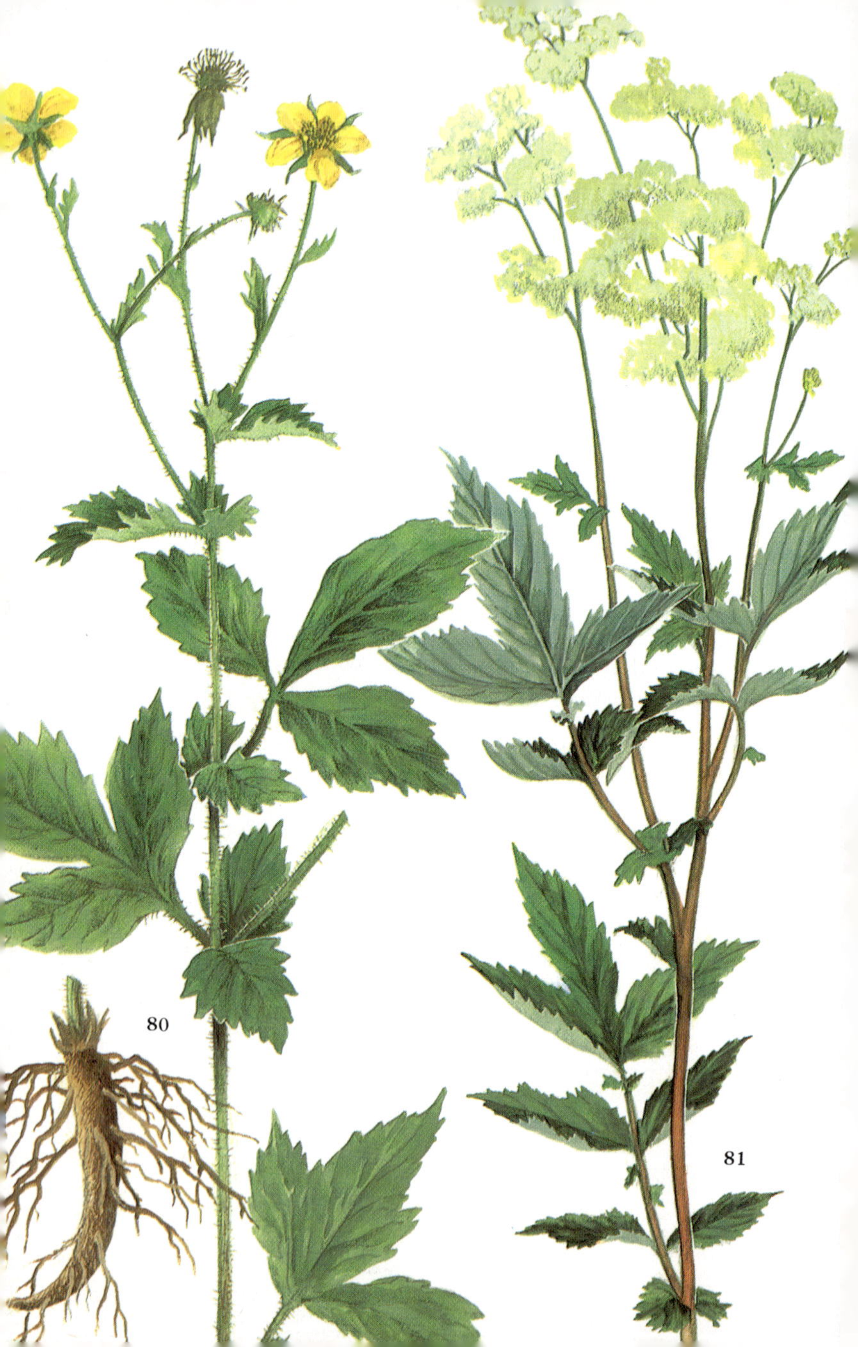
80
81

80. Echte Nelkenwurz
Geum urbanum

81. Echtes Mädesüß
Filipendula ulmaria

82. Kleiner Wiesenknopf
Sanguisorba minor

83. Gewöhnlicher Odermennig
Agrimonia eupatoria

84. Gemeiner Frauenmantel
Alchemilla vulgaris

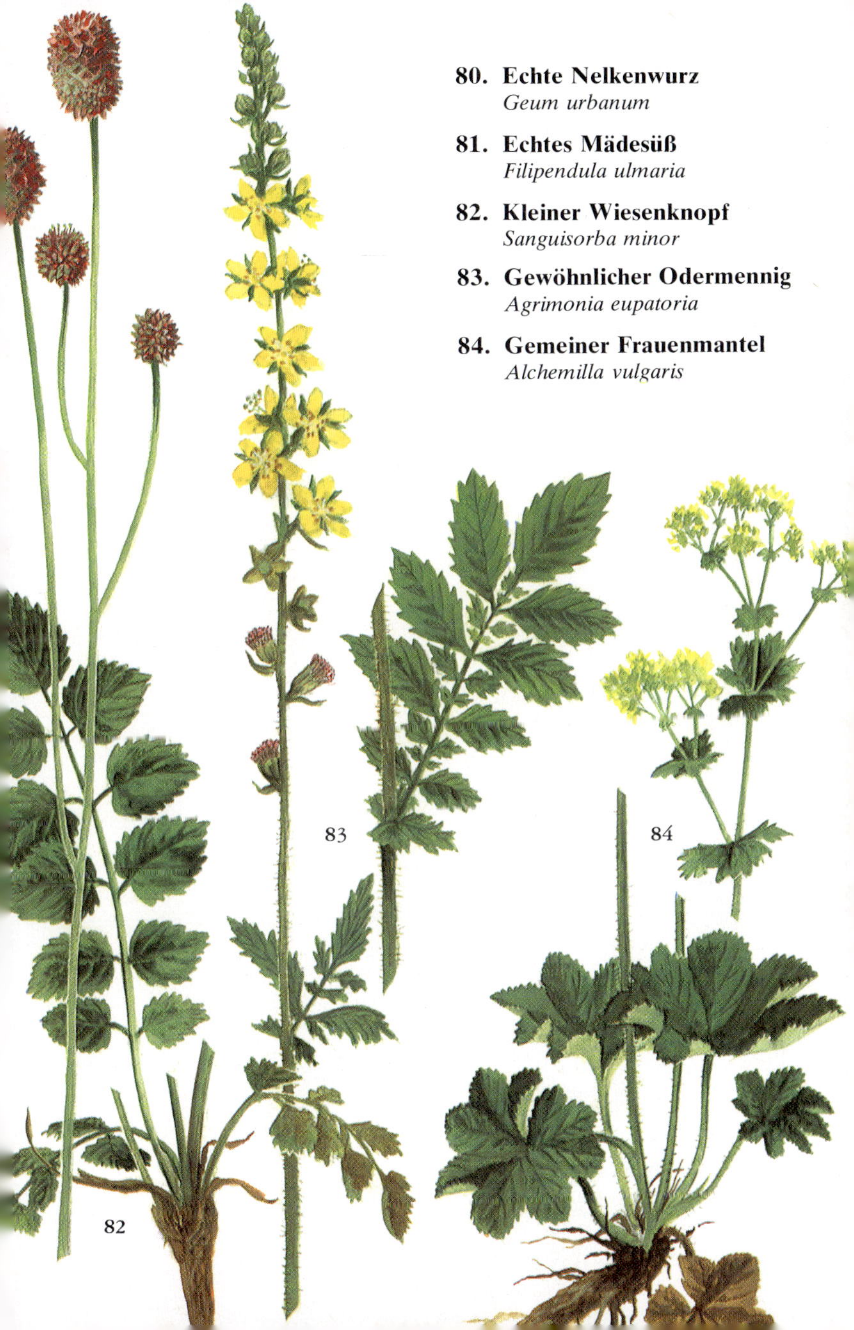

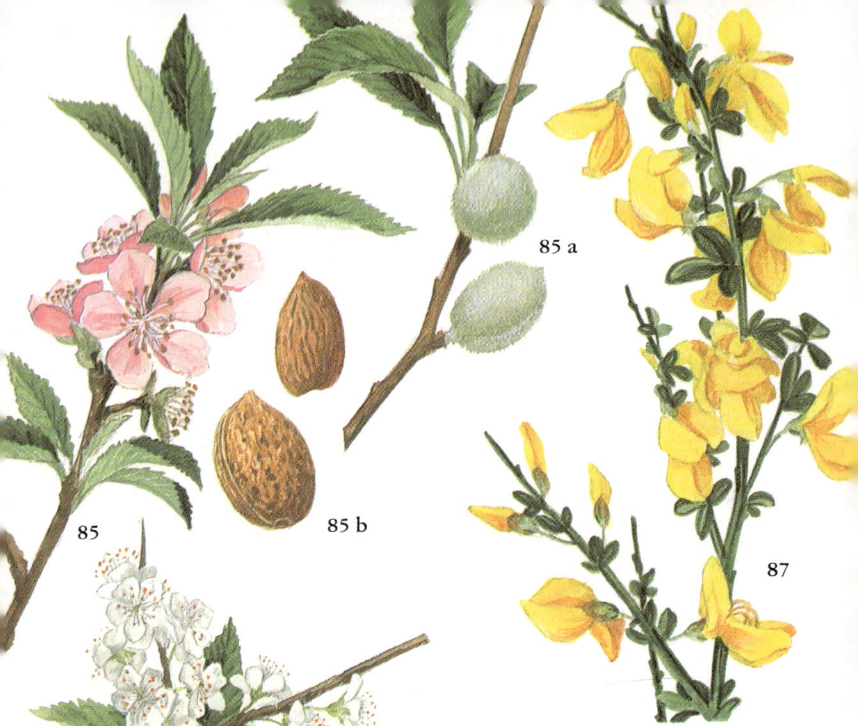

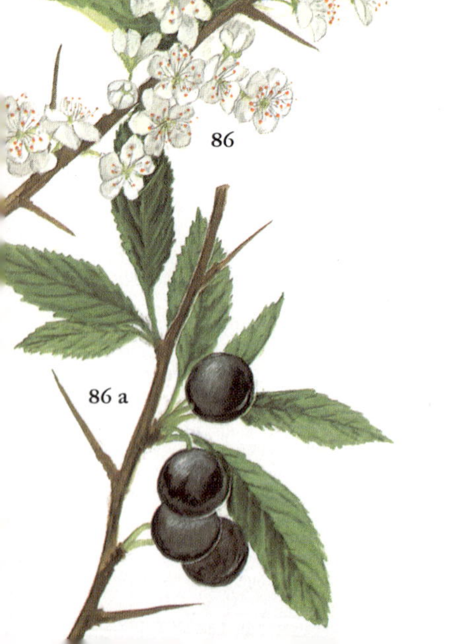

85. Mandelbaum
Prunus amygdalus
a) Früchte
b) reife Frucht und Kern

86. Schlehe
Prunus spinosa
a) Früchte

87. Besenginster
Sarothamnus scoparius

88. Echter Steinklee
Melilotus officinalis

89. Wiesenklee
Trifolium pratense

90. Weißklee
Trifolium repens

91. Pferdebohne
Vicia faba
a) Same (Bohne)

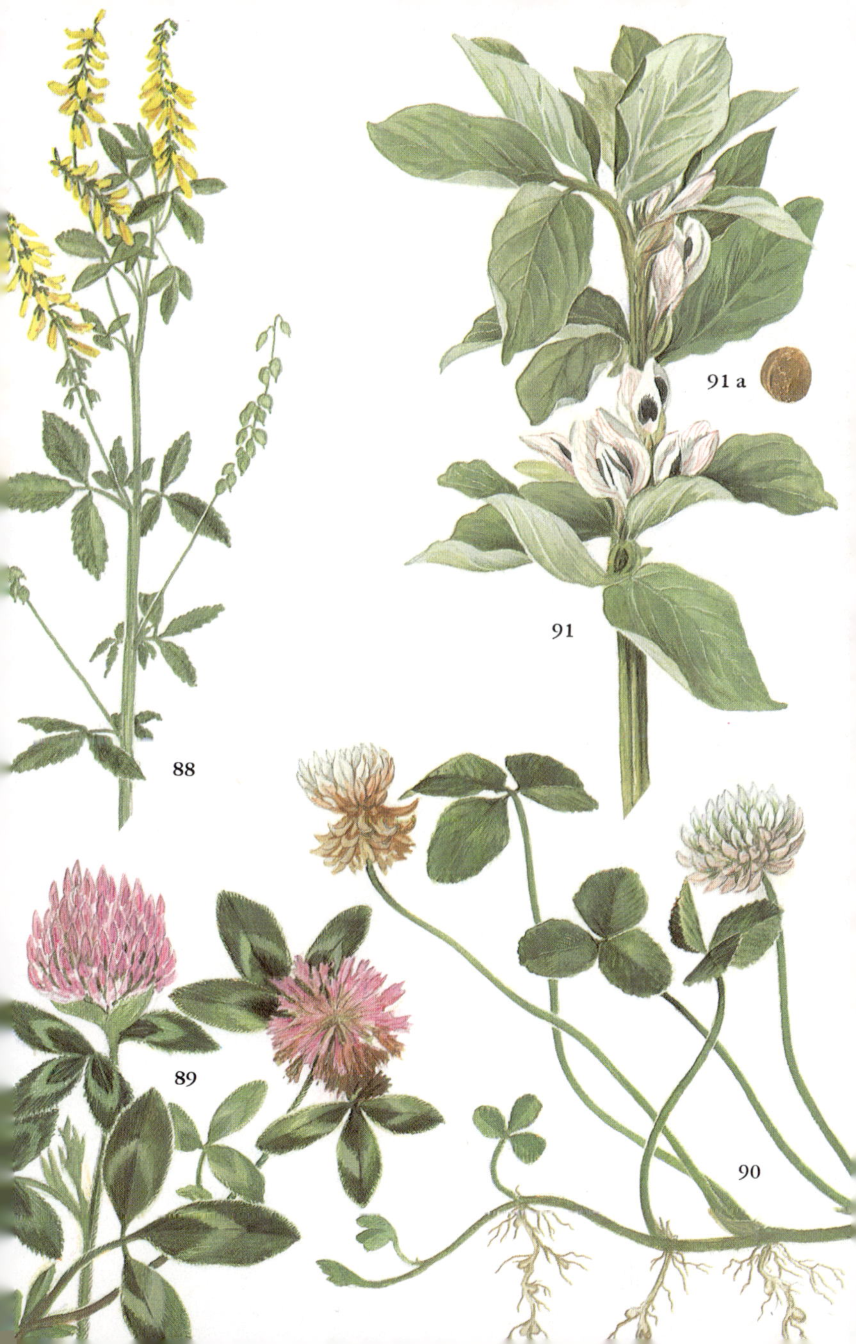

91 a
91
88
89
90

92. Bockshornklee
Trigonella foenum-graecum
a) Hülse mit Samen

93. Wundklee
Anthyllis vulneraria

94. Süßholz
Glycyrrhiza glabra
a) Wurzel

95. Blut-Weiderich
Lythrum salicaria

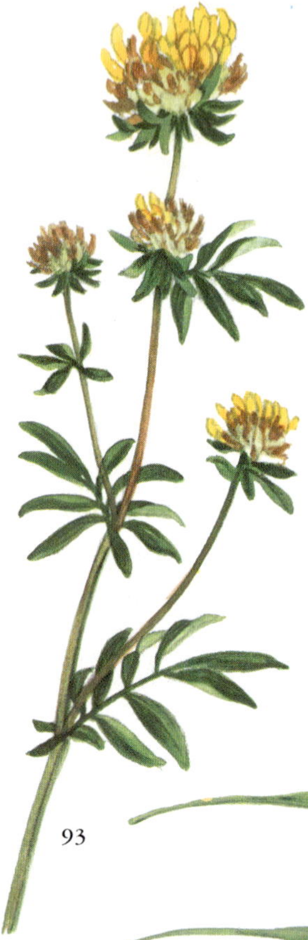

93

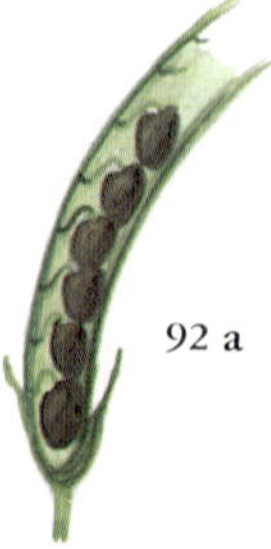

92 a

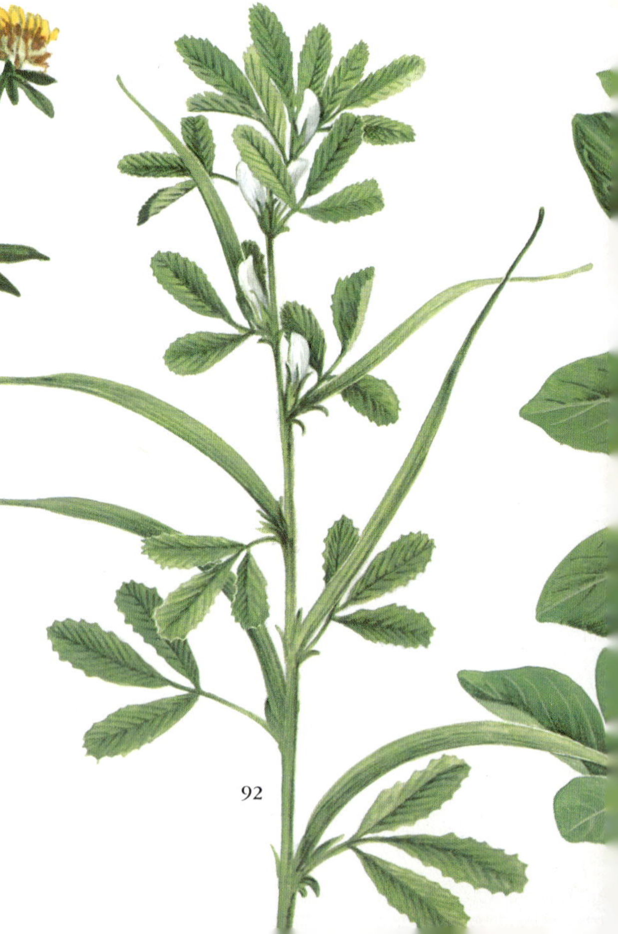

92

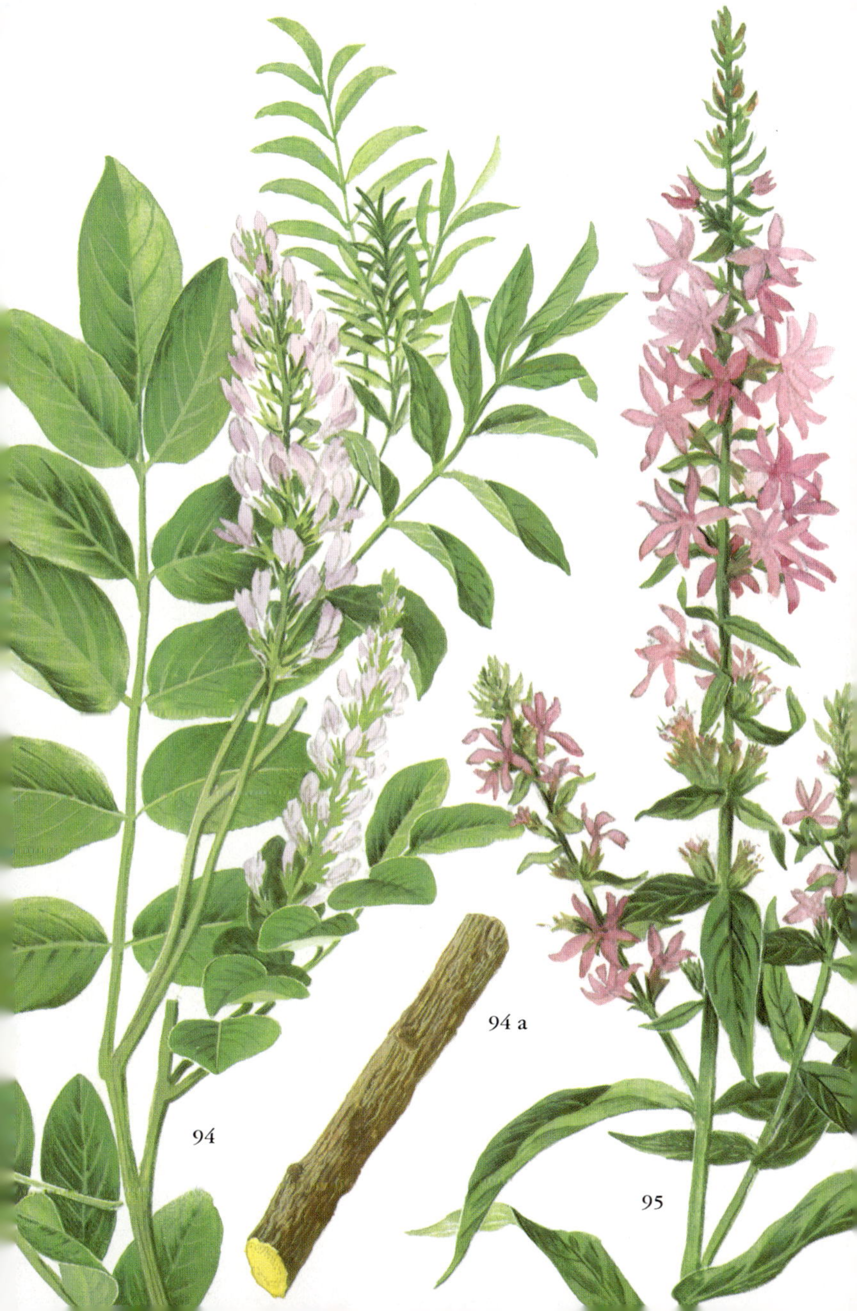
94
94 a
95

96. Sanikel
Sanicula europaea

97. Sellerie
Apium graveolens
a) Blütenstand

98. Geißfuß
Aegopodium podagraria

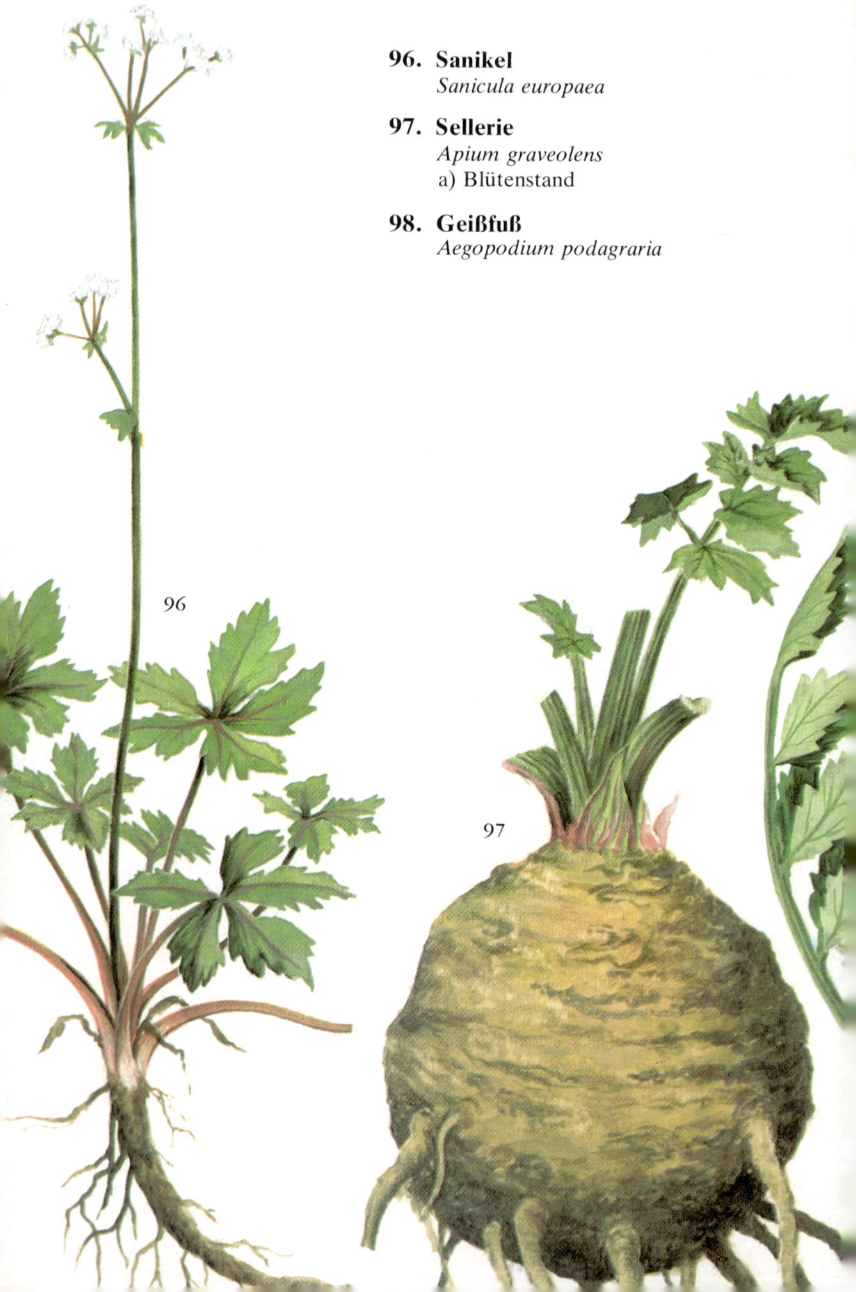

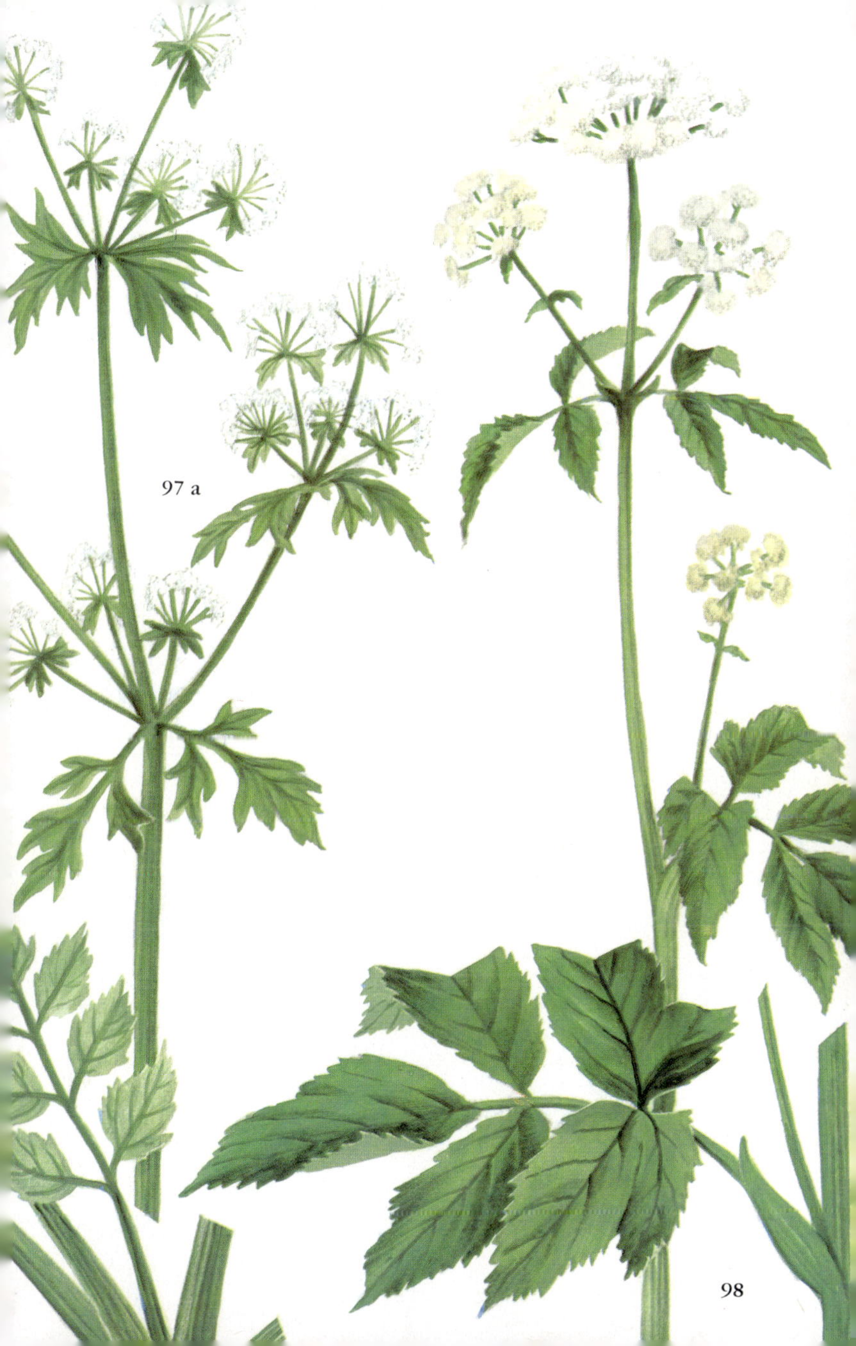
97 a
98

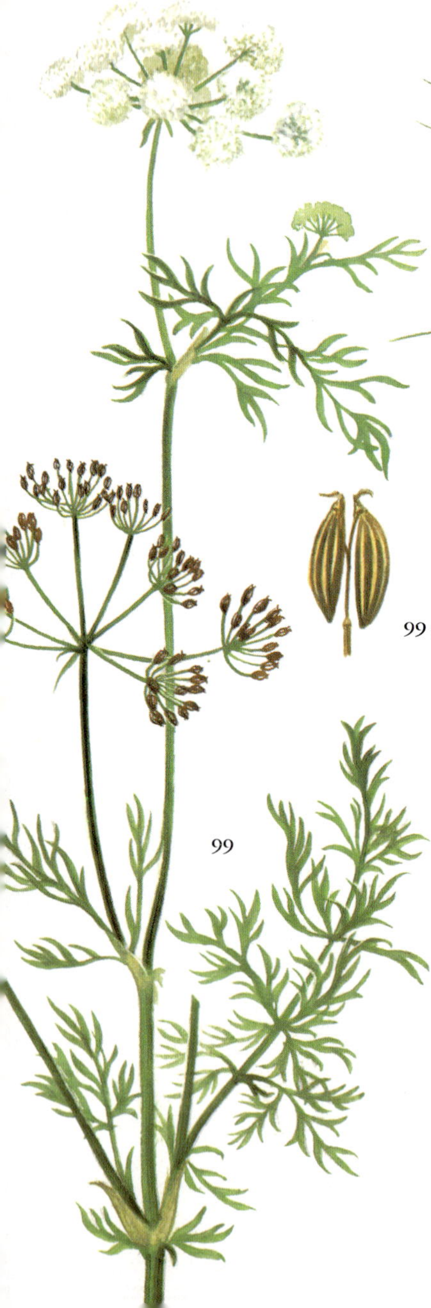

99

99 a

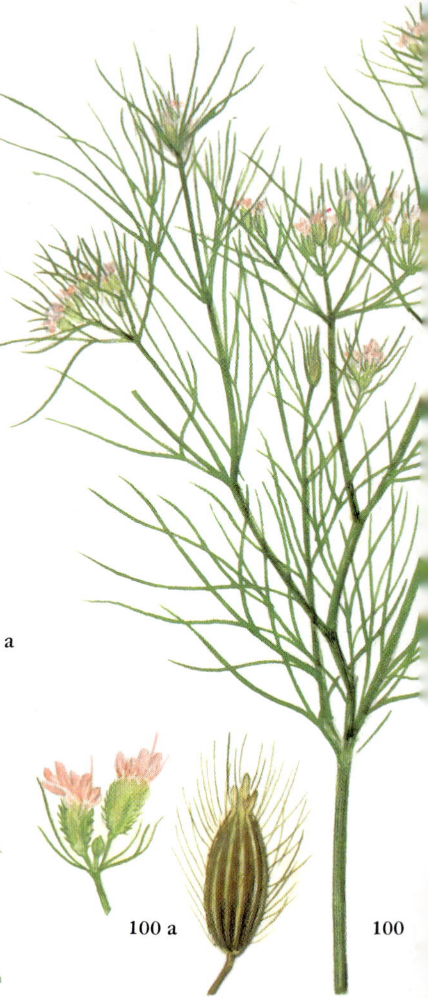

100

100 a

99. Kümmel
Carum carvi
a) Frucht

100. Kreuzkümmel
Cuminum cyminum
a) Blüte und Frucht

101. Kleine Bibernelle
Pimpinella saxifraga
a) Wurzel

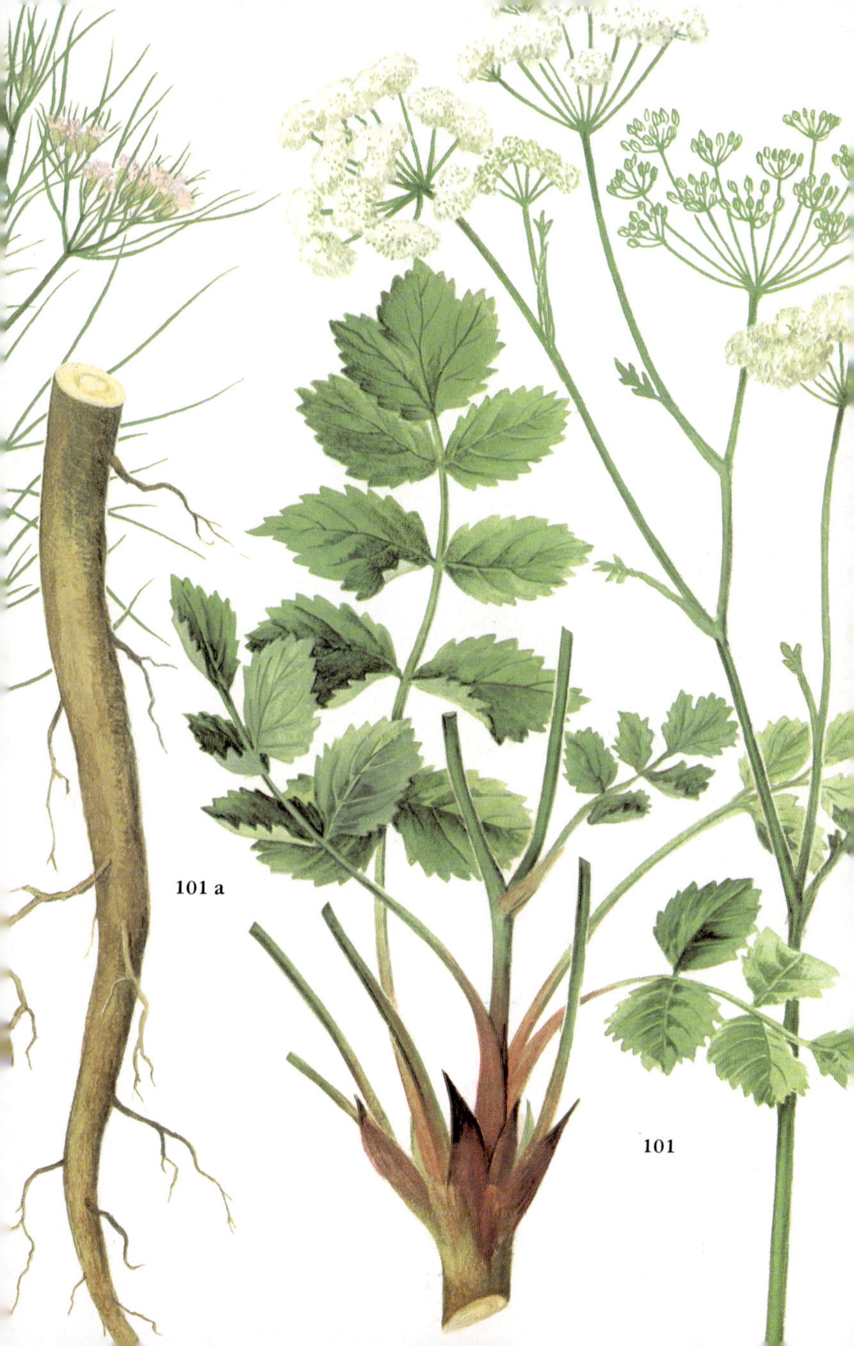
101 a
101

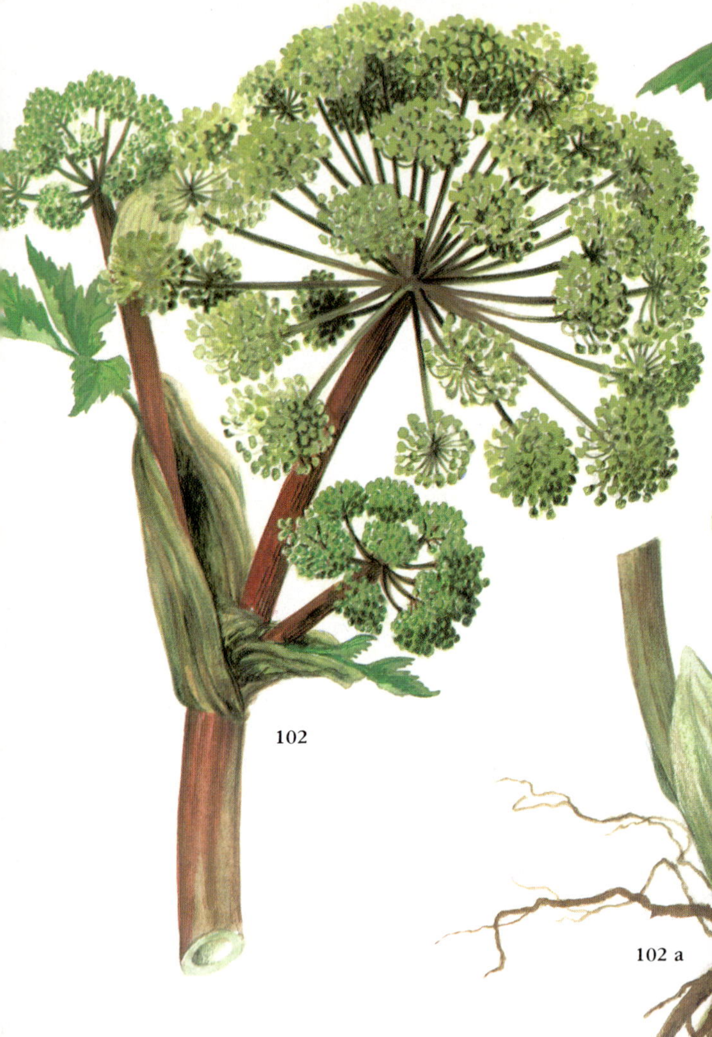

102

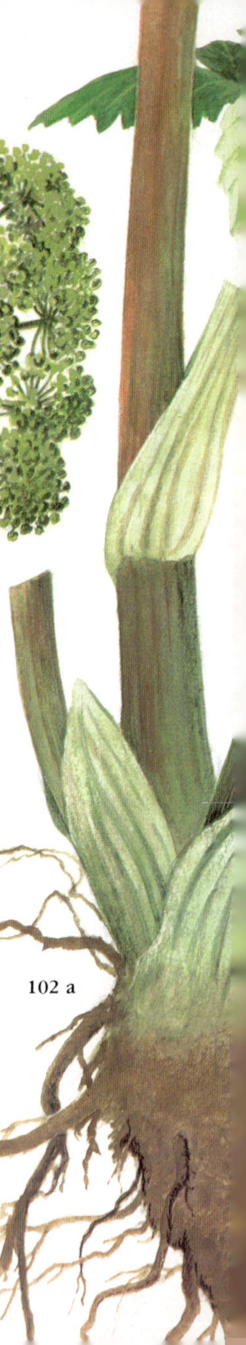

102 a

102. Engelwurz
Angelica archangelica
a) Wurzel und Blätter

103. Pastinak
Pastinaca sativa

104. Dill
Anethum graveolens

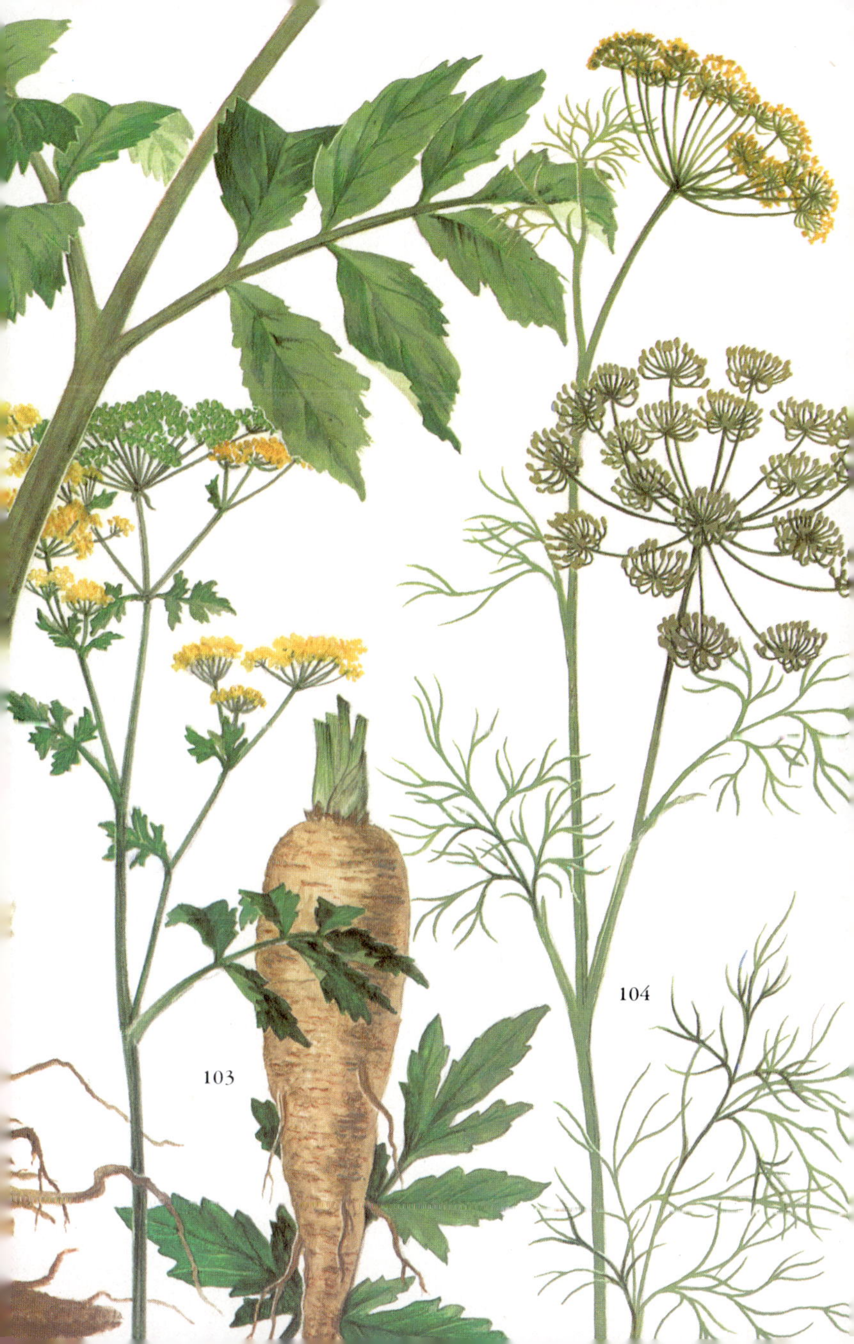
103
104

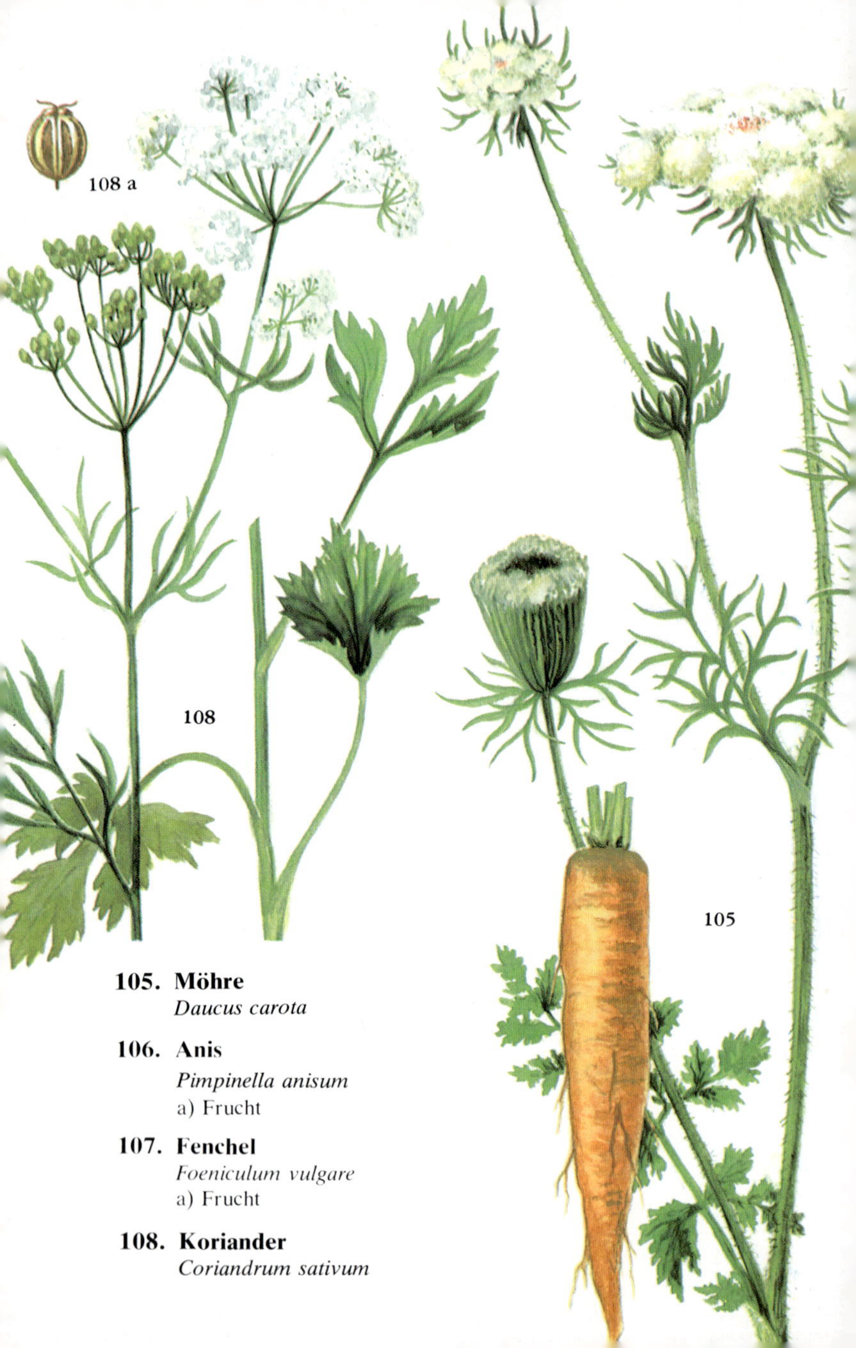

105. Möhre
Daucus carota

106. Anis
Pimpinella anisum
a) Frucht

107. Fenchel
Foeniculum vulgare
a) Frucht

108. Koriander
Coriandrum sativum

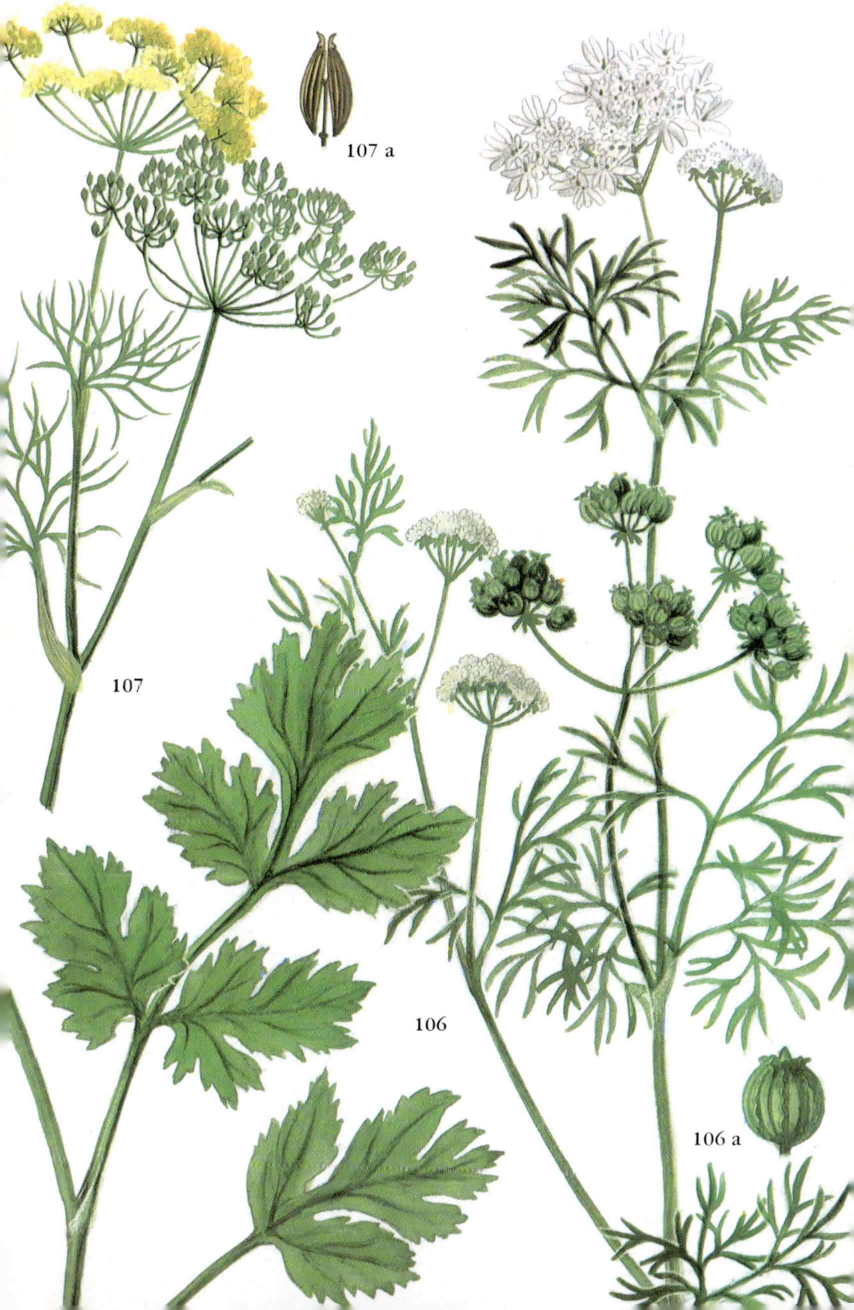
107 a
107
106
106 a

109. Liebstöckel
Levisticum officinale

110. Wasserfenchel
Oenanthe aquatica

111. Winterlieb
Pyrola umbellata

112. Besenheide
Calluna vulgaris

113. Immergrüne Bärentraube
Arctostaphylos uva-ursi
a) Früchte

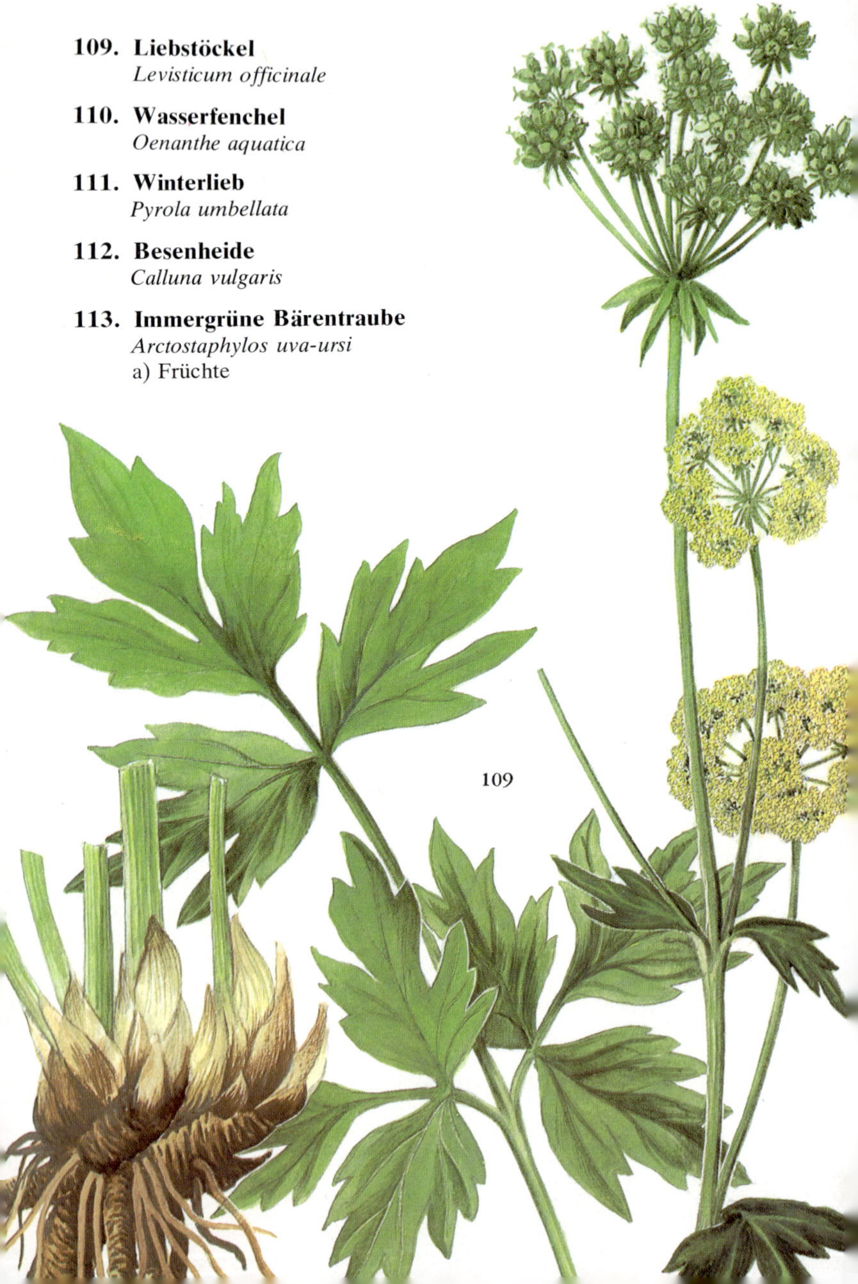

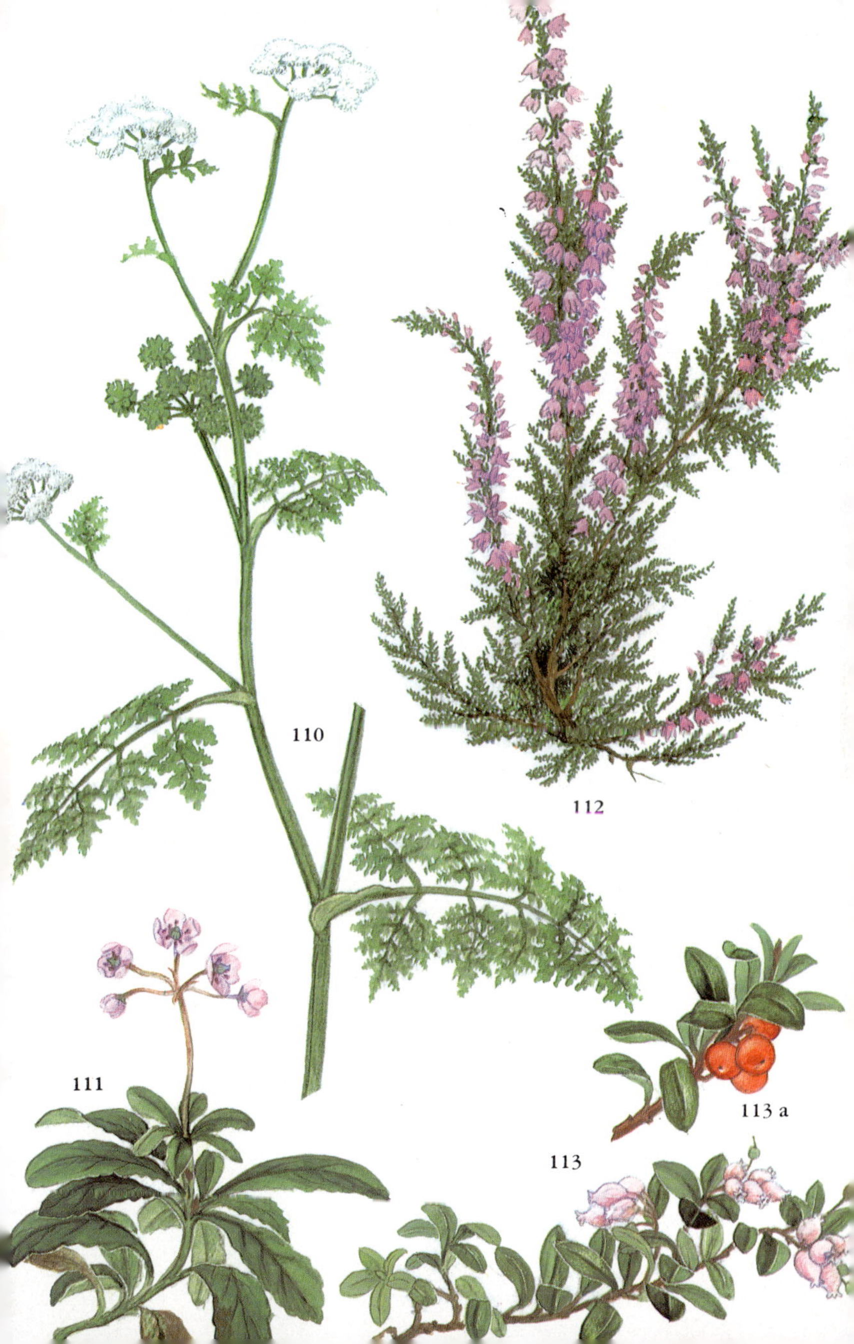
110
111
112
113 a
113

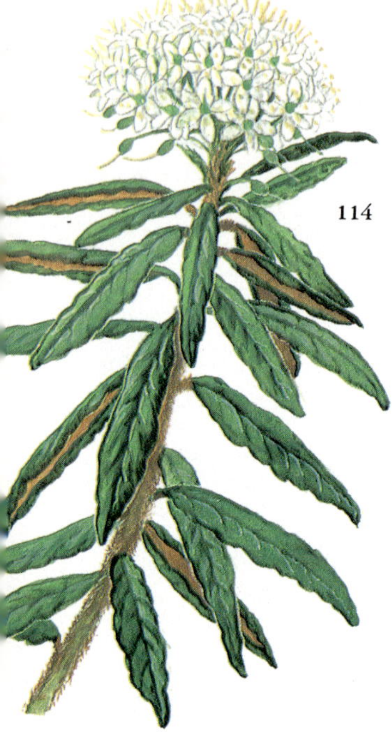

114

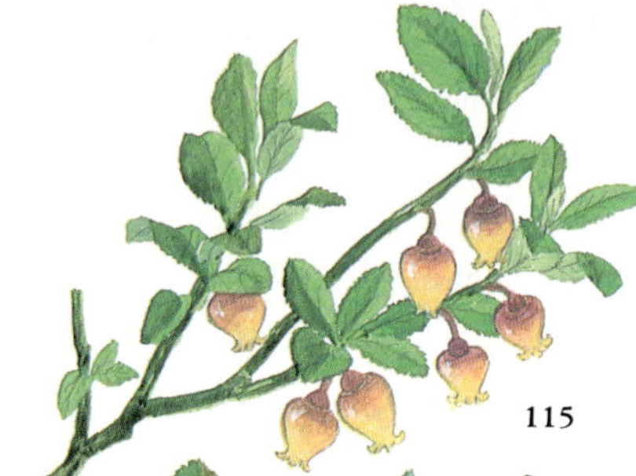

115

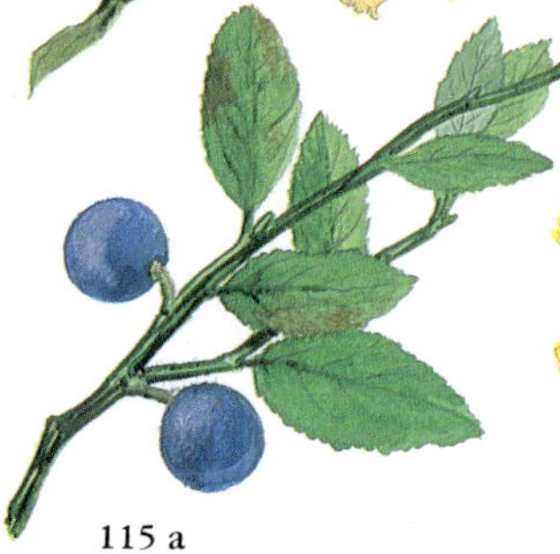

115 a

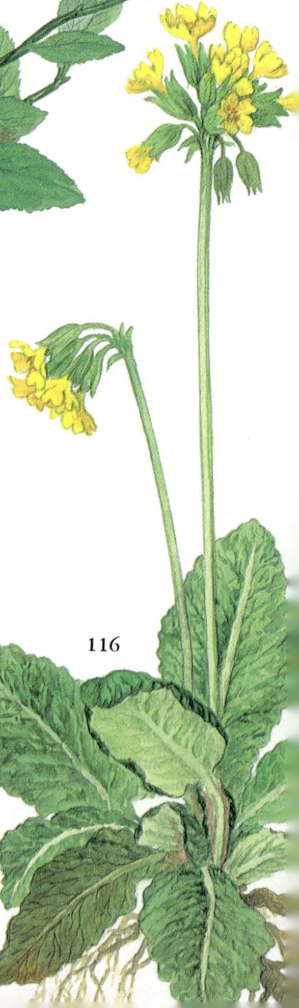

116

114. Porst
Ledum palustre

115. Heidelbeere
Vaccinium myrtillus
a) Früchte

116. Duftende Schlüsselblume
Primula veris

117. Echtes Tausendgüldenkraut
Centaurium minus

118. Gelber Enzian
Gentiana lutea
a) Wurzel

119. Fieberklee
Menyanthes trifoliata

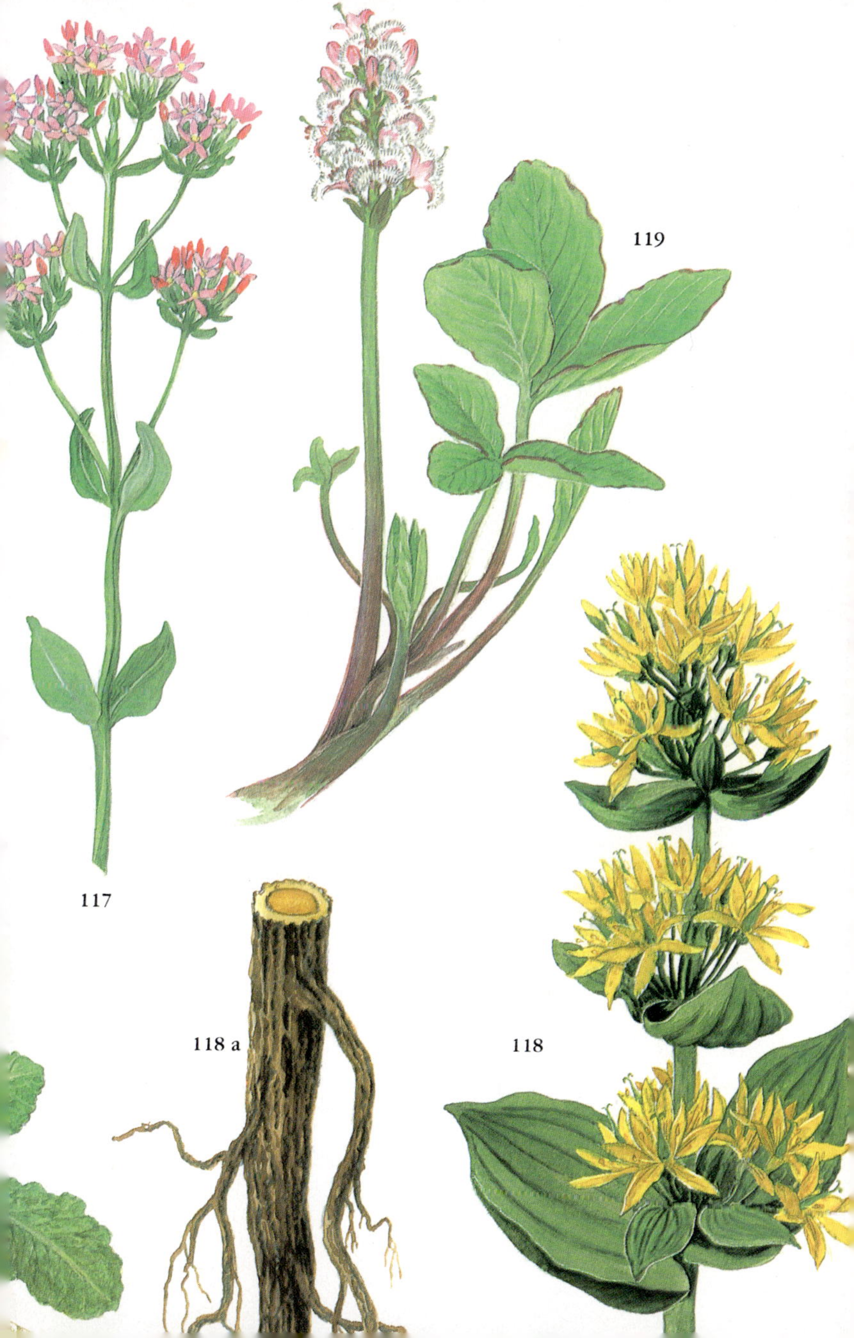
119
117
118 a
118

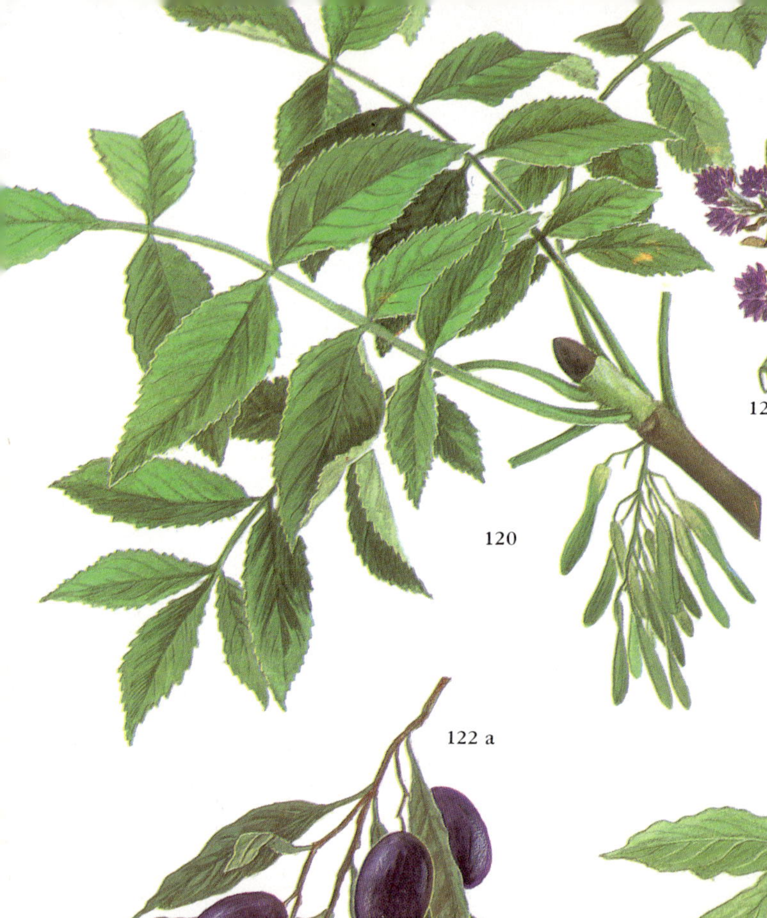

120

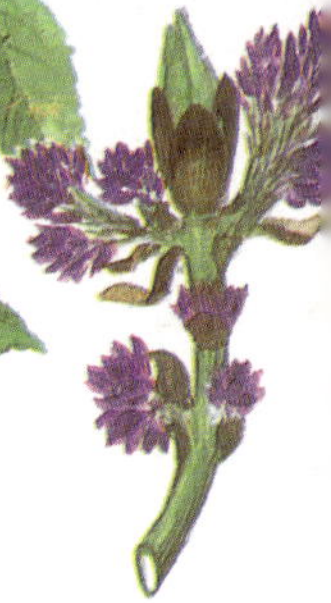

120 a

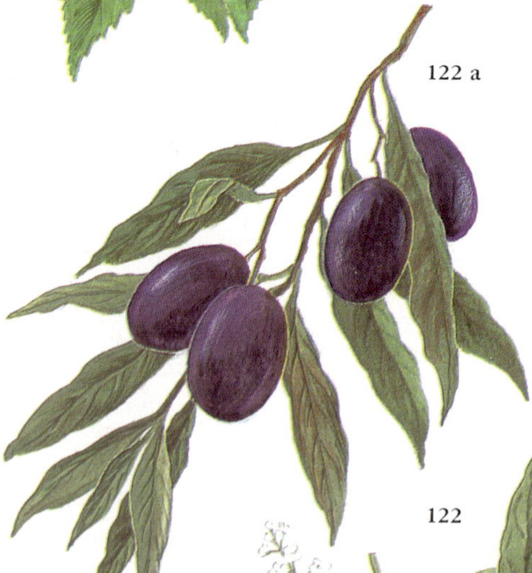

122 a

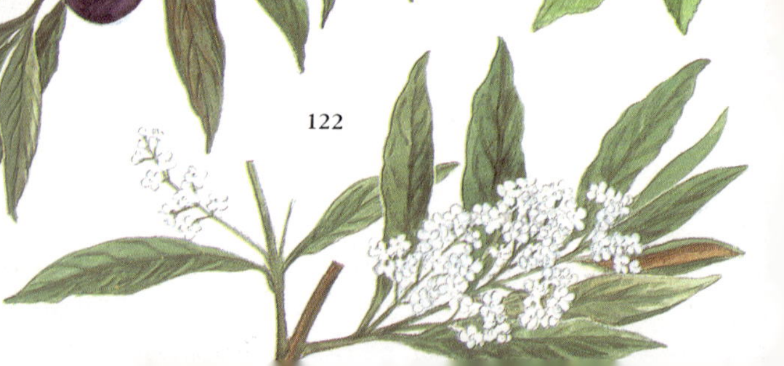

122

120. Esche
Fraxinus excelsior
a) Blüten

121. Blumenesche
Fraxinus ornus

122. Ölbaum
Olea europaea
a) Früchte

123. Ackerwinde
Convolvulus arvensis

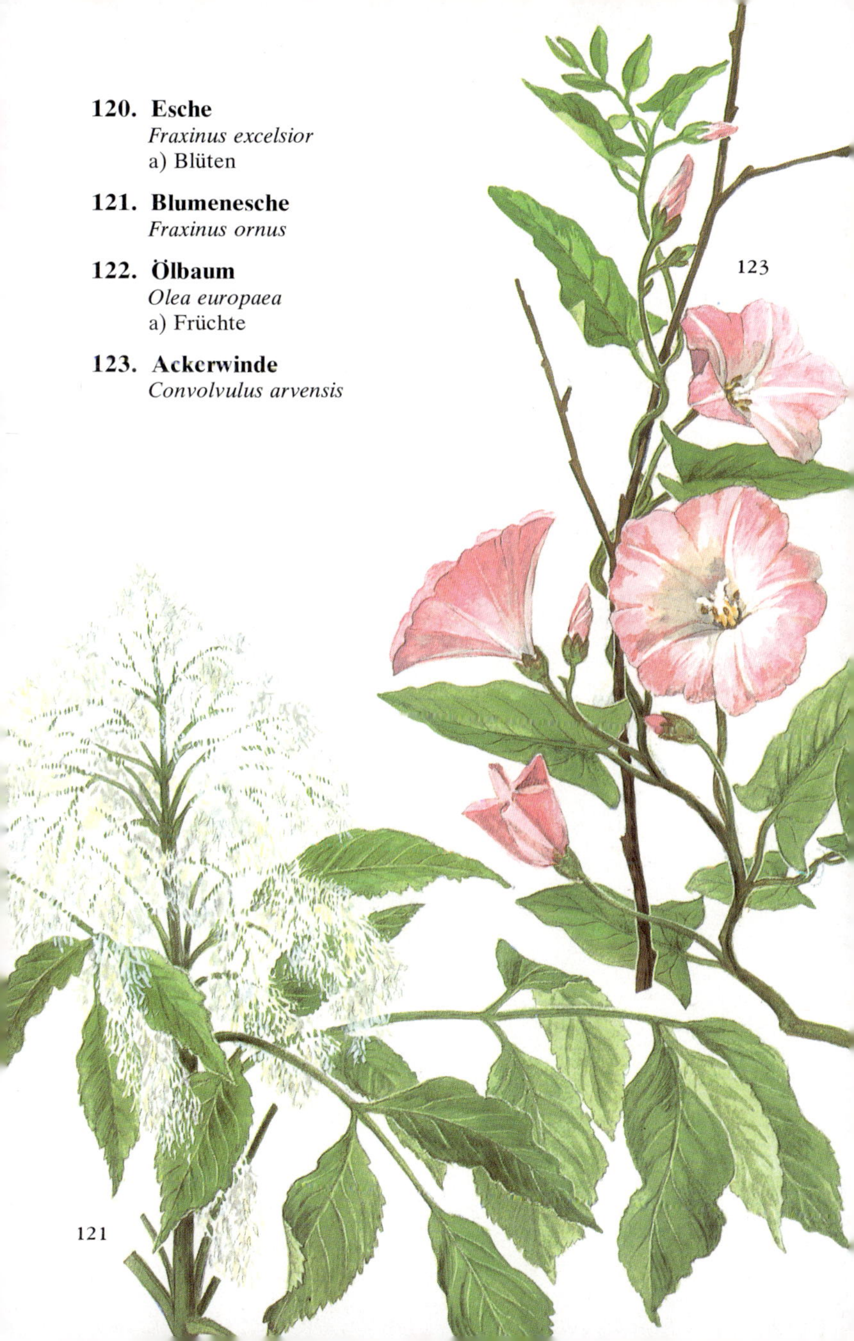

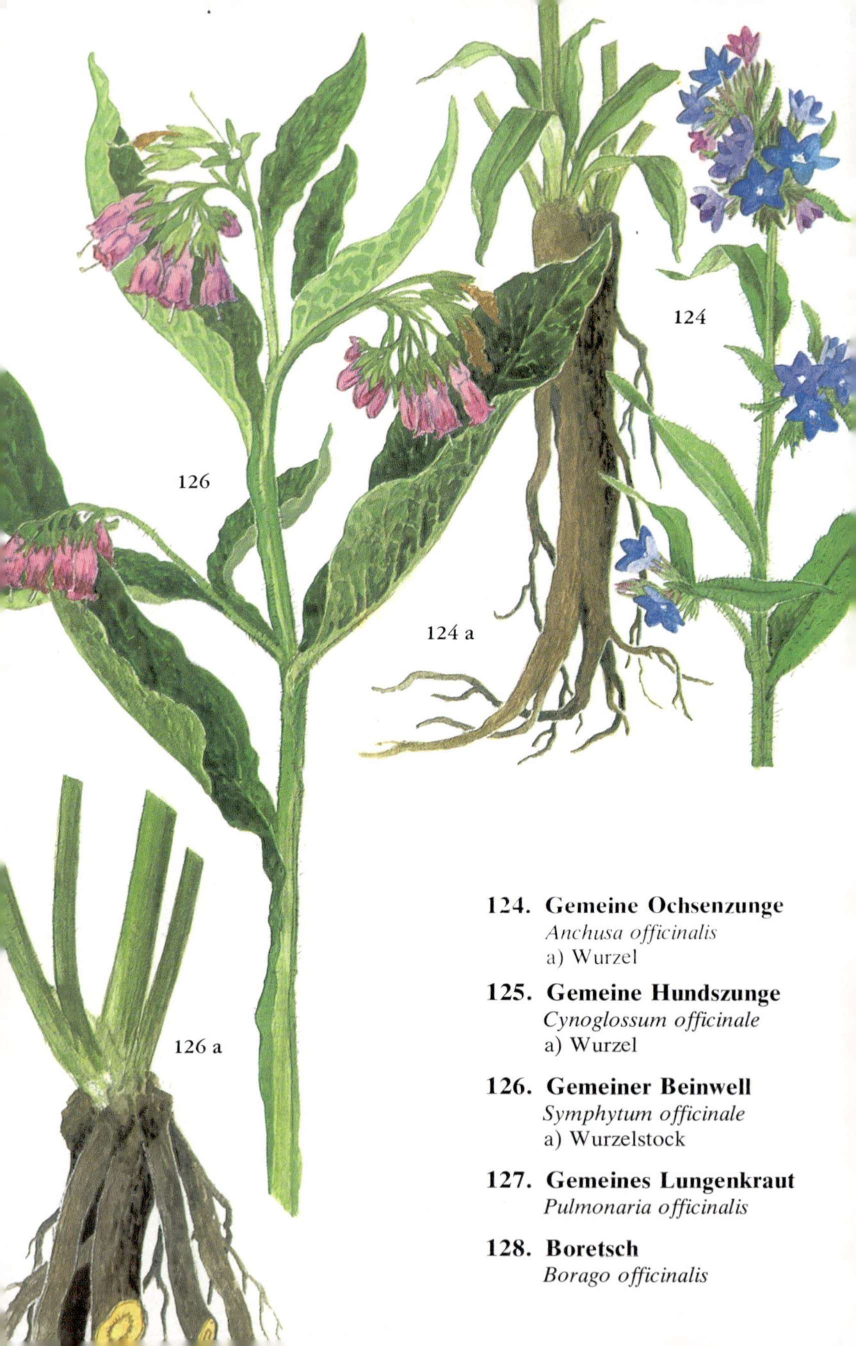

124. Gemeine Ochsenzunge
Anchusa officinalis
a) Wurzel

125. Gemeine Hundszunge
Cynoglossum officinale
a) Wurzel

126. Gemeiner Beinwell
Symphytum officinale
a) Wurzelstock

127. Gemeines Lungenkraut
Pulmonaria officinalis

128. Boretsch
Borago officinalis

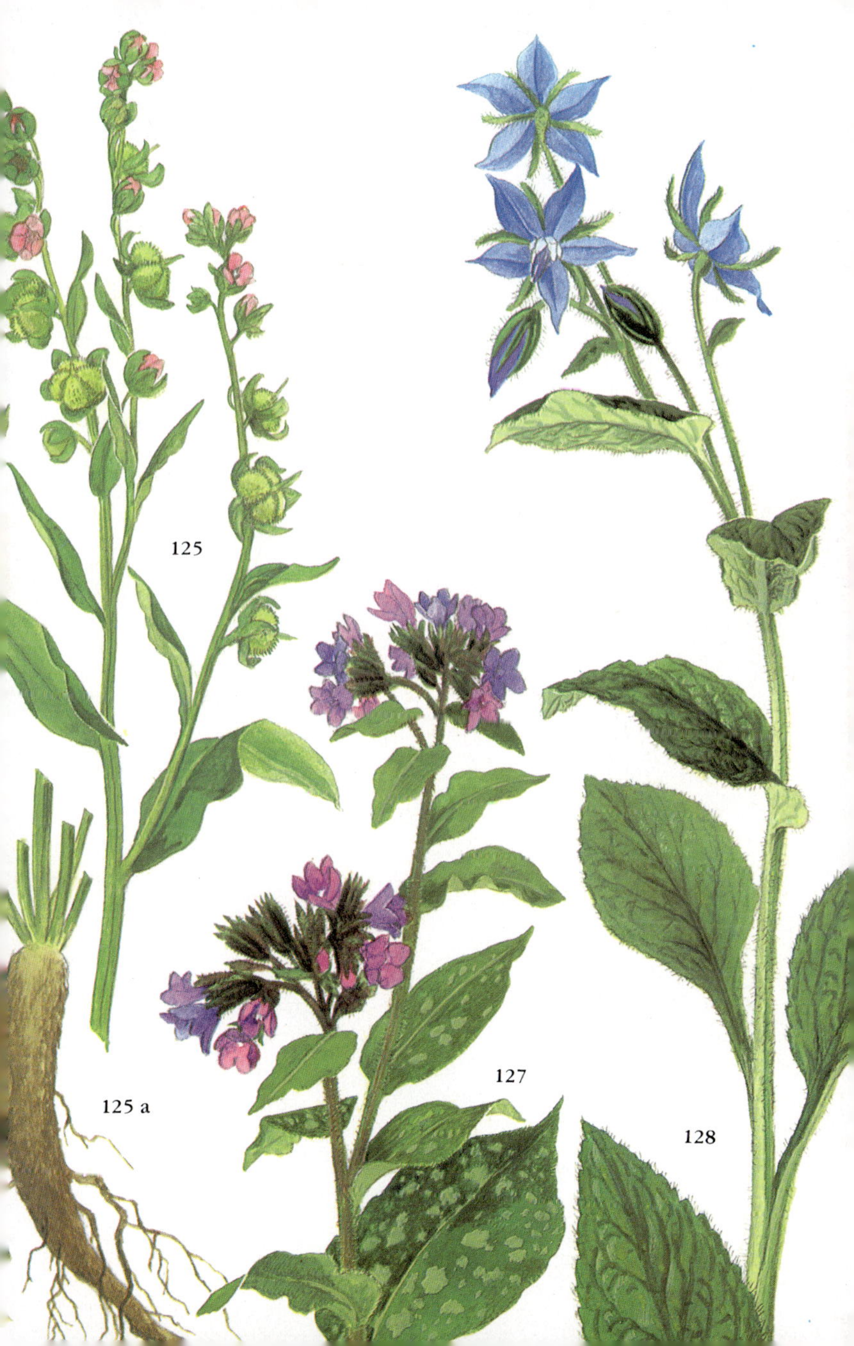
125
125 a
127
128

129. Eisenkraut
Verbena officinalis

130. Echte Pfefferminze
Mentha piperita

131. Ysop
Hyssopus officinalis

132. Dost
Origanum vulgare

133. Feld-Thymian
Thymus serphyllum

134. Gemeiner Andorn
Marrubium vulgare

135. Echter Ziest
Stachys officinalis

136. Weiße Taubnessel
Lamium album

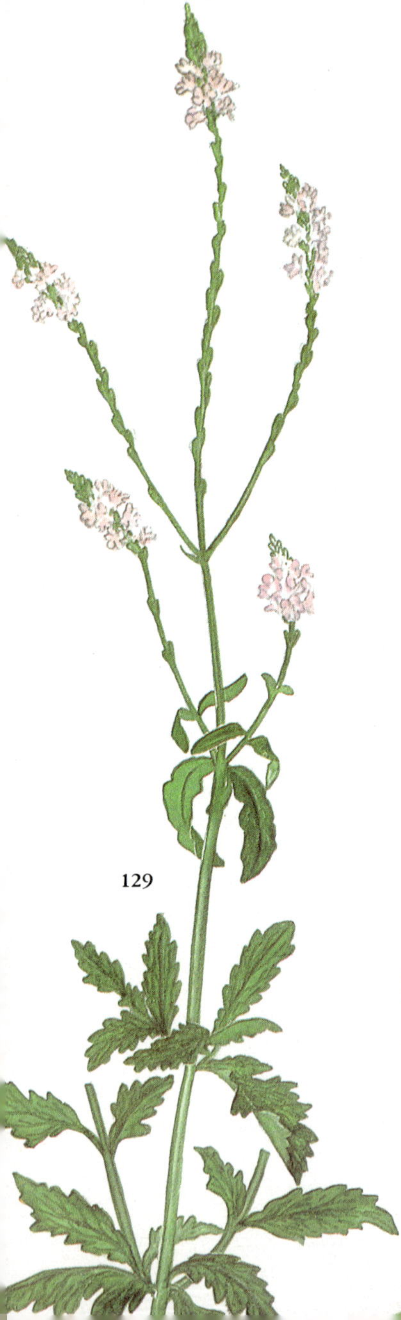

129

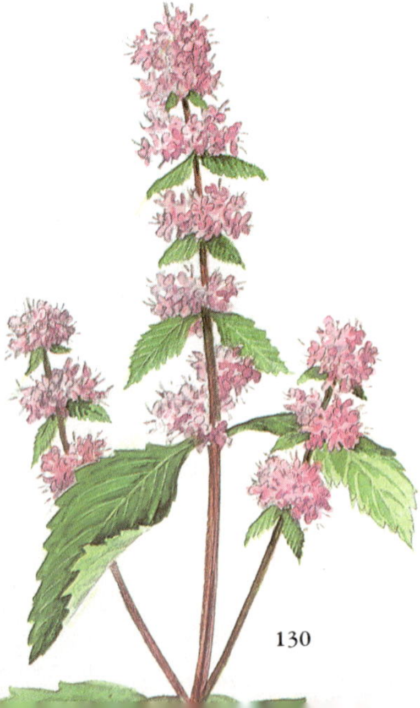

130

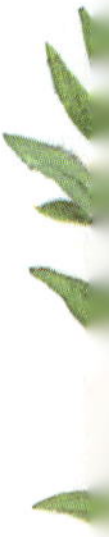

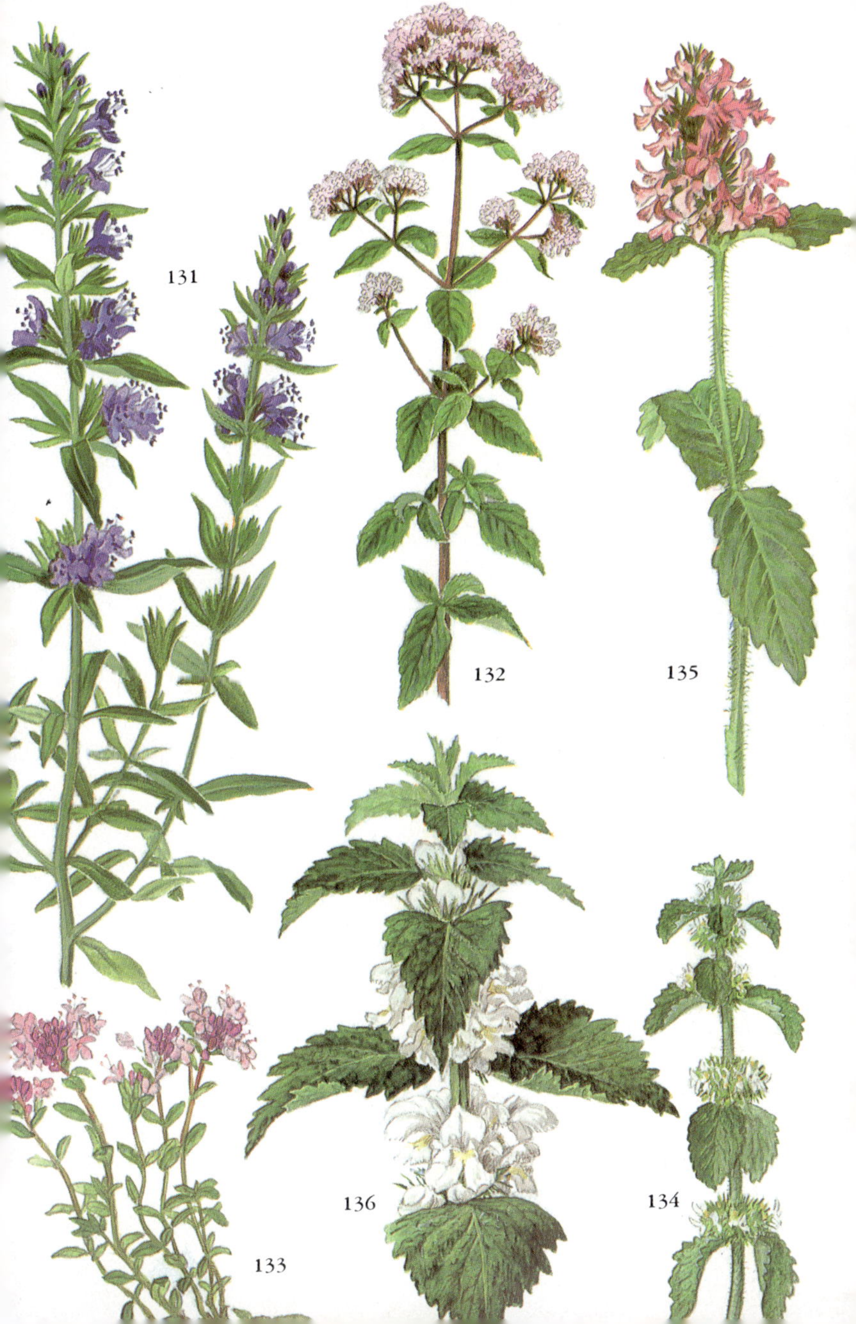
131
132
135
133
136
134

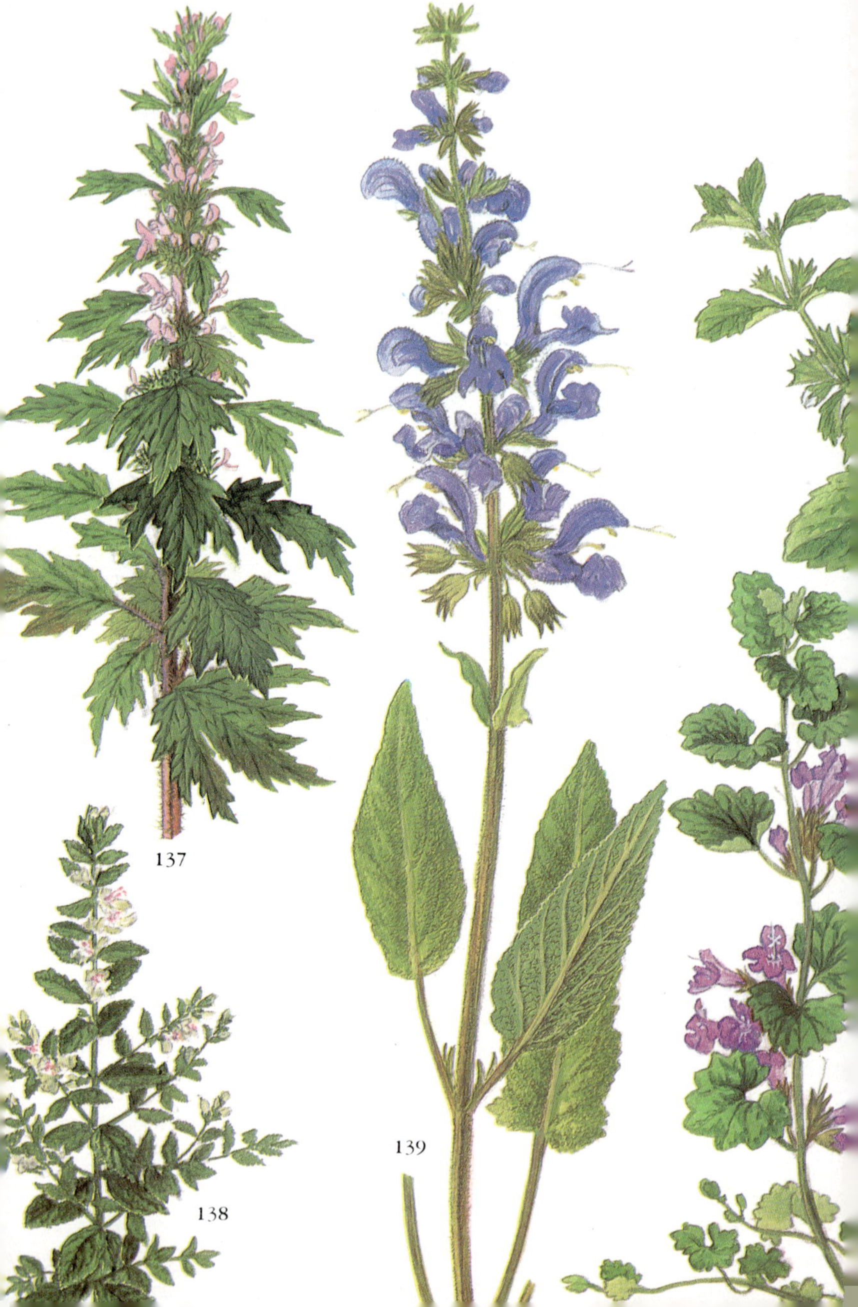
137
138
139

141

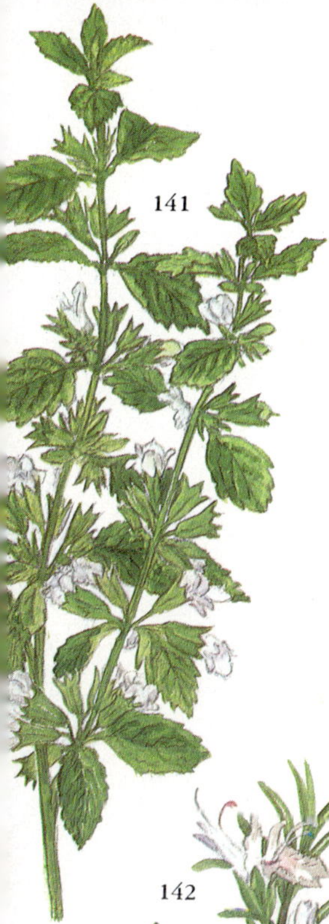

143

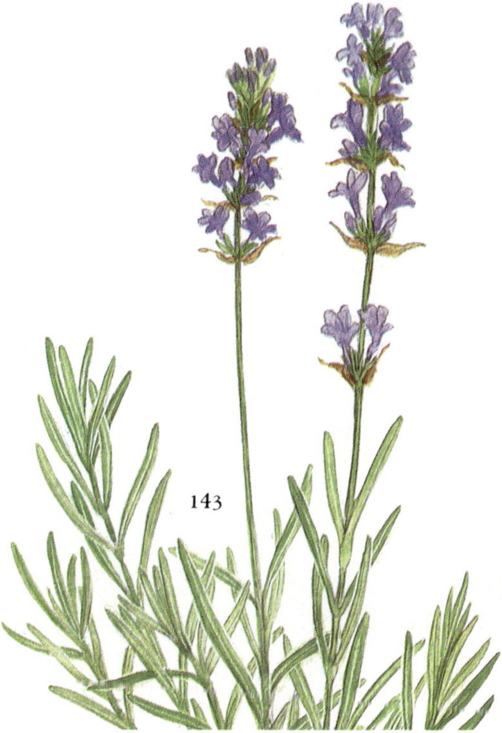

142

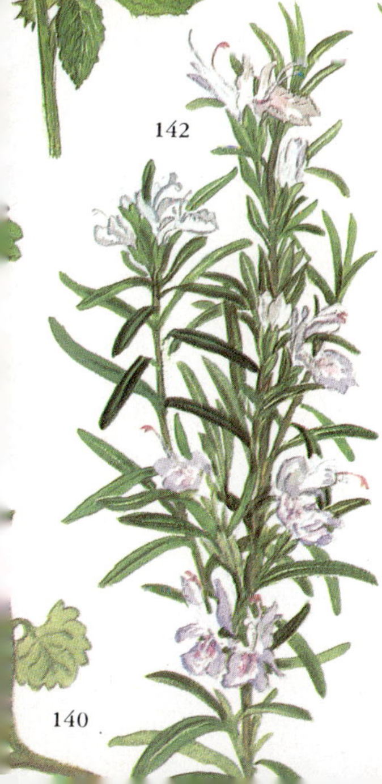

140

137. Echtes Herzgespann
Leonurus cardiaca

138. Knoblauch-Gamander
Teucrium scordium

139. Echter Salbei
Salvia officinalis

140. Gundermann
Glechoma hederacea

141. Melisse
Melissa officinalis

142. Rosmarin
Rosmarinus officinalis

143. Echter Lavendel
Lavandula angustifolia

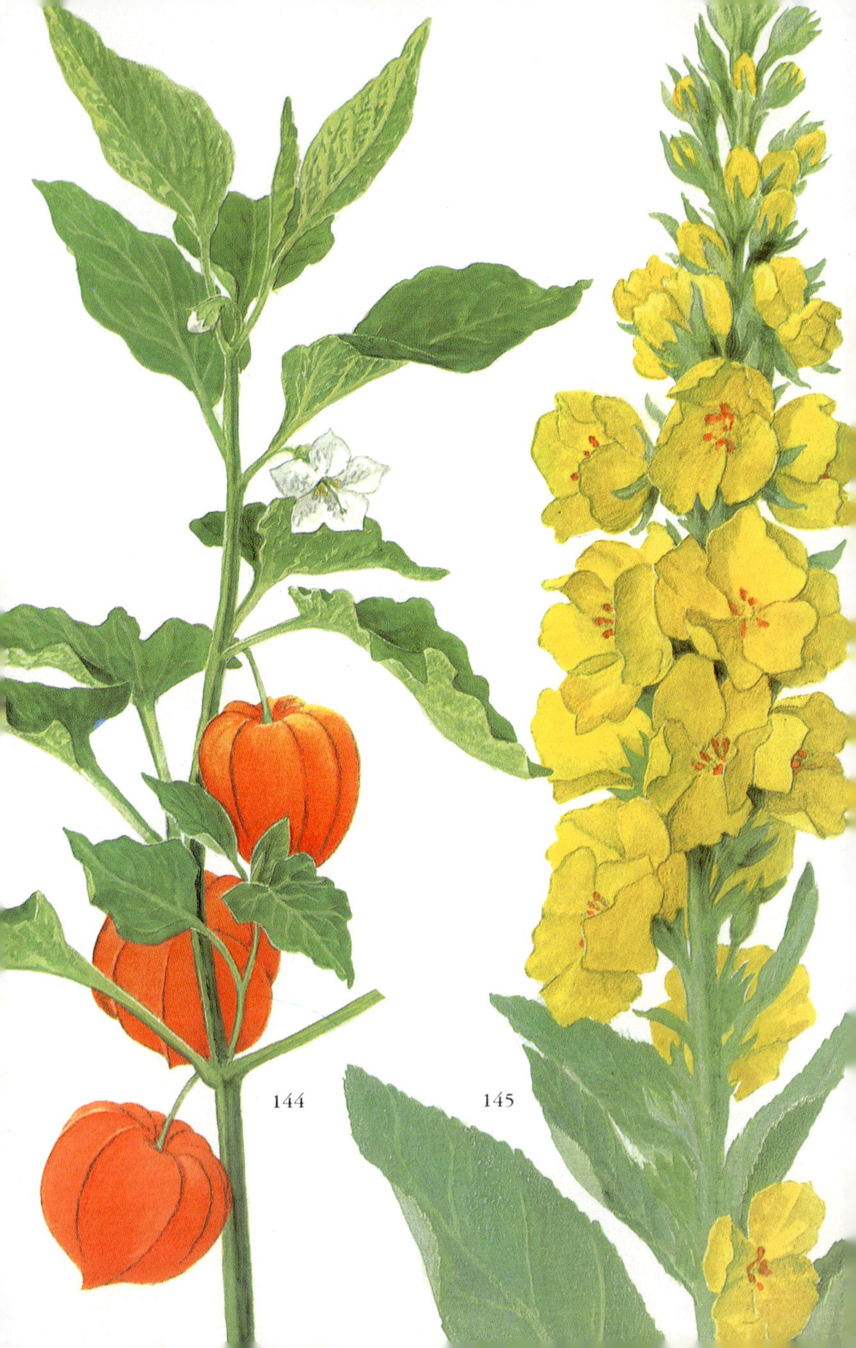

144
145

144. Judenkirsche
Physalis alkekengi

145. Großblütige Königskerze
Verbascum densiflorum

146. Echter Ehrenpreis
Veronica officinalis

147. Gemeines Leinkraut
Linaria vulgaris

148. Augentrost
Euphrasia officinalis

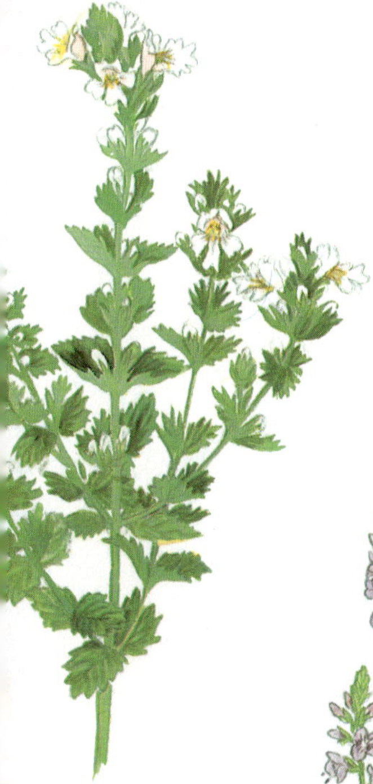

148

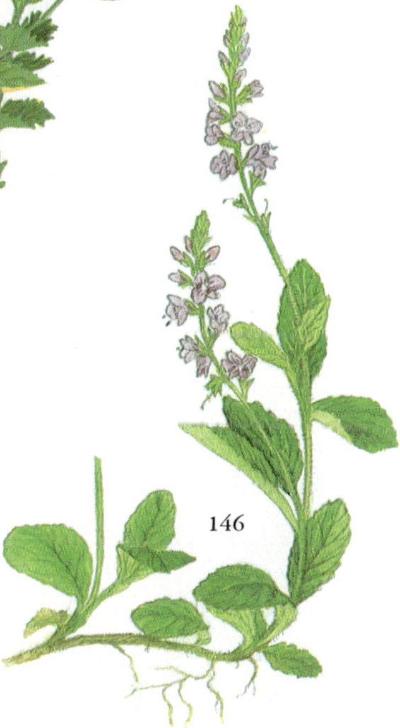

146

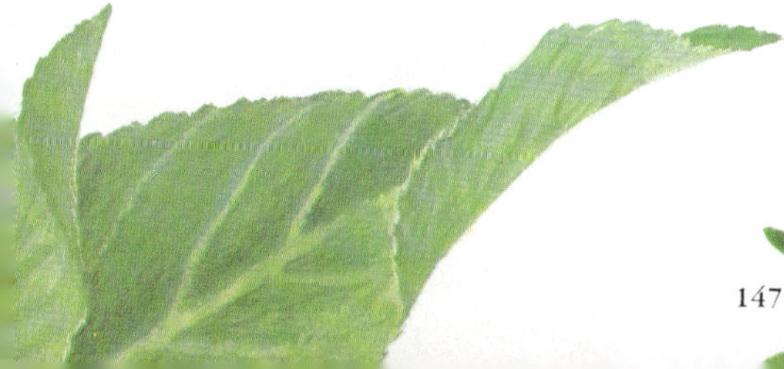

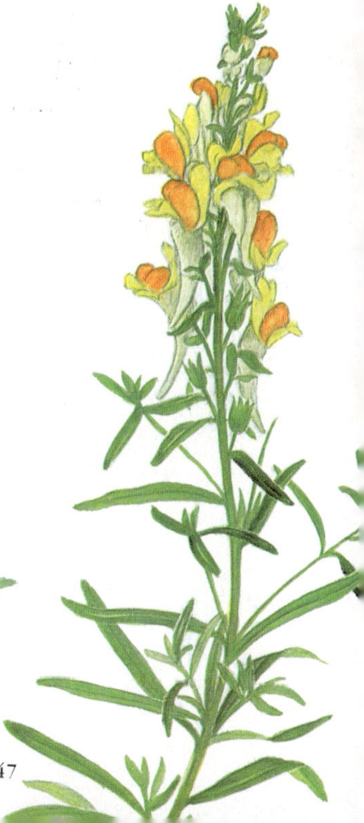

147

149. Spitzwegerich
Plantago lanceolata

150. Klebriges Labkraut
Galium aparine

151. Färberröte
Rubia tinctorum
a) Wurzel

152. Schwarzer Holunder
Sambucus nigra
a) Früchte

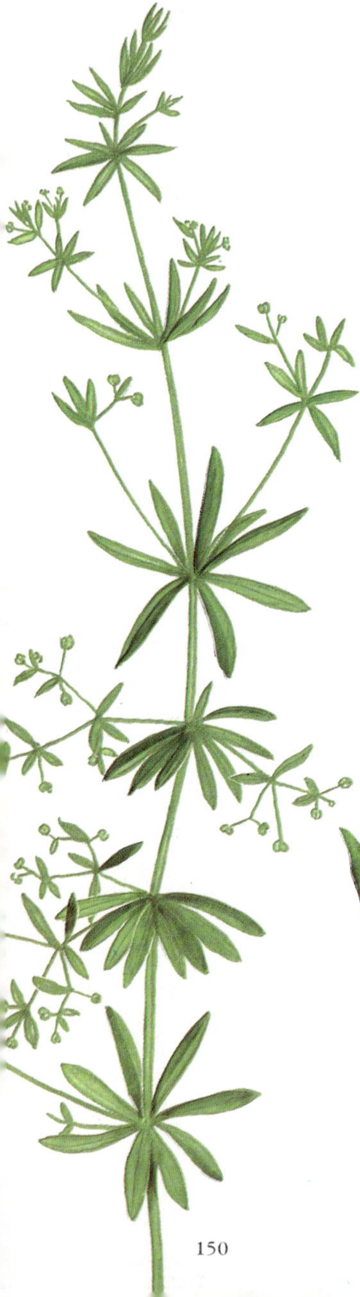

150

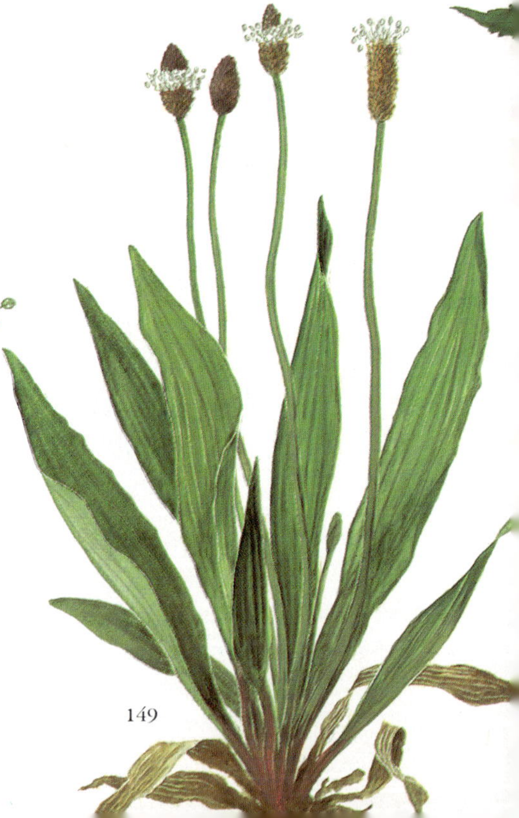

149

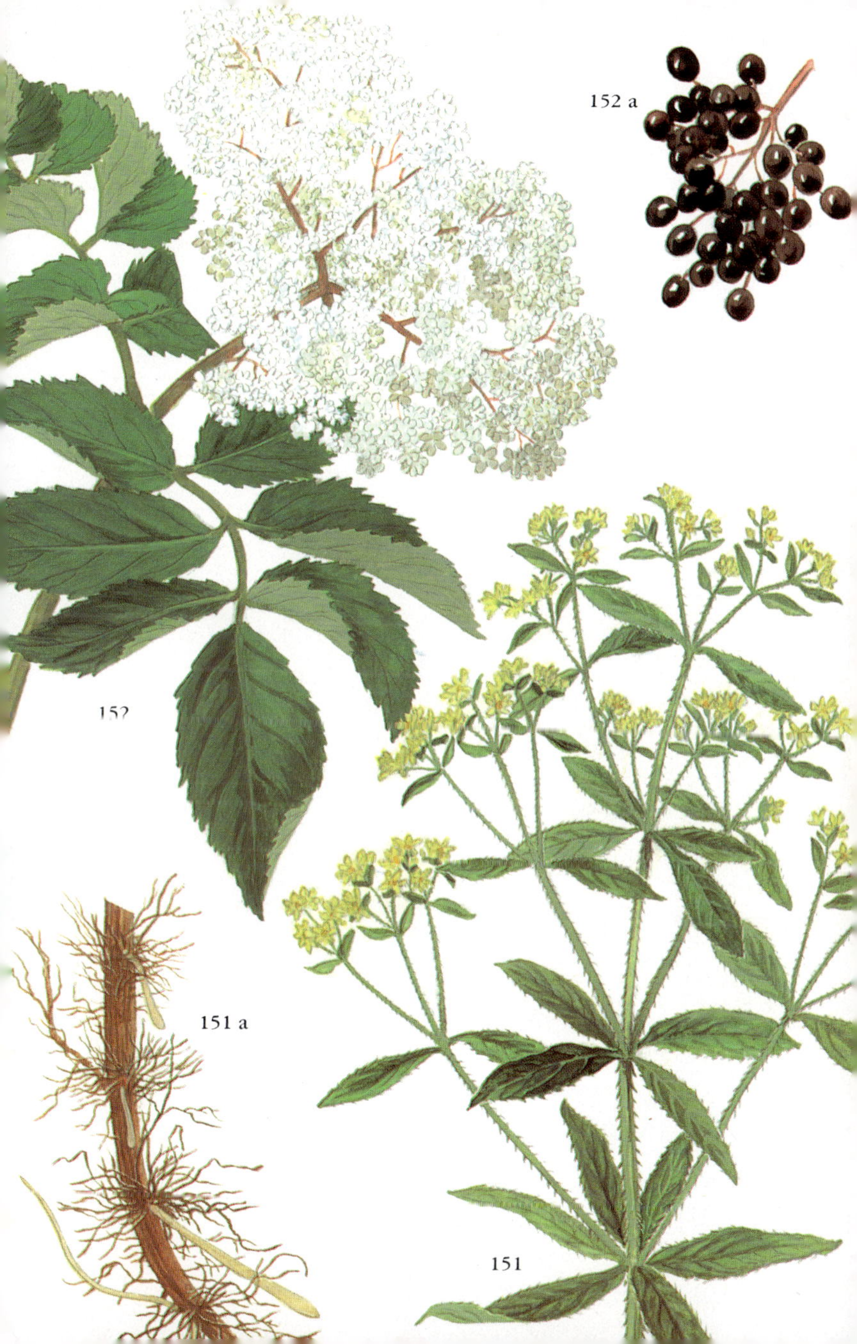
152 a
152
151 a
151

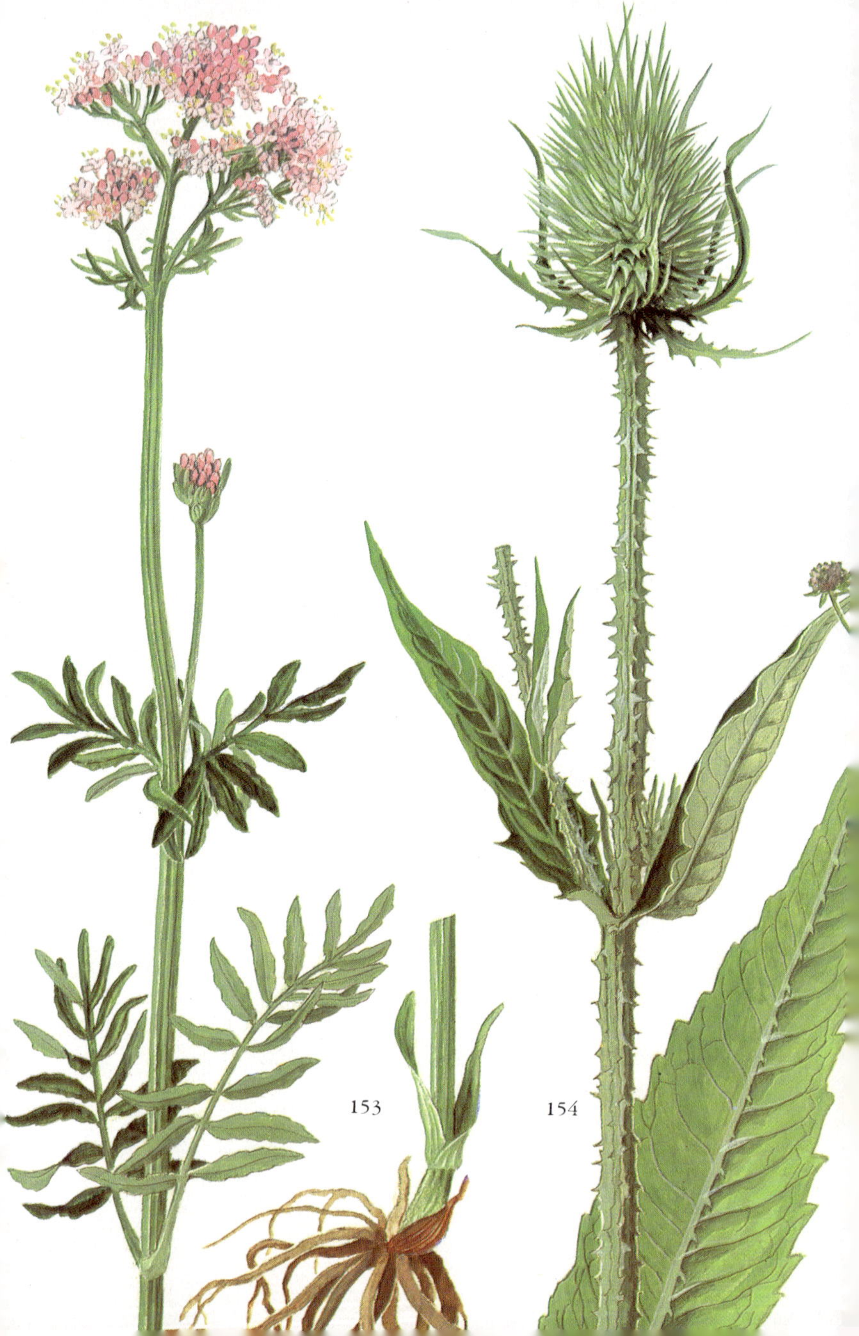

153
154

153. Gemeiner Baldrian
Valeriana officinalis

154. Weberkarde
Dipsacus fullonum

155. Acker-Witwenblume
Knautia arvensis

156. Teufelsabbiß
Succisa pratensis

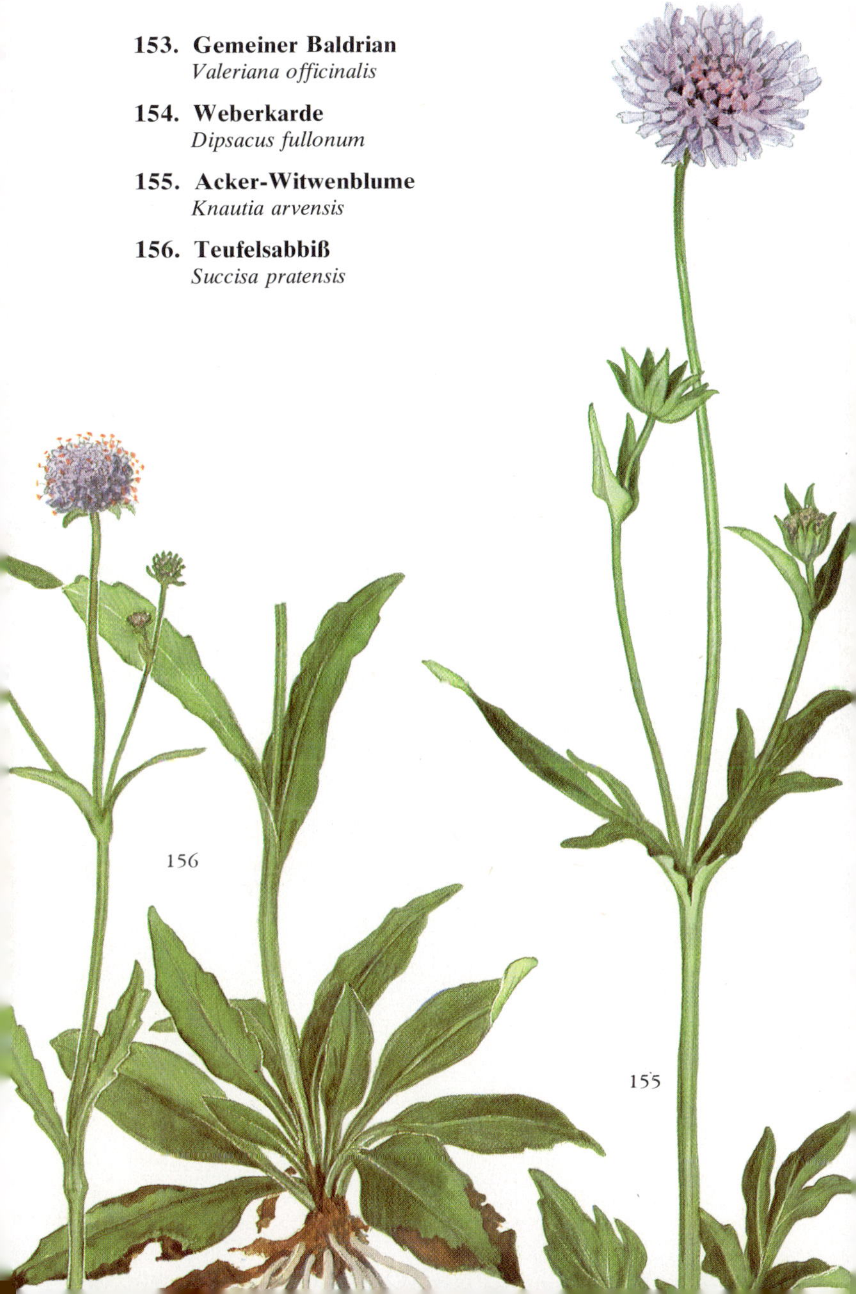

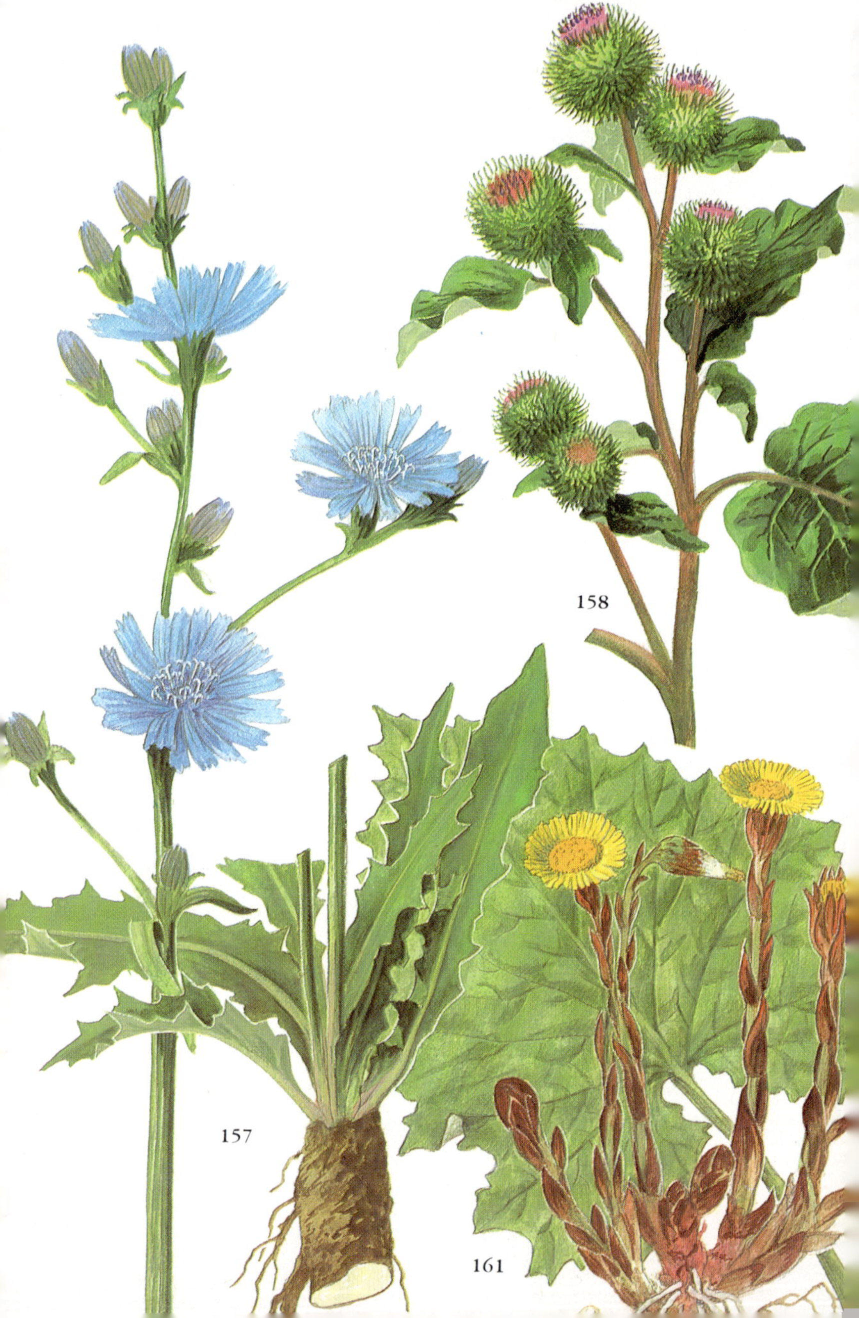

158
157
161

157. Gemeine Wegwarte
Cichorium intybus

158. Große Klette
Arctium lappa

159. Mariendistel
Silybum marianum

160. Wasserdost
Eupatorium cannabinum

161. Huflattich
Tussilago farfara

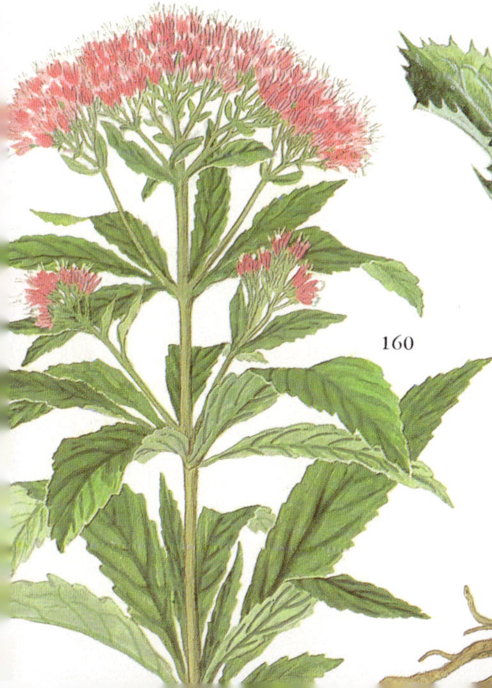

160

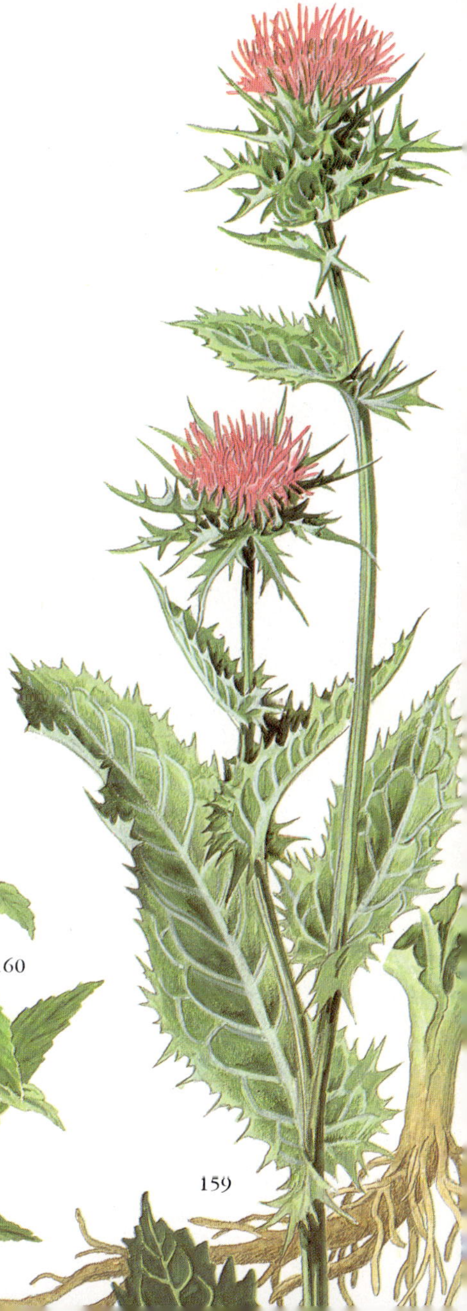

159

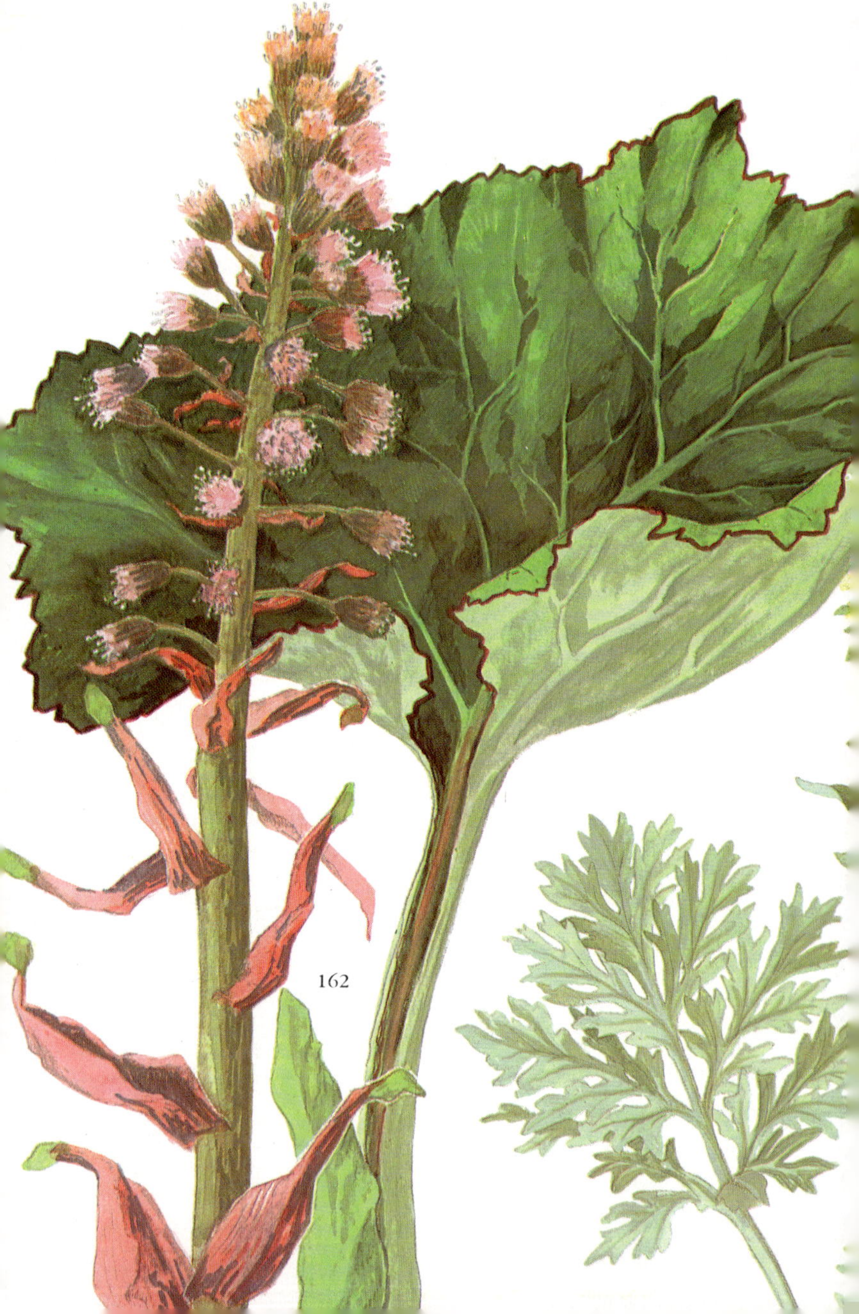

162

162. Gemeine Pestwurz
Petasites hybridus

163. Rainfarn
Chrysanthemum vulgare

164. Wermut
Artemisia absinthium

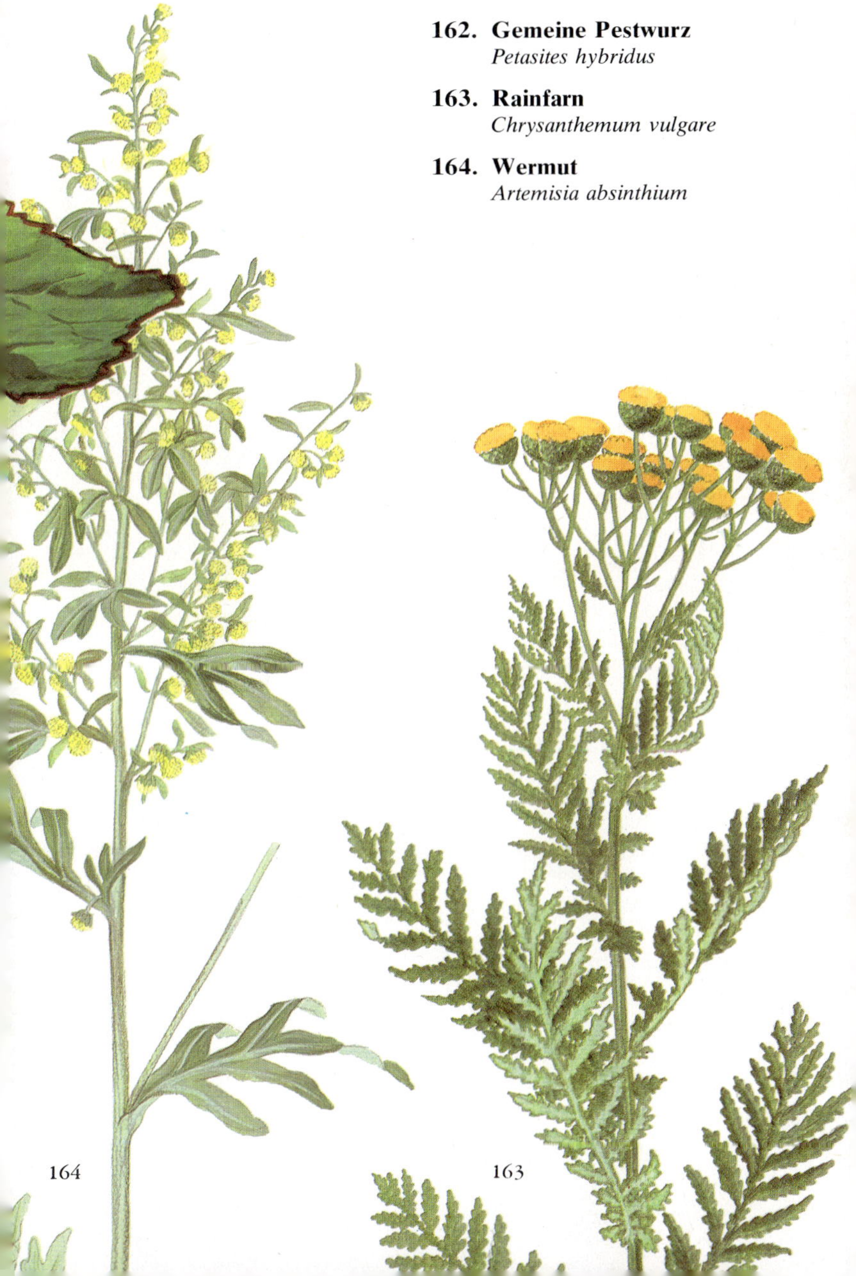

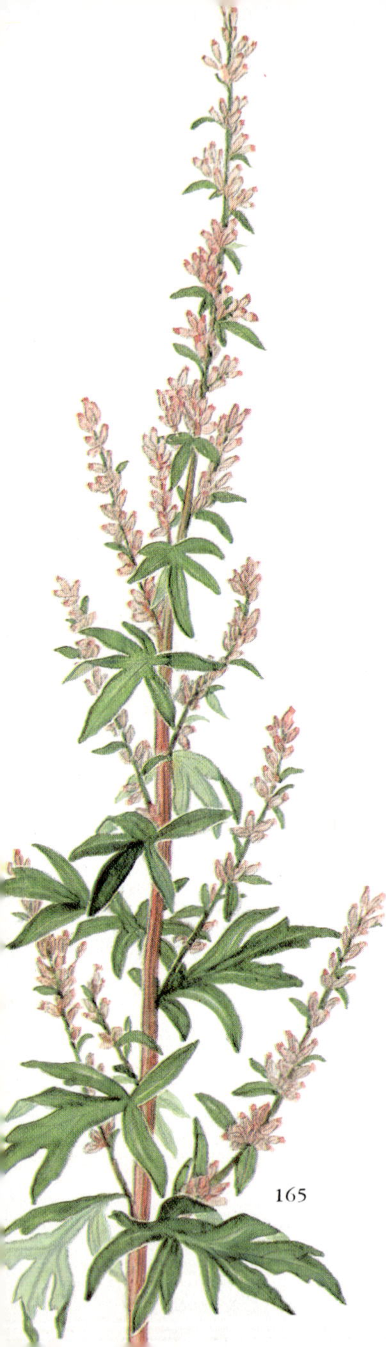

165

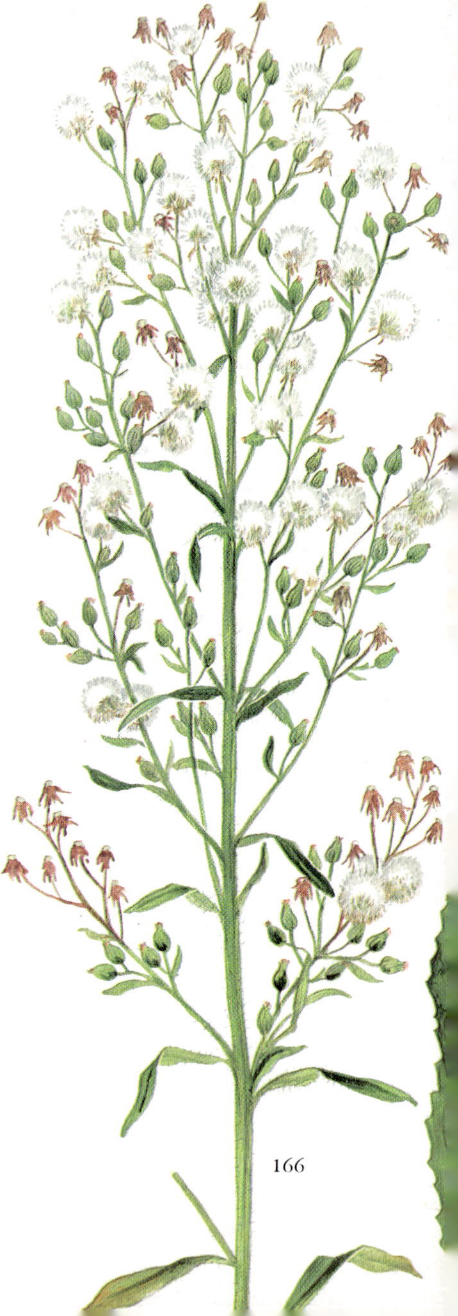

166

165. Gemeiner Beifuß
Artemisia vulgaris

166. Kanadisches Berufskraut
Erigeron canadensis

167. Gemeine Goldrute
Solidago virgaurea

168. Echter Alant
Inula helenium

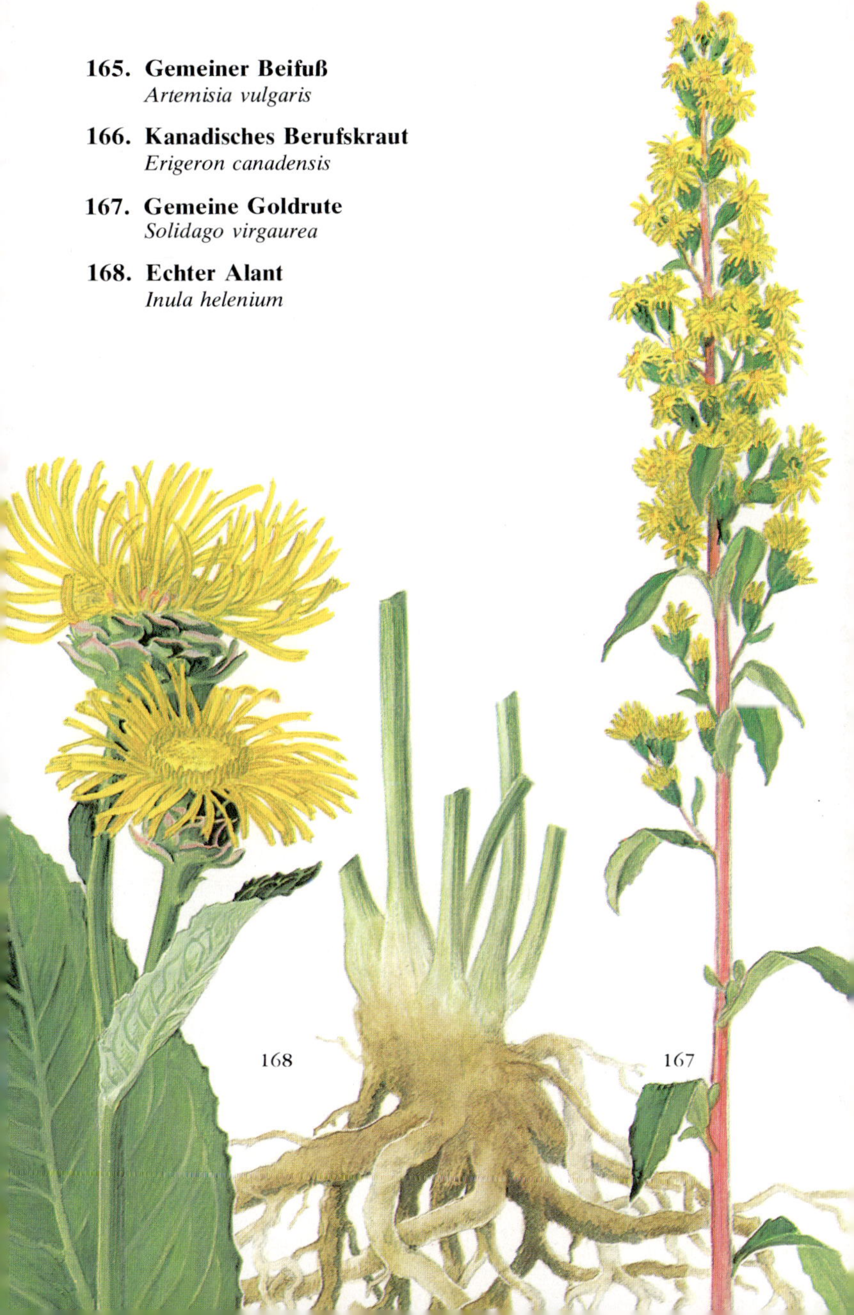

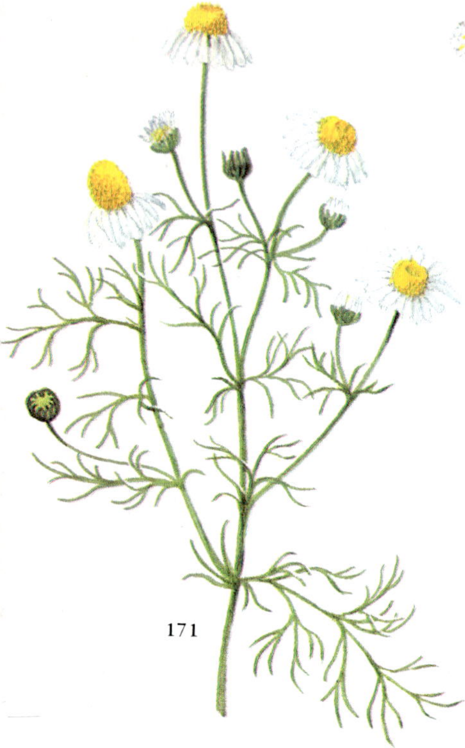

171

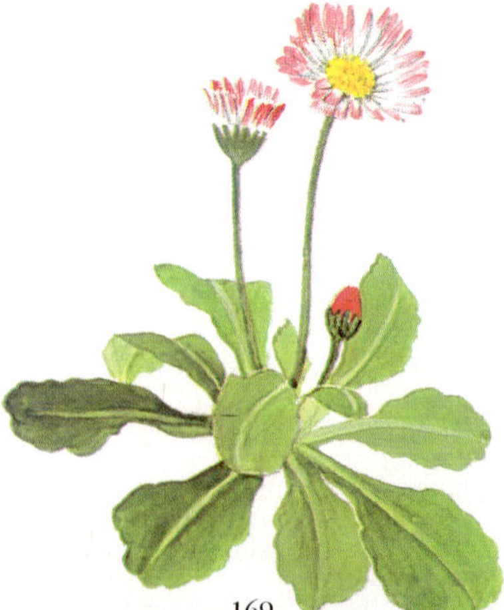

169

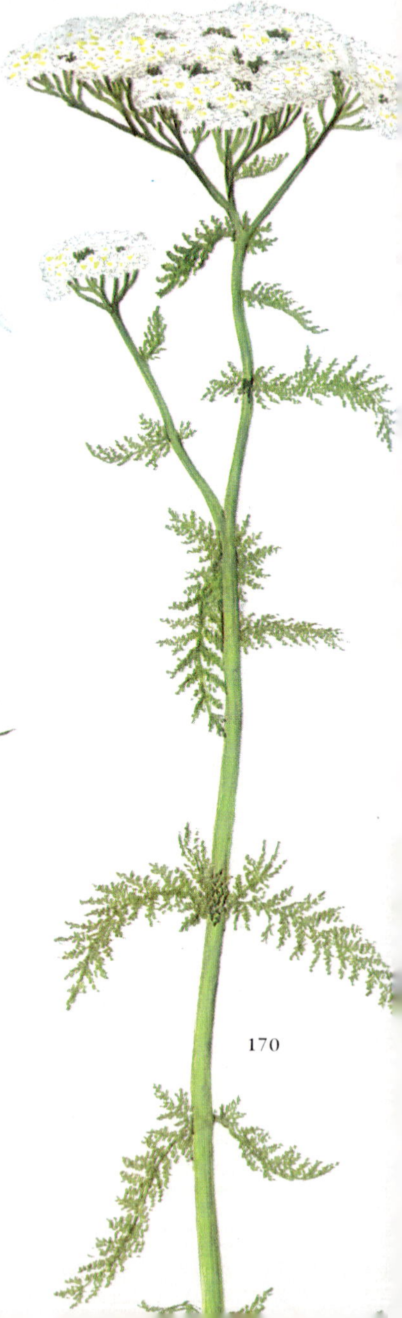

170

169. Gänseblümchen
Bellis perennis

170. Gemeine Schafgarbe
Achillea millefolium

171. Echte Kamille
Matricaria chamomilla

172. Arnika
Arnica montana

173. Gemeines Kreuzkraut
Senecio vulgaris

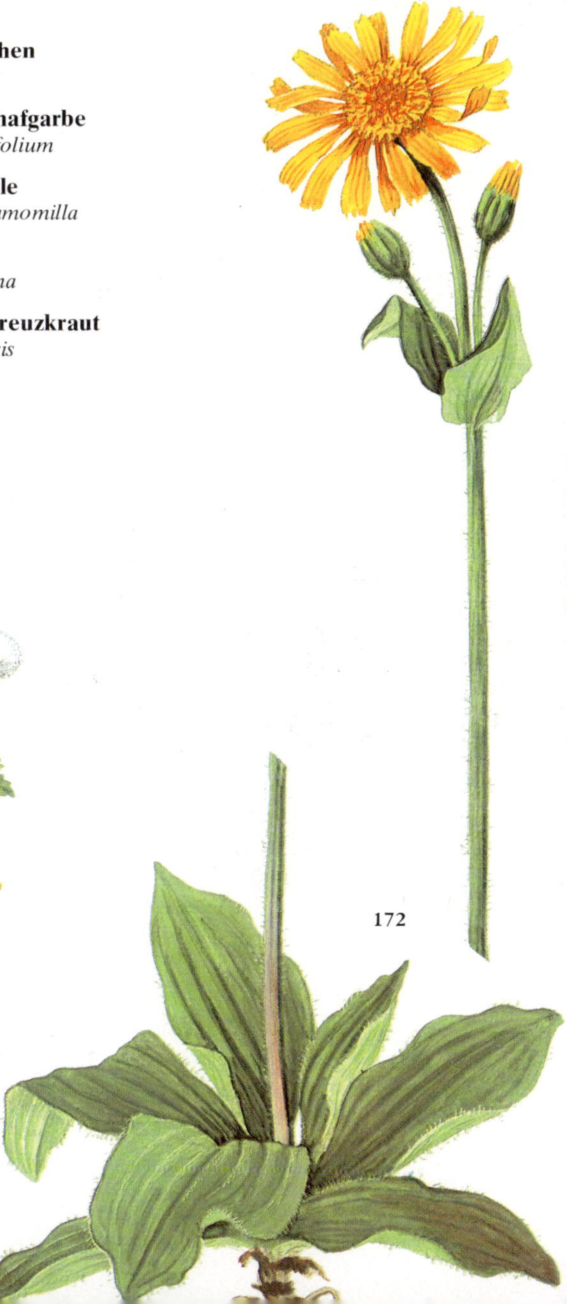

172

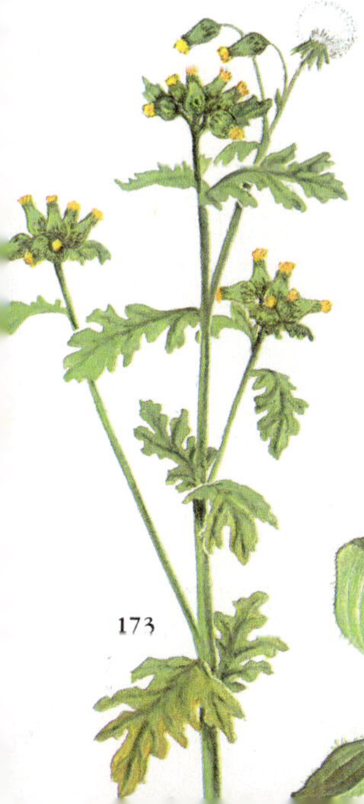

173

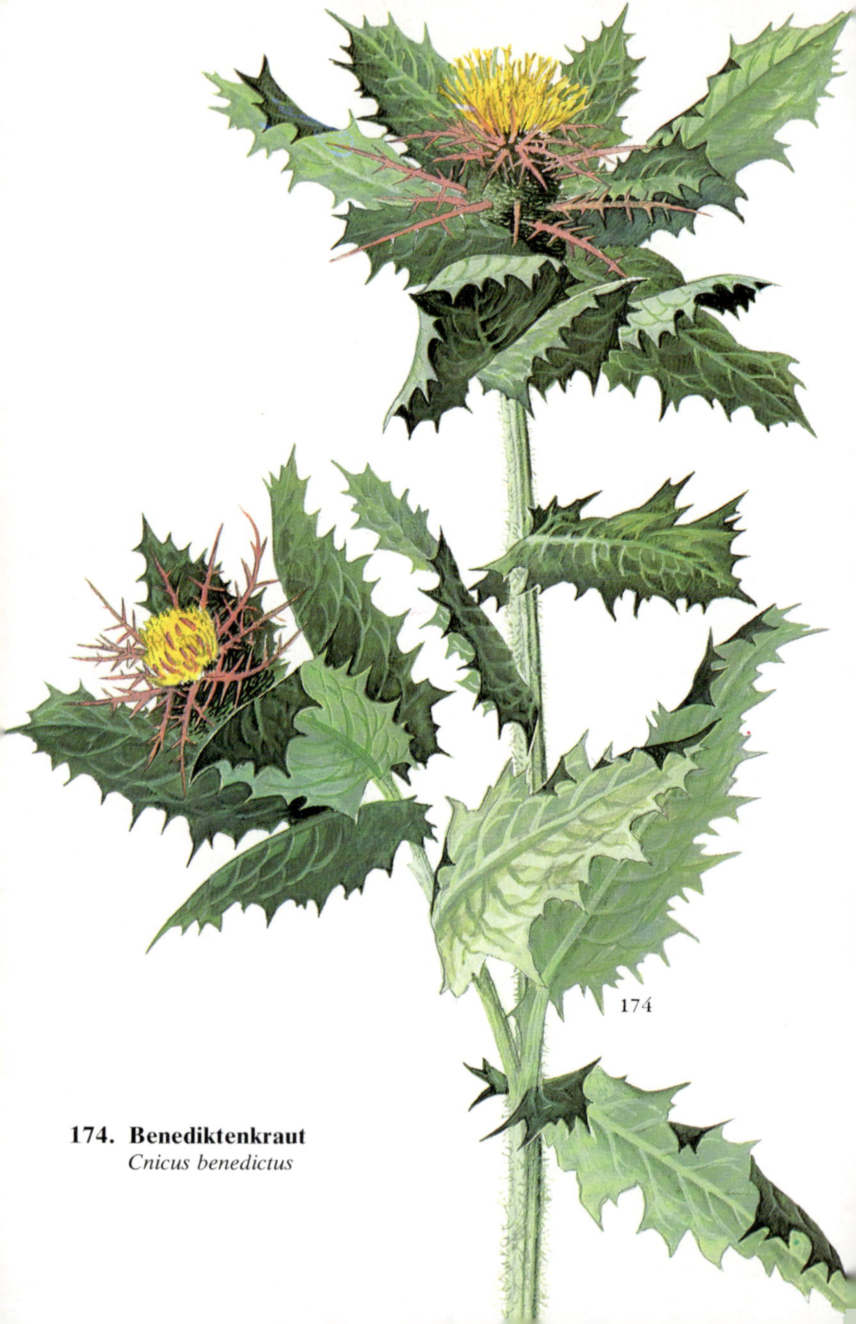

174. Benediktenkraut
Cnicus benedictus

Beschreibung der Pflanzen

Dic Beschreibung der einzelnen Heilpflanzen sind in der Regel nach folgendem Schema aufgebaut. Unter *Beschreibung und Vorkommen* wird eine kurze botanische Beschreibung gegeben, die zusammen mit der Abbildung es dem Leser ermöglichen soll, die Pflanze am Standort zu erkennen. Unter *Kulturgeschichte* werden Informationen gegeben über die Bennennung, die Verwendung als Heilpflanze in früheren Zeiten, Herkunft und dergleichen. Unter *Inhaltsstoffen* werden die wirksamen Bestandteile der Heilpflanze angegeben, die ihre Verwendung bedingen. Unter *Anwendung* wird über den Gebrauch in der Medizin und in der Volksmedizin berichtet, in letzterem Fall auch über die Zubereitung und Dosierung. Schließlich wird darauf hingewiesen, wenn bestimmte Pflanzen nur mit Vorsicht zu verwenden sind, bzw. falls mit † bezeichnet, gefährlich oder giftig sind und dann nicht mehr Gegenstand irgendwelcher Experimente sein dürfen. Die Zahlen vor den deutschen Namen der Pflanzen stimmen mit jenen auf den Bildtafeln überein.

Kernpilze

Mutterkorn †
Claviceps purpurea

Beschreibung und Vorkommen: Ein parasitischer Pilz, der besonders auf Roggen vorkommt. Das Ruhestadium, das Sklerotium, überwintert in der Erde und bringt im Frühjahr Sporen hervor, die vom Wind auf blühende Gräser getragen werden und auf noch unbefruchteten Blüten zum Keimen gelangen. Der Pilz wächst in die Fruchtknoten hinein und bildet weitere Sporen. Sie werden von Insekten auf Ähren anderer Gräser übertragen, während der parasitierende Pilz den Fruchtknoten aufzehrt. Schließlich bildet er sich in die 2 bis 4 cm lange Ruheform um, die hornförmig und violettbraun aussieht. Sie fällt zu Boden und überwintert dort.

Kulturgeschichte: Offensichtlich schien am Mutterkorn etwas Gutes, war es doch viel größer als ein Getreidekorn und brachte viel mehr Mehl. Mutterkorn verursacht schwere Krämpfe, und bei andauerndem Verzehr von Mutterkornmehl wird die Durchblutung der Extremitäten so stark gemindert, daß Finger und Zehen, schließlich sogar Arme und Beine brandig werden und abfallen. Die Ursache dafür sind krampfartige Verengungen in den Wänden der Arterien, die zu einer Her-

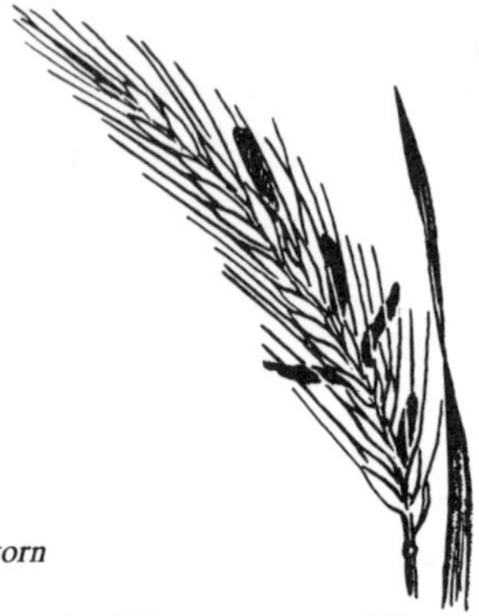

Mutterkorn

absetzung der Blutversorgung führen. Schon Plinius wies auf die Gefahr hin, die besonders in feuchten Sommern auftrat; aber das geriet wieder in Vergessenheit, bis diese Feststellung 1776 in Frankreich an der Medizinischen Akademie erneut getroffen wurde. In unseren Tagen wird das Getreide so sorgfältig gereinigt, daß keine Gefahr besteht. Die Wirkung des Mutterkorns auf die Blutgefäße wurde schon frühzeitig bei Geburten ausgenützt. Die Chinesen benützten die Droge schon vor rund 5000 Jahren. Auch in Europa war diese Verwendung schon in früheren Zeiten bekannt, das Wissen erhielt sich aber nur in der Volksmedizin, die sie ab dem 16. Jahrhundert zur Einleitung von Geburten benützte und bei starken Blutungen der Gebärmutter. Erst später wurde das Mutterkorn von den Ärzten in gleicher Weise genutzt.
Inhaltsstoffe: Das von der Medizin gebrauchte Mutterkorn des Roggens enthält mehrere Amine und Alkaloide, die zum großen Teil sehr giftig sind.
Anwendung: In geeigneter Dosierung werden einige der Inhaltsstoffe in der Geburtsheilkunde und gegen Migräne verwendet. In der Volksmedizin wird das Mittel nicht angewandt.
DAB: *Secale Cornutum.*

Judasohrpilze

1 Judasohr
Auricularia auricula-judae

Beschreibung und Vorkommen: Der Pilz parasitiert besonders an Holunder. Der einjährige Fruchtkörper hat einen Durchmesser von 3 bis 15 cm, ist dunkelbraun und hat Ähnlichkeit mit einem menschlichen Ohr. Im Norden ist er selten, tritt aber nach Süden zu häufiger auf, besonders im Oktober und November.
Kulturgeschichte: Einer Legende nach soll sich Judas an einem Holunder erhängt haben, dessen schwache Zweige allerdings brachen. Im Sturz berührte das eine Ohr des Judas den Stamm des Baums, wo später dieser ohrförmige Auswuchs entstand.
Inhaltsstoffe: Schleim.
Anwendung: Er wird in manchen Ländern regelmäßig in der Volksmedizin verwendet, wie früher von den Ärzten. Zunächst wird der trockene Pilz in Wasser eingeweicht. Mit Augenwasser getränkt wird er entzündeten Augen aufgelegt, oder in Milch und Essig gekocht gegen Halsentzündungen getrunken. Er wird im Herbst gesammelt.

Porlinge

Zunderschwamm
Fomes fomentarius

Beschreibung und Vorkommen: Ein Porling, der besonders auf Buchen wächst. Der mehrjährige Fruchtkörper wird bis zu 50 cm im Durchmesser, ist aschgrau und ähnelt einem Pferdehuf. Er ist recht häufig und findet sich besonders an älteren Laubbäumen.
Kulturgeschichte: Der Name stammt aus einer Zeit, in der man mit Hilfe von Stahl und Feuerstein Feuer schlug und

die Funken mit dem Zunderschwamm auffing, den man zuvor mit Salpeter getränkt hatte. Der stark wasseranziehende Schwamm wurde nach der Reinigung in Scheiben geschnitten und von Chirurgen zum Aufsaugen von Blut verwendet. Davon stammt der medizinische Namen »Fungus chirurgorum«.
Anwendung: Der Pilz hat heute keine medizinische Bedeutung mehr.
DAB: *Fungus Chirurgorum.*

Lärchenporling †
Fomes officinalis

Beschreibung und Vorkommen: Der Pilz kommt besonders auf Lärchen vor. Der mehrjährige Fruchtkörper wird 15 bis 20 cm im Durchmesser und ähnelt wie jeder Porling einem Pferdehuf. Außen ist er bräunlich oder rötlich, innen weiß. Man findet ihn in den Alpen und in Rußland.

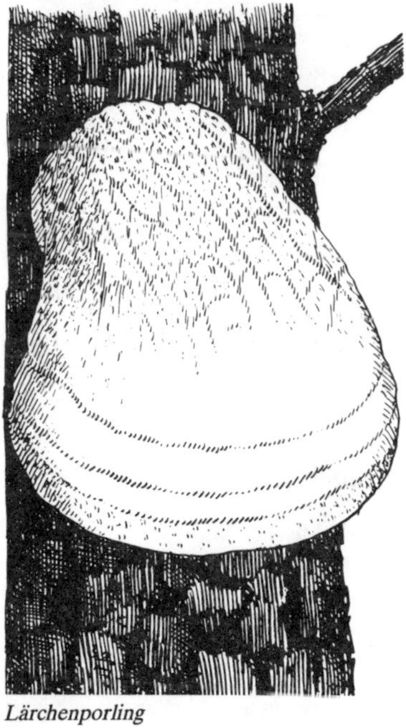
Lärchenporling

Kulturgeschichte: Das weiße Pilzgewebe wurde schon frühzeitig als Heilmittel verwendet, da es abführend und schweißtreibend wirkt.
Inhaltsstoffe: Agarizinsäure und einige Harze und organische Säuren.
Anwendung: Aus dem Pilz wird heute das toxische, d. h. also in kleinen Dosierungen anzuwendende Agarizin gewonnen, das gegen Nachtschweiß verwendet wird. Die Droge war besonders zu jenen Zeiten in Gebrauch, als Tuberkulose weit verbreitet war, die starken Nachtschweiß verursacht. Der Porling wird in der Volksmedizin nicht verwendet.
DAB: *Fungus Laricis* oder *Agaricus albus.*

Bauchpilze, Stäublinge

2 Flaschenstäubling, Flaschenbovist
Lycoperdon perlatum

Beschreibung und Vorkommen: Der Pilz wird 8 bis 12 cm hoch, ist birnenförmig, weiß, später braun und der Fruchtkörper ist mit kegelförmigen Warzen besetzt. Die Sporen werden im Innern gebildet, und wenn sie gereift sind, bläst der Pilz, wenn man auf ihn tritt, eine übelriechende braune Wolke von Sporenstaub in die Luft. Der Pilz ist nicht selten und findet sich besonders in Buchenwäldern in kleinen Gruppen. Er erscheint von Mai bis Oktober.
Kulturgeschichte: Bei jedem Pilz wächst der Fruchtkörper aus dem Myzel im Boden und bildet nicht selten die dem Gärtner so ärgerlichen Hexenringe. Der Aberglaube sagt, daß hier die Hexen in der Johannisnacht getanzt haben und auf das Gras urinierten. Früher

wurde der Sporenstaub von den Ärzten zum Blutstillen verwendet. Der Pilz wurde in Scheiben geschnitten und auf die Wunden gelegt oder der Staub darauf verstreut.
Anwendung: Der Sporenstaub wird auch heute noch als blutstillendes Mittel verwendet. Bei Nasenbluten wird er in die Nase eingesogen. Man sammelt den reifen Pilz.

Riesenstäubling
Lycoperdon giganteum

Beschreibung und Vorkommen: Dieser Stäubling erreicht einen Durchmesser von 15 bis 60 cm, ist kugelig und weiß, später gelbbraun, mit glatter Oberfläche. Die Sporen werden bei der Reife durch Öffnungen an der Oberseite freigesetzt. Der Pilz ist nicht selten und ist von Mai bis Oktober besonders in Gärten, Parks, Wiesen und Waldlichtungen in kleinen Gruppen zu finden.
Anwendung: Wird verwendet wie der Flaschenstäubling.

Braunalgen

3 Blasentang
Fucus vesiculosus

Beschreibung und Vorkommen: Eine kräftige, lederartige Braunalge, die in dichten Büscheln am Meeresboden wächst. Man erkennt ihn leicht an den luftgefüllten Blasen. In frischem Zustand ist er gelbgrün, getrocknet schwarzviolett. Er findet sich an unseren Küsten überall dort, wo die Brandung nicht zu stark ist, und tritt auch in der Uferzone auf, da er bei Ebbe trokken liegen kann. Selten wächst er tiefer als 5 m unter dem Meeresspiegel.
Kulturgeschichte: Dieser Tang ist fähig, aus dem Meerwasser Jod zu speichern und wird deshalb von Ländern wie Frankreich, Norwegen und Wales als Rohstoff zur Jodgewinnung benützt. Die Pflanze wurde früher gegen die Basedow'sche Krankheit verwendet; da sie viel Jod enthält. Es gibt aber heute bessere und sicherere Mittel dagegen.
Inhaltsstoffe: Jod und Schleim.
Anwendung: Der Schleimgehalt der getrockneten Pflanze bedingt ein Quellen, wenn sie mit Flüssigkeit zusammengebracht wird. Sie wird deshalb in der Volksmedizin als Abmagerungsmittel verwendet. Dosis: Ein Teelöffel der getrockneten und zerkleinerten Droge wird morgens mit zwei Tassen kochendem Wasser übergossen und der Auszug wird im Laufe des Tages getrunken. Er füllt den Magen und vermindert den Appetit. Man sammelt die Pflanze in Frühjahr und Herbst.

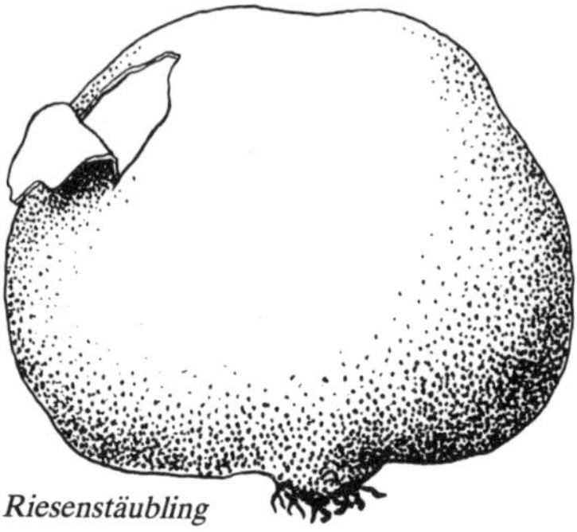
Riesenstäubling

Strauchflechten

4 Isländisches Moos
Cetraria islandica

Beschreibung und Vorkommen: Eine 3 bis 12 cm hohe, buschartige Flechte von stark verzweigtem und zerzaust aussehendem Bau. Die Flechte ist ein Doppelwesen aus Alge und Pilz. Sie ist

auf der Oberseite braun bis braungrün, auf der Unterseite weiß bis hellbraun und auf Heideböden, in trockenen Wäldern und im Hochgebirge ebenso wie in den Tundren, vor allem in nördlichen Regionen, weit verbreitet.
Kulturgeschichte: Isländisches Moos erhielt seinen Namen allein aus dem Grunde, weil es in Island erstmalig verwendet wurde.
Inhaltsstoffe: Schleim und einige Bitterstoffe, zum Beispiel aus der Gruppe der Cetrarsäuren.
Anwendung: Die Droge wird schon lange in Medizin und Volksmedizin verwendet. Wegen des Schleimgehaltes wirkt sie gut gegen Husten und mit Maßen auch gegen Magen- und Darmkatarrhe; wegen der Bitterstoffe wird sie auch gegen Appetitlosigkeit verwendet. Dosis: Zumeist kocht man mit einer Handvoll getrocknetem, zerkleinertem Isländischen Moos und ³/₄ l Wasser einen Auszug, der anschließend eine halbe Stunde ziehen muß und durch ein Sieb gegossen wird. Davon nimmt man 5- bis 6mal täglich 1 bis 2 Eßlöffel. Die Pflanze wird im Frühjahr und Herbst gesammelt.
DAB: *Lichen islandicus*

Rentierflechte
Cladonia rangiferina

Beschreibung und Vorkommen: Eine 7 bis 12 cm hohe, strauchartige Flechte, mit stark verzweigten graugrünen Stengeln, an deren Spitzen die kleinen braunen Sporenbehälter sitzen. Sie ist auf den Tundren des Nordens recht häufig.
Kulturgeschichte: In Skandinavien ist die Pflanze seit langem als Futter von großer Bedeutung, wurde aber auch zur Alkoholherstellung verwendet.
Inhaltsstoffe: Schleim und Stärke.
Anwendung: Wie bei Isländischem Moos.

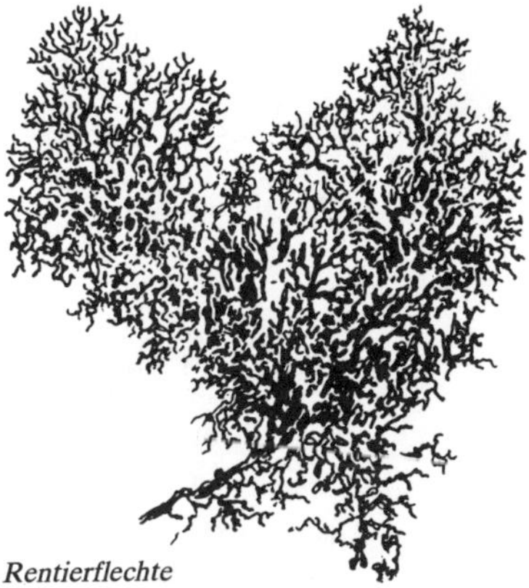

Rentierflechte

Lungenflechten

Lungenflechte
Lobaria pulmonaria

Beschreibung und Vorkommen: Eine niederliegende Flechte mit lappigen, stark eingeschnittenen, laubartigen Blättern von 5 bis 15 cm Durchmesser und grüner bis olivbrauner Oberseite und dunkelbrauner Unterseite. Sie ist nicht selten und wächst besonders an den Stämmen von alten Laubbäumen wie Esche, Buche und Eiche. Man findet sie in feuchten Wäldern.
Kulturgeschichte: Früher war die Lungenflechte ein sehr gebräuchliches Mittel gegen Tuberkulose. Wahrscheinlich hat die Säurehaltigkeit der Pflanze eine appetitanregende Wirkung, so daß man annahm, daß sie gegen diese so lange gefährliche Krankheit wirksam sein könnte. Heute hat man sehr sichere chemische Arzneimittel dagegen, so daß selbst die Tuberkulosesanatorien überflüssig geworden sind.
Inhaltsstoffe: Schleim und einige organische Säuren, die auf die Verdauungsdrüsen fördernd einwirken.

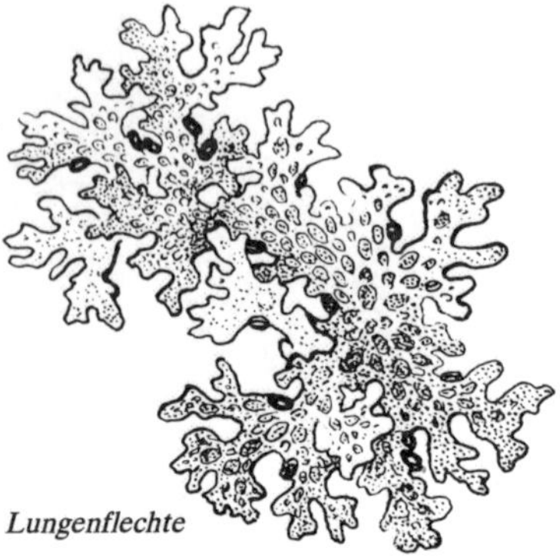

Lungenflechte

Anwendung: Die Pflanze kann ganzjährig eingesammelt werden und wird regelmäßig in der Volksmedizin gegen Bronchitis verwendet. Dosis: Eine Handvoll der getrockneten und zerkleinerten Pflanze wird mit 1 l Wasser 10 Minuten gekocht, danach soll der Tee 10 Minuten ziehen. Der Auszug wird eßlöffelweise 3- bis 4mal täglich genommen.

Bärlappgewächse

5 Kolbenbärlapp
Lycopodium clavatum

Beschreibung und Vorkommen: Eine mehrjährige, immergrüne Pflanze mit zumeist niederliegendem, gegabeltem Sproß, der dicht mit schuppenförmigen dunkelgrünen Blättern besetzt ist. Die Sporenbehälter sind in gestielten gelblichen Ähren vereinigt, die am Ende von 5 bis 20 cm hohen aufrechten Stengeln sitzen. Die Pflanze ist auf feuchten Heiden und in Wäldern weit verbreitet und recht häufig.

Kulturgeschichte: Die Pflanze wurde in vielen Ländern als Abwehr gegen Hexen und Zauberei verwendet. Die Sporen, die wie ein feines gelbes Mehl aussehen, wurden »Hexenmehl« genannt, da sie in Feuer geblasen, knatternd verbrennen, ohne Asche zu hinterlassen. Früher verwandten die Ärzte die Sporen als krampfstillendes Mittel bei Kindern und gegen Schluckauf und Keuchhusten.

Inhaltsstoffe: Die Sporen enthalten fettes Öl, Zucker und einen Bitterstoff.

Anwendung: Die Sporen werden in einigen Ländern regelmäßig in der Volksmedizin gegen Blasen- und Nierenleiden zur Steigerung der Harnabsonderung und als Abführmittel ver-

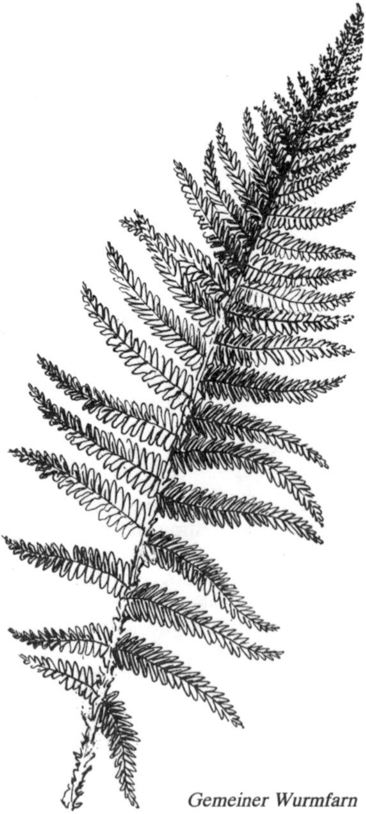

Gemeiner Wurmfarn

wendet. Die Wirkung ist aber zweifelhaft. Das feine gelbe Pulver wird heute noch als Grundlage zur Puderherstellung von Wundpudern verwendet.
DAB: *Lycopodium* (Sporen) und *Herba Lycopodii.*

Farne

Gemeiner Wurmfarn †
Dryopteris filix-mas

Beschreibung und Vorkommen: Der Wurmfarn ist eine mehrjährige Pflanze mit kurzem, dickem Wurzelstock, von dem die 50 bis 150 cm langen Wedel ausgehen, die aus doppelt gefiederten, mattgrünen Blättern bestehen. Die gelbbraunen, rundlichen Sporenbehälter auf der Unterseite der Fiederblätter sind von einem häutigen grauen Schleier bedeckt. Die Pflanze ist in Wäldern und Lichtungen und an Steinwällen weit verbreitet.
Kulturgeschichte: Die Pflanze wurde schon frühzeitig zur Abwehr von Hexen und Zaubereien verwendet, aber auch gegen viele Krankheiten. Schon im griechischen Altertum wurde sie gegen Bandwurm verabreicht, aber erst durch die Heilung Ludwigs XIV. und Friedrichs des Großen von diesem Übel wurde der Wurmfarn von den europäischen Ärzten als ernstzunehmendes Heilmittel angenommen.
Inhaltsstoffe: Die Wurzel enthält mehrere organische Säuren, die vom Phlorogluzin abgeleitet und z. T. sehr toxisch sind.
Anwendung: Die Pflanze ist in vielen Pharmakopöen eingetragen und war bis vor kurzer Zeit das einzige Mittel gegen Bandwürmer. Heute wird sie in der Volksmedizin nicht verwendet.

Tüpfelfarne

6 Gemeiner Tüpfelfarn
Polypodium vulgare

Beschreibung und Vorkommen: Auch der Tüpfelfarn ist eine mehrjährige Pflanze aber mit kriechendem Wurzelstock, von dem Reihen von 10 bis 40 cm langen einfach gefiederten Blättern ausgehen, die mattgrün, lederartig und ganzrandig sind. Die Blätter sind immergrün. Auf der Unterseite sitzen viele braungelbe, rundliche Sporenbehälter. Die Pflanze ist nicht selten und wächst besonders auf Felsen und an Waldrändern.
Kulturgeschichte: Eine norwegische Sage erzählt, daß der erste Tüpfelfarn aus einer Felsspalte wuchs, in die einige Milchtropfen der Jungfrau Maria gefallen waren.
Inhaltstoffe: Der Wurzelstock enthält einen Bitterstoff, ein Glykosid, Zucker und Harze.
Anwendung: Der getrocknete Wurzelstock war früher in den Pharmakopöen verzeichnet und wurde von den Ärzten als schleimlösendes Mittel, gegen Schlangenbisse und gegen Gicht verwendet. In der Volksmedizin wird er immer noch gleichermaßen angewandt, teils als Pulver, teils als Auszug. Der Auszug, der nach Lakritze schmeckt, wird hergestellt, indem man 3 Eßlöffel der zerkleinerten Droge mit einem Glas kaltem Wasser übergießt und 8 Stunden ziehen läßt. Das Wasser wird dann abgeseiht und der Rückstand mit einem Glas Wasser 10 Minuten gekocht. Die beiden Auszüge werden gemischt und je ein Drittel davon im Verlauf des Tages eingenommen. Von der pulverisierten Wurzel nimmt man 3- bis 4mal täglich je 2 g mit etwas Wasser. Die Pflanze wird im Herbst gesammelt.

7 Frauenhaarfarn
Adiantum capillus-veneris

Beschreibung und Vorkommen: Eine mehrjährige Pflanze, deren 30 bis 50 cm langen, leichten und eleganten, dunklen Stengeln mit den feinzerteilten hellgrünen Blättern am besten aus Blumenbuketten bekannt sind. Sie stammt aus dem Mittelmeergebiet und kann in unseren kühleren Breiten nur im Glashaus gezogen werden.
Kulturgeschichte: War schon im Altertum bekannt und lange in den Pharmakopöen vertreten.
Inhaltsstoffe: Bitterstoff, Gerbstoffe und Zucker.
Anwendung: Die getrockneten Blätter werden in der Volksmedizin verwendet. 2 bis 5 g werden mit einer Tasse kochenden Wassers zu Tee bereitet und mit Zucker oder besser noch Honig gesüßt als schleimlösendes Mittel gegen Erkältungen und Keuchhusten getrunken. Wird im Juni-Juli gesammelt.

Schachtelhalme

8 Ackerschachtelhalm, Zinnkraut
Equisetum arvense

Beschreibung und Vorkommen: Eine mehrjährige Pflanze mit weitläufig kriechendem Wurzelstock, aus dem im Frühjahr 10 bis 25 cm hohe, unverzweigte, hellbraune, sporentragende Stengel hervorkommen. Nach dem Verwelken dieser Triebe entstehen 10 bis 40 cm hohe hellgrüne Sommertriebe mit gefurchten Stengeln, die hohl sind und Kränze von einfachen Zweigen tragen. Die Pflanze ist recht häufig an Wegrändern, Bahndämmen und feuchten lehmigen Plätzen.
Kulturgeschichte: In der Steinkohlenzeit waren Schachtelhalme sehr häufig und bildeten dichte Sumpfwälder. Wegen des hohen Gehalts an Kieselsäure wurde die Pflanze früher auch als Mittel gegen Tuberkulose verwendet, da man annahm, daß die Krankheit durch Mangel an Kieselsäure im Organismus hervorgerufen wird.
Inhaltsstoffe: Kieselsäure, Saponin und anderes.
Anwendung: Die Pflanze wird in der Volksmedizin als harntreibendes Mittel, und gegen Gicht, Gallensteine, Leber- und Nierenkrankheiten verwendet. Dosis: 4 Teelöffel der getrockneten und zerkleinerten Pflanze werden in 2 Tassen Wassers eine halbe Stunde gekocht und im Laufe des Tages getrunken. Weiter werden 50 g Droge mit $^1/_2$ l kochendem Wasser übergossen und einen Tag stehengelassen. Der Auszug wird zum Gurgeln bei Halsentzündung, als Umschlag bei Ekzem, gegen Gerstenkorn und Zahnwurzelentzündung und auf Watte in der Nase gegen Schnupfen und Nasenbluten verwendet. Man sammelt in Juni-Juli.
DAB: *Herba Equiseti.*

Winter-Schachtelhalm
Equisetum hyemale

Beschreibung und Vorkommen: Eine mehrjährige Pflanze mit kriechendem Wurzelstock und 30 bis 90 cm langen geraden, steifen und unverzweigten hohlen Sprossen, die wintergrün sind. Die sporentragenden und sterilen Triebe sehen gleich aus, abgesehen von den Sporenbehältern an den Triebspitzen. Die Pflanze wächst nicht selten auf feuchten kalk- und lehmhaltigen Böden in Wäldern.
Inhaltsstoffe: Kieselsäure, Saponin und anderes.
Anwendung: Hat die gleiche Anwendung wie der Ackerschachtelhalm. Wegen des hohen Kieselsäuregehalts wurden die Schachtelhalme auch zum Polieren von Zinn verwendet.

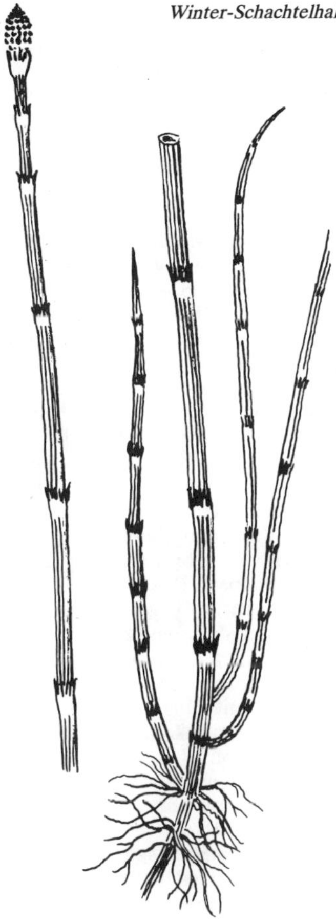

Winter-Schachtelhalm

Nadelhölzer

Waldkiefer, Föhre
Pinus sylvestris

Beschreibung und Vorkommen: Ein 20 bis 40 m hoher immergrüner Baum mit rötlicher Rinde an Stamm und Zweigen, schirmförmig ausgebreiteter Krone und 4 bis 8 cm langen, paarweise angeordneten Nadeln, die gerade und blaugrün sind. Die 3 bis 6 cm langen Zapfen sind kegelförmig und hell graubraun und sitzen an kurzen Stielen. Die männlichen Blüten sind schwefelgelb, die weiblichen dunkelrot, und sitzen auf der gleichen Pflanze. Blütezeit ist Mai-Juni. Die Föhre wächst besonders auf Sand und Schotter aber auch auf Mooren sehr häufig.

Kulturgeschichte: Die frischen Triebe wurden gleich denen der Fichte vor der »Vitaminzeit« wegen ihres Gehalts an Vitamin C medizinisch gegen Skorbut verwendet. So wurde ein großer Teil des schwedischen Heeres unter Karl XII. im Jahre 1709 in Rußland gerettet. In Nordamerika wird »spruce beer« aus frischen Kieferntrieben bereitet und ebenfalls gegen Skorbut empfohlen. In germanischer Zeit war die Kiefer ein heiliger Baum und man malte mit dem Pech der Kiefer Kreuze an Stalltüren um Zaubereien und Krankheiten von den Haustieren fernzuhalten.

Inhaltsstoffe: Harze, ätherisches Öl.

Anwendung: Das Pech der Kiefer wird medizinisch in der Dermatologie verwendet, das Harz in Pflastern und die ätherischen Öle als Zusatz in vielen Gichtsalben. In der Volksmedizin werden die frischen Triebe als Mittel gegen Bronchitis verwendet. 1 Eßlöffel voll wird mit ½ l kalten Wassers übergossen, dann einige Minuten gekocht, abgekühlt und gesiebt. Davon nimmt man 1 Eßlöffel 2- bis 3mal täglich. Gegen Schnupfen werden die frischen Triebe mit kochendem Wasser übergossen und der Dampf eingeatmet. Gegen Gicht wird ein Auszug aus 2 Handvoll frischer Triebe gekocht mit 2 l Wasser im Bad verwendet. Die Triebe werden im Frühjahr gesammelt.

DAB: *Pix liquida.*

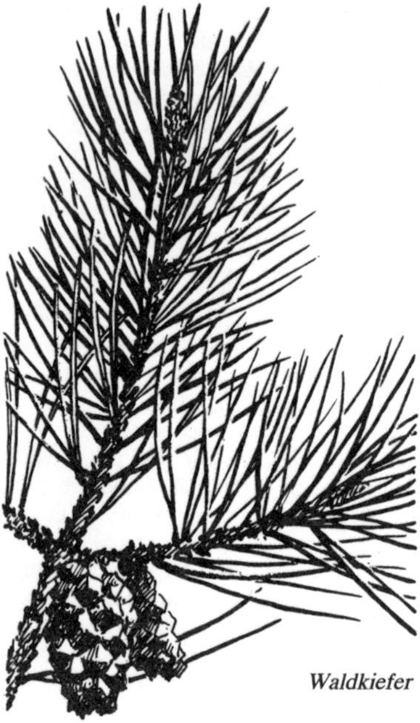

Waldkiefer

9 Wacholder
Juniperus communis

Beschreibung und Vorkommen: Ein immergrüner, bis 2 m hoher, stark verzweigter Strauch mit nadelförmigen, stechenden, blaugrünen Blättern, die in dreizähliger Anordnung sitzen. Er kann aber als säulenförmiger Baum Höhen bis zu 10 m erreichen. Die männlichen und weiblichen Blüten sitzen auf verschiedenen Pflanzen. Die männlichen Blüten sind gelb. Die weiblichen Blüten bilden nach der Reife schwarze, blaubereifte Beeren, die Wacholderbeeren. Blütezeit ist Mai-Juni. Auf Heiden und Mooren ist die Art weit verbreitet.

Kulturgeschichte: Der Wacholder war in alter Zeit ein heiliger Baum und blieb es auch in christlicher Zeit, da das Kreuz, das von den verwachsenen Fruchtblättern gebildet wird, diese Auffassung unterstützte. Seinen Zweigen sprach man Kräfte gegen Hexen und Zauberer zu. Und noch vor hundert Jahren verordneten Ärzte das Verbrennen von Wacholderzweigen gegen Aussatz und Pest. Selbst das Kindbett einer Mutter sollte mit Wacholder geräuchert werden, damit das Kind kein Wechselbalg wurde.

Inhaltsstoffe: Reiser und vor allem Beeren enthalten ätherische Öle, überwiegend Terpene, Bitterstoff, Gerbstoffe und Harze.

Anwendung: In einem ägyptischen Papyrus des 17. Jahrhunderts v. Chr. wurden bereits Wacholderbeeren gegen Blasenkrankheiten, als harntreibend, zur Blutreinigung, bei Hautkrankheiten, bei Verdauungsbeschwerden und gegen Gicht verordnet. Das ist bis heute geblieben; Beeren wie Zweige werden weiterhin gegen die gleichen Leiden in der Volksmedizin verwendet. Die getrockneten Beerenzapfen werden im Herbst gesammelt, zerdrückt, und als Tee mit 1 bis 2 Teelöffel zubereitet und getrunken. Auch die im Frühjahr gepflückten getrockneten Reiser können mit lauwarmem Wasser zubereitet verwendet werden. Die »Kneippsche Wacholderkur« besteht darin, daß man mit 5 Beeren am ersten Tag beginnend, jeden Tag eine Beere mehr nimmt, bis man 15 erreicht hat, dann jeden Tag wieder eine Beere weniger nimmt, bis man wieder 5 erreicht. Das Wacholderöl gewinnt man durch Destillation aus fast allen Pflanzenteilen und verwendet es in Salben gegen Gicht. Warnung: Die Beeren können auf die Nieren reizend wirken und sind deshalb mit Vorsicht zu nehmen und niemals bei Nierenentzündungen.

DAB: *Fructus, Oleum Juniperi.*

Sadebaum †
Juniperus sabina

Beschreibung und Vorkommen: Ein bis zu 1 m hoher Strauch, der meist kriechend und immergrün ist und mit kleinen zuerst nadelförmigen, später schuppenförmigen Blättern besetzt ist. Die männlichen Blüten sind gelbgrün. Die weiblichen Blüten bilden in der Reife schwarze, blaubereifte Beerenzapfen. Männliche und weibliche Blüten sitzen auf verschiedenen Pflanzen. Blütezeit ist April-Juni. Die Pflanze hat einen durchdringenden unangenehmen Geruch, besonders in der Wärme. Die Pflanze wird oft angepflanzt, wächst wild in den Alpen, im Apennin und in den Pyrenäen auf Felsengrund und Schutt.
Kulturgeschichte: Vor allem die getrockneten Zweigspitzen des Sadebaums wurden als abtreibendes Mittel lange Zeit verwendet. Dafür gibt es schon Hinweise um 300 v. Chr. Das Mittel war lange in den Pharmakopöen verzeichnet. Mediziner verwandten es aber hauptsächlich in Pflastern und Salben, da man der Ansicht war, daß Böses nur mit Bösem vertrieben werden konnte, erzeugte man deshalb schmerzhafte Entzündungen, um das Übel auszutreiben. Der Strauch wurde auch regelmäßig in der Zauberei verwendet. Bei schwindender Potenz des Mannes mußte er Zweige in den Schuhen tragen und Rauch brennender Zweige war ein sicheres Mittel, um Dämonen in die Flucht zu schlagen.
Inhaltsstoffe: Ein sehr giftiges ätherisches Öl, von dem schon 6 Tropfen für den Menschen tödlich sind; Harze und Gerbstoffe.
Anwendung: Die Pflanze hat heute bei uns keine medizinische Bedeutung mehr, wird aber in anderen Ländern weiter verwendet, indem man den Saft der frischen Zweigspitzen in Salben gegen Warzen verwendet.

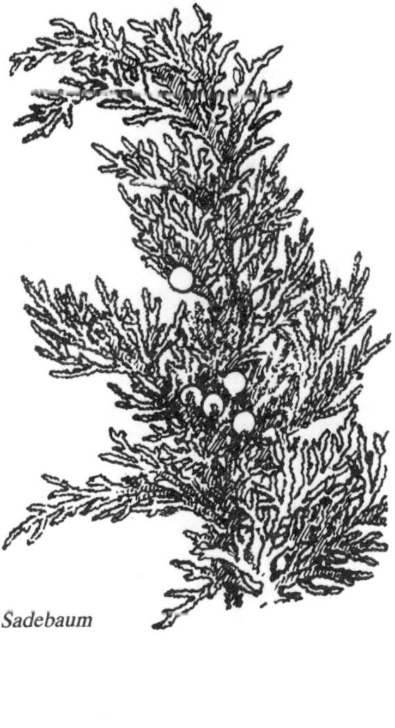

Sadebaum

Meerträubelgewächse

Meerträubel †
Ephedra distachya

Beschreibung und Vorkommen: Ein bis 50 cm hoher Zwergstrauch mit dünnen gegabelten Zweigen, die erst niederliegen und später aufsteigen, blaßgrün sind und kleine schuppenförmige Blätter tragen. Die unscheinbaren eingeschlechtlichen Blüten sitzen auf kleinen Seitentrieben. Weibliche und männliche Blüten sind auf verschiedenen Pflanzen. Die reifen Früchte sind rote Beeren. Die Pflanze wächst wild im Mittelmeergebiet an Küsten und Flußufern und im Orient, die nördlichsten Standorte sind im Wallis, in Tirol und Ungarn.

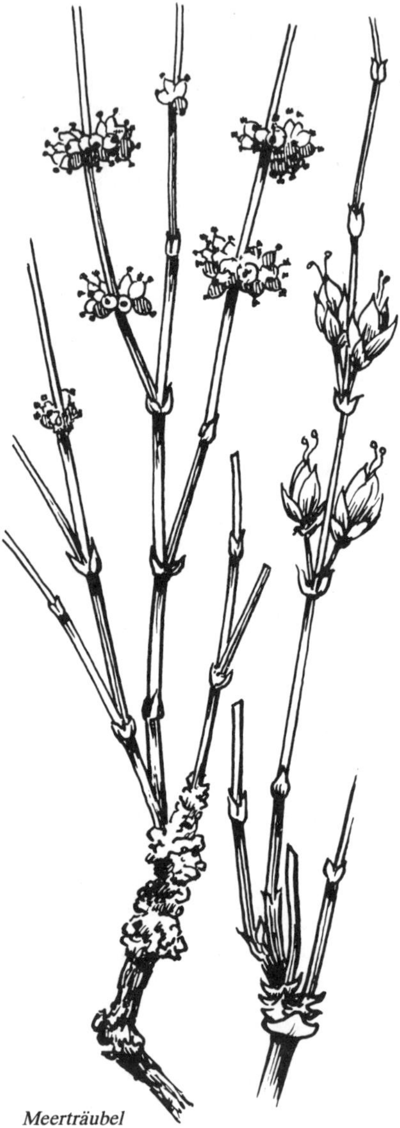

Meerträubel

Kulturgeschichte: Die Pflanze wird schon in dem chinesischen Kräuterbuch »Pen Ts'ao« 2800 v. Chr. erwähnt. Die Chinesen nannten sie »Ma Huang« und verwendeten die krautigen Stengelteile als Tee zubereitet gegen Asthma und Bronchitis. 1887 isolierte der japanische Chemiker Nagajosi Nagai das Alkaloid Ephedrin aus der Pflanze, aber erst 1922 wurde man sich darüber klar, daß hier ein wirksames Mittel gegen Asthma vorlag. Man entdeckte nämlich, daß die chemische Zusammensetzung des Ephedrins dem von Adrenalin sehr ähnlich ist. Dieses Hormon wird in Form von Spritzen zum gleichen Zweck verwendet. Ephedrin kann eingenommen werden und ist lange nicht so gefährlich wie Adrenalin.
Inhaltsstoffe: Ephedrin.
Anwendung: Ephedrin wird noch immer gegen Asthma verwendet. Die Pflanze wird in der Volksmedizin nicht benützt.

Schweizer Meerträubel †
Ephedra helvetica

Beschreibung und Vorkommen: Ein bis 25 cm hoher Zwergstrauch, der an die vorhergehende Art erinnert, sich aber durch die dichtstehenden, aufrechten, hellgrünen Stengel unterscheidet. Blütezeit ist Juli bis August. Die Pflanze wächst auf Felsböden in den Alpen.
Inhaltsstoffe: Ephedrin.
Anwendung: Ein alkoholischer Auszug der getrockneten, zerkleinerten Stengel wird tropfenweise eingenommen gegen Asthma, Heuschnupfen, in wäßriger Verdünnung gegen Schnupfen. Es wird auch ein Extrakt hergestellt. Die Pflanze wird in der Volksmedizin nicht verwendet.

Gräser

10 Hafer
Avena sativa

Beschreibung und Vorkommen: Ein 50 bis 80 cm hohes, breitblättriges Gras mit allseitig ausgebreitetem Blütenstand, dessen Rispen aus hängenden 2blütigen Ährchen zusammengesetzt sind. Meist ist nur eine Spelze begrannt, aber auch beide können grannenlos sein. Die Hüllspelzen sind eiförmig, die Deckspelzen, die die Körner umgeben, glatt und an der Spitze häutig. Blütezeit ist Juni bis Juli. Diese alte Kulturpflanze ist eine wichtige Getreideart und wird einjährig im Frühjahr angebaut.
Kulturgeschichte: Eine über Jahrhunderte gebrauchte Getreidepflanze hat ihren natürlichen Platz in der Kulturgeschichte.
Inhaltsstoffe: Die Körper enthalten überwiegend Stärke und Protein, die Halme Kieselsäure.
Anwendung: Hafersuppe und Haferbrei sind Schonkost für schwache Mägen, darüber hinaus hat die Pflanze aber viele Anwendungen in der Volksmedizin. Haferbrei wird zum Ausziehen von Beulen verwendet, was bereits von Galen rund 200 n. Chr. empfohlen wird. Ein Haferbad gegen Gicht wird aus $^1/_2$ bis 1 kg Haferstroh, gekocht mit 1 l Wasser während $^1/_2$ Stunde und dann ins Badewasser abgegossen, hergestellt. Haferspelzen in Essig gekocht werden als Bad gegen Sommersprossen verwendet. Haferpflanzen, die gepflückt werden, extrahiert man mit Alkohol und verwendet das Extrakt zum Abgewöhnen des Rauchens. 1 Teil der zerdrückten Pflanze wird mit 5 Teilen 90% Alkohol während 3 Tage ausgezogen. Von dem Auszug nimmt man 1 ml verdünnt mit 5 Teilen Wasser 4mal täglich.

Taumel-Lolch †
Lolium temulentum

Beschreibung und Vorkommen: Ein einjähriges Gras mit 30 bis 80 cm hohen Halmen mit glänzenden glatten Blättern und einer endständigen Ähre mit recht großen, deutlich getrennten Ährchen aus 5 bis 8 Blüten. Recht selten in Getreidefeldern über große Teile Europas verbreitet.
Kulturgeschichte: Theophrastos warnt schon 300 v. Chr. vor dieser giftigen Pflanze. Fanden sich Körner davon im Getreide, das für die Bierbrauerei verwendet wurde, so konnten schwere Vergiftungen entstehen. In Geschichten erzählt man, daß das Bier nach dem Brauen gesegnet wurde, da man glaubte, daß die »Unterirdischen« Ursache für die Giftigkeit des Biers waren. Dieser Brauch wurde vom Christentum übernommen. Heute haben moderne Getreidereinigungsmaschinen die Gefahr von giftigem Bier stark verringert. In der Bibel erwähnt Christus die Kornrade im Weizen und man meint heute, daß nicht diese, sondern der Taumel-Lolch damit gemeint war. Die zerdrückten Körner wurden in alten Zeiten mit Pfeffer und Salz gemischt und auf Krebsgeschwüre gelegt. Innerlich wurde die Pflanze nie gebraucht, da sie wohl zu giftig ist.
Inhaltsstoffe: Ein Alkaloid, Temulin, das stark toxisch ist.
Anwendung: Die Pflanze hat heute keine medizinische Bedeutung mehr.

11 Gemeiner Weizen
Triticum aestivum

Beschreibung und Vorkommen: Ein 90 bis 120 cm hohes, breitblättriges Gras mit endständiger Ähre aus 3- bis 5blütigen, etwas flachgedrückten, dichtsitzenden Ährchen. Die Hüllspelzen sind

eiförmig, die Deckspelzen lanzettförmig. Es gibt Sorten mit oder ohne Grannen, ein- oder zweijährig, Sommer- oder Winterweizen. Blütezeit ist Juni bis Juli. Diese Kulturpflanze ist eine der wichtigsten Getreidearten.
Kulturgeschichte: In 4000 Jahre alten Gräbern in Ägypten wurden Weizenkörner gefunden; bei uns wurde Weizen schon in der Steinzeit angebaut. Mehrere Hundert Jahre v. Chr. wurde Weizen schon zur Herstellung von Stärke verwendet, es war die erste Getreideart, die dazu Anwendung fand. Stärke wurde ohne Mühle hergestellt und davon ist der lateinische Name »amylum« abgeleitet, der aus dem Griechischen »a« (= ohne) und »mylos« (= Mühle) entstand.
Inhaltsstoffe: Weizenkörner enthalten überwiegend Stärke und Protein, die Halme Kieselsäure.
Anwendung: Eingeweichtes Weizenbrot wird in ägyptischen Papyri als Mittel gegen Entzündungen von Brust und Schlund angegeben. Dieses geschieht in vielen Ländern noch heute in gleicher Weise. In der Pharmazie wird die Weizenstärke heute in vielen Pudern, Salben und Tabletten verwendet.
DAB: *Amylum Tritici*

12 Gemeine Quecke
Agropyron repens

Beschreibung und Vorkommen: Ein mehrjähriges Gras mit kriechendem, stark verzweigtem Wurzelstock und verstreut stehenden, 30 bis 120 cm hohen Halmen mit haarigen, geraden Blättern und einzelnen, endständigen Ähren mit 3- bis 6blütigen, dichtstehenden Ährchen. Blütezeit ist Juni-August. Die Pflanze ist sehr häufig und findet sich als Unkraut auf Kulturland und an Wegrändern und Stränden.
Kulturgeschichte: Dieser Schreck der Gartenbesitzer trägt einen Namen, der aus dem griechischen »agros« (= Akker) und »pyr« (= Feuer) zusammengesetzt ist; die russische Bezeichnung der Quecke bedeutet »Bodenfeuer«.
Inhaltsstoffe: Der Wurzelstock, der einen süßlichen Geschmack besitzt, enthält ein Kohlehydrat, Triticin, etwas ätherisches Öl und mehrere Kalisalze.
Anwendung: Der Wurzelstock, der im Frühjahr oder Herbst gesammelt wird, findet in der Volksmedizin in frischem und getrocknetem Zustand Verwendung. Gegen Gicht und Blasenleiden sowie bei Gallen- und Leberkrankheiten und als schweißtreibendes Mittel bereitet man einen Auszug, indem man 15 g getrockneter, zerkleinerter Wurzel mit einer Tasse kaltem Wasser übergießt und 12 Stunden stehen läßt. Die Flüssigkeit wird abgeseiht und der Rückstand mit einer Tasse kochendem Wasser 10 Minuten ausgezogen. Die beiden Auszüge werden gemischt und im Laufe eines Tages getrunken. Der Saft frisch gepreßter Wurzeln wird teelöffelweise als harntreibendes Mittel verwendet.

Riedgräser

13 Sand-Segge
Carex arenaria

Beschreibung und Vorkommen: Ein mehrjähriges Riedgras mit weitkriechendem Wurzelstock und mehr oder weniger deutlich reihenförmigen aufrechten Trieben mit einem Büschel schmaler, steifer Grundblätter und einem 15 bis 40 cm hohen Halm, der in einer gelbbraunen zusammengesetzten Ähre endet. Die Blüten sind eingeschlechtlich; weibliche und männliche Blüten finden sich aber in der gleichen Ähre. Die Pflanze ist an sandigen Stellen und Heiden weit verbreitet.

Kulturgeschichte: Mit der Entdeckung der neuen Welt erhielt Europa auch neue Arzneipflanzen. Unter diesen war die Wurzel von Sarsaparilla, einer mittelamerikanischen Pflanze. Es war das Heilmittel gegen Europas neue Plage, die Syphilis. Da die Wurzel der Sand-Segge eine ähnlich blutreinigende und harntreibende Wirkung hat, wurde auch diese in die Pharmakopöen aufgenommen und die Mediziner benützten beide Wurzelsorten. Erst mit der Entdeckung des Salvarsans und später der Antibiotika wurden diese Pflanzen aus der Schulmedizin verdrängt.

Inhaltsstoffe: Der Wurzelstock enthält außer Kieselsäure Stärke, Zucker, Schleim, Gummi, Saponine und etwas Harz.

Anwendung: Der Wurzelstock wird heute in der Volksmedizin regelmäßig als schleimlösendes und harntreibendes Mittel, gegen Kolik und Magenverstimmung und bei Flüssigkeitsansammlungen in verschiedenen Organen verwendet. Dosis: 2 Teelöffel zerkleinerter Wurzelstock werden mit 2 Tassen kalten Wassers 8 Stunden ausgezogen und der abgeseihte Auszug wird im Laufe des Tages getrunken. Man sammelt im Frühjahr und Herbst.

DAB: *Rhizoma Caricis*

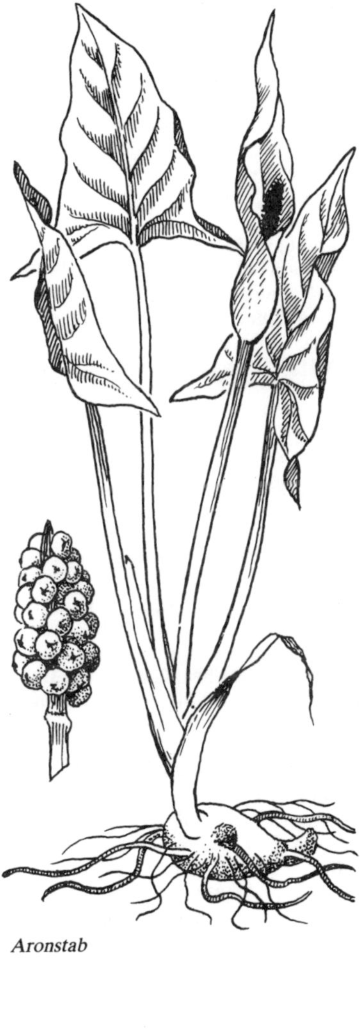

Aronstab

Aronstabgewächse

Aronstab
Arum maculatum

Beschreibung und Vorkommen: Eine mehrjährige Pflanze mit knollenförmigem Wurzelstock und langstieligen, pfeilförmigen Blättern. Der Blütenkolben, der auf einem 20 bis 40 cm hohen Stengel sitzt, ist von einem grünlichen, tütenförmigen Hüllblatt umgeben, aus dem nur die braunviolette, nackte Spitze des Kolbens hervorragt. Die Früchte sind rote Beeren. Blütezeit ist Mai bis Juni. Die Pflanze kommt zerstreut auf guten, feuchten Humusböden in anmoorigen Wäldern und Gebüschen vor.

Kulturgeschichte: Die Pflanze wird nach dem Hohenpriester der Bibel, Aron, genannt. Die Wurzel wird schon im Altertum als Heilmittel gepriesen.
Inhaltsstoffe: Der Wurzelstock hat einen scharfen Geschmack, der von einem scharfen und giftigen Stoff stammt, der beim Kauen im Mund Blasen erzeugen kann. Dieser Stoff wird beim Erhitzen zerstört und in Südeuropa wurde die getrocknete Wurzel zeitweise als Nahrungsmittel verwendet, da sie viel Stärke enthält.
Anwendung: Der Wurzelstock wird in der Volksmedizin regelmäßig gebraucht, indem ein Sud aus den getrockneten und zerkleinerten Wurzeln als schleimlösendes und abführendes Mittel und als Umschlag gegen Beulen verwendet wird. Dosis: 1 bis 2 g werden auf eine Tasse Wasser gegeben und der Tee abgeseiht.

14. Kalmus
Acorus calamus

Beschreibung und Vorkommen: Eine mehrjährige Sumpfpflanze mit weit hinkriechendem Wurzelstock, langen, schmalen schwertförmigen Blättern und einem 80 bis 100 cm hohen, zusammengedrückten Stengel mit kleinen gelbgrünen Blüten in einem deutlich seitwärts stehenden Kolben. Die Pflanze hat einen starken aromatischen Duft. Blütezeit ist Juni bis Juli. Die Pflanze wächst zerstreut an Ufern von Seen und Flüssen und an Gräben.
Kulturgeschichte: Kalmus ist schon lange ein geschätztes Heilmittel. In den Mittelmeerländern wurde er im Altertum als Opfergabe für die Götter gleichwertig mit Opfertieren gebraucht. Die Mongolen glaubten, er sei imstande Wasser zu reinigen und führten ihn deshalb auf allen ihren Zügen mit; sie pflanzten den Kalmus auch stets an den Wasserstellen ihrer Pferde.
Inhaltsstoffe: Der Wurzelstock enthält außer den Bitterstoffen Acorin und Acoretin noch ein stark riechendes und scharf schmeckendes ätherisches Öl.
Anwendung: Der Wurzelstock wird in der Volksmedizin gebraucht, und zwar als Auszug und als Pulver. 2 Teelöffel der getrockneten, fein geschnittenen Wurzel werden in $^1/_4$ l Wasser gekocht, und der Sud wird 1- bis 2mal täglich gegen Koliken und Magenkatarrh, sowie als harntreibendes und appetitanregendes Mittel genommen. Von der pulverisierten Pflanze nimmt man gegen die gleichen Beschwerden einen kleinen Teelöffel voll zu jeder Mahlzeit.
Warnung: Amerikanische Forscher haben entdeckt, daß längerer Gebrauch von Kalmuswurzel Darmkrebs verursachen kann. Man sollte sie daher mit Vorsicht verwenden.
DAB: *Rhizoma, Oleum Calami*

Liliengewächse

Weißer Germer †
Veratrum album

Beschreibung und Vorkommen: Eine mehrjährige Pflanze mit kurzem, dikkem Wurzelstock, einem 60 bis 120 cm hohen Stengel, grundständigen Blättern, die breit und elliptisch sind, und kleinen, grünlichweißen Blüten in einem langen endständigen Blütenstand. Die Pflanze wächst wild auf feuchten Böden in den Alpen, den Pyrenäen und im Apennin, wird aber auch in Gärten angepflanzt.
Kulturgeschichte: Die Ärzte der Antike verwendeten den Germer als Brechmittel, gegen Epilepsie, Neuralgie, Zehengicht, Wassersucht, Husten und Magenbeschwerden, äußerlich auch gegen Ausschläge und Geschwüre. Die

pulverisierte Wurzel wurde auch als Niespulver verwendet, weswegen der Germer auch Weiße Nieswurz genannt wurde. Man nimmt an, daß der lateinische Gattungsname von »verare« (= die Wahrheit sagen) abgeleitet ist und aus jener Zeit stammt, da man Niesen als Ausdruck der Wahrhaftigkeit verstand.
Inhaltsstoffe: Der Wurzelstock enthält mehrere giftige Alkaloide wie Protoveratrin, sowie Stärke und Harze. Er ist sehr giftig, schon ein bis zwei Gramm sind für den Menschen tödlich.
Anwendung: Der Wurzelstock wird kaum mehr medizinisch verwendet, da es heute bessere und weniger toxische Medikamente gegen die aufgeführten Krankheiten gibt. Die Pflanze wird in der Voksmedizin nicht verwendet.
DAB: *Rhizoma Veratri*

Herbstzeitlose †
Colchicum autumnale

Beschreibung und Vorkommen: Eine mehrjährige Zwiebelpflanze mit großen, trichterförmigen Blüten von zartvioletter Farbe, deren Blütenblätter an der Basis zu einer 15 cm langen Röhre zusammengewachsen sind. Die Blüten erscheinen von September bis November, während die bis zu 35 cm langen, breit lanzettlichen Blätter und Fruchtkapseln erst im folgenden Frühjahr erscheinen. Man findet die Pflanze vor allem in Berggegenden auf feuchten Wiesen.
Kulturgeschichte: Die ungewöhnliche Entwicklung hat dieser Pflanze zahlreiche Namen gegeben, wie »filius ante matrem«, »dame sans chemise« und »Nackte Jungfrau«. Die Herbstzeitlose ist sehr giftig, und schon im Altertum wurde vor ihr gewarnt. Deshalb wurde sie erst spät als Heilpflanze erkannt und erst um 1800 in die Pharmakopöen aufgenommen, obwohl sie, in richtigen Dosen eingenommen, ein sehr wirksames Mittel gegen Podagra ist.

Herbstzeitlose

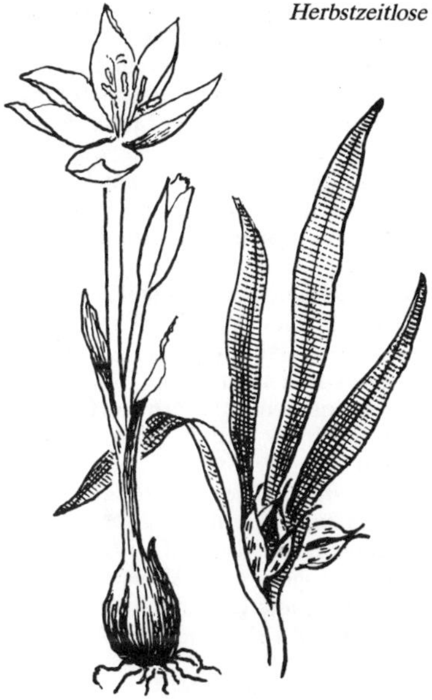

Inhaltsstoffe: Das stark toxische Colchinin, einem alkaloidähnlichen Stoff, der den Beinamen »pflanzliches Arsenik« bekommen hat.
Anwendung: Heute verwendet man gegen Gicht kaum noch die Droge oder ihre Extrakte, sondern vor allem das Colchicin und davon abgeleitete Verbindungen. In der Volksmedizin wird die Herbstzeitlose nicht gebraucht.
DAB: *Semen Colchici*

15. Knoblauch
Allium sativum

Beschreibung und Vorkommen: Ein mehrjähriges Liliengewächs mit einem 60 bis 90 cm hohen Stengel, grundständigen, breit-linealischen Blättern und einem wenigblütigen, kugelförmigen Schirm von kleinen, grünlichweißen Blüten, die vor dem Aufgehen von einem weißen, häutigen Hüllblatt umgeben sind. Die weißliche Mutterzwiebel ist von kleinen Tochterzwiebeln umgeben. Blütezeit ist Mai bis Juni. Eine alte Kulturpflanze, die besonders in Süd- und Osteuropa und im Orient verwendet wird.

Kulturgeschichte: Knoblauch ist nicht allein ein Gewürz, vielmehr noch ein Heilmittel, das schon in den alten Kulturen Verwendung fand, wie bei den Sumerern, den Ägyptern und Griechen und auch in der Bibel Erwähnung findet.

Inhaltsstoffe: Die Zwiebel enthält ein schwefelhaltiges ätherisches Öl, das den charakteristischen Geruch bedingt. Daneben gibt es das Alliin, das zusammen mit einem Enzym der Zwiebel antibakteriell wirkt, und dem Allicin, einem Antibiotikum.

Anwendung: Knoblauch wird kaum noch von den Ärzten verschrieben, ist aber noch immer in der Volksmedizin sehr geschätzt und wird gegen viele Krankheiten verwendet. Ein fingernagelgroßes Stück, zerschnitten und dreimal täglich eingenommen, wirkt gegen Verdauungsbeschwerden, Blähungen, Würmer und vor allem gegen Arterienverkalkung. Man kann die Menge auch einnehmen, nachdem sie 15 Minuten in kochendem Wasser gelegen hat. Eine zerschnittene Zwiebelzehe, die 10 Minuten in Milch gekocht wurde, wird dreimal täglich gegen Bronchitis eingenommen. Gehackter Knoblauch soll auch als Umschlag gegen entzündete Wunden wirken. Wenn man den unangenehmen Knoblauchgeruch vermeiden will, kann man ihn zusammen mit Petersilie einnehmen, oder zuvor mit Petersilie kochen.

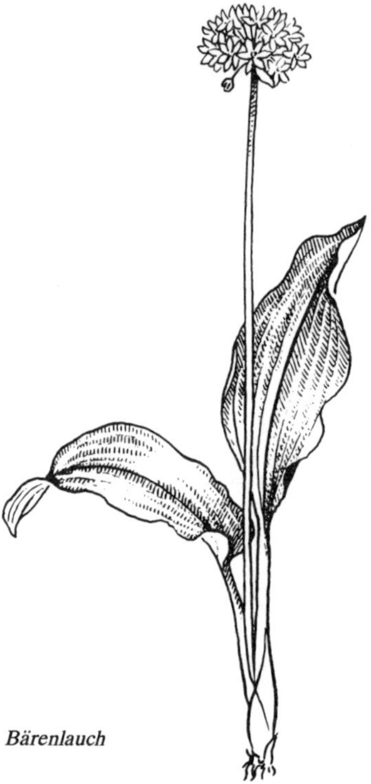

Bärenlauch

Bärenlauch, Bärlauch
Allium ursinum

Beschreibung und Vorkommen: Eine mehrjährige Zwiebelpflanze mit langgestielten, breitlanzettlichen bis elliptischen Blättern; auf einem 15 bis 45 cm hohen, dreikantigen Stengel wachsen die weißen, sternförmigen Blüten in vielblütigen, flachen Schirmen. Die Zwiebel ist lang und schmal. Blütezeit ist Mai bis Juni. Die Pflanze ist vor allem in feuchten, humusreichen Laubwäldern verbreitet, aber auch an anderen feuchten Standorten sehr häufig.

Inhaltsstoffe: Ein ätherisches Öl und Vitamin C.

Anwendung: Wird wie Knoblauch verwendet, man nimmt aber die krautigen Teile und nicht die Zwiebel.

16. Meerzwiebel

Urginea maritima

Beschreibung und Vorkommen: Eine mehrjährige Zwiebelpflanze mit breiten, lanzettlichen Blättern, einem 80 bis 100 cm hohen Stengel und einem langen endständigen Blütenstand mit grünlichweißen, sternförmigen Blüten. Die Zwiebel kann bis zu 20 cm im Durchmesser erreichen und wiegt dann 2,5 kg. Blütezeit ist August bis Dezember. Die Pflanze wächst an allen Küsten des Mittelmeeres.

Kulturgeschichte: Die Zwiebel wird seit Jahrtausenden als Heilmittel verwendet. Schon die alten Ägypter benützten sie gegen Wassersucht. Sie wurde so hoch verehrt, daß man für sie Tempel errichtete. In Griechenland spielte sie bei den Pansfesten eine Rolle. Pythagoras schrieb einen Artikel über die besonderen Wirkungen der Meerzwiebel. Ihr wurden auch magische Eigenschaften zugeschrieben, man vertrieb Dämonen damit und hängte sie über die Eingangstüren, um Übel abzuwehren.

Inhaltsstoffe: Glykosidisch gebundene Bitterstoffe, Skillitoxin, Skillipikrin, Skillain, alle auf das Herz wirkend.

Anwendung: Die mittleren Zwiebelschalen werden in Streifen geschnitten und getrocknet und sind in dieser Form selbst in modernen Pharmakopöen verzeichnet. Manche Apotheker stellen noch heute Meerzwiebelessig und Meerzwiebelhonig wie im Altertum her. Der Meerzwiebelhonig wird als schleimlösendes Mittel verwendet. Eine Schweizer pharmazeutische Firma vertreibt ein Präparat aus der Meerzwiebel, das bei schwacher Herzfunktion indiziert ist. Die Pflanze wird in der Volksmedizin nicht verwendet.

DAB: *Bulbus Scillae*

17. Küchenzwiebel

Allium cepa

Beschreibung und Vorkommen: Ein zweijähriges Liliengewächs mit röhrigen, unter der Mitte bauchig aufgeblasenen Blättern und einem 60 bis 120 cm hohen, hohlen und ebenfalls unter der Mitte aufgetriebenen Stengel mit einem vielblütigen kugelförmigen Schirm aus kleinen, grünlichweißen Blüten auf langen Blütenstielen. Die rötliche Zwiebel bildet keine Tochterzwiebeln. Blütezeit ist Mai bis Juni. Diese alte Kulturpflanze wird in vielen Varietäten kultiviert.

Kulturgeschichte: Da die Pflanze als heilig betrachtet wurde, war es den ägyptischen Priestern im Altertum verboten, sie zu essen. Der Geschmack der Pflanze war ursprünglich nicht angenehm, aber durch Kreuzungen verschiedener Sorten hat man die recht wohlschmeckende rote Zwiebel erhalten, die heute vielseitig verwendet wird.

Inhaltsstoffe: Die Zwiebel enthält neben Vitaminen einen Gerbstoff, ein scharfes, ätherisches Öl, ein Glykosid ähnlich dem Senföl, und ein dem Insulin ähnliches Hormon.

Anwendung: Die Küchenzwiebel wird in der Volksmedizin gelegentlich verwendet. Eine mittelgroße Zwiebel wird in Scheiben geschnitten und mit einer Tasse Wasser gekocht, bis ein dicker Saft entstanden ist. Man nimmt ihn eßlöffelweise gegen Blasenbeschwerden, Kolik, Verdauungsschwierigkeiten und gegen Heiserkeit und Halsentzündung. Gegen Würmer zerhackt man eine mittelgroße Zwiebel in feine Stückchen, läßt sie über Nacht in 1/2 l kaltem Wasser stehen und trinkt den Auszug innerhalb von 3 bis 4 Tagen. Wird auch äußerlich gegen Beulen, Frostbeulen und leichte Verbrennungen verwendet. Warnung: Die Küchenzwiebel kann auf die Nieren reizend wirken und das Mittel sollte deshalb niemals bei Nierenentzündungen verwendet werden.

18. Allermannsharnisch
Allium victorialis

Beschreibung und Vorkommen: Ein mehrjähriges Liliengewächs mit kurzem, dickem Wurzelstock, einem 30 bis 75 cm hohen Stengel mit grundständigen, breit lanzettförmigen Blättern und einem vielblütigen, kugelförmigen Schirm aus kleinen, grünlichen Blüten. Blütezeit ist Juli bis August. Die Pflanze wächst in den Alpen und Pyrenäen auf Wiesen und steinigem Gelände.
Kulturgeschichte: Der Name kommt davon, daß der Wurzelstock mit den untersten Schalen der Zwiebel an ein Panzerhemd erinnert. Nach der Signaturlehre hat man früher die Wurzel als wirksames Schutzmittel gegen Hieb, Stich und giftige Schlangen betrachtet und sie als Amulett bei sich getragen. Man kann auch heute noch erleben, daß Allermannsharnisch in manchen Ländern zu diesem Zweck auf dem Markt feilgeboten wird.
Inhaltsstoffe: Der Wurzelstock enthält ein schwefelhaltiges ätherisches Öl.
Anwendung: Der Wurzelstock war früher in den Pharmakopöen verzeichnet und medizinisch verwendet. Er findet heute regelmäßige Verwendung in der Volksmedizin wie die Küchenzwiebel. Man sammelt zur Blütezeit.

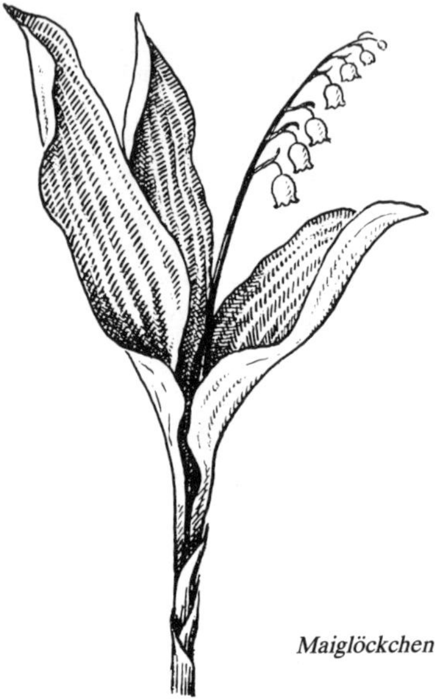

Maiglöckchen

Maiglöckchen †
Convallaria majalis

Beschreibung und Vorkommen: Eine geschützte mehrjährige anmutige Pflanze mit kriechendem Wurzelstock und grundständigen, elliptischen Blättern und einer einseitigen Rispe wohlriechender, weißer, glöckchenförmiger Blüten auf einem 15 bis 25 cm hohen Stengel. Die Frucht ist eine rote Beere. Blütezeit ist Mai bis Juni. Man findet die Pflanze in Kulturen und wildwachsend in lichten Laubwäldern auf humosen Böden.
Kulturgeschichte: Die getrocknete Pflanze war früher ein Mittel gegen viele Krankheiten, besonders jenen der Nerven, z. B. Epilepsie und Apoplexie, ja selbst gegen Geisteskrankheiten. Da die Medizin über lange Zeit den Schleim als Träger aller Krankheiten

ansah, suchte man nach Mitteln, um den Patienten davon zu befreien. Eines dafür war Niespulver. Die getrockneten und pulverisierten Blüten ergeben ein kräftiges Niespulver, das zu starken Absonderungen führt. Die Wurzel wurde unter anderem gegen Impotenz verwendet.
Inhaltsstoffe: Ein ätherisches Öl und zwei giftige Stoffe, Convallarin und Convallamarin, die auf das Herz wirken.
Anwendung: Convallarin und Convallamarin werden medizinisch als Herzstimulanz und als Abführmittel verwendet. In der Volksmedizin wird die Pflanze nicht gebraucht.

Einbeere †
Paris quadrifolia

Beschreibung und Vorkommen: Eine mehrjährige Pflanze mit kriechendem Wurzelstock und einem 15 bis 30 cm hohen Stengel mit vier kreuzförmig stehenden, umgekehrt eiförmigen Blättern und einer einzigen, großen, gelbgrünen Blüte. Die Frucht ist eine blauschwarze Beere. Blütezeit ist Mai bis Juni. Die Einbeere ist ziemlich selten und findet sich besonders in lichten Laubwäldern mit feuchten, humusreichen Böden.
Kulturgeschichte: Die sehr giftigen Einbeeren wurden früher gegen Bettwanzen verwendet. In Böhmen wurden sie noch vor kurzem drüsenkranken Kindern in Beuteln um den Hals gehängt.
Inhaltsstoffe: Wurzelstock und Beeren enthalten einen sehr giftigen Stoff.
Anwendung: Ein stark verdünnter alkoholischer Auszug der Beeren wird in der Homöopathie als Mittel gegen Kopfweh, Schwindel und Neuralgien verwendet. Die Einbeere wird in der Volksmedizin nicht gebraucht.

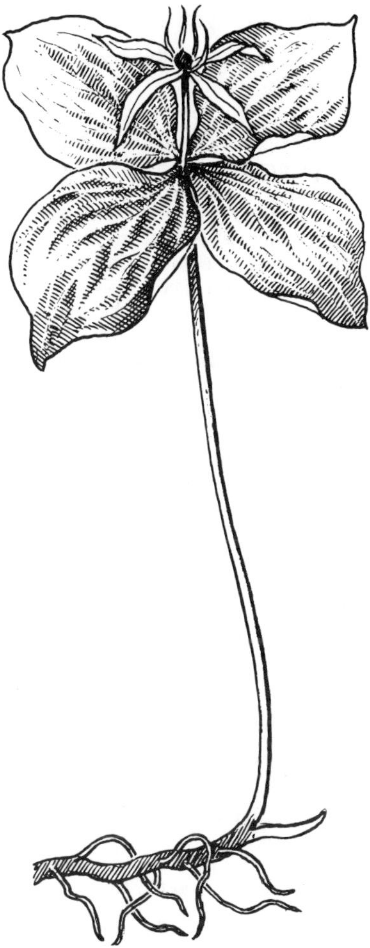

Einbeere

Schwertliliengewächse

19. Bleiche Schwertlilie, Bleiche Iris
Iris pallida

Beschreibung und Vorkommen: Eine mehrjährige Pflanze mit dickem, knolligem Wurzelstock, langen, schwertförmigen Blättern und großen, fahlvioletten Blüten auf 70 bis 80 cm hohen Stengeln. Blütezeit ist Mai bis Juni. Die Pflanze wird bei uns in Gärten gehalten und verwildert manchmal, wild findet man sie in Südeuropa auf kalkhaltigen Böden.
Kulturgeschichte: Diese Art zusammen mit der dunkelvioletten *Iris germanica* und der weißen *Iris florentina* waren jene »Veilchenwurzel«, die durch Jahrtausende den kleinen Kindern gegeben wurden, um die Schmerzen beim Wachsen der Zähne zu lindern; die Wurzel riecht nämlich wie Veilchen. Stilisierte Bilder der Blüten wurden vielfach in der Heraldik und beim Prägen von Münzen verwendet.
Inhaltsstoffe: Der Wurzelstock enthält neben ätherischem Öl hauptsächlich Stärke und einen ätzenden Stoff, der beim Trocknen verschwindet. Darüber hinaus hat man in der Schwertlilie erstmalig die Bitterstoffgruppe der »Iridoide« entdeckt.
Anwendung: Der Wurzelstock wird nach der Blütezeit gesammelt und humanmedizinisch als Magenmittel verwendet und in der Tiermedizin gegen Viehseuchen eingesetzt. In der Volksmedizin gilt der Wurzelstock als Wurmmittel und dient zur Fiebersenkung. Dosis: ca. 5 g der getrockneten, zerkleinerten Pflanze als Tee zubereitet werden 3mal täglich genommen.
Warnung: Man gebrauche jedoch nie den frischen Wurzelstock, da er giftig ist, sondern nehme nur gut abgelagerte Exemplare.
DAB: *Rhizoma Iridis*

Sumpfschwertlilie, Sumpfiris
Iris pseudacorus

Beschreibung und Vorkommen: Eine mehrjährige Sumpfpflanze mit dickem, knolligem Wurzelstock und 60 bis 100 cm hohen, verzweigten Stengeln, langen, schwertförmigen Blättern und großen, hellgelben Blüten. Blütezeit ist Juni–Juli. Die Pflanze ist nicht selten und findet sich gerne an Ufern von Seen und Flüssen.
Kulturgeschichte: Die Wurzel war früher als Magenmittel in Gebrauch und wurde jenen empfohlen, die sich die teueren Medizinen der Apotheker nicht leisten konnten.
Inhaltsstoffe: Der Wurzelstock enthält neben Stärke und ätherischem Öl einen ätzenden Stoff, der Vergiftungen verursachen kann.
Anwendung: Der Wurzelstock wird in der Volksmedizin einiger Länder regelmäßig verwendet, indem man einen alkoholischen Auszug der frischen Wurzel gegen Wassersucht nimmt. In Rußland wird die Wurzel wie die der Bleichen Iris kleinen Kindern »zum Beißen« gegeben.
DAB: *Rhizoma Iridis*

20. Echter Safran
Crocus sativus

Beschreibung und Vorkommen: Ein mehrjähriges 10 bis 15 cm hohes Schwertliliengewächs mit schmallinealischen Blättern, ähnlich denen der Gräser und großen blaßvioletten, dunkelgestreiften Blüten mit langen dreifachverzweigten, gelben Griffeln. Blütezeit ist September–Oktober. Die Pflanze findet sich bei uns nur in Gärten, wird aber in Südeuropa besonders als Gewürzpflanze geschätzt.
Kulturgeschichte: Die getrockneten Griffel, die früher ein wertvolles Heilmittel waren, werden heute nur noch

als Gewürze benutzt. Für 1 kg Safran benötigt man 15 000 blühende Pflanzen, und man muß riesige Kulturen angelegt haben, um den gewaltigen Bedarf des Abendlandes vom Altertum bis hin zur Renaissance zu decken. Im Jahre 1448 wurden in Verona 16 Lasten Safran verzollt, was einen Wert von 10 000 Dukaten oder rund 100 000 DM entspricht. Da die Droge sehr kostbar war, wurde sie gerne gefälscht. Gegen Safran-Verfälscher gab es harte Strafen; in einigen deutschen Dörfern verhängte man über die entdeckten Verbrecher den Tod auf dem Scheiterhaufen. Seinen Ruf als Arzneimittel behielt der Safran bis in das vergangene Jahrhundert. Er wurde gegen Augenentzündungen, Leber-, Nieren-, Brust- und Magenkrankheiten und als harntreibendes und krampflösendes Mittel angewandt. Plinus behauptete, daß er, bei den Mahlzeiten eingenommen, verhindert, vom Wein betrunken zu werden. Noch in einer schwedischen Pharmakologie von 1872 wird die Droge bei Luftansammlungen im Darm sowie als schweißtreibendes und menstruationsförderndes Mittel empfohlen. Heute ist sie meist aus den Pharmakopöen verschwunden und wird selbst in der Volksmedizin selten verwendet.

Inhaltsstoffe: Die Narbenschenkel des echten Safran enthalten außer einem Bitterstoff und ätherischem Öl den rötlichgelben Farbstoff Crocin, der seiner Chemie nach ein glykosidisches Karotinoid und somit dem roten Farbstoff der Möhre verwandt ist.

Anwendung: In der Volksmedizin wird der Safran mancherorts noch für dieselben Leiden verwendet wie in der alten Schulmedizin. Für den Menschen sind 12 bis 15 g Safran tödlich, weshalb er nur in kleinen Mengen verwendet werden sollte, d. h. höchstens 0,2 g Safran für jeweils einen Tee. Sonst wird Safran als Farbmittel in der Bäckerei verwendet.

DAB: *Crocus*

Knabenkrautgewächse, Orchideen

21. Geflecktes Knabenkraut

Dactylorhiza maculata

Beschreibung und Vorkommen: Eine mehrjährige Pflanze mit tief handförmig geteilten Wurzelknollen, einem 15 bis 60 cm langen Stengel mit 6 bis 10 lanzettlichen, braunfleckigen Blättern und einer dichtblütigen, kegelförmigen Ähre von kleinen Blüten. Die Pflanze ist nicht häufig und deshalb geschützt; sie wächst vor allem auf feuchten Waldwiesen und Mooren.

Kulturgeschichte: Wegen ihrer Form wurde die Knabenkrautknolle über Jahrhunderte als Aphrodisiakum verwendet, d. h. als Mittel, das den Geschlechtstrieb steigern soll; noch der bedeutende Pflanzen-Systematiker Linné empfahl im 18. Jahrhundert diese Droge Ratsuchenden.

Inhaltsstoffe: Die Wurzelknolle des Knabenkrauts enthält Schleim, Stärke und Zucker.

Anwendung: Die getrocknete und pulverisierte Wurzelknolle (Salep) war lange in den Pharmakopöen aufgeführt und wurde von den Ärzten als Mittel gegen Durchfall verschrieben. Dafür wird sie auch heute noch in der Volksmedizin gebraucht. Rund 2 g werden mit einer Tasse kochendem Wasser übergossen und von der schleimigen Flüssigkeit, die dann entsteht, nimmt man einen Eßlöffel mehrmals täglich.

DAG: *Tubera Salep*

Schmerwurz-, Yamsgewächse

Schmerwurz
Tamus communis

Beschreibung und Vorkommen: Eine mehrjährige Schlingpflanze mit dikkem, knolligem und manchmal verzweigten Wurzelstock und einem 2 bis 3 m langen windenden Stengel mit herzförmigen, zugespitzten, glänzenden Blättern. Die kleinen, strahligen, grünlichen Blüten bilden kleine Trauben und bringen rote durchscheinende Beeren von der Größe von Maiskörnern hervor. Blütezeit ist Mai bis Juni. Die Pflanze wächst bei uns wild nur im Rhein-Moselgebiet und manchmal als Zierpflanze in Gärten. Sie ist in Südeuropa in Hecken und an Waldrändern auf Kalkboden zu Hause.

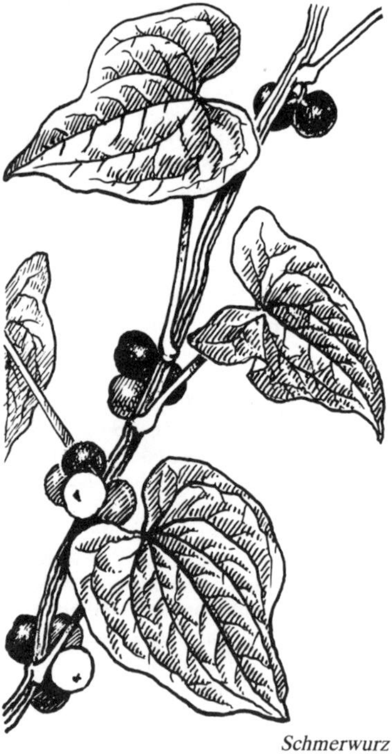

Schmerwurz

Kulturgeschichte: Eine Verwandte der Schmerwurzelknolle ist in Mexiko beheimatet und wird dort von den Indianern gegen Gicht verwendet. 1896 isolierten die Amerikaner einen Stoff daraus, das Diosgenin. Als man um 1930 die Chemie der Geschlechtshormone klarlegte, begann man sich für Stoffe mit ähnlicher chemischer Zusammensetzung zu interessieren, den sogenannten Ste-roiden, und man fand einen im Diosgenin. Davon ausgehend wurden viele Hormone synthetisiert, die sowohl als Heilmittel gegen viele Krankheiten dienen, als auch als Praeventivmittel. Darunter ist unter anderem das Cortison, das einen bedeutenden Fortschritt bei der Behandlung von Asthma, Gelenkrheumatismus und gewissen Hautkrankheiten bedeutet, und auch die Antibabypille verdankt ihr Entstehen des Steroiden.
Inhaltsstoffe: Die Beeren enthalten Diosgenin, der Wurzelstock Kalziumoxalat und einen stark hautreizenden Stoff.
Anwendung: Scheiben des frischen oder getrockneten Wurzelstocks werden in der Volksmedizin mancher Länder auf gichtige Glieder gebracht. Auch mit alkoholischen oder wässrigen Auszügen erzeugt man eine verstärkte Durchblutung. Man sammelt im Sommer oder Herbst.
Warnung: Beim Ausgraben des Wurzelstocks sollte man Gummihandschuhe verwenden, da die direkte Berührung mit der Haut sehr unangenehme Ausschläge und schmerzhafte Verbrennungen hervorrufen kann. Kinder können nicht genug vor den roten Beeren der Schmerwurz gewarnt werden, da Vergiftungen durch sie den Tod zur Folge haben können.

Birkengewächse

22. Warzen-Birke
Betula pendula

Beschreibung und Vorkommen: Ein bis zu 30 cm hoher Baum mit hübscher, weißer Rinde, dünnen, an den Enden hängenden Zweigen und lang zugespitzten, doppelt gesägten Blättern. Die männlichen und weiblichen Blüten sitzen an verschiedenen Stellen am gleichen Baum. Die Frucht ist eine geflügelte Nuß. Blütezeit ist April bis Mai. Der Baum ist weit verbreitet und häufig, besonders auf mageren Böden in Wäldern, Heiden und Mooren.
Kulturgeschichte: Der Birkensaft war früher in medizinischem Gebrauch gegen Tuberkulose, Blasen- und Nierensteine, und aus den frischen Knospen wurde ein vitaminreiches Getränk hergestellt.
Inhaltsstoffe: Saponine, Gerbstoffe, ätherisches Öl sowohl in den Blättern als auch in den Knospen und in der Rinde.
Anwendung: Die 1 bis 2 Monate alten Blätter werden in der Volksmedizin gegen Blasen- und Nierenleiden sowie als harntreibendes Mittel verwendet. Dosis: 1 bis 2 Eßlöffel der Droge werden 20 Minuten mit $^1/_4$ l kochendem Wasser ausgezogen und der geseihte Sud wird im Lauf eines Tages getrunken. Der im Frühjahr aufsteigende Saft wird abgezapft und gegen Kolik verwendet. Dosis: 1 bis 2 Eßlöffel vermischt mit Sodawasser oder Weißwein. Eine alte Kur gegen Gicht besteht darin, daß man das befallene Glied mit frischen Birkenblättern einpackt und diese Packung mehrere Tage beibehält. Das durch trockene Destillation der Rinde gewonnene Birkenpech wird in der Dermatologie verwendet.
DAB: *Folia Betulae*

Moor-Birke
Betula pubescens

Beschreibung und Vorkommen: Ein bis zu 30 m hoher Baum, der an die vorhergehende Art erinnert, sich von ihr aber dadurch unterscheidet, daß die Zweige mehr aufrecht stehen und die Blätter eiförmig kurz zugespitzt und einfach gesägt sind. Blüht im April bis Mai gleichzeitig mit dem Erscheinen des Laubs. Der Baum ist recht häufig und wächst besonders in feuchten Wäldern und auf Mooren.
Inhaltsstoffe: Saponine, Gerbstoffe und ätherisches Öl sowohl in den Blättern als auch in Knospen und Rinde.
Anwendung: Wird wie die Warzen-Birke gebraucht.
DAB: *Folia Betulae*

Buchengewächse

23. Stieleiche, Sommereiche
Quercus robur

Beschreibung und Vorkommen: Ein bis zu 30 m hoher Baum mit knorrigen Ästen, zersprungener Rinde und großen, gelappten Blättern. Die männlichen Blüten sitzen in hängenden Trauben, die weiblichen an aufrechten, wenigblütigen Stengeln. Die Frucht, die Eichel, ist eine ovale Nuß und sitzt in einem kleinen Becher. Blütezeit ist Mai, zugleich mit dem Erscheinen des Laubs. Ist überall recht häufig in Wäldern und Hainen.
Kulturgeschichte: Dieser knorrige Baum unserer Wälder, der mit vielerlei Sagen und religiösen Vorstellungen verbunden war, lieferte durch die Jahrtausende Holz zum Haus- und Schiffsbau sowie Rinde zum Gerben und vielerlei Medikamente gegen zahlreiche Krankheiten. Schon 400 v. Chr. ver

wendete Hippokrates die Wurzeln in Wasser oder Wein gekocht als Brei gegen Brandwunden.
Inhaltsstoffe: Überwiegend Gerbstoffe in den Blättern, Früchten und in der Rinde.
Anwendung: Die Rinde junger Bäume wird in der Volksmedizin regelmäßig äußerlich als blutstillendes Mittel verwendet, gegen Frostbeulen, Hämorrhoiden, Hautkrankheiten und als Gurgelmittel bei Halsentzündung, innerlich gegen Magenkatarrh und Durchfall. Dosis zum äußerlichen Gebrauch: 500 g der getrockneten, zerkleinerten Rinde werden 20 Minuten mit 3 bis 4 l Wasser gekocht und geseiht. Dosis zum inneren Gebrauch: 4 g der getrockneten, zerkleinerten Rinde werden mit 2 Glas kaltem Wasser über Nacht ausgezogen und der geseihte Auszug wird im Laufe des Tages getrunken. Auch die Früchte werden in der Volksmedizin verwendet wie früher von den Ärzten, nämlich zerrieben gegen Drüsenkrankheiten und Durchfall bei Kindern. Die Gallen, die bis zu 70% Gerbstoffe enthalten, werden zu ihrer Gewinnung verwendet. Medizinisch wird sie als Gegenmittel bei Vergiftungen mit Antimon, Blei und Kupfer und mit Alkaloiden, z. B. durch Opium, verwendet, da die Gerbstoffe mit diesen Stoffen unlösliche Verbindungen eingeht. Die Rinde wird im Frühjahr abgeschält, die Früchte sammelt man reif.
Warnung: Sowohl Sud als auch Auszug mit Vorsicht und nur kurze Zeit verwenden. Bei innerlichem Gebrauch kann der Gerbstoffgehalt dem Verdauungskanal und der Leber schaden.
DAB: *Cortex, Semen Quercus*

Steineiche, Wintereiche
Quercus petraea

Beschreibung und Vorkommen: Ein bis zu 30 m hoher Baum, der an die vorhergehende Art erinnert, sich von dieser aber durch die regelmäßigere Krone, die gleichförmiger gelappten Blätter und ungestielte Früchte unterscheidet. Blüht im Mai gleichzeitig mit dem Erscheinen des Laubs. Der Baum ist nicht so häufig und wächst in Wäldern.
Inhaltsstoffe: Hauptsächlich Gerbstoffe in Blättern, Rinde und Früchten.
Anwendung: Hat die gleiche Anwendung wie die Stieleiche.
DAB: *Cortex, Semen Quercus*

24. Edelkastanie
Castanea sativa

Beschreibung und Vorkommen: Ein bis zu 30 m hoher Baum mit rissiger Rinde und recht großen, lanzettlichen, gesägten Blättern. Die männlichen und weiblichen Blüten sitzen zusammen auf langen, aufrechten Stielen. Die braunen Früchte, die Kastanien, reifen im Oktober, sie sitzen, 2 bis 3 zusammen, in einer stacheligen Schale. Blütezeit ist Mai. Der Baum wächst bei uns nur einzeln in sehr warmen Gegenden, meist als Ziergewächs, wild kommt er aber oft in großen Beständen südlich der Alpen vor.
Kulturgeschichte: Sowohl Dioskurides als auch Plinius erwähnen im 1. Jahrhundert n. Chr. die medizinische Verwendung der Früchte als Abführmittel und gegen Bluthusten und die Schalen als Adstringens. Letztere wird in den ältesten Pharmakopöen als »Membrana castaneae« bezeichnet.
Inhaltsstoffe: Gerbstoffe.
Anwendung: Die Blätter werden im Juni eingesammelt und in der Volksmedizin gegen Keuchhusten verwen-

det. Ein Teelöffel der getrockneten und zerkleinerten Blätter wird mit einem Glas kochenden Wassers als Tee zubereitet und 4- bis 5mal täglich getrunken. In einigen Ländern wird die Rinde auch gegen Durchfall und Hexenschuß angewendet. 200 g der getrockneten, zerkleinerten Rinde werden ½ Stunde mit 1 l Wasser gekocht. Der geseihte Auszug wird eßlöffelweise 3- bis 4mal täglich genommen.
Warnung: Der Rindenauszug soll mit Vorsicht genommen werden und nur kurze Zeit, da die Verdauungsorgane durch die Gerbstoffe Schaden nehmen können.

Weidengewächse

25. Kaspische Weide
Salix acutifolia

Beschreibung und Vorkommen: Ein 4 bis 5 m hoher Strauch mit rotvioletten, blaubereiften Zweigen und langen, schmalen, lanzettlichen, auf der Oberseite glänzend hellgrünen, auf der Unterseite graugrünen Blättern. Kann auch in der Form eines kleinen Baums auftreten. Die wolligen männlichen Kätzchen erscheinen schon im Dezember. Blütezeit ist März bis April, vor dem Austreiben des Laubs. Die Pflanze wird oft angepflanzt und verwildert.
Kulturgeschichte: Die römischen Ärzte des Altertums verwendeten die Rinde der Weide zum Abtreiben und gegen Enddarm- und Gebärmuttervorfall.
Inhaltsstoffe: Rinde und Blätter enthalten salicylsäurehaltiges Salicin und Gerbstoffe. Beide waren in den Pharmakopöen aufgenommen und als Ersatz für Chinarinde von den Ärzten gegen Fieber verordnet. Als man 1860 die Salicylsäure synthetisch herstellte, zeigte es sich, daß dieser organische Stoff schon 1838 aus Salicin hergestellt worden war.
Anwendung: Sowohl Rinde als auch Blätter werden heute in der Volksmedizin gebraucht, wie sie früher von den Ärzten verwendet wurden, nämlich innerlich als Mittel gegen Fieber, gegen Blutungen und Verdauungsbeschwerden, gegen Kopfweh und Neuralgie, äußerlich als Fußbad gegen Schweißfuß und zur Behandlung schlecht heilender Wunden. Dosis zum inneren Gebrauch: Ein Teelöffel der getrockneten, zerkleinerten Rinde wird über Nacht mit einem Glas kalten Wassers ausgezogen und der geseihte Auszug wird im Verlauf des Tages getrunken. Man kann auch einen Teelöffel der pulverisierten Rinde 3mal täglich nehmen. Dosis für äußerlichen Gebrauch: Rund 50 g der getrockneten Rinde werden 15 Minuten mit ½ l Wasser gekocht und geseiht. Anstatt der Rinde kann man in beiden Fällen Blätter verwenden. Die Rinde wird von 3- bis 4jährigen Zweigen im Frühjahr abgeschält, die Blätter sammelt man im Mai.

Silberweide

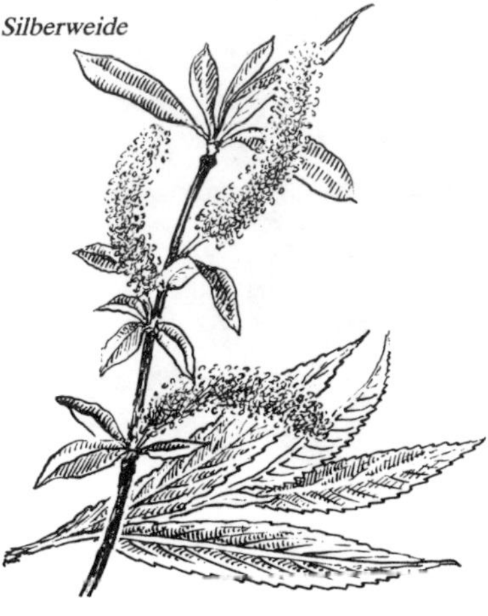

Silberweide
Salix alba

Beschreibung und Vorkommen: Ein bis zu 25 m hoher Baum mit in der Regel hängenden Zweigen und langen, schmalen, lanzettlichen, auf der Oberseite glatten, tiefgrünen, auf der Unterseite weißfilzigen Blättern. Die eingeschlechtlichen Blüten sitzen in Kätzchen, weibliche und männliche Blüten jeweils auf verschiedenen Pflanzen. Blütezeit ist Mai bis Juni. Die Pflanze wird oft gepflanzt und wächst an Ufern und auf feuchten Wiesen.
Inhaltsstoffe: Rinde und Blätter enthalten Salicin und Gerbstoffe.
Anwendung: Wie bei der Kaspischen Weide.

Bruchweide
Salix fragilis

Beschreibung und Vorkommen: Ein bis zu 15 m hoher Baum mit waagrecht abstehenden Zweigen und langen, breit lanzettlichen auf der Oberseite matten, hellgrünen, auf der Unterseite graugrünen Blättern. Die Blüten sind eingeschlechtlich und sitzen in Kätzchen, weibliche und männliche für sich jeweils getrennt auf verschiedenen Pflanzen. Blütezeit ist Mai bis Juni. Man findet die Pflanze häufig an Ufern und in feuchten Wäldern.
Inhaltsstoffe: Rinde und Blätter enthalten Salicin und Gerbstoffe.
Anwendung: Hat die gleiche Verwendung wie die Kaspische Weide.

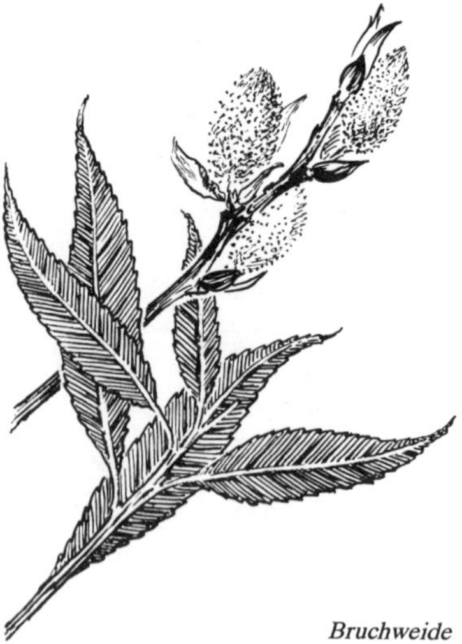

Bruchweide

26. Zitterpappel, Espe
Populus tremula

Beschreibung und Vorkommen: Ein bis zu 20 m hoher Baum mit zerrissener Rinde und fast kreisrunden, gekerbten Blättern, die bei dem kleinsten Windhauch in Bewegung geraten und der Pflanze den Namen gegeben haben. Die Blüten sitzen in hängenden Kätzchen, männliche und weibliche getrennt auf verschiedenen Pflanzen. Blütezeit ist Februar bis April, vor dem Erscheinen des Laubs. Die Pflanze ist in Wäldern und Hecken häufig und weit verbreitet.
Kulturgeschichte: Der getrocknete Bast der Rinde war früher ein geschätztes Heilmittel, das parallel mit Weidenrinde verwendet wurde.
Inhaltsstoffe: Das Glykosid Populin und Salizylpopulin, das wie Salizylsäure wirkt, und Gallussäure.
Anwendung: Die Blütenknospen werden in der Volksmedizin regelmäßig gegen Gichtleiden und Bronchitis, sowie als harntreibendes Mittel verwendet. Dosis: Ein Teelöffel der getrockneten Knospen werden mit einer Tasse kochenden Wassers 20 Minuten ausgezogen, geseiht und 2- bis 3mal täglich eingenommen. Man sammelt sie im Frühjahr.

Walnußgewächse

27. Walnußbaum
Juglans regia

Beschreibung und Vorkommen: Ein bis zu 20 m hoher Baum mit gekrümmten Zweigen und großen, ungleich gefiederten Blättern mit eiförmigen Blättchen. Die männlichen Blüten sitzen in hängenden Kätzchen, die weiblichen in endständigen und wenigblütigen Ständen. Die Frucht ist eine Steinfrucht, eine Nuß, deren grüne, fleischige Schale beim Reifen abfällt. Blütezeit ist Mai bis Juni. Bei uns wächst die Pflanze nur angepflanzt in wärmeren Lagen, sie ist in Südosteuropa und Asien heimisch.
Kulturgeschichte: Im Altertum verband man die Walnuß in Griechenland mit Zeus, in Rom mit Jupiter, da die Nüsse nach Plinius traditionelle Speise bei religiösen Festen waren. Hat man nicht eine Erinnerung daran, wenn heute die Nüsse bei dem Weihnachtsgebäck verwendet werden? Man entdeckte bald, daß die Hände beim Schälen der Nüsse schwarz wurden und verwendete sie zum Färben von Haaren und Wolle. Heute verwendet man sie in Ölen als Sonnenschutzmittel. Die getrockneten Blätter wurden in die Pharmakopöen aufgenommen und von den Ärzten in wässrigem Auszug als Mittel gegen Drüsenkrankheiten und als Adstringens verwendet.
Inhaltsstoffe: Blätter und Fruchtschalen enthalten Gerbstoffe, Bitterstoff und etwas ätherisches Öl, die Fruchtschalen außerdem Vitamin C.
Anwendung: Die getrockneten Blätter werden regelmäßig in der Volksmedizin verwendet, innerlich gegen Drüsenkrankheiten, Englische Krankheit (Rachitis), Zahnfleischentzündung, Gicht und Appetitlosigkeit und als Abführmittel, äußerlich gegen Pickel und Schorf und in Fußbädern gegen Fußschweiß. Dosis für innerlichen Gebrauch: Rund 3 g der getrockneten, zerkleinerten Blätter werden mit 2 Glas kochenden Wassers übergossen und 1/2 Stunde ziehen gelassen. Der geseihte Auszug wird im Verlauf des Tages getrunken. Dosis für äußerlichen Gebrauch: 1 kg der getrockneten und zerkleinerten Blätter werden mit 3 l Wasser 1/2 Stunde gekocht und abgeseiht. Davon verwendet man 10% für ein Fußbad und das Ganze für ein Vollbad. Man sammelt in Mai bis Juni. Aus den Fruchtschalen wird von den Apothekern ein Extrakt hergestellt, das in der Kosmetik zur Färbung der Haut verwendet wird.
DAB: *Folia Juglandis*

Ulmengewächse

28. Feld-Ulme
Ulmus carpinifolia

Beschreibung und Vorkommen: Ein bis zu 25 m hoher Baum mit zerrissener Rinde und ovalen, scharf gezähnten, auf der Oberseite glatten Blättern. Die kleinen, roten Blüten sitzen in dichten, runden Köpfchen. Die Frucht ist charakteristisch geflügelt. Blütezeit ist April bis Mai, vor dem Erscheinen des Laubs. Die Pflanze ist in Wäldern weit verbreitet und wird auch oft angepflanzt.
Kulturgeschichte: Der Bast war lange Zeit ein anerkanntes Mittel zur Wundheilung.
Inhaltsstoffe: Die Rinde enthält Schleim und Gerbstoffe.
Anwendung: Der Bast, der zeitig im Frühjahr abgeschält wird, wird regelmäßig in der Volksmedizin verwendet. Eine Handvoll der getrockneten, zer-

kleinerten Rinde wird 10 Minuten mit 1l Wasser gekocht und abgeseiht. Davon nimmt man eßlöffelweise 4- bis 5mal täglich gegen Gicht. Äußerlich wird der Auszug als wundheilendes Mittel, gegen Hämorrhoiden und zum Spülen bei Mundentzündungen verwendet.

Berg-Ulme
Ulmus glabra

Beschreibung und Vorkommen: Ein bis zu 25 m hoher Baum, der an die vorhergehende Art erinnert, sich von dieser aber durch größere und oberseits rauhe Blätter unterscheidet. Blütezeit ist März bis April. Der Baum ist vor allem in den Wäldern der Bergregion verbreitet, wird aber auch angepflanzt.
Inhaltsstoffe: Die Rinde enthält Schleim und Gerbstoffe.
Anwendung: Hat die gleiche Verwendung wie die Feld-Ulme.

Gagelstrauchgewächse

Gagelstrauch
Myrica gale

Beschreibung und Vorkommen: Ein 30 bis 150 cm hoher Strauch mit glatten, rotbraunen Zweigen und kleinen, keilförmigen, gegen die Spitze gezähnten, stark duftenden dunkelgrünen Blättern. Die kleinen eingeschlechtlichen Blüten sitzen in aufrechten Kätzchen, männliche und weibliche getrennt auf verschiedenen Pflanzen. Blütezeit ist April bis Mai. Die Pflanze findet sich vor allem in Nordwestdeutschland auf Heidemooren.
Kulturgeschichte: Die Blätter des Gagelstrauches wurden vor allem im Mittelalter als Ersatz für Hopfen beim Bierbrauen verwendet. Ein Sud der Blätter wurde als Mittel gegen Läuse und gegen Schorf verwendet und die Blätter wurden bis ins vorige Jahrhundert von den Apothekern als Mittel gegen Hautausschläge verkauft.
Inhaltsstoffe: Ätherisches Öl.
Anwendung: Die Pflanze hat heute keine medizinische Verwendung.

Brennesselgewächse

29. Große Brennessel
Urtica dioica

Beschreibung und Vorkommen: Eine mehrjährige Pflanze mit reich verzweigtem Wurzelstock und 60 bis 150 cm hohen, aufrechten Stengeln mit eiförmigen, zugespitzten, grob gesägten, mattgrünen Blättern, die mit Brennhaaren besetzt sind. Die unansehnlichen, eingeschlechtlichen Blüten sitzen in ährenförmigen Ständen (Rispen) in den Blattachseln, männliche und weibliche Blüten getrennt auf verschiedenen Pflanzen. Blütezeit ist Juli bis August. Die Pflanze ist überall recht häufig, besonders an Wegrändern, in Hekken und auf feuchtem Humus in Wäldern.
Kulturgeschichte: Die Brennessel war lange Zeit Zuflucht der Ärzte bei vielen Krankheiten, hat aber auch einen hervorragenden Platz unter den Volksheilmitteln und im Aberglauben. In der Slowakei sollte eine Frau ihr Wasser nur zwischen die Nesseln lassen und sie würde Schwangerschaft vermeiden. Mancherorts peitscht man sich regelmäßig mit Nesseln gegen Gicht, eine recht barbarische Kur, die moderne Heilmittel längst verdrängt haben sollten.
Inhaltsstoffe: Die Brennhaare enthalten unter anderem Histamin, die ganze Pflanze Gerbstoffe, Kieselsäure.

Anwendung: Die Brennessel wird regelmäßig in der Volksmedizin verwendet. Ein Auszug der oberirdischen Teile der jungen Pflanze wird als blutreinigendes, schleimlösendes und harntreibendes Mittel verwendet. Dosis: 3 Teelöffel der getrockneten und zerkleinerten Pflanze werden mit 2 Glas kochendem Wasser übergossen und 10 Minuten ausgezogen. Der geseihte Auszug wird im Laufe des Tages getrunken. Gegen Husten und Bronchitis wird ein Eßlöffel der getrockneten, zerkleinerten Wurzel mit einem Glas kochenden Wassers ausgezogen und mit Honig oder Kandiszucker gesüßt. Dieser Hustensaft wird eßlöffelweise 4- bis 5mal täglich eingenommen. Gegen Haarausfall und Sommersprossen werden 100 g Blätter mit ½ l Wasser und ½ l Essig ½ Stunde lang gekocht. Mancherorts gebraucht man den Preßsaft junger Pflanzen als Mittel gegen Frühjahrsmüdigkeit und trinkt ein kleines Weinglas am Morgen. Man sammelt im Juli bis August.
DAB: *Herba Urticae*

Kleine Brennessel

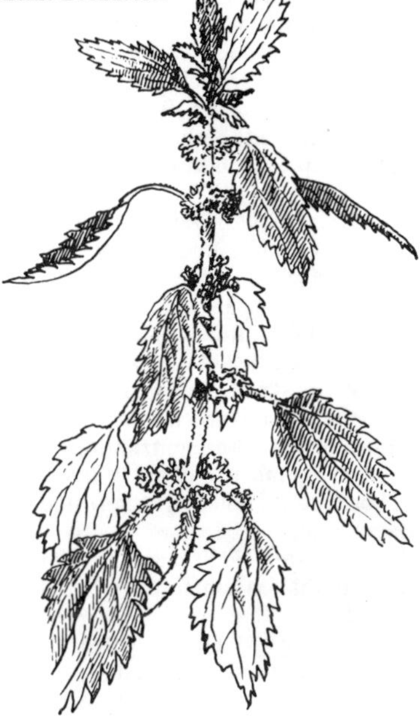

Kleine Brennessel
Urtica urens

Beschreibung und Vorkommen: Eine einjährige Pflanze mit einem 15 bis 40 cm hohen, verzweigten Stengel mit ovalen, sägezähnigen, frischgrünen Blättern, die mit Brennhaaren besetzt sind. Die unansehnlichen, eingeschlechtlichen Blüten sitzen in kleinen Rispen in den Blattachseln, männliche und weibliche vermischt. Blütezeit ist Juni bis September. Die Pflanze ist häufig auf unbebauten Plätzen.
Inhaltsstoffe: Wie die Große Brennessel.
Anwendung: Hat die gleiche Anwendung wie die Große Brennessel, wird aber darüber hinaus auch zur Wundbehandlung verwendet. 50 bis 100 g der getrockneten und zerkleinerten Pflanze werden in 1 l Wasser ½ Stunde gekocht. Der geseihte Auszug wird zum Abwaschen und für Umschläge von Brandwunden verwendet, soll aber auch günstig auf den Haarwuchs wirken, wenn man abends die Kopfhaut damit wäscht. Man sammelt im Juni bis September.

Hanfgewächse

30. Hanf
Cannabis sativa

Beschreibung und Vorkommen: Eine einjährige Pflanze mit einem 2 bis 3 m hohen Stengel mit handförmig ge-

teilten Blättern. Die Blüten sind eingeschlechtlich und unansehnlich. Die männlichen Blüten sitzen endständig, die weiblichen seitlich, jede für sich auf getrennten Pflanzen. Blütezeit ist Juni bis Juli. Eine alte Kulturpflanze, die besonders in Süd- und Osteuropa kultiviert wird.
Kulturgeschichte: Der Bast wurde früher für Gewebe und zur Herstellung von Hanfseilen verwendet, die Pflanze war aber auch als Heilmittel im Gebrauch. Dioskurides erzählt, daß die Frucht in reichlicher Menge genommen die Manneskraft stärkt, und der Saft der frischen Pflanze in die Ohren getropft gegen Ohrenentzündung hilft. Plinius fügt hinzu, daß die Wurzel in Öl gekocht steife Glieder lockert und Podagra heilt.
Inhaltsstoffe: Die Früchte, die Hanfsamen, enthalten ein fettes Öl und Eiweißstoffe.
Anwendung: Die getrockneten Früchte werden regelmäßig in der Volksmedizin verwendet als Mittel gegen Verdauungsbeschwerden und bei Harnröhrenentzündungen. Dosis: 2 bis 4 g Hanfsamen werden mit einer Tasse kochenden Wassers als Tee zubereitet und 3- bis 4mal täglich getrunken. Oder 20 g der pulverisierten Hanfsamen werden in ein Glas Milch verrührt und schluckweise im Lauf des Tages getrunken. Als Mittel zur Linderung von Gliederschmerzen werden pulverisierte Hanfsamen mit Wasser zu einem Brei verrührt und in einem Leinensäckchen auf das schmerzende Glied gelegt. Die reifen Früchte werden eingesammelt.

31. Hopfen
Humulus lupulus

Beschreibung und Vorkommen: Eine mehrjährige Schlingpflanze mit bis zu 6 m langen, rauhen Stengeln und handförmig geteilten Blättern. Die Blüten sind eingeschlechtlich und unansehnlich. Die männlichen Blüten sitzen in rispenartigen Ständen, die weiblichen in kleinen Scheinähren und entwickeln sich zu zapfenartigen Früchten. Männliche und weibliche Blüten finden sich auf verschiedenen Pflanzen. Blütezeit ist Juni bis Juli. Eine alte Kulturpflanze, die vor allem in Mitteleuropa kultiviert wird.
Kulturgeschichte: Die Fruchtzapfen wurden schon frühzeitig bei der Bierbrauerei verwendet. Sie geben dem Bier den bitteren, kräuterartigen Geschmack und machen das Bier haltbarer. Sie wurden aber auch als geschätztes Heilmittel verwendet. Man verordnete sie noch im vorigen Jahrhundert als schmerzstillendes Mittel und zur Beruhigung. Und heute noch werden sie als Schlafmittel gebraucht. Auf ein Bier schläft man ja gut. In manchen Ländern wird Hopfen noch in das Kopfkissen gestopft, um einen ruhigen Schlaf zu erreichen. Diese Methode wurde sogar von deutschen Ärzten im ersten Weltkrieg verwendet.
Inhaltsstoffe: Die Fruchtzapfen sind von kleinen, gelben Drüsen bedeckt, die einen Bitterstoff, das Lupulin, enthalten und dem Bier den Geschmack geben und einschläfernd wirken.
Anwendung: Die Fruchtzapfen, die in August bis September gesammelt werden, sind in der Volksmedizin ein Mittel gegen nervöse Zustände und Schlaflosigkeit. Dosis: Eine Messerspitze der getrockneten und pulverisierten Zapfen wird 2- bis 3mal täglich genommen. Man kann auch einen Tee aus den Zapfen bereiten. Dosis: 10 g werden mit ½ l Wasser 20 Minuten gekocht und abgeseiht. Der Sud wird in drei Teilen im Laufe des Tages getrunken.
DAB: *Strobuli Lupuli*

Lorbeergewächse

32. Lorbeer
Laurus nobilis

Beschreibung und Vorkommen: Ein 5 bis 7 m hoher, immergrüner Baum mit langen, schmalen, lanzettlichen, auf der Oberseite glatten, auf der Unterseite matten, lederartigen Blättern. Kann auch in Strauchform auftreten. Die unscheinbaren, eingeschlechtlichen Blüten sitzen in kleinen Rispen in den Blattachseln, männliche und weibliche Blüten getrennt auf verschiedenen Pflanzen. Die Frucht ist eine blauschwarze Beere. Blütezeit ist Juni bis Juli. Lorbeer ist im Mittelmeergebiet heimisch und wird bei uns im Glashaus gezogen.
Kulturgeschichte: Hippokrates gebrauchte die Beeren schon 400 v. Chr. als Mittel gegen Erkältungen und Menstruationsbeschwerden und das fette Öl, das aus den Früchten gepreßt wird, wurde lange Zeit zum Einreiben steifer Glieder und Muskeln verwendet. Im 17. Jahrhundert glaubte man, daß es auch gegen Impotenz hilfreich sei. Der Baum war im Altertum dem Gott Apollon geweiht, und der Lorbeerkranz war sowohl in griechischer wie auch in römischer Zeit und auch später ein Ehrenzeichen für Feldherren, Künstler und Sportler.
Inhaltsstoffe: Sowohl Blätter als Früchte enthalten ätherisches Öl, die Früchte außerdem zu 25% fettes Öl.
Anwendung: Das fette Öl, das aus den Früchten gepreßt wird, wird regelmäßig in der Medizin als Einreibemittel und gegen Hautkrankheiten verwendet. Die getrockneten Blätter sind ein bekanntes Gewürz. Die Pflanze wird in der Volksmedizin nicht verwendet.
DAB: *Fructus, Oleum Lauri* u. a.

Mistelgewächse

33. Mistel
Viscum album

Beschreibung und Vorkommen: Eine 20 bis 100 cm hohe, immergrüne, buschartige Pflanze mit stark verzweigten Ästen, zungenförmigen, lederartigen Blättern und unscheinbaren, eingeschlechtlichen Blüten. Männliche und weibliche Blüten finden sich auf verschiedenen Pflanzen. Die Frucht ist eine weißliche Beere. Blütezeit ist April bis Juni. Schmarotzt auf verschiedenen Bäumen, so auf Apfelbäumen, Linden und Weißdorn und in einer anderen Form auf Tennen. Die Mistel ist stellenweise recht häufig.
Kulturgeschichte: Die Mistel erwarb sich sehr früh das Interesse des Menschen und wurde seit dem Altertum als Heilpflanze und in der Magie verwendet.
Inhaltsstoffe: Sie sind nicht bis ins einzelne geklärt, aber die Pflanze enthält Bitterstoffe, ein fettes Öl und Saponin, Cholinverbindungen und ein Alkaloid. Neuere Untersuchungen ergaben einen Stoff mit Digitaliswirkung und einen anderen mit blutdrucksenkender Wirkung.
Anwendung: Es gibt medizinische Präparate, die bei klimakteriellen Beschwerden, Gefäßverkalkung, erhöhtem Blutdruck und Nervenkrankheiten verschrieben werden. In der Volksmedizin wird die Pflanze sowohl als Pulver als auch als Auszug gegen die gleichen Krankheiten verwendet. Dosis: Ein Teelöffel der getrockneten, zerkleinerten Blätter und Stengel wird über Nacht mit einem Glas kalten Wassers ausgezogen und der geseihte Auszug wird in drei Teilen im Laufe des Tages getrunken. Von den getrockneten, pulverisierten Blättern und Stengeln wird

morgens und abends eine Messerspitze genommen. Man sammelt die Pflanze das ganze Jahr.

Knöterichgewächse

34. Sauerampfer, Großer Ampfer
Rumex acetosa

Beschreibung und Vorkommen: Eine mehrjährige Pflanze mit kurzem, dikkem Wurzelstock und 50 bis 80 cm hohen Stengeln mit eiförmigen bis lanzettlichen Blättern mit pfeilförmiger Basis und einem endständigen, offenen Blütenstand von kleinen, rötlichen, eingeschlechtlichen Blüten. Die männlichen und weiblichen Blüten finden sich auf verschiedenen Pflanzen. Blütezeit ist Mai bis Juni. Die Pflanze ist weit verbreitet und recht häufig. Sie wächst auf Wiesen, an Wegrändern und in Gebüschen.
Kulturgeschichte: Der Gattungsname bedeutet Wurfpfeil und stammt von der Form der Blätter. Die Pflanze war früher in den Pharmakopöen verzeichnet und von den Ärzten als Mittel gegen Skorbut und Magenbeschwerden gebraucht.
Inhaltsstoffe: Wie der verwandte Rhabarber enthält der Ampfer Gerbstoffe, und einige Stoffe, die abführend wirken, sogenannte Antrachinonderivate. Die frische Pflanze ist reich an Vitamin C und Kaliumoxalat.
Anwendung: Der getrocknete Wurzelstock wird regelmäßig in der Volksmedizin als Abführmittel verwendet, meist in Pulverform. Dosis: 2–3 Messerspitzen werden 2mal täglich genommen. Die frische Pflanze wird als Salat zubereitet zur Vitaminversorgung im Frühjahr gebraucht. Der Wurzelstock wird im Herbst gesammelt. Warnung: Die frische Pflanze kann, wie der Rhabarber, durch seinen Oxalatgehalt Nierenschmerzen verursachen und muß daher jenen abgeraten werden, die zu Nierensteinen neigen.

Stumpfblättriger Ampfer
Rumex obtusifolius

Beschreibung und Vorkommen: Eine mehrjährige Pflanze mit kurzem, dik-

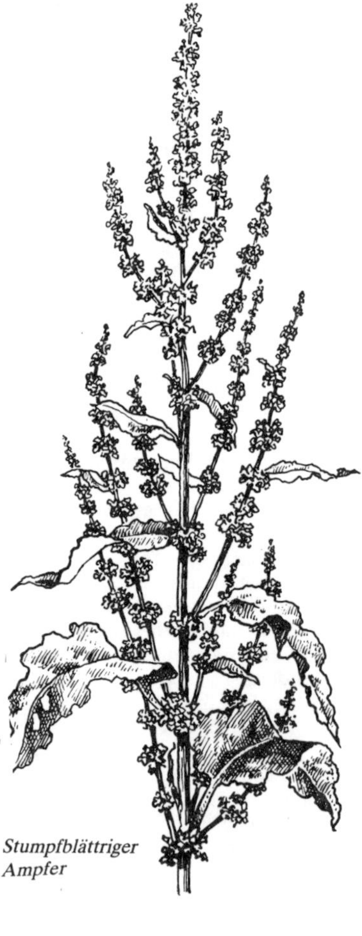

Stumpfblättriger Ampfer

kem Wurzelstock und 70 bis 100 cm hohen, verzweigten Stengeln mit unteren großen, herzförmigen ovalen Blättern, und oberen, die schmal und zugespitzt geformt sind. Die kleinen, grünlichen Blüten sitzen in einem spärlichen, endständigen Blütenstand. Blütezeit ist Juni bis August. Die Pflanze ist verbreitet und häufig und wächst als Unkraut um Dörfer und an Wegrändern.

Kulturgeschichte: Dioskurides nennt die Pflanze »lapathon« (= Ausscheidung, Stuhl), da sie schon im Altertum als Abführmittel verwendet wurde. Er versichert, daß die Wurzel in Wein gekocht Gelbsucht heilt, Blasensteine zerkleinert, die Menstruation fördert und gegen Skorpionbisse hilft. Der Gebrauch gegen Gelbsucht hat sicher seinen Ursprung in der Signaturlehre, da die Wurzel gelbrot ist, wenn man sie durchschneidet, und der Speichel beim Kauen gelb wird.

Inhaltsstoffe: Enthält wie die vorhergehende Art neben Gerbstoffen Anthrachinonderivate. Die frische Pflanze ist reich an Vitamin C und Kaliumoxalat.

Anwendung: Der Wurzelstock wird regelmäßig in der Volksmedizin als abführendes und blutreinigendes Mittel verwendet. Dosis: 1 bis 4 g der getrockneten, zerkleinerten Wurzel werden mit einer Tasse kochenden Wassers als Tee zubereitet. Der gleiche Auszug wird auch äußerlich gegen Hautkrankheiten wie trockene Ekzeme verwendet. Man sammelt im Spätsommer.

Vogelknöterich
Polygonum aviculare

Beschreibung und Vorkommen: Eine einjährige Pflanze mit 10 bis 75 cm langen, oft niederliegenden, verzweigten Stengeln mit kleinen, ovalen Blättern und unscheinbaren, rötlichen Blüten in den Blattachseln. Blütezeit ist Juli bis

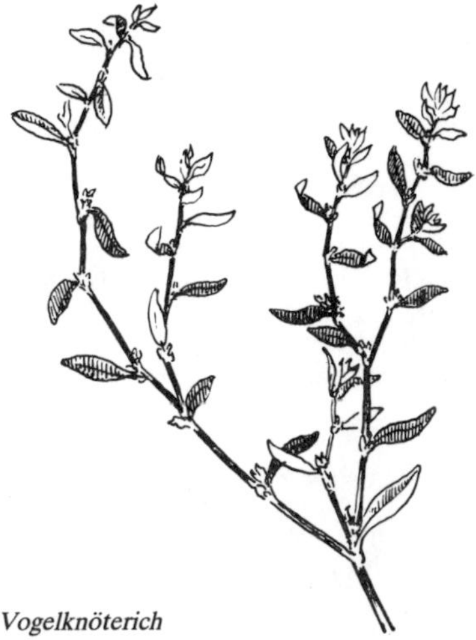

Vogelknöterich

September. Die Pflanze ist weit verbreitet und recht häufig, sie wächst auf Schuttplätzen um Siedlungen, an Wegrändern und selbst zwischen Straßenpflaster.

Kulturgeschichte: Die Pflanze wurde seit dem Altertum medizinisch gebraucht und ist bis heute in manchen Pharmakopöen verzeichnet.

Inhaltsstoffe: Kieselsäure, Gerbstoffe und Schleim, sowie ein Glykosid, Avicularin.

Anwendung: Die Pflanze, die in der Blütezeit gesammelt wird, ist regelmäßig als Mittel gegen Verdauungsbeschwerden und als harntreibendes Mittel in der Volksmedizin im Gebrauch. Dosis: 2 bis 4 g der getrockneten, zerkleinerten Pflanze werden mit einer Tasse kochenden Wassers als Tee zubereitet und 2- bis 3mal täglich getrunken. Der gleiche Auszug wird zum Gurgeln bei Luftröhrenkatarrhen und zum Waschen schlecht heilender Wunden verwendet.

DAB: *Herba Polygoni*

35. Wasserpfeffer
Polygonum hydropiper

Beschreibung und Vorkommen: Eine einjährige Pflanze mit 30 bis 50 cm hohen, verzweigten Stengeln mit schmalen, lanzettlichen Blättern und unscheinbaren, weißgrünen, rötlich angelaufenen Blüten in hängenden Ähren. Die Pflanze hat einen beißend scharfen Geschmack. Blütezeit ist Juli bis September. Die Pflanze ist in Gräben und auf feuchten Wiesen verbreitet und häufig.
Kulturgeschichte: Sie war früher in den Pharmakopöen verzeichnet und wurde von den Ärzten vor allem gegen Skorbut verwendet. Im 16. Jahrhundert empfiehlt Paracelsus sie als blutstillendes Mittel, und als Mittel gegen Magenbeschwerden, Gelbsucht und Wassersucht und gegen Leberkrankheiten.
Inhaltsstoffe: Gerbstoffe und einen scharfen Stoff, der hautreizend wirkt.
Anwendung: Wasserpfeffer, während der Blütezeit eingesammelt, wird in der Volksmedizin gegen Verdauungsbeschwerden verwendet. Dosis: 2 bis 4 g der getrockneten, zerkleinerten Pflanze werden als Tee zubereitet. Die frische Pflanze wird als Wundmittel und gegen Gicht gebraucht, indem sie zerdrückt und auf das befallene Glied gelegt wird.

Schlangenknöterich
Polygonum bistorta

Beschreibung und Vorkommen: Eine mehrjährige Pflanze mit kräftigem, gedrehtem Wurzelstock und einem 30 bis 100 cm hohen Stengel mit eiförmigen bis lanzettlichen Blättern und kleinen, rosa Blüten in dichten Ähren. Blütezeit ist Mai bis August. Ist auf feuchten Wiesen der montanen Region der Gebirge verbreitet.

Schlangenknöterich

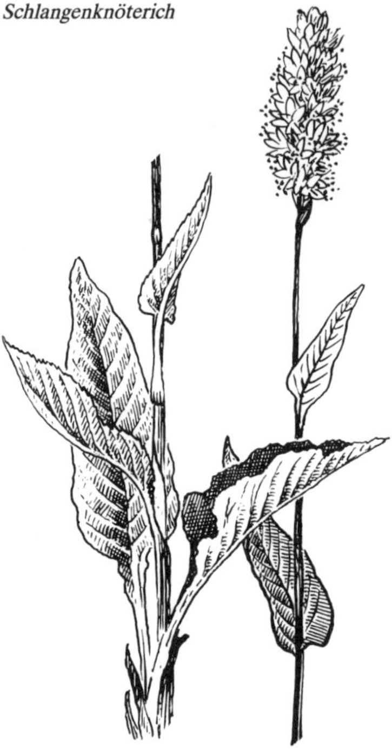

Kulturgeschichte: Der Name wurde von dem gekrümmten Wurzelstock abgeleitet. Auf der Signaturlehre basierend, war die Wurzel lange Zeit als Mittel gegen Schlangenbisse in Verwendung. In einigen Berggegenden ist das noch heute der Brauch. Im Mittelalter wurde die Wurzel auch gegen Pest und Blutkrankheiten verwendet.
Inhaltsstoffe: Gerbstoffe.
Anwendung: Der Wurzelstock, der in August bis September gesammelt wird, wird in der Volksmedizin regelmäßig besonders gegen Durchfall verwendet. Dosis: 1 bis 2 Eßlöffel der getrockneten und zerkleinerten Wurzel werden 20 Minuten mit 1 l Wasser gekocht. Davon

nimmt man 1 Eßlöffel 2- bis 3mal täglich. Den gleichen Auszug verwendet man zum Gurgeln und zum Spülen bei Mundentzündungen.

Nelkengewächse

36. Gemeines Seifenkraut
Saponaria officinalis

Beschreibung und Vorkommen: Eine mehrjährige Pflanze mit stark verzweigtem Wurzelstock und einem 30 bis 80 cm hohen Stengel mit elliptischen, zugespitzten Blättern und einem endständigen, vielblütigen Blütenstand mit großen, blaßroten oder seltener weißen Blüten. Blütezeit ist Juli bis September. Die Pflanze ist in Auen, an Wegrändern und Abfallstellen verbreitet.
Kulturgeschichte: Wie der lateinische Artnamen »officinalis« sagt, war die Wurzel früher und teilweise auch heute noch in den Pharmakopöen verzeichnet. Die Wurzel wurde auch als Waschmittel verwendet, da sie Saponine enthält, organische Stoffe, die in Wasser schäumen und wie Seife wirken.
Inhaltsstoffe: Saponine.
Anwendung: Der Wurzelstock wird in der Volksmedizin als schleimlösendes, abführendes und harntreibendes Mittel verwendet, sowie als Mittel gegen Gicht und Gallenleiden. Dosis: 2 Teelöffel der getrockneten und zerkleinerten Wurzel werden über Nacht mit einem Glas kalten Wassers ausgezogen und der geseihte Auszug im Laufe des Tages getrunken. Der gleiche Auszug wird auch äußerlich zum Baden von Hautausschlägen verwendet. Man sammelt im Frühjahr und Spätsommer.
DAB: *Radix Saponariae*

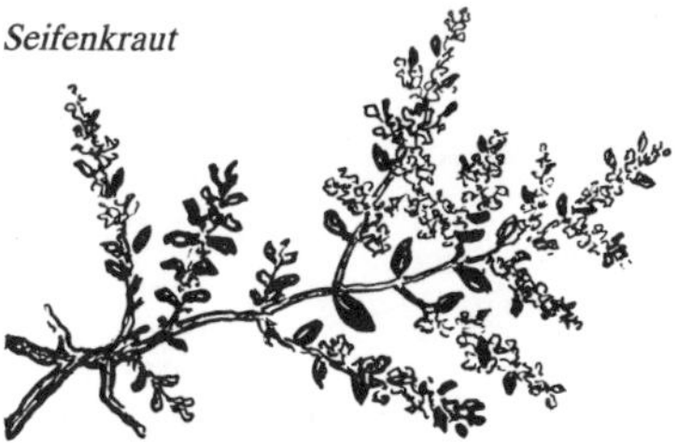

Seifenkraut

Kahles Bruchkraut
Herniaria glabra

Beschreibung und Vorkommen: Eine ein- bis zweijährige Pflanze mit 5 bis 25 cm langen, niederliegenden, verzweigten Stengeln und kleinen, ovalen Blättern. Die Blüten sind unscheinbar gelbgrün und sitzen in dichten Knäueln in den Blattachseln. Blütezeit ist Juni bis Juli. Die Pflanze ist weit verbreitet und findet sich besonders auf Triften, Heiden und sandigen Plätzen.
Kulturgeschichte: Die Pflanze wird bei uns Bruchkraut genannt, da man sie gegen Bruch verwendete, und davon wurde auch der Gattungsname abgeleitet, der aus dem Lateinischen »hernia« (= Bruch) kommt.
Inhaltsstoffe: Die Pflanze enthält neben einem ätherischen Öl Gerbstoff und Herniaringlykosid.
Anwendung: Die Pflanze wird während der Blütezeit gesammelt und regelmäßig in der Volksmedizin als harntreibendes Mittel und mancherorts auch als Mittel gegen Blasen- und Nierenbeckenentzündungen verwendet. Dosis: 2 bis 3 Eßlöffel der getrockneten und zerkleinerten Pflanze werden über Nacht mit 1 l kalten Wassers ausgezogen und der geseihte Auszug wird eßlöffelweise 2- bis 3mal täglich eingenommen.
Warnung: Wegen des hohen Gehalts an Gerbstoffen sollte das Mittel nicht bei Erkrankungen von Leber und Galle

genommen werden, da besonders bei Gallensteinen Komplikationen auftreten können.
DAB: *Herba Herniariae*

Hahnenfußgewächse

Schneerose †
Helleborus niger

Beschreibung und Vorkommen: Eine mehrjährige Pflanze mit stark verzweigtem Wurzelstock mit handförmig geteilten, lederartigen Blättern und großen, weißen Blüten auf 15 bis 30 cm langen Stengeln. Die Blätter überwintern. Die Blütezeit liegt um Weihnachten, Dezember bis März, davon auch der Name Christrose. Die Pflanze wächst wild in den östlichen Kalkalpen, wird aber häufig in Gärten angepflanzt.
Kulturgeschichte: Die Wurzel wurde im Altertum und bis zur Renaissance als Mittel gegen Geisteskrankheiten verwendet, wovon auch der aus dem Griechischen abgeleitete Gattungsname kommt, von »helleboraio« (= verrückt sein). Der Name Schwarze Nießwurz stammt aus dem Altertum, als die Griechen die Weiße Nießwurz, Veratrum album, zugleich mit der Schwarzen Nießwurz als Brechmittel verwendeten. Beide erhielten den Namen »helleboros«, der zu »helleborus« latinisiert wurde und beiden bis ins vorige Jahrhundert blieb, obwohl die eine ein Liliengewächs und die andere ein Hahnenfußgewächs ist. Selbst Linné, der Ordnung in das System brachte, nannte die Wurzel der Veratrum-Arten »radix hellebori albi«. Da in vielen Sprachen der Name Weiße Nießwurz dafür gebraucht wurde, erhielt die Schneerose zum Unterschied den Namen Schwarze Nießwurz wegen der dunklen Farbe der Wurzel.
Inhaltsstoffe: Die Pflanze, und besonders der Wurzelstock, enthält ein sehr giftiges Herzglykosid, Hellebrin, das wie Strophantin wirkt.
Anwendung: Der Wurzelstock war früher in den Pharmakopöen verzeichnet und wurde von den Ärzten als starkes Brech- und Abführmittel verordnet. Die Pflanze hat heute nur noch in der Homöopathie Verwendung.

Acker-Rittersporn †
Delphinium consolida

Beschreibung und Vorkommen: Eine einjährige Pflanze mit einem 20 bis 40 cm hohen, verzweigten Stengel mit handförmig geteilten Blättern und kleinen, blauvioletten Blüten in wenigblütigen Trauben. Blütezeit ist Juni bis Juli. Die Pflanze wächst mancherorts häufig als Unkraut in der Wintersaat, wird aber auch als Zierpflanze in Gärten kultiviert.
Kulturgeschichte: In alten Medizinbüchern wird die Pflanze als Mittel zum Augenbad, zum Fieberstillen und bei schwierigen Geburten empfohlen. Deutsche Studenten pflegten früher einen Strauß der blühenden Pflanze in ihren Buden aufzuhängen, der bewirken sollte, daß sie auch bei schlechtem Licht gut sehen konnten. Diese Eigenschaft ist sicher von der Signaturlehre abgeleitet. Verschiedene Pflanzen mit blauen Blüten wurden in der gleichen Weise gebraucht, z. B. Zichorie.
Inhaltsstoffe: Mehrere giftige Alkaloide.
Anwendung: Die Pflanze hat heute keine medizinische Bedeutung.

Blauer Eisenhut †
Aconitum napellus

Beschreibung und Vorkommen: Eine mehrjährige Pflanze mit dickem, knol-

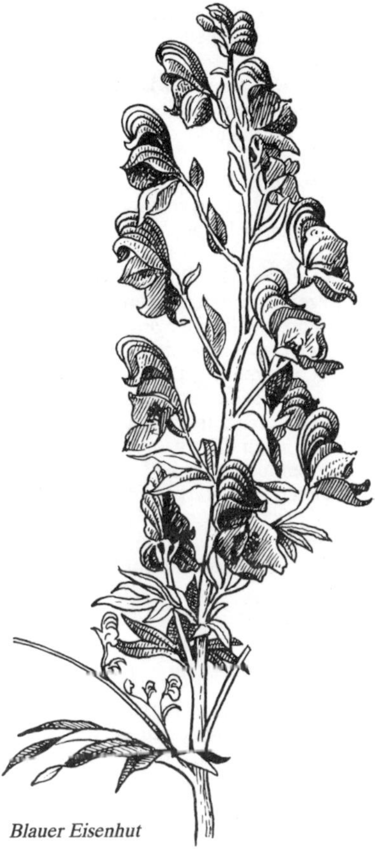

Blauer Eisenhut

ligem Wurzelstock und 50 bis 150 cm hohen, haarigen Stengeln mit handförmig geteilten, lappigen Blättern und großen, blauvioletten Blüten in einer vielblütigen Traube. Eisenhut wächst häufig auf Lagerfluren der Alpen und Pyrenäen, wird aber auch in Gärten kultiviert.

Kulturgeschichte: Der Name Eisenhut kommt von dem oberen helmförmigen Blatt der Blüte, der Gattungsname stammt vom Griechischen »akonitos«, das wiederum von »akos« (= Gift) und »notos« (= Südwestwind) kommt. Dieser Wind bringt Regen und übertragen wird die Übersetzung dann »Giftwäsche«. Die Pflanze enthält das sehr giftige Alkaloid Aconitin und war zu seiner Zeit eines der wirksamsten Mittel der Giftmischer. Im 18. Jahrhundert wurde es in sehr kleinen Mengen von den Ärzten als schmerzstillendes Mittel verwendet und im 1. Weltkrieg aus Mangel an Besserem in gleicher Weise.

Inhaltsstoffe: Die Pflanze enthält zwei sehr giftige Alkaloide, Aconitin und Napellin.

Anwendung: Ein sehr stark verdünnter Auszug der getrockneten Pflanze und des Wurzelstocks wird unter anderem in der Homöopathie als Mittel gegen Neuralgie und Ischias verwendet. Die Pflanze hat keinen Gebrauch in der Volksmedizin.

DAB: *Tubera Aconti*

Buschwindröschen †
Anemone nemorosa

Beschreibung und Vorkommen: Eine mehrjährige Pflanze mit wanderndem, kriechendem Wurzelstock, wovon 10 bis 25 cm hohe Stengel ausgehen, die in der Mitte drei handförmig geteilte Blätter tragen und am Ende eine weiße, außen rötlich angelaufene Blüte. Blütezeit ist März bis Mai. Die Pflanze ist in lichten Laubwäldern und Gebüschen weit verbreitet und häufig.

Kulturgeschichte: Im Mittelalter waren mehrere Anemonen-Arten medizinisch im Gebrauch, und 1530 nahm der deutsche *Otto Brunfels* die hier beschriebene Art in sein Kräuterbuch auf. Später wurde sie in die Pharmakopöen aufgenommen und die Ärzte verwendeten sie als blasenziehendes und hautreizendes Mittel.

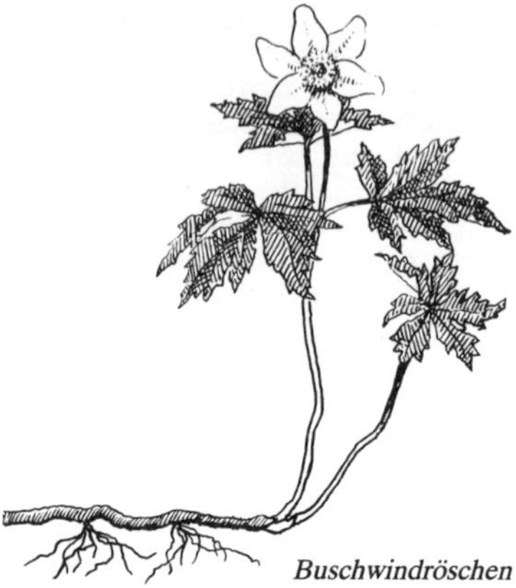

Buschwindröschen

Inhaltsstoffe: Glykosidisch gebundenes Anemonol, das sehr giftig ist, das aber beim Kochen oder Trocknen in das ungefährliche Anemonin umgewandelt wird. In frischem Futter können die Anemonen eine Gefahr für die Tiere werden, während Vergiftungen beim Menschen sehr selten sind, wohl wegen des widerlich brennenden Geschmacks.
Anwendung: Der aus frischen Pflanzen gepreßte Saft wird in sehr starker Verdünnung als Universalmittel in der Homöopathie verwendet. In der Volksmedizin findet man das Mittel gelegentlich im Gebrauch gegen Sommersprossen, es muß aber davor gewarnt werden, da es auch Blasen ziehen kann.

37. Leberblümchen
Hepatica nobilis

Beschreibung und Vorkommen: Eine mehrjährige Pflanze mit senkrechtem Wurzelstock, langgestielten, dreilappigen, in einer Rosette angeordneten Blättern und kleinen, blauen Blüten, die einzeln an 5 bis 15 cm langen Stengeln sitzen. Blütezeit ist März bis Mai. Die Pflanze ist in lichten Laubwäldern auf Kalkböden weit verbreitet und oft häufig.
Kulturgeschichte: Das Leberblümchen wurde seit langer Zeit sowohl von den Ärzten als auch in der Volksmedizin verwendet.
Inhaltsstoffe: Wie das Buschwindröschen enthält es glykosidisch gebundenes Anemonol, aber in viel kleineren Mengen.
Anwendung: Die Pflanze wird in der Blütezeit gesammelt und regelmäßig in der Volksmedizin gegen Leber- und Gallenleiden sowie als harntreibendes Mittel verwendet. Dosis: 4 Teelöffel der getrockneten, zerkleinerten Pflanze werden in einem Glas kalten Wassers über Nacht ausgezogen und der geseihte Auszug im Lauf des Tages getrunken. Ein stark verdünnter alkoholischer Auszug der frischen Blätter wird in der Homöopathie als Mittel gegen Hals- und Luftröhrenkatarrhe verwendet.

38. Knolliger Hahnenfuß †
Ranunculus bulbosus

Beschreibung und Vorkommen: Eine mehrjährige Pflanze mit einem 15 bis 20 cm hohen, am Grunde knollig angeschwollenen Stengel, langgestielten, handförmig geteilten Blättern mit gelappten Abschnitten und kleinen, gelben Blüten auf gefurchten Stengeln. Blütezeit ist Mai bis August. Die Pflanze ist auf trockenen Wiesen und Triften weit verbreitet.
Kulturgeschichte: Die gelbblütigen Hahnenfußarten, die »Butterblumen« wurden früher wegen ihres Gehalts an blasenziehendem Anemonol von den Bettlern verwendet um mitleidserregende Blasen zu erzeugen.
Inhaltsstoffe: Die Pflanze enthält wie die Anemonen glykosidisch gebunde-

nes Anemonol, das giftig ist, das aber beim Trocknen und Kochen in das ungefährliche Anemonin umgewandelt wird.
Anwendung: Der Saft aus frisch gepreßten Pflanzen wird in großer Verdünnung in der Homöopathie als Mittel gegen Gürtelrose und ähnliches verwendet. In der Volksmedizin benützt man es zum Einreiben bei Muskel- und Gelenkrheuma, Hexenschuß und Nervenschmerzen, wohl von der These ausgehend, daß Böses mit Bösem vertrieben werden müßte.

Scharfer Hahnenfuß †
Ranunculus acris

Beschreibung und Vorkommen: Eine mehrjährige Pflanze mit einem 20 bis 70 cm hohen Stengel, der verzweigt ist und langstielige, handförmig geteilte Blätter mit eingeschnitten-gesägten Abschnitten trägt. Die kleinen, gelben

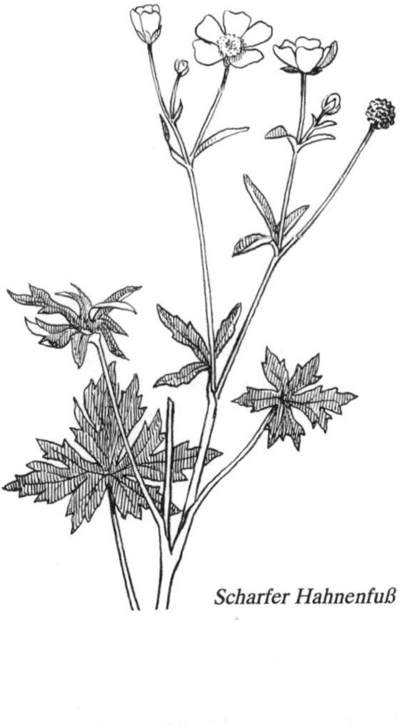

Scharfer Hahnenfuß

Blüten sitzen auf runden Stengeln. Blütezeit ist Mai bis Juli. Die Pflanze ist recht häufig auf Wiesen, Weiden und Wegrändern.
Kulturgeschichte: Wie die vorhergehende Art.
Inhaltsstoffe: Die Pflanze enthält wie die Anemonen glykosidisch gebundenes Anemonol, das sehr giftig ist, aber beim Kochen und Trocknen in das ungefährliche Anemonin umgewandelt wird. Außerdem Saponine.
Anwendung: Der Saft aus frischen Blättern gepreßt wird in starker Verdünnung in der Homöopathie gegen Gicht, Ischias und gewisse Hautkrankheiten verwendet. Die Pflanze wird in der Volksmedizin nicht verwendet.

Frühlings-Teufelsauge †
Adonis vernalis

Beschreibung und Vorkommen: Eine mehrjährige Pflanze mit 10 bis 30 cm hohen Stengeln und 2- bis 3fach gefiederten Blättern mit linealischen Abschnitten und großen, gelben Blüten. Blütezeit ist April bis Juni. Man findet die Pflanze wild nur noch vereinzelt auf Heiden, in Osteuropa dagegen häufiger. Sie wird in Gärten kultiviert.
Kulturgeschichte: Die getrocknete Pflanze wurde früher von den Ärzten als herzstimulierendes Mittel angewandt.
Inhaltsstoffe: Die herzwirksamen sehr giftigen Glykoside Cymarin und Adonitoxin.
Die Pflanze hat nur noch wenig medizinische Verwendung.
DAB: *Herba Adonidis*

Gemeine Küchenschelle †
Pulsatilla vulgaris

Beschreibung und Vorkommen: Eine mehrjährige Pflanze mit grundständi-

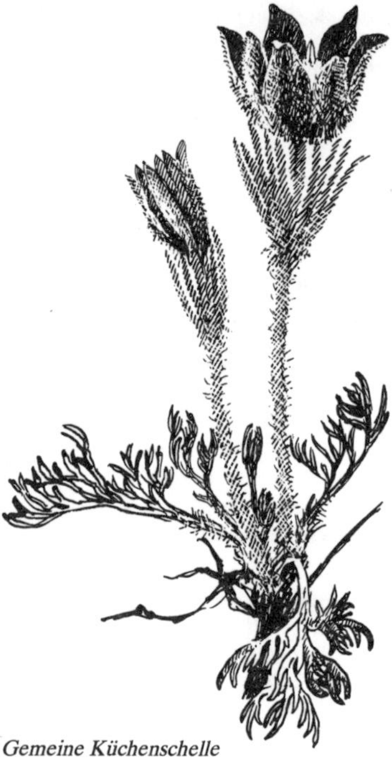

Gemeine Küchenschelle

gen, 2- bis 3fach gefiederten Blättern mit linealischen Abschnitten und großen, glockenförmigen, dunkelvioletten Blüten auf 10 bis 30 cm hohen, behaarten Stengeln. Blütezeit ist März bis Mai. Eine recht seltene Pflanze auf Trockenhängen und in trockenen Wäldern auf Kalkboden.
Kulturgeschichte: Der Name ist von der Form der Blüten abgeleitet, die an eine Kuhschelle erinnert.
Inhaltsstoffe: Die Pflanze enthält wie die Anemonen glykosidisch gebundenes Anemonol, das sehr giftig ist, beim Kochen und Trocknen aber in das ungiftige Anemonin umgewandelt wird.
Anwendung: Ein stark verdünnter Auszug der frischen Pflanze wird in der Homöopathie als Mittel gegen Neuralgien, Rheumatismus, Migräne, Bronchitis, Herzleiden, Hautkrankheiten u. a. verwendet, also ein Universalmittel. Die Pflanze wird nicht in der Volksmedizin verwendet.

39. Echte Pfingstrose
Paeonia officinalis

Beschreibung und Vorkommen: Eine mehrjährige Pflanze mit gelbroten Wurzelknollen und 30 bis 60 cm hohen Stengeln mit großen, 2- bis 3fach handförmig geteilten Blättern mit schmalen Abschnitten und großen, roten, rosa oder weißen Blüten. Blütezeit ist Mai bis Juni. Die Pfingstrose wächst bei uns nur kultiviert in Gärten, wild aber auf Kalk in den Südalpen und den Appenninen.
Kulturgeschichte: Hippokrates empfiehlt sowohl Wurzel als auch Samen gegen Menstruationsbeschwerden, Hysterie und Durchfall, während Dioskurides sie gegen Magenschmerzen, Nieren- und Blasenleiden und zur Wundbehandlung verwendet. Die Samen wurden seit dem Altertum auf Schnüren gereiht Kindern um den Hals gehängt, um die Beschwerden beim Erscheinen der Zähne zu lindern. Dieses war sogar in den Pharmakopöen bis in unser Jahrhundert verzeichnet.
Inhaltsstoffe: Gerbstoffe, mehrere organische Säuren und ein Glykosid, Peregrin.
Anwendung: Die Wurzelknollen werden regelmäßig in der Volksmedizin gegen Krämpfe verwendet. Dosis: $^1/_2$ bis 1 g der getrockneten, zerkleinerten Wurzel werden als Tee zubereitet. Es muß aber vor übermäßiger Verwendung gewarnt werden, da Erbrechen und Durchfall erzeugt werden können. Man sammelt die Wurzelknollen im Frühjahr und Herbst.

Seerosengewächse

Weiße Seerose †
Nymphaea alba

Beschreibung und Vorkommen: Eine mehrjährige Wasserpflanze mit dikkem, langem Wurzelstock und großen, fast runden Blättern, die unterseits rotbraun, oberseits grün sind und auf dem Wasser schwimmen. Die Blüten sind groß und weiß. Die runden Früchte sind fleischig. Blütezeit ist Juni bis September. Die Pflanze ist auf Seen und Flüssen weit verbreitet.
Kulturgeschichte: Viel Aberglaube war durch die Zeiten mit dieser Pflanze verbunden, die sich vor allem auf den Geschlechtstrieb bezog. Theophrastos schreibt, daß die Blätter pulverisiert und auf Wunden gelegt die Blutung stillen und daß ein Auszug der Pflanze gegen innere Krankheiten getrunken werden kann. Dioskurides empfiehlt Wurzel und Samen zusammen mit Wein genommen gegen Ruhr und Magenbeschwerden sowie als sehr wirksames Antiaphrodisiakum, das heißt ein Mittel zur Dämpfung des Geschlechtstriebs.
Inhaltsstoffe: Die Pflanze, besonders der Wurzelstock, enthält mehrere Alkaloide, u. a. Nuphamin, ein Glykosid und Gerbstoffe, die Blätter das Flavonglykosid Myricitrin. Diese Stoffe haben eine starke Wirkung auf Herz und Zentralnervensystem.
Anwendung: Die Pflanze hat heute keine medizinische Verwendung.

Gelbe Teichrose †
Nuphar luteum

Beschreibung und Vorkommen: Eine mehrjährige Wasserpflanze, die an die vorhergehende Art erinnert, sich aber von dieser durch ovale, auf beiden Seiten grüne Schwimmblätter, gelbe Blüten und krugförmige Früchte unterscheidet. Blütezeit ist April bis September. Die Pflanze ist in stehenden und langsam fließenden Gewässern verbreitet.
Kulturgeschichte: Wie die Weiße Seerose.
Inhaltsstoffe: Die Pflanze, besonders der Wurzelstock, enthält mehrere Alkaloide, u. a. Nuphamin, und Gerbstoffe, die Blätter das Flavonglykosid Myricitrin. Diese Stoffe haben eine starke Wirkung auf Herz und Zentralnervensystem.
Anwendung: Die Pflanze hat heute keine medizinische Bedeutung.

Osterluzeigewächse

40. Gemeine Osterluzei
Aristolochia clematitis

Beschreibung und Vorkommen: Eine mehrjährige Pflanze mit kriechendem Wurzelstock und 30 bis 60 cm hohen Stengeln mit herzförmigen Blättern, in deren Achseln die eigenartig geformten gelben Blüten sitzen. Blütezeit ist Mai bis Juni. Die Pflanze ist im Mittelmeergebiet zu Hause, findet sich aber verwildert in Weinbaugebieten.
Kulturgeschichte: Die Pflanze wurde früher von den Ärzten bei Geburten und schlecht heilenden Wunden verwendet. Das Einreiben mit dem Saft der Pflanze sollte vor Schlangenbissen schützen.
Inhaltsstoffe: Sowohl Wurzelstock als Stengel enthalten Aristolochiasäure und ein ätherisches Öl.
Anwendung: Der Wurzelstock wird regelmäßig in der Volksmedizin verwendet, innerlich als Mittel gegen Muskelschmerzen, als harntreibendes, schweißtreibendes, fieberstillendes

und menstruationsförderndes Mittel, äußerlich gegen schwere Hautkrankheiten. Dosis zum inneren Gebrauch: 1/4 Teelöffel der getrockneten, zerkleinerten Wurzel werden über Nacht mit einem Glas kalten Wassers ausgezogen und der geseihte Auszug im Lauf des Tages getrunken. Dosis zu äußeren Gebrauch: 2 Eßlöffel der getrockneten, zerkleinerten Wurzel werden 10 Minuten in einem Glas Wasser gekocht und der geseihte Auszug als Badewasser verwendet. Man sammelt im Frühjahr und Herbst.

41. Haselwurz
Asarum europaeum

Beschreibung und Vorkommen: Eine mehrjährige Pflanze mit kriechendem Wurzelstock und 5 bis 10 cm hohen Stengeln mit nierenförmigen, glänzenden, dunkelgrünen Blättern und unscheinbaren, braunen Blüten. Blütezeit ist März bis Mai. Die Pflanze wächst in Laubwäldern besonders auf Kalkböden.
Kulturgeschichte: War das klassische Brechmittel, bis die Brechwurzel *Uragoga ipecacuanha* im 16. Jahrhundert aus Brasilien nach Europa kam.
Inhaltsstoffe: Der Wurzelstock enthält neben Harz und Stärke Gerbstoffe, ätherisches Öl und einen scharf schmeckenden Stoff, Asaron.
Anwendung: Der Wurzelstock wird in der Volksmedizin regelmäßig als Brechmittel verwendet. Dosis: 5 g der getrockneten, zerkleinerten Wurzel mit einem Glas kochenden Wassers als Tee zubereitet werden eßlöffelweise eingenommen, bis Wirkung eintritt. In der Homöopathie wird ein stark verdünnter Auszug der Wurzel gegen nervöse Leiden und Durchfall verwendet. Man sammelt die Wurzeln im Frühjahr oder August.

Mohngewächse

Schlafmohn †
Papaver somniferum

Beschreibung und Vorkommen: Eine einjährige Pflanze mit einem 30 bis 80 cm hohen, meist kahlen Stengel mit grundständigen, breiten, gekrausten, blaugrünen Blättern und großen, lilaweißen Blüten. Die Frucht ist eine glatte, längliche Kapsel. Blütezeit ist Juni bis August. Wird sowohl als Schmuckpflanze als auch zur Ölgewinnung angebaut. In Osteuropa und Kleinasien und vor allem in Südostasien wird er zur Opiumgewinnung kultiviert.
Kulturgeschichte: Die Geschichte des Schlafmohns ist fast so lang wie die des Menschen, ja man fand geröstete Mohnfrüchte in einem 4000 Jahre alten Wohnplatz der Steinzeit in der Schweiz. Daß man sich schon im Alter-

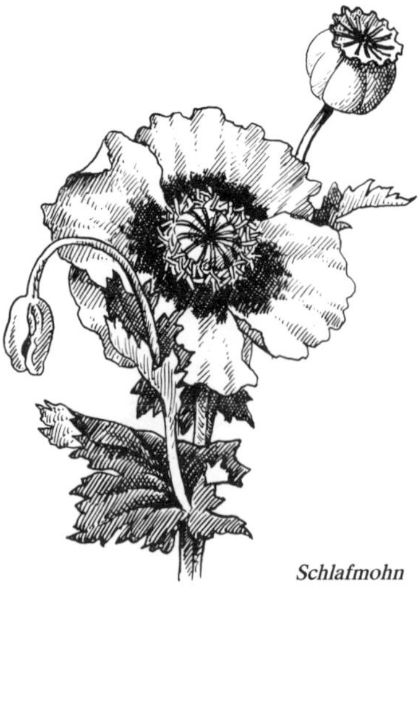

Schlafmohn

tum über die schmerzstillende Wirkung der Pflanze im klaren war, läßt sich aus dem Artnamen »somniferum« (= schlafgebend) ableiten, ein Name, der von den alten Römern verwendet wurde.
Inhaltsstoffe: Die unreifen Fruchtkapseln enthalten einen weißen Milchsaft (= Latex), aus dem in getrocknetem Zustand Opium hergestellt wird.
Anwendung: Opium und seine Zubereitungen sind immer noch in den Pharmakopöen verzeichnet. Nachdem mehrere besser schmerzstillende Mittel hergestellt wurden, wird die Droge hauptsächlich in hustenstillenden Medizinen und gegen Durchfall verwendet, außerdem stellt man Morphin, Codein und andere Opiumalkaloide daraus her. Aus den Samen wird Öl gepreßt und man verwendet sie auch zu Gebäck. Die Pflanze wird in der Volksmedizin nicht verwendet.
DAB: *Opium*

42. Klatsch-Mohn
Papaver rhoeas

Beschreibung und Vorkommen: Eine einjährige Pflanze mit einem 20 bis 60 cm hohen, verzweigten und steifbehaarten Stengel mit fiedrig geteilten Blättern und großen, roten Blüten. Die Frucht ist eine glatte, fast runde Kapsel. Blütezeit ist Juni bis Juli. Die Pflanze ist recht häufig als Unkraut in Wintersaaten und auf frisch geschütteten Dämmen.
Kulturgeschichte: Mancherorts erzählt man, daß die Pflanze mit ihren roten Blüten an Orten auftritt, wo in früheren Kriegen viel Blut vergossen wurde.
Inhaltsstoffe: Die Pflanze enthält neben einem roten Farbstoff Gerbstoffe und Gummi, sowie ein ungefährliches Alkaloid, Rhoeadin, das besonders im Milchsaft der Kapseln vorkommt.
Anwendung: Die getrockneten Blüten werden in der Volksmedizin regelmäßig wie früher von den Ärzten als Beruhigungsmittel verwendet. Dosis: 2 bis 3 g werden 10 Minuten mit einer Tasse kochenden Wassers ausgezogen und abgeseiht 2- bis 3mal täglich getrunken.
DAB: *Flores Rhoeados*

Schöllkraut †
Chelidonium majus

Beschreibung und Vorkommen: Eine mehrjährige Pflanze mit einem 30 bis 60 cm hohen, verzweigten, teilweise behaarten Stengel mit fiedrig geteilten Blättern mit eingeschnittenen Abschnitten und kleinen, gelben Blüten in einem wenigblütigen Schirm. Die Frucht ist eine lange, schmale Kapsel. Blütezeit ist Mai bis Juli. Die Pflanze ist

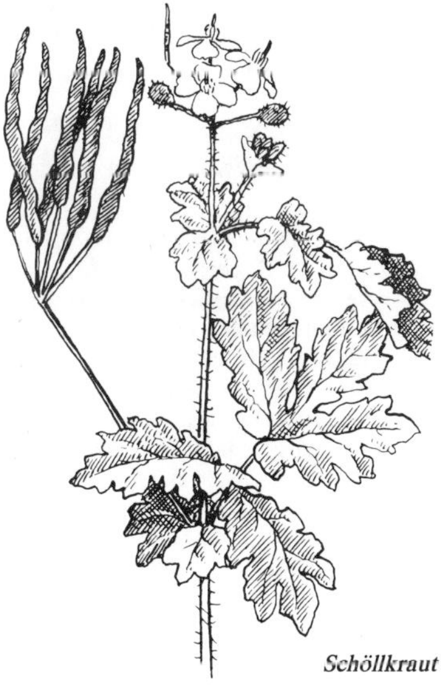

Schöllkraut

um Ortschaften recht häufig und wächst in Hecken und auf Steinhaufen.
Kulturgeschichte: Die Pflanze war lange ein geschätztes Heilmittel, das innerlich gegen Augenentzündungen, Unterleibsentzündungen, Wasser- und Gelbsucht gebraucht wurde, wobei letzteres nach der Signaturlehre auf der gelben Farbe der Blüten und des Milchsafts beruhte, sowie äußerlich gegen Schorf, Krätze, Sommersprossen, Beulen und Warzen, und die Pflanze war bis ins 19. Jahrhundert in den Pharmakopöen verzeichnet.
Inhaltsstoffe: Die Pflanze enthält neben einem ätherischen Öl einen scharf schmeckenden, gelben Milchsaft, der mehrere Alkaloide enthält und sehr giftig ist.
Anwendung: Neuerdings wird berichtet, daß die Pflanze wieder in das Gesichtsfeld der Forscher gerückt wurde, da es sich gezeigt hat, daß die Inhaltsstoffe bei vorsichtigem Gebrauch gegen fast alle genannten Krankheiten wirksam sind. In der Volksmedizin gibt es keinen Gebrauch.

43. Gemeiner Erdrauch
Fumaria officinalis

Beschreibung und Vorkommen: Eine einjährige, 10 bis 30 cm hohe Pflanze mit zarten, stark verzweigten Stengeln, feingeteilten, blaubereiften Blättern und kleinen, blaßroten Blüten in langen Trauben. Blütezeit ist Mai bis August. Die Pflanze ist als Unkraut auf Äckern und in Gärten weit verbreitet.
Kulturgeschichte: Dioskurides nennt die Pflanze wegen ihres scharfen Safts, der den »Blick klärt und Tränen hervorruft«. Der deutsche Otto Brunfels nannte sie im 16. Jahrhundert auch »fumus terrae« (= Erdrauch), da Rauch bekanntlich Tränen verursacht. Sie war lange eine wichtige Heilpflanze, die innerlich gegen Depressionen und Gelbsucht sowie gegen Bandwurm gebraucht wurde, äußerlich gegen Krätze und Hautausschläge.
Inhaltsstoffe: Die Pflanze enthält neben dem Alkaloid Fumarin das abführend wirkt, Bitterstoff und Harz.
Anwendung: Die getrocknete Pflanze, die während der Blütezeit gesammelt wird, wird in der Volksmedizin regelmäßig gegen Verstopfung, Skorbut, Gallenleiden, als schweißtreibendes Mittel und gegen Hämorrhoiden und schwer heilbare Hautleiden verwendet.
Dosis: Etwa 2 g der getrockneten und zerkleinerten Pflanze werden über Nacht in 2 Glas kalten Wassers ausgezogen und der geseihte Auszug wird im Laufe des Tages getrunken.
Warnung: In zu großen Mengen genommen kann das Mittel auf die Schleimhäute schädlich wirken.

Hohler Lerchensporn †
Corydalis cava

Beschreibung und Vorkommen: Eine mehrjährige Pflanze mit einer großen, hohlen, unterirdischen Stengelknolle, von der 15 bis 30 cm hohe Stengel mit doppelt dreigeteilten Blättern ausgehen und eine einseitswendige Traube von großen, rotvioletten oder weißen Blüten, deren eines Kronblatt einen gebogenen Sporn trägt, der zum Namen Lerchensporn geführt hat. Blütezeit ist März bis Mai. Die Pflanze ist in Laubwäldern auf Humus weit verbreitet.
Kulturgeschichte: Die Wurzel wurde früher, extrahiert mit Alkohol, als Heilmittel gegen Schüttellähmung, Jugendstumpfsinn und Menière' Krankheit gebraucht, die sich in Schwindel, Ohrensausen und Erbrechen äußert.
Inhaltsstoffe: Die Stengelknolle enthält mehrere Alkaloide mit Wirkung auf den Blutdruck.

Anwendung: Die Pflanze wird medizinisch nicht mehr verwendet, da es heute bessere und weniger toxische Präparate gegen die genannten Krankheiten gibt. Sie wird in der Volksmedizin nicht verwendet.

Kreuzblütler

44. Raps
Brassica napus var. *napus*

Beschreibung und Vorkommen: Eine einjährige Pflanze mit einem 60 bis 100 cm hohen, verzweigten Stengel, der unten fiederlappige, oben ganzrandige, glatte, blaubereifte Blätter und kleine, gelbe Blüten in einer gewölbten Trugdolde trägt. Die Frucht ist eine Schote. Blütezeit ist April bis September. Es ist eine alte Kulturpflanze, die angebaut wird. Sie zählt heute zu der weitaus bedeutendsten Ölfrucht des gemäßigten Klimas.
Kulturgeschichte: Der Name »Raps« kommt aus dem lateinischen »rapa« (= Rübe). Die Futterrüben sind die Wurzeln anderer Brassica-Arten. Aus den Samen wird Rapsöl gepreßt, das zu verschiedenen technischen Zwecken verwendet wird, während der Treber als Viehfutter Verwendung findet. Rapsöl wurde früher als Lampenöl gebraucht und wird auch heute noch im Ewigen Licht vor den Altären katholischer Kirchen benützt.
Inhaltsstoffe: Die Samen enthalten rund 40% fettes Öl, ein ätherisches Öl und ein Glykosid.
Anwendung: Rapsöl wird medizinisch zum Einreiben und als Zusatz zu bestimmten Rheumamitteln verwendet. Die Pflanze wird in der Volksmedizin nicht gebraucht.
DAB: *Oleum Rapae*

Gemüsekohl
Brassica oleracea

Beschreibung und Vorkommen: Eine einjährige Pflanze, die an die vorhergehende Art erinnert, sich von dieser aber durch große, blaßgelbe Blüten unterscheidet. Blütezeit ist Mai bis September. Wild wächst die Pflanze an den Küsten Frankreichs und Englands, wird aber in vielen Varianten überall angebaut.
Kulturgeschichte: Ist die Stammutter von Blumenkohl, Grünkohl, Weißkohl, Rotkohl und Rosenkohl. Der Name Kohl kann auf das englische »cole« und das französische »caule« zurückgeführt werden. Vor der Einführung der Kartoffel waren Kohl und Rüben die häufigsten Nahrungsmittel. Blätter, Samen und Wurzeln des Kohls wurden früher als Heilmittel verwendet. Der Saft der Pflanze oder die Samen vermischt mit Honig wurden gegen Husten gebraucht, und graue Haare sollten mit einem Auszug der Wurzeln gebadet werden, um ihre natürliche Farbe wieder zu erlangen.
Inhaltsstoffe: Die Samen enthalten ein fettes Öl, die Blätter größere Mengen von Vitamin A und C.
Anwendung: Die Pflanze hat einschließlich aller Kulturformen heute keine medizinische Bedeutung.

Feldkohl
Brassica campestris

Beschreibung und Vorkommen: Eine einjährige Pflanze mit einem 25 bis 60 cm hohen, verzweigten Stengel mit unten fiederlappigen, zerstreut steifhaarigen, grasgrünen, oben ganzrandigen, glatten, blaubereiften Blättern mit kleinen, gelben Blüten in einer gewölbten Trugdolde. Die Frucht ist eine Schote. Blütezeit ist April bis September. Die

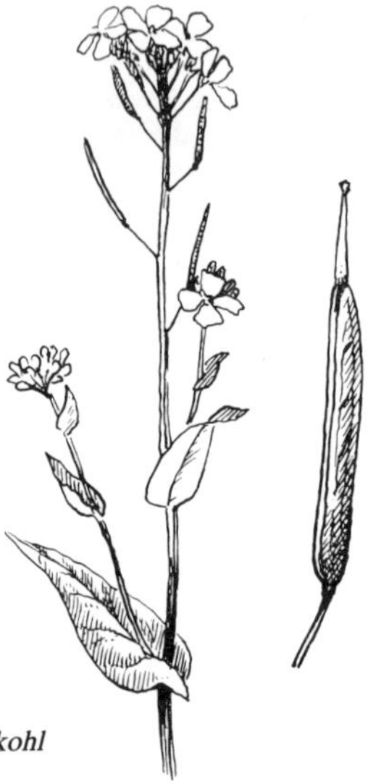

Feldkohl

Pflanze ist ein weit verbreitetes Ackerunkraut.
Kulturgeschichte: Vom Feldkohl stammen Rübenkohl, Raps und Weiße Rübe, die als Futter, Öllieferanten und Rüben angebaut werden.
Inhaltsstoffe: Die Samen enthalten fettes Öl und werden mancherorts zur Ölgewinnung verwendet.
Anwendung: Das Öl hat den gleichen Gebrauch wie das Rapsöl. Die Pflanze wird in der Volksmedizin nicht gebraucht.
DAB: *Oleum Rapae*

45. Schwarzer Senf
Brassica nigra

Beschreibung und Vorkommen: Eine einjährige Pflanze mit einem 60 bis 100 cm hohen, verzweigten Stengel mit unteren fiederlappigen und oberen lanzettförmigen, frischgrünen Blättern und kleinen, gelben Blüten in einer gewölbten Trugdolde. Die Früchte sind Schoten. Eine alte Kulturpflanze, die überall angebaut wird.
Kulturgeschichte: Aus den Samen wird Öl gepreßt, das als Nahrungsmittel verwendet wird, während aus den Rückständen Senf hergestellt wird. Die pulverisierten Senfkörner wurden früher von den Ärzten als Mittel gegen Gicht, Hexenschuß und Nervenentzündungen verwendet. Mit Harz als Bindemittel wurde das Pulver auf Papier geklebt. Dieses wurde getrocknet und von den Apotheken als Senfpflaster verkauft und war in den Pharmakopöen bis in unser Jahrhundert verzeichnet.
Inhaltsstoffe: Die dunkelbraunen Samen enthalten ein Glykosid, Sinigrin, das bei Zusatz von Wasser mit Hilfe eines Enzyms Allylsenföl, Glucose (Traubenzucker) und Kaliumhydrogensulfat ergibt, und daneben rund 30% fettes Öl.
Anwendung: Senfkörner werden in der Volksmedizin wegen ihrer durchblutungsfördernden Wirkung regelmäßig in Umschlägen gegen schmerzende Leiden verwendet. Die getrockneten, pulverisierten Körner werden mit lauwarmem Wasser zu einem Brei vermischt, der auf die schmerzende Stelle aufgetragen wird. Es muß aber davor gewarnt werden, den Brei zu lange auf einer Stelle zu belassen, da er starke Entzündungen hervorrufen kann. Man sammelt in August bis September.
DAB: *Semen Sinapis*

Weißer Senf
Sinapis alba

Beschreibung und Vorkommen: Eine einjährige Pflanze mit einem 50 bis 80 cm hohen, verzweigten Stengel mit fiederlappigen, zerstreut steifhaarigen, frischgrünen Blättern und kleinen,

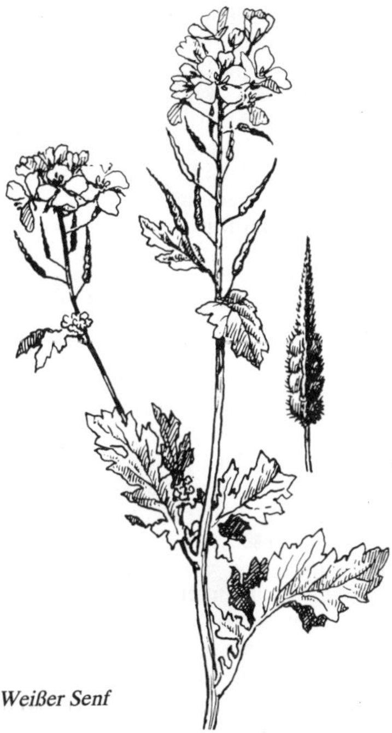

Weißer Senf

hellgelben Blüten in einer gewölbten Trugdolde. Die Frucht ist eine lange Schote. Blütezeit ist Juni bis Juli. Eine alte Kulturpflanze, die häufig angebaut wird.
Kulturgeschichte: Wie bei dem Schwarzen Senf.
Inhaltsstoffe: Die weißlichgelben Samen enthalten das Glykosid Sinalbin, das mit Wasser und unter Mitwirkung eines Enzyms eine aromatische Verbindung, Glucose und Kaliumhydrogensulfat ergibt, daneben noch das Enzym Myrosin, ein fettes und ein ätherisches Öl.
Anwendung: Die Samen werden wie beim Schwarzen Senf verwendet, werden aber auch innerlich gegen Verdauungsbeschwerden und Gicht verwendet. Dosis: 1 bis 3 g der getrockneten, pulverisierten Samen werden mit einer Tasse kochenden Wassers als Tee zubereitet und 3mal täglich getrunken. Man sammelt in Juli bis August.
DAB: *Semen Erucae*

46. Hederich
Raphanus raphanistrum

Beschreibung und Vorkommen: Eine einjährige Pflanze mit kurzer, dicker Pfahlwurzel und einem 30 bis 50 cm hohen, verzweigten Stengel mit fiederlappigen, steif behaarten Blättern und kleinen, blaßgelben Blüten in einer gewölbten Trugdolde. Die Frucht ist eine Gliederschote. Blütezeit ist Juni bis Juli. Die Pflanze ist besonders als Unkraut in Frühjahrssaaten weit verbreitet.
Kulturgeschichte: Linné warnt vor dem Hederich, da er irrtümlich annahm, daß dadurch Ergotismus entsteht, eine Krankheit, die sonst durch Einnahme von zuviel Mutterkorn entsteht.
Inhaltsstoffe: Die Samen enthalten wie die des Weißen Senfes das Glykosid Sinalbin.
Anwendung: Die Samen werden mit Wasser angerührt in der Volksmedizin als hautreizendes Mittel wie die Senfkörner verwendet. Sie werden aber auch innerlich gegen Verdauungsbeschwerden gebraucht. Dosis: 1 bis 3 g der getrockneten, pulverisierten Samen werden mit einer Tasse kochenden Wassers als Tee zubereitet und 3mal täglich getrunken. Man sammelt in Juli bis August.

47. Garten-Rettich
Raphanus sativus

Beschreibung und Vorkommen: Eine einjährige Pflanze, die an die vorherge-

hende Art erinnert, sich von dieser aber durch die stark verdickte Wurzel unterscheidet, rosa oder rotviolette Blüten hat und dicke, schwammige Schoten. Blütezeit ist Juli bis August. Wird in den Formen Rettich, var. *niger,* und Radieschen, var. *sativus,* gepflanzt.
Kulturgeschichte: Die Pflanze hat durch die Jahrtausende eine wichtige Rolle als Nahrung gespielt. So haben die vielen Tausend Ägypter, die die Cheops-Pyramide um 2700 v. Chr. gebaut haben, sich überwiegend von Rettich ernährt und man findet die Pflanze auch abgebildet. Ob im Mittelalter Rettich oder Radieschen gemeint waren bei den Behandlungen gegen viele Krankheiten, ist heute schwer zu entscheiden. Sie wurden wahrscheinlich miteinander gebraucht. Es besteht allerdings kein Zweifel, daß die Pflanze, die Dioskurides im 1. Jahrhundert nennt und gegen Gallensteine empfiehlt, Rettich ist. Er wurde daher auch von den Mönchen des Mittelalters gebraucht, und in einem neuen Medikament gegen die gleiche Krankheit ist er wirksamer Bestandteil.
Inhaltsstoffe: Die ganze Pflanze enthält das Glykosid Glucobrassicin, das nach Abbau bakterientötend wirkt.
Anwendung: Die frischen Wurzeln, die beim Rettich außen schwärzlich, beim Radieschen rot oder weiß sind, werden in der Volksmedizin wie früher von den Ärzten als schleimlösendes, verdauungsregulierendes und harntreibendes Mittel und gegen Gallen- und Leberkrankheiten verwendet. Dosis: Ein Eßlöffel der geriebenen Wurzel wird 3- bis 4mal täglich genommen.

48. Echtes Löffelkraut
Cochlearia officinalis

Beschreibung und Vorkommen: Eine zweijährige, 15 bis 30 cm hohe Pflanze mit in einer Rosette stehenden, langgestielten, rundlichen Grundblättern und sitzenden, länglichen Stengelblättern sowie kleinen, weißen Blüten. Die Frucht ist eine fast kugelige Schote. Blütezeit ist Mai bis Juni. Die Pflanze wächst auf salzigen Böden an den Meeresküsten und in einer anderen Form auf Mooren im Binnenland.
Kulturgeschichte: Bevor man sich darüber klar wurde, daß abwechslungsreiche Gemüsekost gegen Skorbut half, einer bei Seeleuten, Gefangenen und Armenhäuslern sehr häufige Erkrankung jener Zeit, erkannte der deutsche Arzt Johann Wier 1557, daß frisches Löffelkraut sehr wirksam gegen diese schmerzhafte Krankheit ist. Sie erhielt deshalb auch den Namen Skorbutkraut. Die Ärzte rieben die Pflanze zusammen mit Zucker in einem Mörser und gaben dies den Patienten. Zum Pinseln des blutenden Zahnfleischs, einer Folgeerscheinung dieser Krankheit, stellten die Apotheker einen Löffelkrautgeist her, indem sie die frische Pflanze mit Alkohol destillierten.
Inhaltsstoffe: Die Pflanze enthält große Mengen an Vitamin C und ein Glykosid, Glucocochlearin, Bitterstoff und Gerbstoffe.
Anwendung: Die Pflanze wird in der Volksmedizin regelmäßig gegen lockere Zähne, Mundentzündungen und als harntreibendes Mittel verwendet. Dosis: Ein Teelöffel Saft, aus frischen Pflanzen gepreßt, wird 3mal täglich genommen. Der Pflanzensaft auf wunden Gaumen oder Zähne gerieben hat zusammen mit dem Einnehmen ebenfalls eine gewisse Wirkung. 20 bis 30 g der frischen, zerkleinerten Pflanze werden 8 Tage lang mit 1 l Weißwein ausgezogen und 1- bis 2mal täglich ein kleines Weinglas davon eingenommen.

49. Hirtentäschelkraut
Capsella bursa-pastoris

Beschreibung und Vorkommen: Eine einjährige, 15 bis 30 cm hohe Pflanze mit einer in Rosette stehenden, fast ganzrandigen oder mehr oder weniger fiedrig geteilten Grundblättern, linealischen Stengelblättern und kleinen, weißen Blüten. Die Frucht ist eine umgekehrt herzförmige Schote. Blütezeit ist April bis September. Die Pflanze ist als Unkraut in Gärten und auf Äckern weit verbreitet.
Kulturgeschichte: Die Pflanze war im Mittelalter sehr geschätzt als blutstillendes Mittel, besonders bei Blutungen aus der Gebärmutter, und lange Zeit das einzige Hilfsmittel der Ärzte dagegen. Vor 200 Jahren verschwand die Droge aus der Reihe der Arzneimittel, aber durch den Mangel an Mutterkorn im 1. Weltkrieg wurde sie wieder aus der Vergessenheit geholt, um Blutungen bei Geburten zu stillen. Die Wirkung war unverkennbar und die Chemiker begannen sich für die Pflanze zu interessieren. Es zeigte sich, daß einige der Inhaltsstoffe des Mutterkornes, nämlich Cholin und Tyramin, vorhanden sind.
Inhaltsstoffe: Cholin, Acetylcholin und Tyramin.
Anwendung: Die Pflanze wird in der Blütezeit gesammelt und in der Volksmedizin regelmäßig gegen die genannten Blutungen verwendet, aber auch gegen Nierenkrankheiten, als Geburtshilfe zum Hervorrufen der Wehen und zur Anregung der Darmmuskulatur. Dosis: 2 bis 3 g der getrockneten, zerkleinerten Pflanze werden mit einer Tasse kochenden Wassers als Tee zubereitet und 2- bis 3mal täglich getrunken. Der Saft aus frischen Pflanzen gepreßt wird in die Ohren gegen Ohrenschmerzen gegossen und teelöffelweise 3- bis 4mal täglich zum Erleichtern des Wasserlassens genommen. Eine Mischung von Hirtentäschel und Gemeinem Odermennig wird gegen Bettnässen gebraucht. Dosis: 2 bis 3 g der Drogenmischung wird als Tee zubereitet.

50. Meerrettich
Armoracia lapathifolia

Beschreibung und Vorkommen: Eine mehrjährige, 50 bis 150 cm hohe Pflanze mit einem reich entwickelten Wurzelsystem, großen, langgestielten, ovalen Grundblättern, sitzenden, lanzettförmigen Stengelblättern und kleinen, weißen Blüten in Trauben. Die Frucht ist eine ovale Schote. Blütezeit ist Juni bis Juli.
Kulturgeschichte: Die Pflanze wächst wild an der bretonischen Küste, und der Gattungsname ist von dem keltischen »mor« (= Meer) abgeleitet. Meerrettich wurde früher von den Ärzten gegen Skorbut und als harntreibendes Mittel verwendet.
Inhaltsstoffe: Die frische Wurzel enthält ein Glykosid, welches das tränenerregende Senföl abspaltet, wenn man sie reibt, und daneben viel Vitamin C.
Anwendung: Die frische Wurzel wird in der Volksmedizin regelmäßig äußerlich als hautreizendes Mittel, innerlich als stärkendes und hustenstillendes Mittel verwendet. Zum inneren Gebrauch nimmt man einen Teelöffel der geriebenen Wurzel täglich. Ein Auszug in Essig kann ebenfalls verwendet werden. Geriebene Meerrettichwurzel wird mit Weinessig übergossen, so daß dieser 2 cm darüber steht, zieht 8 Tage und wird geseiht. Davon nimmt man einen Teelöffel 3mal täglich. Gleicher Auszug kann als Badewasser gegen Sommersprossen verwendet werden. Die Wurzeln sammelt man zu allen Jahreszeiten.

51. Garten-Kresse
Lepidium sativum

Beschreibung und Vorkommen: Eine einjährige Pflanze mit einem 25 bis 50 cm hohen, verzweigten Stengel mit fiedrig geteilten, lappigen Blättern und kleinen, weißen oder schwach rötlichen Blüten. Die Frucht ist eine ovale Schote. Blütezeit ist Juni bis Juli. Eine alte Kulturpflanze, die oft angebaut wird.

Kulturgeschichte: Die Pflanze war früher bei den Ärzten in Gebrauch. Schon Hippokrates erwähnt sie um 400 v. Chr., und Galen schreibt im 2. Jahrhundert n. Chr., daß man sie für die eigene Gesundheit essen sollte. Die Keimlinge werden in kleinen Behältern gezogen und als Beilage auf Butterbroten verwendet, während die Blätter als Salat zubereitet werden.

Inhaltsstoffe: Die Pflanze enthält neben großen Mengen Vitamin A und C ein ätherisches Öl und ein Glykosid, das bei Zusatz von Wasser einen antibiotischen Stoff, Benzylsenföl, entwikkelt.

Anwendung: Die Pflanze, die während der Blütezeit gesammelt wird, wird in der Volksmedizin als harntreibendes Mittel, bei Entzündungen der Harnwege und gemischt mit Honig als hustenstillendes Mittel gebraucht. Dosis: 2 bis 4 g der getrockneten, zerkleinerten Pflanze werden mit einer Tasse kochenden Wassers als Tee zubereitet und 3mal täglich getrunken.

52. Brunnenkresse
Nasturtium officinale

Beschreibung und Vorkommen: Eine mehrjährige Sumpfpflanze mit 30 bis 50 cm hohen, am Grunde niederliegenden und dann aufsteigenden, hohlen, saftigen Stengeln mit fiedrig geteilten Blättern mit ovalen Abschnitten und kleinen, weißen Blüten. Die Frucht ist eine schwach gebogene Schote. Blütezeit ist Juni bis Juli. Die Pflanze wird teilweise angebaut, findet sich aber wild weit verbreitet in Quellen und fließenden Gewässern.

Kulturgeschichte: Die Pflanze, die schon zur Römerzeit in berieselten Anlagen kultiviert wurde, war lange in den Pharmakopöen verzeichnet und wurde von den Ärzten gegen Skorbut und andere Krankheiten verwendet.

Inhaltsstoffe: Die Pflanze enthält neben Glykoside und Schwefelverbindungen enthaltendem ätherischen Öl auch Jod, einen Bitterstoff und die Vitamine C und E.

Anwendung: Die frische Pflanze wird in der Volksmedizin gegen Gicht, Nieren- und Blasenleiden, Beulen im Mund und Zahnfleischentzündungen sowie gegen Frühjahrserscheinungen verwendet. Letzteres in einem Gemisch mit Brennesseln, Spinat und anderen grünen Kräutern. Die Pflanze wird während der Blütezeit gesammelt und getrocknet gegen die gleichen Krankheiten gebraucht. Dosis: 2 bis 4 g der getrockneten, zerkleinerten Pflanze werden mit einer Tasse kochenden Wassers als Tee zubereitet und 3mal täglich getrunken. Warnung: Schwangere Frauen sollten das Mittel nicht benützen, da es stark harntreibend wirkt.

53. Wegrauke
Sisymbrium officinale

Beschreibung und Vorkommen: Eine einjährige Pflanze mit einem 30 bis 50 cm hohen, verzweigten, dicht behaarten Stengel mit fiedrig geteilten oder spießförmigen Blättern und kleinen, gelben Blüten. Die Frucht ist eine lange Schote. Blütezeit ist Juni bis Juli. Die

Pflanze ist an Wegrändern und auf Schutt recht häufig.
Kulturgeschichte: Wie der Name besagt, war die Pflanze früher als Arzneimittel in Gebrauch.
Inhaltsstoffe: Die Pflanze enthält schwefelhaltige Salze, die Samen ein Cardenolid, das eine gewisse herzstimulierende Wirkung hat.
Anwendung: Der aus frischen Pflanzen gepreßte Saft wird in der Volksmedizin als harntreibendes und schleimlösendes Mittel gebraucht, wobei in letzterem Fall eine Mischung mit Honig verwendet wird. Gewöhnlich nimmt man einen Teelöffel des frischen Pflanzensafts 3mal täglich.

Sauerkleegewächse

54. Wald-Sauerklee
Oxalis acetosella

Beschreibung und Vorkommen: Eine mehrjährige, 5 bis 15 cm hohe Pflanze mit dreigeteilten Blättern aus umgekehrt herzförmigen Teilblättern und großen, weißen, violett geaderten Blüten auf langen, dünnen Stielen. Blütezeit ist April bis Juni. Die Pflanze ist auf magerem Humus in Wäldern verbreitet und häufig.
Kulturgeschichte: Man glaubte lange, daß der saure Geschmack der Pflanze durch Essigsäure verursacht wurde, die einzige Säure, die man kannte. Da die Essigsäure ein sehr geschätztes Heilmittel war, wurde diese Eigenschaft allen sauer schmeckenden Pflanzen zugesprochen. Im 18. Jahrhundert preist Linné die Essigsäure in hohen Tönen als Heilmittel gegen viele Krankheiten. Er kommt auch auf »natürliche Essigsäure«, die eigentlich Zitronensäure ist. Essigsäure wurde damals ausschließlich aus Wein gewonnen.
Inhaltsstoffe: Man hat festgestellt, daß der saure Geschmack von dem Gehalt an Oxalsäure kommt.
Anwendung: Die frischen Blätter werden in der Volksmedizin regelmäßig als blutreinigendes Mittel, gegen Skorbut und Halsentzündung und als Wurmmittel gebraucht. Gewöhnlich nimmt man einen Eßlöffel der frischen Blätter als Brei zubereitet einige Male täglich.
Warnung: Nimmt man Sauerklee über längere Zeit und in größeren Mengen, so kann er gefährlich werden, besonders für Menschen, die an Nierenerkrankungen leiden. Man sollte auch Kinder am Kauen der sauren Blätter hindern, da Vergiftungen entstehen können.

Storchschnabelgewächse

55. Blutroter Storchschnabel
Geranium sanguineum

Beschreibung und Vorkommen: Eine mehrjährige Pflanze mit 15 bis 45 cm hohen, verzweigten, haarigen Stengeln und tief handförmig geteilten Blättern und großen, purpurroten Blüten. Blütezeit ist Juni bis August. Man findet die Pflanze lokal häufig auf Steppenheiden.
Kulturgeschichte: Der Name Storchschnabel deutet auf die langgeschnäbelten Früchte. Wie alle Geranium-Arten hat auch diese einen unangenehmen Geruch, und das mag auch der Grund dafür gewesen sein, daß die Pflanze gegen Wanzen verwendet wurde. Medizinisch war die Pflanze gegen Blutsturz, Nierenschmerzen und Bluthaarn in Gebrauch, in der Slowakei zugleich auch als Umschlag auf den Hinterkopf gegen die Augenkrankheit Star.
Inhaltsstoffe: Bitterstoff, Gerbstoffe und ein ätherisches Öl.

Anwendung: Die Pflanze, die während der Blütezeit gesammelt wird, wird in der Volksmedizin regelmäßig gegen Nasenbluten, Durchfall, Magenkatarrh und Gicht verwendet. Dosis: 2 Teelöffel der getrockneten, zerkleinerten Pflanze werden über Nacht mit 2 Glas kaltem Wasser ausgezogen und der Auszug wird im Laufe des Tages getrunken. Der gleiche Auszug wird auch äußerlich als Umschlag bei Beulen und entzündeten Wunden verwendet.

Ruprechtskraut, Stinkender Storchschnabel
Geranium robertianum

Beschreibung und Vorkommen: Eine zweijährige Pflanze mit 15 bis 40 cm hohen, verzweigten, stark behaarten Stengeln mit handförmig geteilten, rötlich angelaufenen Blättern mit fiedrig geteilten, lappigen Abschnitten und kleinen, rotvioletten Blüten. Blütezeit ist Mai bis August. Die Pflanze ist auf humösen Böden in Wäldern und Hekken weit verbreitet.

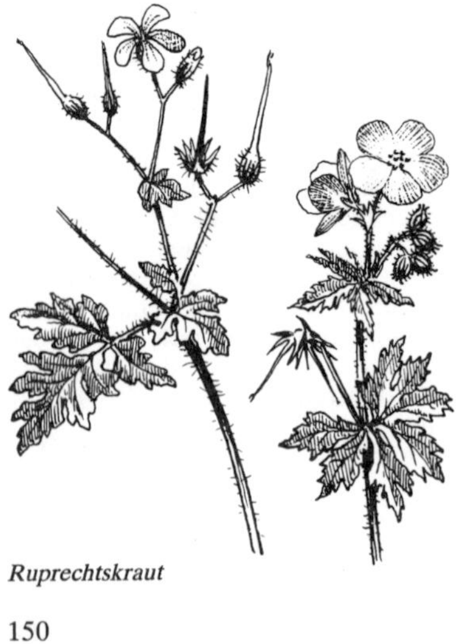

Ruprechtskraut

Inhaltsstoffe: Bitterstoff, Gerbstoffe und ein ätherisches Öl.
Anwendung: Der Gebrauch ist der gleiche wie bei dem Blutroten Storchschnabel.

Leingewächse

56. Lein, Flachs
Linum usitatissimum

Beschreibung und Vorkommen: Eine einjährige Pflanze mit einem 30 bis 50 cm hohen, verzweigten Stengel mit schmalen, lanzettlichen Blättern und recht großen, blaßblauen Blüten. Die Frucht ist eine Kapsel. Blütezeit ist Juli. Eine alte Kulturpflanze, die auch heute noch angebaut wird.
Kulturgeschichte: Der Artname »usitatissimum« (= der sehr nützliche oder anwendbare) entstand durch die Tatsache, daß aus Lein Leinwand gewebt wird, aus den Samen Leinöl gepreßt wird und die Rückstände davon als Viehfutter verwendet werden. Man benützte die Pflanze auch gegen den bösen Blick. Außerdem wurde sie frühzeitig gegen viele Krankheiten verwendet, wie Haarausfall, Beulen, Schlangenbiß und trägen Magen, sowie als Liebesmittel. In den Apotheken wurde lange ein Gemisch aus Leinöl und Kalkwasser gegen Brandwunden verkauft.
Inhaltsstoffe: Die Samen enthalten Schleim, Pektin und 30 bis 40% fettes Öl, außerdem ein Glykosid, Linamarin, das bei der Spaltung in Zucker, Aceton und Blausäure zersetzt wird. Man spürt deshalb oft einen Hauch von Bittermandel, wenn man Lein ins Wasser bringt. Der Blausäuregehalt ist zwar sehr klein, aber trotzdem groß genug, daß die Preßrückstände nur abgekocht als Viehfutter verwendet werden können.

Anwendung: Die Samen, die in Juli bis August geerntet werden, finden in Schul- und Volksmedizin noch heute Anwendung, überwiegend aber nur als mildes Abführmittel, in der Volksmedizin aber auch gegen Entzündungen der Atemwege, des Magens und der Harnwege. Dosis: Ein Eßlöffel der Samen wird morgens mit 2 Glas kalten Wassers übergossen und die schleimige Flüssigkeit wird am Abend getrunken. Gegen Hexenschuß und Gliederschmerzen werden pulverisierte Samen mit warmem Wasser zu einem Brei angerührt, den man in einen Beutel gibt und auf die schmerzende Stelle legt.
DAB: *Semen Lini*

Purgier-Lein
Linum catharticum

Beschreibung und Vorkommen: Eine einjährige Pflanze mit 5 bis 25 cm hohen, gabelig verzweigten Stengeln mit länglichen Blättern und kleinen, weißen Blüten. Blütezeit ist Juni bis August. Die Pflanze ist auf Wiesen und Triften verbreitet und häufig.
Kulturgeschichte: Der Artname ist von den griechischen »kathartikos« (= reinigend oder abführend) abgeleitet, da die Pflanze stark abführend wirkt.
Inhaltsstoffe: Gerbstoffe und ein ätherisches Öl, sowie einen Bitterstoff.
Anwendung: Die Pflanze, die im Juni bis Oktober gesammelt wird, findet Gebrauch in der Volksmedizin als Abführ- und Brechmittel. Dosis: 2 Teelöffel der getrockneten, zerkleinerten Pflanze werden mit 2 Glas kochenden Wassers 20 Minuten ausgezogen und der geseihte Auszug wird schluckweise im Lauf des Tages getrunken. In der Homöopathie dient ein stark verdünnter Auszug der frischen Pflanze gegen Bronchitis, Durchfall und als menstruationsförderndes Mittel.

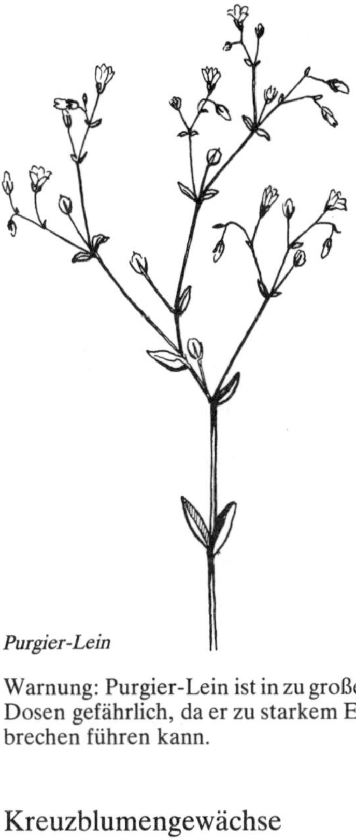

Purgier-Lein

Warnung: Purgier-Lein ist in zu großen Dosen gefährlich, da er zu starkem Erbrechen führen kann.

Kreuzblumengewächse

57. Bittere Kreuzblume
Polygala amara

Beschreibung und Vorkommen: Eine mehrjährige Pflanze mit 5 bis 20 cm hohen Stengeln mit umgekehrt eiförmigen, am Grunde rosettenförmig angeordneten Blättern und kleinen, blauen Blüten in endständigen Trauben. Blütezeit ist Mai bis Juni. Die Pflanze tritt zerstreut auf Trockenrasen auf.
Kulturgeschichte: Die Pflanze war früher in den Pharmakopöen verzeichnet

und wurde von den Ärzten gegen viele Krankheiten verwendet sowie zur Förderung der Milchabsonderung bei stillenden Frauen.
Inhaltsstoffe: Ein Bitterstoff und Saponine.
Anwendung: Die Pflanze wird in der Volksmedizin gegen Magen- und Luftröhrenkatarrhe sowie als abführendes und schweißtreibendes Mittel und zur Steigerung der Milchabsonderung verwendet. Dosis: Ein Teelöffel der getrockneten, zerkleinerten Pflanze wird über Nacht mit 2 Glas kalten Wassers ausgezogen und der Auszug wird im Lauf des Tages getrunken. Man sammelt in der Blütezeit.

Gemeine Kreuzblume

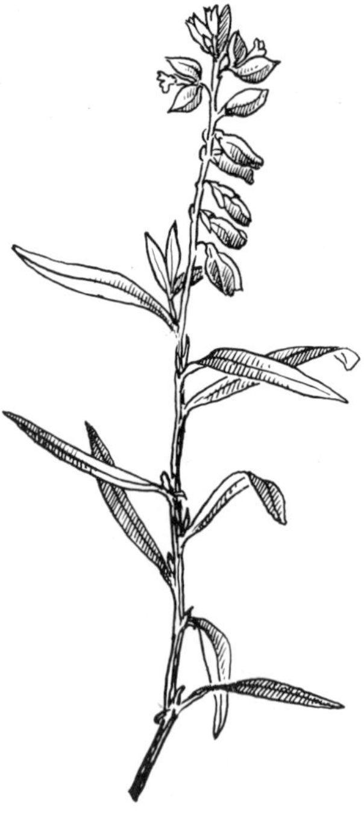

Warnung: Das Mittel sollte mit Vorsicht gebraucht werden, da es in zu großen Mengen Vergiftungen hervorrufen kann.

Gemeine Kreuzblume
Polygala vulgaris

Beschreibung und Vorkommen: Eine mehrjährige Pflanze mit 10 bis 20 cm hohen Stengeln mit schmalen, lanzettförmigen Blättern und kleinen blauen, seltener weißen oder roten Blüten, die in endständigen Trauben sitzen. Blütezeit ist Mai bis August. Die Pflanze ist recht häufig auf grasigen Hängen und an Gebüschen.
Inhaltsstoffe: Saponine.
Anwendung: Hat die gleiche Anwendung wie die Bittere Kreuzblume; da sie aber keinen Bitterstoff enthält, hat sie keine Wirkung auf die Magensäfte.

Wolfsmilchgewächse

Zypressen-Wolfsmilch †
Euphorbia cyparissias

Beschreibung und Vorkommen: Eine mehrjährige Pflanze mit 20 bis 30 cm hohen, oben verzweigten Stengeln mit linealischen Blättern und einer zusammengesetzten Trugdolde von wachsgelben, eingeschlechtlichen Blüten, die getrennt in besonderen Blütenständen sitzen. Blütezeit ist April bis Juli. Die Pflanze wächst in Gruppen auf trockenen Böden von Weiden und Wegrändern.
Kulturgeschichte: Der Name ist wohl von den Giftstoffen abgeleitet, und der eingetrocknete Milchsaft war früher in den Pharmakopöen verzeichnet unter dem Namen »scammonium« und wurde von den Ärzten als Abführ- und Brechmittel verwendet.

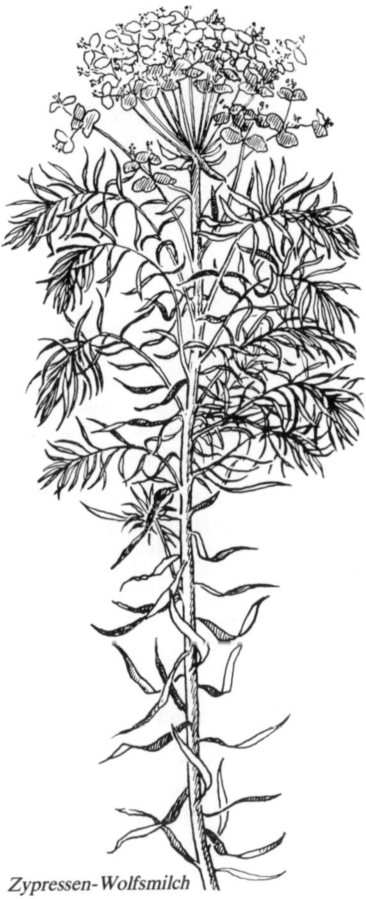

Zypressen-Wolfsmilch

Inhaltsstoffe: Der Milchsaft enthält einen ätzenden Stoff, Euphorbon, Harz, Gummi und Euphorbin.
Anwendung: Der Milchsaft wird in der Volksmedizin regelmäßig als Mittel gegen Warzen verwendet, sollte aber mit Vorsicht aufgetragen werden, damit er nicht auf die umgebende Haut gebracht wird. Ein stark verdünnter Auszug der blühenden Pflanze wird in der Homöopathie als Mittel gegen Entzündungen in Mund und Rachen verwendet, sowie gegen verschiedene Hautkrankheiten.

58. Einjähriges Bingelkraut
Mercurialis annua

Beschreibung und Vorkommen: Eine einjährige Pflanze mit 20 bis 40 cm hohem, stark verzweigtem Stengel mit elliptischen, gesägten Blättern und unscheinbaren, eingeschlechtlichen Blüten. Männliche und weibliche Blüten finden sich auf verschiedenen Pflanzen. Blütezeit ist Juli bis August. Die Pflanze ist auf Schutt und in Gartenland verstreut.
Kulturgeschichte: Der Gattungsname wird darauf zurückgeführt, daß Gott Merkur der Sage nach die medizinisch verwendbaren Eigenschaften der Pflanze entdeckt haben soll. Die Griechen nannten sie »hermu poa« (Hermesgras) und da der Hermes der Griechen der Mercurius der Römer war, entstand der lateinische Name »Mercurialis«. Der Artname Bingelkraut kommt daher, daß die Früchte dem behaarten Skrotum eines jungen Manns gleichen. Man war deshalb lange der Meinung, daß die männlichen Blüten das waren, was man heute als weibliche Blüten bezeichnet. Man ließ sogar Frauen die Blätter dieser »männlichen« Pflanze essen, um sicher zu gehen, daß sie Knaben zur Welt brachten. Linné empfiehlt sie als Mittel gegen Syphilis, und sie war lange in den Pharmakopöen verzeichnet. Früher war auch Quecksilber, »Mercurium«, in Gebrauch als Mittel gegen diese Krankheit.
Inhaltsstoffe: Saponin, Bitterstoff und ätherisches Öl sowie die Amine Methylamin und Trimethylamin.
Anwendung: Die Pflanze, die während

der Blütezeit gesammelt wird, findet in der Volksmedizin Verwendung gegen Appetitlosigkeit, Verstopfung und Bronchitis. Dosis: Ein kleiner Teelöffel der getrockneten, zerkleinerten Pflanze wird mit einem Glas kochenden Wassers 10 Minuten ausgezogen und der geseihte Auszug wird in zwei Hälften im Laufe des Tages getrunken. Der gleiche Auszug wird auch äußerlich als Umschlag bei entzündeten Wunden gebraucht.
Warnung: Das Mittel sollte mit Vorsicht gebraucht werden, da zu große Mengen zu einer Vergiftung, blutigem Urin und starkem Durchfall führen können.

Rautengewächse

59. Raute
Ruta graveolens

Beschreibung und Vorkommen: Eine mehrjährige Pflanze mit 40 bis 60 cm hohen, glatten, blaßgrünen Stengeln mit bis zu 15 cm langen, doppelt gefiederten Blättern und recht großen, grünlichgelben Blüten in einer verzweigten Trugdolde. Die Pflanze hat einen charakteristischen, herben Geruch. Blütezeit ist Juni bis August. Die Pflanze ist bei uns nicht heimisch, wird angebaut und verwildert. Sie ist in Südeuropa heimisch.
Kulturgeschichte: Die Raute war lange eine geschätzte Heilpflanze und wird bereits im Altertum genannt. Sie war im Gebrauch als Gegengift bei Pest, Krämpfen, Epilepsie, Schlangenbiß und vielem mehr. Mönche und Nonnen sollten sie jeden Tag verzehren, um keusch zu bleiben. Als im »Hamlet« Ophelia der liebeskranken Königin eine Raute reichte, mag Shakespeare wohl diese Wirkung im Sinn gehabt haben. Schwangere Frauen wurden davor gewarnt, da sie ein starkes Abtreibungsmittel ist. Als solches wurde es in den Pharmakopöen verzeichnet. Auch unter den Zauberkräutern fand es seinen Platz. Wenn man eine Kugel mit Raute und Eisenwurz kochte, konnte der Jäger immer seiner Beute sicher sein. Im Mittelalter gebrauchte die Kirche das Kraut zum Austreiben des Teufels.
Inhaltsstoffe: Die Pflanze, die einen zusammenziehenden, bitteren Geschmack hat, enthält Gerbstoffe, ätherisches Öl und ein Glykosid, Rutin, das die gleiche Wirkung hat wie Vitamin P.
Anwendung: Die Pflanze, die in Juni bis Juli gesammelt wird, findet in der Volksmedizin Verwendung als Mittel gegen Kopfschmerz, Schwindel, Kolik, Verdauungsbeschwerden und Beschwerden beim Harnlassen. Dosis: 0,2 bis 1 g der zerkleinerten Drogen werden 10 bis 15 Minuten in einer Tasse Wasser gekocht; nach dem Absieben trinkt man 3- bis 4mal täglich. Der gleiche Auszug wird zum Gurgeln und als Mundwasser verwendet. Beim Sammeln sollte man sich vor dem Saft der Pflanze in Acht nehmen, da er Bläschen auf der Haut erzeugt.
Warnung: Das Mittel sollte nicht von schwangeren Frauen benützt werden, da es zu Fehlgeburten führen kann.

60. Diptam
Dictamnus albus

Beschreibung und Vorkommen: Eine mehrjährige Pflanze mit langem, dikkem Wurzelstock und 60 bis 80 cm hohen, behaarten Stengeln mit großen, ungleich gefiederten Blättern mit lanzettförmigen, gesägten Fiederblättern und großen, rötlichen Blüten in endständigen Trauben. Die Pflanze hat einen durchdringenden, zitronenartigen

Geruch und kann an heißen Tagen so viel ätherisches Öl verdunsten, daß es sich entzündet. Blütezeit ist Mai bis Juni. Die Pflanze wächst bei uns nur an den wärmsten Orten wild und ist sonst in Südeuropa heimisch. Sie wird als Zierpflanze kultiviert.

Kulturgeschichte: Verständlicherweise erweckte die Erscheinung der entzündbaren Dämpfe schon frühzeitig Aufmerksamkeit und belegte die Pflanze mit mystischen Eigenschaften. Auf Kreta sollte man daher Diptam essen, wenn man von einem Pfeil getroffen worden war, und er würde aus dem Körper verschwinden, und als Umschlag aufgelegt, würden Splitter herausgezogen. Plinius behauptet, daß die Wurzel ein stark abtreibendes Mittel ist, das schon wirkt, wenn man sie nur auf das Bett der Schwangeren legt. Nach Dioskurides verhindert sie Schwangerschaft. Linné empfahl sie als Mittel gegen Würmer.

Inhaltsstoffe: Der Wurzelstock, der früher in den Pharmakopöen verzeichnet war, enthält Harz, ätherisches Öl und Bitterstoff.

Anwendung: Der Wurzelstock wird in der Volksmedizin als harntreibendes Mittel und gegen schwache Nerven und Hysterie verwendet. Dosis: 2 bis 4 g der zerkleinerten Wurzel werden mit einer Tasse kochenden Wassers als Tee zubereitet und schluckweise im Laufe des Tages getrunken. Man sammelt im Frühjahr und im Herbst.

Kreuzdorngewächse

61. Faulbaum

Rhamnus frangula

Beschreibung und Vorkommen: Ein 1 bis 4 m hoher, offener Strauch mit elliptischen, glatten Blättern und kleinen, weißlichen Blüten in den Blattachseln. Die Frucht ist zunächst eine rötliche, später schwarzviolette Steinfrucht. Blütezeit ist Juni. In feuchten Laub- und Moorwäldern wächst die Pflanze recht häufig.

Kulturgeschichte: Erst mit der Einfuhr der Rhabarberwurzel aus China begann man die Rinde des Faulbaums als Abführmittel richtig zu schätzen. Rhabarber war nämlich sehr teuer und der Faulbaum war schon lange in der Volksmedizin in Gebrauch. Die frische Rinde enthält allerdings ein giftiges Ferment, das zu starkem Erbrechen führt, was aber verschwindet, wenn die Rinde ein Jahr gelagert wird. Danach besteht keine Gefahr mehr. Als die Apotheker das erkannten, verwendeten sie abgelagerte Rinde.

Inhaltsstoffe: Sowohl Rinde als Zweige enthalten Glykoside, eines davon, das Glucofrangulin, wird im Darm zu Emodin gespalten, einem Antrachinon; Glucose und Rhamnose, zwei Zuckerarten.

Anwendung: Aus der getrockneten und abgelagerten Rinde stellen die Apotheker Extrakte her, die sowohl flüssig als auch in getrockneter Form als Abführmittel verwendet werden. Auch in der Volksmedizin wird das Mittel in gleichem Sinn verwendet. Die Rinde wird im April bis Mai abgeschält, rasch in der Sonne getrocknet und dann mindestens ein ganzes Jahr gelagert. Die toxischen Stoffe können auch durch Kochen in Wasser während einer Stunde zerstört werden. Ein Eßlöffel der getrockneten, zerkleinerten Rinde wird mit einer Tasse kochenden Wassers 20 Minuten ausgezogen und der abgeseihte Auszug wird abends getrunken.

DAB: *Cortex Frangulae*

62. Purgier-Kreuzdorn
Rhamnus catharticus

Beschreibung und Vorkommen: Ein 2 bis 3 m hoher, dichter Strauch mit kreuzweise gegenständigen, oft dornigen Zweigen und elliptischen, fein gesägten Blättern. Kann auch in der Form eines bis zu 8 m hohen Baums mit gekrümmtem Stamme auftreten. Die unansehnlichen, eingeschlechtlichen Blüten sitzen in Büscheln in den Blattachseln, männliche und weibliche Blüten getrennt auf verschiedenen Pflanzen. Die Frucht ist eine blauschwarze Steinfrucht. Blütezeit ist Mai bis Juni. Die Pflanze ist in Auwäldern und auf sonnigen, steinigen Hängen verbreitet.
Kulturgeschichte: Die Früchte waren schon im Mittelalter ein weit verbreitetes Abführmittel.
Inhaltsstoffe: Antrachinone ähnlich denen des Faulbaumes.
Anwendung: Die reifen Früchte werden in der Volksmedizin als Abführmittel verwendet. Dosis: 10 bis 20 getrocknete Früchte werden morgens gegessen, eventuell zusammen mit einem Apfel, um den Magen zu schonen. Man kann auch etwa 5 g der getrockneten Früchte abends mit einem Glas kalten Wassers übergießen und den geseihten Auszug am nächsten Morgen trinken. Warnung: Die Früchte können in zu großen Mengen Erbrechen und Darmentzündungen mit blutigen Entleerungen ergeben. Niemals bei Kindern verwenden.

Lindengewächse

63. Sommerlinde
Tilia platyphyllos

Beschreibung und Vorkommen: Ein bis zu 25 m hoher Baum mit großen, schief herzförmigen, beiderseits grünen Blättern, die unterseits weich behaart sind, und kleinen, blaßgelben Blüten in hängenden Doldentrauben, deren Stiel ein Hochblatt trägt. Die Frucht ist eine Nuß. Blütezeit ist Juni. Die Pflanze wird oft in Parks kultiviert, wächst aber auch zerstreut wild in Wäldern.
Kulturgeschichte: Getrocknete Lindenblüten waren in den Pharmakopöen verzeichnet und wurden von den Ärzten unter anderem gegen Epilepsie, Brustkrankheiten, Husten und Beschwerden beim Wasserlassen sowie als schweißtreibendes Mittel eingesetzt.
Inhaltsstoffe: Die Blüten enthalten ein ätherisches Öl, Schleim, einige Saponine und Gerbstoffe.
Anwendung: Getrocknete Lindenblüten werden in der Volksmedizin gegen Erkältungen und als schweißtreibendes Mittel verwendet. Dosis: 3 bis 5 g der getrockneten Blüten, als Tee mit einer Tasse kochenden Wassers zubereitet, werden mehrmals täglich getrunken. Verwende nie Lindenblüten von Alleebäumen. Sie sind oft Kreuzungen, deren Blüten einen übelschmeckenden Tee ergeben. Aus Lindenholz wird jene Holzkohle hergestellt, die zu medizinischen Kohletabletten verarbeitet wird. Diese Holzkohle ist stark adsorbierend und wird bei Vergiftungen eingenommen. Jeder sollte 10 g medizinische Holzkohle und 15 g Magnesiumsulfat in der Hausapotheke haben. Beide werden zusammen in 1 l Wasser angerührt bei Vergiftungen als erste Hilfe gegeben.
DAB: *Flores Tiliae*

Winterlinde
Tilia cordata

Beschreibung und Vorkommen: Ein bis zu 25 m hoher Baum, der an den vorhergehenden erinnert, sich von der Sommerlinde aber durch kleinere, un-

terseits blaugraue, unbehaarte, nur in den Winkeln der Adern Haarbüschel tragende Blätter unterscheidet. Blütezeit ist Juni bis Juli. Der Baum wird häufig angepflanzt, wächst aber auch verstreut wild in unseren Wäldern.
Inhaltsstoffe: Die Blüten enthalten ein ätherisches Öl, Schleim, etwas Saponine und Gerbstoffe.
Anwendung: Hat die gleiche Anwendung wie die Sommerlinde.
DAB: *Flores Tiliae*

Malvengewächse

64. Wilde Malve
Malva sylvestris

Beschreibung und Vorkommen: Eine zwei- bis mehrjährige Pflanze mit einem 40 bis 90 cm hohen, aufrechten, behaarten Stengel mit langstieligen, herzförmigen, tief gelappten, am Rande sägezähnigen Blättern und großen, rotvioletten Blüten. Blütezeit ist Mai bis September. Die Pflanze ist um Ortschaften an Hecken und Zäunen und an Wegrändern verbreitet.
Kulturgeschichte: Die schleimigen Blätter und Blüten wurden als hustenstillendes Mittel und in Form von Umschlägen als durchblutungsförderndes Mittel bei Sehnenknötchen verwendet. Der Gebrauch als Heilmittel kann bis in das 6. Jahrhundert v. Chr. zurückverfolgt werden.
Inhaltsstoffe: Schleim, ätherisches Öl und Gerbstoffe.
Anwendung: Blüten und Blätter, die in Juli bis August gesammelt werden, finden in der Volksmedizin Verwendung als einzunehmendes Mittel bei Bronchitis, Heiserkeit und Halsentzündung, äußerlich als Umschlag bei entzündeten Wunden. Dosis zu innerem Gebrauch: 2 Teelöffel der getrockneten, zerkleinerten Blätter und Blüten werden mit 2 Glas kaltem Wasser über Nacht ausgezogen, und der geseihte Auszug wird schluckweise im Laufe des Tages getrunken. Man kann auch etwa 3 g der getrockneten Blüten während 10 Minuten ausgezogen mit einem Glas kochenden Wassers verwenden. Dosis für äußeren Gebrauch: 1 bis 2 Handvoll der getrockneten, zerkleinerten Blüten und Blätter werden mit 1 l kalten Wassers übergossen und dann 2 bis 3 Minuten aufgekocht. Der gleiche Auszug wird auch zum Gurgeln und für Mundspülungen verwendet.
DAB: *Flores Malvae*

Wegmalve, Käsepappel
Malva neglecta

Beschreibung und Vorkommen: Eine ein- bis zweijährige Pflanze mit nieder-

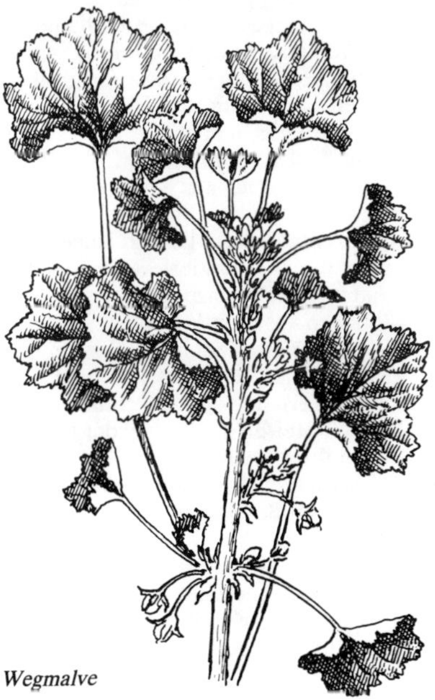

Wegmalve

liegenden, 15 bis 30 cm langen, am Grunde verzweigten, haarigen Stengeln mit langgestielten, herzförmigen, undeutlich gelappten, gezackten Blättern und kleinen, rotvioletten Blüten. Blütezeit ist Juni bis November. Die Pflanze ist auf Ruderalstellen häufig.
Inhaltsstoffe: Schleim, ätherisches Öl und Gerbstoffe.
Anwendung: Hat die gleiche Verwendung wie die Wilde Malve. Hier werden aber nur die Blätter verwendet und nicht die Blüten.
DAB: *Folia Malvae*

65. Echter Eibisch
Althaea officinalis

Beschreibung und Vorkommen: Eine mehrjährige Pflanze mit dicker, fleischiger Pfahlwurzel und einem 60 bis 130 cm hohen, samtig behaarten Stengel mit kurzgestielten, unten handförmig gelappten, oben eiförmig zugespitzten, gesägten Blättern und großen, weißen oder blaßroten Blüten. Blütezeit ist Juli bis September. Die Pflanze ist an feuchten Salzstellen verbreitet und kommt auch aus Kulturen verwildert vor.
Kulturgeschichte: Die Pflanze war durch die Jahrhunderte eine sehr geschätzte Heilpflanze und wurde von Mönchen aus ihrer Heimat in Südeuropa und Westasien nach Norden gebracht. Alle Verfasser von medizinischen Werken vom Altertum bis zur Neuzeit preisen die Wurzel der Pflanze wegen ihrer Heilkraft.
Inhaltsstoffe: Asparagin, Stärke, Zukker und große Mengen Schleim.
Anwendung: Aus der Wurzel wird in den Apotheken ein Hustensaft für Kleinkinder bereitet. Auch in der Volksmedizin werden Wurzel, Blätter und Blüten regelmäßig besonders als hustenstillendes Mittel für Kleinkinder und gegen Durchfall verwendet. Dosis: 4 Teelöffel der getrockneten, zerkleinerten Wurzel werden über Nacht mit 2 Glas kaltem Wasser ausgezogen und der durch Mull geseihte Auszug wird in mehreren Malen im Laufe des Tages getrunken. Man kann auch 2 Eßlöffel der getrockneten, zerkleinerten Blätter und Blüten während 2 bis 3 Minuten in 2 Glas kochenden Wassers ausgezogen und geseiht gebrauchen. Die Wurzel der zweijährigen Pflanze wird im März ausgegraben, Blüten und Blätter sammelt man im Juni.
DAB: *Radix Althaeae*

Stockrose
Althaea rosea

Beschreibung und Vorkommen: Eine mehrjährige Pflanze, die vom zweiten Jahr an einen 2 m hohen, stark behaarten Trieb mit langgestielten, handförmig gelappten Blättern und großen, in den Farben variierenden, dunkelroten bis dunkelvioletten und gelben Blüten bildet. Blütezeit ist Juli bis September. Eine Zierpflanze, die in Südosteuropa und Westasien beheimatet ist.
Kulturgeschichte: Die Früchte mit Essig und Öl vermengt, wurden durch die Jahrhunderte innerlich als Mittel gegen den Biß giftiger Tiere, die Blätter in Öl zerrieben, äußerlich zur Behandlung von Wunden, besonders von Brandwunden, verwendet.
Inhaltsstoffe: Große Mengen Schleim, etwas ätherisches Öl und Gerbstoffe, die dunkelvioletten Blüten zugleich einen roten Farbstoff, der auch zum Färben von Wein verwendet wurde.
Anwendung: Die getrockneten Blüten werden gerne in der Volksmedizin in Teemischungen gegen Bronchitis und als Mundwasser bei Entzündungen in Mund und Rachen verwendet. Als Auszug allein werden sie auch gegen

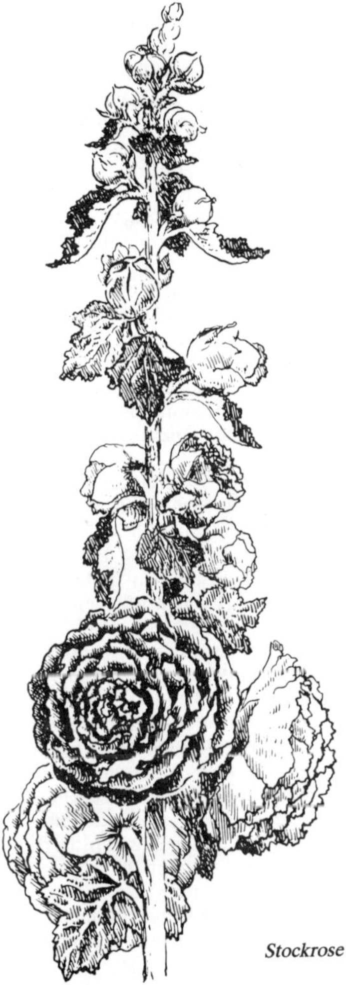

Stockrose

Husten verwendet. Dosis: 2 Kinderlöffel über Nacht ausgezogen mit einem Glas kalten Wassers werden geseiht und schluckweise im Laufe des Tages getrunken. Der gleiche Auszug kann zum Mundspülen verwendet werden.

Johanniskrautgewächse

66. Tüpfel-Johanniskraut
Hypericum perforatum

Beschreibung und Vorkommen: Eine mehrjährige Pflanze mit 30 bis 50 cm hohen, oben verzweigten, zweischneidigen Stengeln mit gegenständigen, ovalen Blättern, die durchsichtig getüpfelt, d. h. gepunktet sind, und recht großen, gelben Blüten in Trugdolden. Blütezeit ist Juni bis August. Die Pflanze wächst häufig an Wegrändern, Trockenhängen und auf Wiesen.
Kulturgeschichte: Reibt man die Blüten zwischen den Fingern, kommt ein blutroter Farbstoff zutage, der aus den dunkelfarbigen Drüsen der Blütenkronblätter stammt. Wegen dieses Farbstoffs hat die Pflanze viele Namen erhalten. Dioskurides nennt sie »androsaimon« (= Männerblut), Plinius »caro« (= Fleisch), und mit dem Christentum kam der Name »Johanniskraut«, da die Sage erzählt, daß die Pflanze an jener Stelle aus dem Boden wuchs, wo das Haupt Johannes des Täufers hingefallen war, nachdem es durch den Befehl des Herodes abgeschlagen worden war. Namen, wie »Christi Kreuzblut« und »Kreuzkraut«, zeigen, daß die Pflanze auch mit den Leiden Christi in Verbindung gebracht wurde. Beim Reiben zwischen den Händen entsteht auch ein Geruch von Räucherwerk, und das zusammen mit mehreren biblischen Bezügen, gab dem Johanniskraut einen natürlichen Platz unter den Dingen, die die Kirche zum Austreiben des Teufels benützte. Dadurch entstand ein weiterer Name, »fuga daemonium« (= Flucht der Teufel). Jede Geisteskrankheit wurde lange als Besessensein durch Teufel betrachtet und in Norwegen gab man den Rat, sich bei Melancholie den Kopf mit

frischem Johanniskrautsaft einzureiben. Man verwandte die Pflanze bei vielen Krankheiten, die mit Abgang von Blut verbunden sind, entsprechend der Signaturlehre, denn der rote Farbstoff mochte ein Fingerzeig Gottes sein. Die Pflanze war übrigens lange Zeit ein geschätztes Heilmittel und als solches in den Pharmakopöen verzeichnet. In Nordamerika verwendeten die Indianer die Blätter als beruhigendes Mittel.
Inhaltsstoffe: Gerbstoffe, etwas ätherisches Öl, Flavonoide (gelbe Farbstoffe), Harz und Hypericin (roter Farbstoff).
Anwendung: Die Pflanze, die während der Blütezeit gesammelt wird, findet in der Volksmedizin Verwendung als schmerzstillendes und nervenberuhigendes Mittel und gegen Verdauungsbeschwerden und Durchfall, sowie als mildes Schlafmittel. Dosis: Ein Eßlöffel der getrockneten, zerkleinerten Pflanze wird mit einem Glas Wasser aufgekocht und geseiht. Davon nimmt man 1 bis 2 Eßlöffel täglich. In den Apotheken wird durch Kochen mit Olivenöl aus den Blüten das Johannisöl hergestellt. Dieses Öl, das kräftig rosenrot gefärbt ist, benützt man zum Einreiben von gichtgeplagten Gliedern, sowie auf Brandwunden, schlecht heilenden Wunden und Hämorrhoiden.
DAB: *Herba Hyperici*

Sonnentaugewächse

67. Rundblättriger Sonnentau
Drosera rotundifolia

Beschreibung und Vorkommen: Eine mehrjährige Pflanze mit langgestielten, eine Rosette bildenden, flach ausgebreiteten, kreisrunden Grundblättern, die am Rand und oberseits rote Drüsenhaare tragen, die Schleimtropfen absondern, mit deren Hilfe die Pflanze Insekten festhält, die sie dann verdaut und aussaugt, und kleinen, weißen Blüten auf 5 bis 15 cm hohen, blattlosen Stengeln. Blütezeit ist Juli bis August. Die Pflanze wächst zerstreut zwischen Torfmoos auf Hochmooren und auf feuchten Heiden.
Kulturgeschichte: Lange sprach man den klaren Schleimtropfen, die wie Tau in der Sonne glänzen, eine geheimnisvolle Wirkung auf viele Krankheiten zu, und die Apotheker stellten ein Lebenselexier aus den Blättern her. Die Pflanze wurde früher auch von den Ärzten gebraucht.
Inhaltsstoffe: Etwas ätherisches Öl, ein Enzym und mehrere organische Säuren.
Anwendung: Die Pflanze, die während der Blütezeit gesammelt wird, wird in der Volksmedizin als Mittel gegen Husten, Keuchhusten und das morgendliche Unwohlsein von Schwangeren, doch nur in kleinen Mengen: $^1/_2$ g der getrockneten, zerkleinerten Pflanze als Tee mit einer Tasse kochenden Wassers zubereitet, wird 3mal täglich getrunken. In Rußland ist ein Auszug von Sonnentau in Wodka ein beliebtes Mittel gegen die gleichen Krankheiten und gegen nervöse Kopfschmerzen. 10 g der getrockneten, zerkleinerten Pflanze werden 8 Tage mit 100 g Wodka ausgezogen und filtriert. Davon nimmt man 10 bis 20 Tropfen 3mal täglich. Der aus frischen Pflanzen gepreßte Saft wird gegen Sommersprossen und Hühneraugen verwendet.

Mittlerer Sonnentau
Drosera intermedia

Beschreibung und Vorkommen: Eine mehrjährige Pflanze, die sich von der vorhergehenden durch aufrechte, umgekehrt eiförmige Grundblätter und

kürzere, nur 5 bis 10 cm hohe Blütenstengel unterscheidet. Blütezeit ist Juli bis August. Die Pflanze wächst zerstreut und recht selten auf Flach- und Hochmooren.
Inhaltsstoffe: Etwas ätherisches Öl, ein Enzym, mehrere organische Säuren.
Anwendung: Hat die gleiche Verwendung wie der Rundblättrige Sonnentau.

Veilchengewächse

68. März-Veilchen, Wohlriechendes Veilchen
Viola odorata

Beschreibung und Vorkommen: Eine mehrjährige Pflanze mit in Rosette stehenden, rundlichen Grundblättern und kleinen, blauvioletten, stark duftenden Blüten auf 5 bis 10 cm hohen Stielen. Blütezeit ist März bis April. Die Pflanze wird in Gärten kultiviert und wächst verwildert an Hecken und Waldrändern.
Kulturgeschichte: Das Märzveilchen wurde seit dem Altertum als Heilmittel verwendet. Plinius berichtet, daß die Blätter der Pflanze mit Honig Kopfwunden heilen, und das wurde von den Verfassern von Arzneibüchern fast 2000 Jahre lang weiter übernommen. Auszüge der Pflanze wurden außerdem gegen Fieberkrankheiten und Epilepsie, sowie als Brech- und schleimlösendes Mittel verwendet. Vor 60 Jahren behauptete der englische Arzt Gordon, mit dem März-Veilchen gute Erfahrungen bei Krebs gemacht zu haben. Internisten verwendeten deshalb einen Auszug frischer Blätter gegen Kehlkopf- und Zungenkrebs sowie als Umschlag auf Krebswunden.
Inhaltsstoffe: Saponin, Salicylsäureverbindungen, ein Alkaloid und ein ätherisches Öl.
Anwendung: Die Pflanze, die während der Blütezeit gesammelt wird, findet in der Volksmedizin Verwendung gegen Bronchitis, Keuchhusten und als nervenberuhigendes, leichtes Schlafmittel. Dosis: 2 Teelöffel der getrockneten, zerkleinerten Pflanze werden 15 Minuten in einem Glas kochenden Wassers ausgezogen und der geseihte Auszug wird 3mal täglich getrunken. Der gleiche Auszug wird auch bei Mund- und Halsentzündungen zum Gurgeln verwendet.

69. Stiefmütterchen
Viola tricolor

Beschreibung und Vorkommen: Eine einjährige Pflanze mit 10 bis 30 cm hohen Stengeln mit breit lanzettförmigen, rundlich gezähnten Blättern mit lappigen Nebenblättern und recht großen, in den Farben variierenden Blüten, die aber fast immer aus Blauviolett, Gelb und Weiß zusammengesetzt sind und zu dem lateinischen Namen (= dreifarbig) führten. Blütezeit ist Mai bis Oktober. Die Pflanze wächst häufig als Unkraut auf Wiesen und Äckern.
Kulturgeschichte: Der Name Stiefmütterchen ist in vielen Sprachen vorhanden, die Erklärungen dafür sind aber sehr verschieden. Die Pflanze wurde früher von den Ärzten als wundheilendes, schleimlösendes und harntreibendes Mittel verwendet.
Inhaltsstoffe: Saponine, Salicylsäureverbindungen, Gerbstoffe, ätherisches Öl und mehrere Farbstoffe.
Anwendung: Die Pflanze, die während der Blütezeit in Juli bis August gesammelt wird, findet in der Volksmedizin Verwendung bei entzündeten und jukkenden Hautkrankheiten sowie gegen Katarrh, Keuchhusten, Blasenkatarrh, Beschwerden beim Wasserlassen,

Gicht und Gefäßverkalkung. Dosis: 2 Teelöffel der getrockneten, zerkleinerten Pflanze werden 15 bis 20 Minuten mit 2 Glas kochenden Wassers ausgezogen und der geseihte Auszug wird im Laufe des Tages getrunken. Auch gegen Psoriasis dient sie als Volksmittel: 2 Teelöffel der getrockneten, zerkleinerten Pflanze werden 20 Minuten in einer Tasse kochenden Wassers ausgezogen und geseiht und 2mal täglich getrunken. Der gleiche Auszug wird äußerlich als Badezusatz bei schlecht heilenden Wunden und Ausschlag verwendet.
Warnung: Bei äußerlichem Gebrauch sollte der Auszug, der als Badezusatz benützt wird, nicht zu stark gemacht werden, da er sonst zu juckenden Hautausschlägen und sogar zu Durchfall führen kann.
DAB: *Herba Violae tricoloris*

Dickblattgewächse

70. Echte Hauswurz
Sempervivum tectorum

Beschreibung und Vorkommen: Eine mehrjährige Pflanze mit am Grunde zahlreichen, in Rosette stehenden, dikken und saftigen elliptischen, zugespitzten, am Rande behaarten Blättern und einem 20–40 cm hohen Stengel mit länglichen Blättern und einem verzweigten Stand von kleinen, roten Blüten. Blütezeit ist Juli bis September. Die Pflanze wächst kultiviert und verwildert auf Dächern und Mauern. Sie wächst wild in südlichen Gebirgen.
Kulturgeschichte: Die Pflanze ist in Kleinasien beheimatet, und hier kam man im Altertum auf den Gedanken, sie wegen der saftigen Blätter gegen Blitzschlag auf Dächer zu pflanzen. Dieser Brauch verbreitete sich nach Norden und viele Namen erinnern daran. Langsam verband sich soviel Aberglauben damit, daß man ihr starke Zauberwirkung zuschrieb und glaubte, sie könne alle Feuersgefahr abwehren. In den nordischen Sagas wird der Saft der Pflanze als Mittel gegen Brandwunden erwähnt, man verwendete ihn aber auch lange als Ohrentropfen bei Ohrenschmerzen und zum Lindern der Schmerzen bei Gürtelrose. Ein Rat bei Samenabgang in der Nacht war, mit ei-

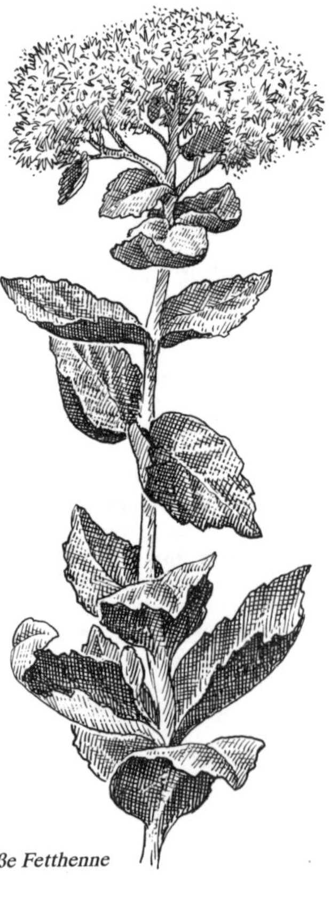

Große Fetthenne

nigen Blättern der Hauswurz in den Schuhen zu gehen.
Inhaltsstoffe: Gerbstoffe und Äpfelsäure, sowie etwas Schleim.
Anwendung: Der Saft aus frischen Blättern gepreßt wird in der Volksmedizin gegen Warzen, Sommersprossen, Verbrennungen und Beulen sowie als Ohrentropfen bei Ohrenschmerzen verwendet.

Große Fetthenne
Sedum telephium

Beschreibung und Vorkommen: Eine mehrjährige Pflanze mit einem 20 bis 50 cm hohen, oft rötlich angelaufenen Stengel mit ovalen, fleischigen Blättern mit stumpf gezähntem Rand und einer dichten Trugdolde von kleinen, gelbgrünen Blüten. Blütezeit ist Juni bis September. Die Pflanze wächst auf trockenen, steinigen Stellen, auf Hängen und an Gebüschrändern.
Kulturgeschichte: Die Pflanze war früher in Gebrauch bei Bluthusten und Ruhr sowie als wundheilendes Mittel.
Inhaltsstoffe: Gerbstoffe und Schleim.
Anwendung: Die frischen, zerdrückten Blätter werden in der Volksmedizin auf entzündete Wunden gelegt und außerdem zum Entfernen von Warzen und harter Haut gebraucht.

Scharfer Mauerpfeffer
Sedum acre

Beschreibung und Vorkommen: Eine mehrjährige Pflanze, die in dichten Kissen wächst und aus 5 bis 15 cm hohen, aufrechten Trieben mit eiförmigen, fleischigen Blättern und kleinen gelben Blüten besteht. Blütezeit ist Juni bis Juli. Die Pflanze ist recht häufig auf trockenen, sonnigen Orten und Felsfluren.
Kulturgeschichte: Die Pflanze war

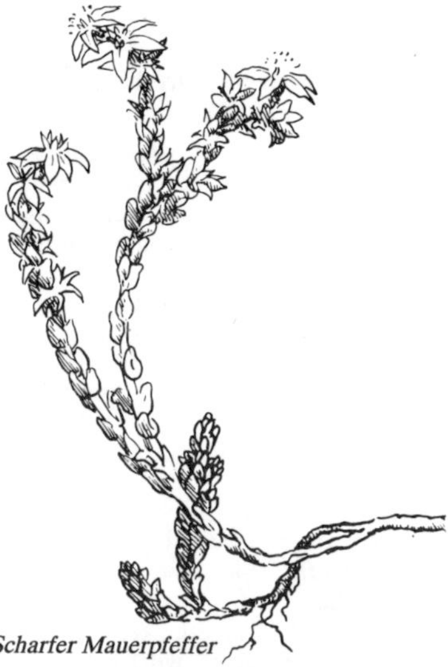

Scharfer Mauerpfeffer

schon in den ersten Pharmakopöen verzeichnet und wurde als Brech- und Abtreibungsmittel, sowie gegen Skorbut und Epilepsie, äußerlich auch als wundheilendes Mittel und zum Entfernen von Warzen verwendet.
Inhaltsstoffe: Gerbstoffe, das Glykosid Rutin, und mehrere Alkaloide.
Anwendung: Die frischen, zerdrückten Blätter werden in der Volksmedizin auf entzündete Wunden gelegt, sowie zum Entfernen von Warzen und harter Haut. Die Pflanze, die während der Blütezeit gesammelt wird, wird auch als Volksmittel gegen Schmerzen gebraucht, die im Darm bei Schwierigkeiten mit dem Stuhlgang entstehen. Dosis: Ein Teelöffel der getrockneten, zerkleinerten Pflanze mit einer Tasse kochenden Wassers als Tee zubereitet, werden im Laufe des Tages eßlöffelweise genommen. Der gleiche Auszug wird auch als Mittel gegen Epilepsie verwendet.

Steinbrechgewächse

71. Knöllchen-Steinbrech
Saxifraga granulata

Beschreibung und Vorkommen: Eine mehrjährige Pflanze mit langgestielten, in Rosette stehenden, nierenförmigen, rundlich gezähnten Grundblättern und einem 15 bis 30 cm hohen, drüsig behaarten Stengel mit wenigen Stengelblättern und einer endständigen Traube von großen, weißen Blüten. Blütezeit ist Mai bis Juni. Die Pflanze ist auf Wiesen und an Waldrändern häufig und verbreitet.
Kulturgeschichte: Die Pflanze wurde im Altertum wie in der Neuzeit von den Ärzten gegen Blasenstein gebraucht.
Inhaltsstoffe: Sie sind nicht näher bekannt.
Anwendung: Die Pflanze, die in der Blütezeit gesammelt wird, wird in der Volksmedizin gegen Blasen- und Nierenleiden verwendet. Dosis: 3 Teelöffel der getrockneten, zerkleinerten Pflanze werden mit 2 Glas kochenden Wassers 10 Minuten ausgezogen und der geseihte Auszug wird in mehreren Malen im Laufe des Tages getrunken.

Rosengewächse

72. Zweigriffeliger Weißdorn
Crataegus oxyacantha

Beschreibung und Vorkommen: Ein 2 bis 3 m hoher, stark verzweigter dorniger Strauch mit umgekehrt eiförmigen, schwach gelappten Blättern und kleinen, weißen, oft zweigriffeligen Blüten in dichten Trugdolden. Kann auch die aufrechte Form eines kleinen Baums annehmen. Die Frucht ist eine rote Steinfrucht. Blütezeit ist Mai bis Juni. Die Pflanze ist in lichten Gebüschen verbreitet.
Kulturgeschichte: Der Gattungsname ist aus dem griechischen »krataios« (= kräftig) abgeleitet und die Ärzte des Altertums gebrauchten sowohl die getrockneten Blüten als auch die Früchte als stärkendes Mittel bei Herzbeschwerden, was über das Mittelalter und die Renaissance bis in unsere Zeit fortgesetzt wurde.
Inhaltsstoffe: Blätter, Blüten und Früchte enthalten mehrere glykosidisch gebundene Flavonoide (gelbe Farbstoffe) mit herzstärkender Wirkung und Wirkung auf gewisse Herzrhythmusstörungen.
Anwendung: Sowohl Blätter, Blüten als auch Früchte werden in der Volksmedizin gegen hohen Blutdruck, Herzrhythmusstörungen und als Schlafmittel verwendet. Bei anormalen Herzfunktionen sollte man jedoch nicht an sich selbst kurieren, sondern zum Arzt gehen! Dosis: 2 Eßlöffel der getrockneten, zerkleinerten Blätter werden mit einer Tasse kochenden Wassers 20 Minuten ausgezogen und abgeseiht 2- bis 3mal täglich getrunken. Anstelle der Blätter kann man auch frische oder getrocknete Blüten oder Früchte verwenden. Blätter und Blüten sammelt man vor dem Verblühen und die Früchte wenn sie reif sind.
DAB: *Flores Crataegi*

Eingriffeliger Weißdorn
Crataegus monogyna

Beschreibung und Vorkommen: Ein 2 bis 3 m hoher Strauch oder kleiner Baum, der an die vorhergehende Art erinnert, sich von dieser aber durch tief geteilte Blätter und eingriffelige Blüten unterscheidet. Blütezeit ist Mai bis Juni. Die Pflanze ist in Gebüschen und Laubwäldern verbreitet.
Inhaltsstoffe: Blätter, Blüten und Früchte enthalten dieselben glykosi-

disch gebundene Flavonoide (gelbe Farbstoffe) mit herzstärkender Wirkung und Wirkung auf gewisse Herzrhythmusstörungen.
DAB: *Flores Crataegi*

73. Eberesche
Sorbus aucuparia

Beschreibung und Vorkommen: Ein bis zu 10 m hoher Baum mit großen, unpaarig gefiederten Blättchen mit länglich lanzettförmigen, fein gesägten Blättchen und kleinen, schwach gelblichweißen Blüten in dichten Trugdolden. Die Frucht, die »Vogelbeere«, ist eine rote Steinfrucht. Blütezeit ist Mai bis Juli. Die Pflanze ist weit verbreitet und wird auch kultiviert.
Kulturgeschichte: Im Norden war der Baum dem Asa-Thor geweiht und man kann das noch in der norwegischen Volksmedizin erkennen. Die jungen, fruchttragenden Triebe wurden als Winterfutter für Ziegenböcke gesammelt und gefüttert, sobald sie sich nicht wohl fühlten. Eine Erinnerung an den Ziegenbock in Thors Gespann ist auch, daß man einen Absud der Rinde der Eberesche auf offene Wunden oder gebrochene Glieder von Haustieren legt. In einem bronzezeitlichen Grab in Dänemark fand man einen Beutel mit Zauberkräutern und darunter war auch ein Zweig der Eberesche.
Inhaltsstoffe: Die Früchte enthalten Vitamin C, mehrere organische Säuren und den Zuckeralkohol Sorbit, der der Ausgangsstoff bei der Synthese von Vitamin C ist.
Anwendung: Aus den Früchten wird fabrikmäßig Sorbit hergestellt, der als Ersatz für Zucker bei Diabetikern verwendet wird. Ansonsten haben die Früchte auch leicht abführende Wirkung und werden in der Volksmedizin gegen Gicht verwendet. Dosis: Ein Teelöffel der getrockneten, zerkleinerten Früchte werden über Nacht mit 2 Glas kalten Wassers ausgezogen und der geseihte Auszug wird in mehreren Malen im Laufe des Tages getrunken. Auch eine Marmelade aus den Früchten, aus 1 kg Früchten mit $^1/_2$ kg Zucker zu einem Mus gekocht, kann verwendet werden. Davon nimmt man einen Teelöffel mehrmals täglich. Man sammelt die reifen Früchte.

74. Quitte
Cydonia oblonga

Beschreibung und Vorkommen: Ein 4 bis 5 m hoher Strauch mit breit lanzettlichen, auf der Unterseite graufilzigen Blättern und großen, rosa Blüten. Kann auch in der Form eines kleinen Baums wachsen. Die Frucht ist eine gelbliche, fast birnenförmige Kernfrucht. Blütezeit ist Mai bis Juni. Eine alte Kulturpflanze, die öfter angepflanzt wird.
Kulturgeschichte: Die Quitte wurde von den Hippokratikern des Altertums als fieberstillendes Mittel verwendet und von den Römern gegen Magenbeschwerden. Die Samen wurden von den Arabern um 1000 n. Chr. in die Medizin eingebracht und erscheinen in den Schriften der Salerner Schule ab 1200. Aus den Früchten wurde frühzeitig Quittenbrot und Quittensaft hergestellt, die gegen Magenbeschwerden verwendet wurden.
Inhaltsstoffe: Die Früchte sind reich an Pektin, während die Samen große Mengen Schleim enthalten.
Anwendung: Aus den Samen wird Quittenschleim hergestellt, der früher sehr gebräuchlich in Augenwassern war, die in Apotheken hergestellt wurden. Dieser Schleim, der durch Kochen von 10 g der getrockneten Samen in $^1/_4$ l Wasser 2- bis 3mal täglich hergestellt

wird, findet in der Volksmedizin Verwendung als hustenstillendes Mittel bei Kindern. Bei Kleinkindern nimmt man 5 g trockenen Samen auf 1/4 l Wasser. Zerdrückte Samen mit Wasser zu einem Brei verrührt werden als schmerzstillender Umschlag zum Beispiel bei Hämorrhoiden verwendet. Man sammelt die reifen Früchte.

Apfelbaum
Malus sylvestris var. *domestica*

Beschreibung und Vorkommen: Ein bis zu 8 m hoher Baum mit zugespitzten, eiförmigen oder ovalen, gesägten, auf der Unterseite graufilzigen Blättern und recht großen, weißlichen oder schwach rötlichen, duftenden Blüten in kleinen Dolden. Die Frucht, der Apfel, ist eine »Kernfrucht«, die je nach Sorte in Größe und Farbe variieren kann. Blütezeit ist Mai bis Juni. Der Apfelbaum ist eine alte Kulturpflanze und wird in vielen Sorten kultiviert.
Kulturgeschichte: Der Apfel findet sich in fast allen Kulturen durch die Jahrtausende. Der Apfel, der in der Bibel erwähnt wird, mag aus der sumerischen Kultur stammen, es kann sich aber auch um einen Pfirsich oder eine Aprikose handeln, da Apfelbäume in jener Zeit nicht in Israel wuchsen. In Griechenland war der Apfel der Liebesgöttin Aphrodite geweiht und bei den Römern wurde er ein Zeichen für die Vollkommenheit der Kaiser. Später wurde er mit einem Kreuz gekrönt und war als Reichsapfel ein Attribut der europäischen Kaiser und Könige. Er fand aber auch Eingang in die Sagen als Äpfel der Hesperiden in Nordafrika und auch auf Kreta, wo er an beiden Stellen ewiges Leben versprach. Auch im Norden war er bekannt, wo die Göttin Iduna mit ihren goldenen Äpfeln den Asen ewige Jugend schenkte. Man ist der Ansicht, daß der Apfelbaum ursprünglich im Kaukasus beheimatet war, er wurde in Europa aber schon in vorgeschichtlicher Zeit gepflanzt, was Funde in Gräbern der Steinzeit von etwa 2000 v. Chr. in Schweden beweisen. So muß man vielleicht die Vorstellungen über das Entstehen von Kulturen revidieren und annehmen, daß der Apfel von Nord nach Süd gewandert ist. Wie immer es auch sei, so war der Apfel durch die Zeiten ein Hausmittel gegen viele Krankheiten und zugleich ein Liebesmittel. Auch die Medizin hat von ihm Gebrauch gemacht, unter anderem in Form von »apfelsauren Eisentropfen«, die aus einem Auszug saurer Äpfel und Eisen hergestellt wurden und gegen Anämie Verwendung fanden.
Inhaltsstoffe: Das Fruchtfleisch enthält Zucker und organische Säuren, die Schale und das Kernhaus Gerbstoffe.
Anwendung: Geriebene Äpfel werden heute oft von Ärzten als Mittel gegen Durchfälle verordnet, was auch vom Apfelpulver gilt, das man vereinzelt noch in Apotheken kaufen kann. Reife Äpfel werden in der Volksmedizin

Apfel

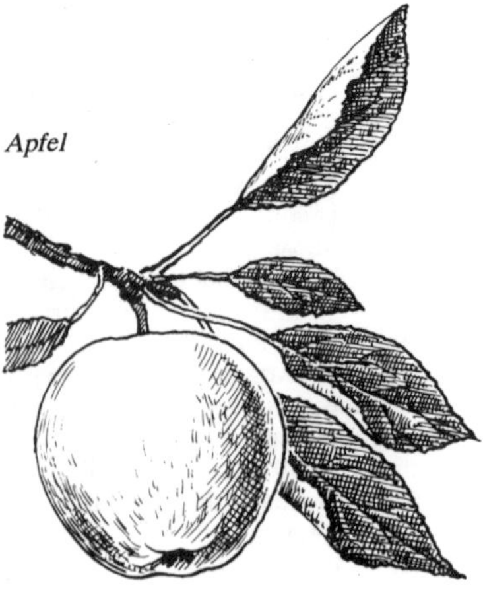

auch gegen Gicht, Leber- und Nierenkrankheiten, Verkalkung und Stoffwechselkrankheiten verwendet, so daß der englische Ausspruch »an apple a day keeps the doctor away« eine gewisse Berechtigung hat. Getrocknete Apfelschalen werden als Absud gegen Fieberkrankheiten und Entzündungen verwendet. Dosis: 5 bis 10 g gekocht mit einem Glas Wasser während 15 Minuten und geseiht werden 3mal täglich getrunken.
Warnung: Unreife Äpfel sollte man nicht verwenden, da ihre Wirkung jener der reifen entgegengesetzt ist.

75. Hundsrose
Rosa canina

Beschreibung und Vorkommen: Ein 1 bis 3 m hoher Strauch mit kräftigen, aufrechten oder schwach überhängenden, dornigen Zweigen mit unpaarig gefiederten Blättern mit ovalen, sägezähnigen Blättchen und recht großen, weißlichen oder rosa Blüten. Die Frucht ist die ovale, rote sogenannte Hagebutte. Blütezeit ist Juni bis Juli. Die Pflanze ist verbreitet und häufig in Hecken, an Waldrändern und auf Rainen zu finden.
Kulturgeschichte: Die Kulturgeschichte der Rosen ist fast so alt wie die des Menschen. Die Rose tritt als Symbol in vielen Kulturen und deren Religionen auf, und man trifft sie oft in religiöser und in weltlicher Dichtung. Auch in die Medizin fand die Hundsrose zeitig Eingang. Dioskurides empfiehlt Rosenblätter gegen viele Krankheiten, und durch die Zeiten wurden ihre Indikationen stetig vermehrt.
Inhaltsstoffe: Hagebutten sind reich an Vitamin C und enthalten außerdem Gerbstoffe und mehrere organische Säuren.
Anwendung: Aus den Schalen der Hagebutten wird in den Apotheken Saft mit Vitamin C hergestellt so wie sie in der Volksmedizin gegen Frühjahrsmüdigkeit verwendet werden. 2 Eßlöffel der getrockneten Schalen werden 5 Minuten mit ¼ l Wasser gekocht und der geseihte Auszug wird 3- bis 4mal täglich eßlöffelweise genommen. Als harntreibendes Mittel und gegen Nierengrieß und Blasenstein nimmt man einen Teelöffel der getrockneten, zerdrückten Samen, gekocht in einer Tasse Wasser während ½ Stunde, morgens und abends. Hagebutten sammelt man in August bis September.
DAB: *Fructus Cynosbati*

Kartoffelrose, Runzelige Rose
Rosa rugosa

Beschreibung und Vorkommen: Ein 1 bis 2 m hoher, stark verzweigter dorniger Strauch mit unpaarig gefiederten Blättern mit ovalen, sägezähnigen, auf der Oberseite glänzenden, dunkelgrünen, etwas runzeligen, auf der Unterseite graubehaarten Kleinblättern und recht großen, dunkelrosa oder seltener weißen Blüten. Die Früchte sind runde, rote Hagebutten. Blütezeit ist Juni bis Juli. Diese Rose wird hauptsächlich als Heckenpflanze angebaut.
Inhaltsstoffe: Die Hagebutten sind reich an Vitamin C und enthalten außerdem Gerbstoffe und mehrere organische Säuren.
Anwendung: wie bei der Hundsrose.

Essigrose
Rosa gallica

Beschreibung und Vorkommen: Ein 1 bis 1,5 m hoher Strauch mit aufrechten, dornigen Zweigen mit unpaarig gefiederten Blättern mit ovalen, gesägten Blättchen und recht großen, dunkelrosa, gefüllten, stark duftenden Blüten.

Kartoffelrose

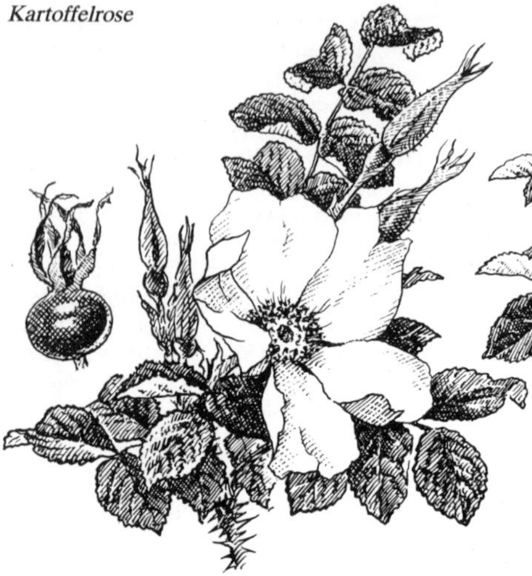

Essigrose

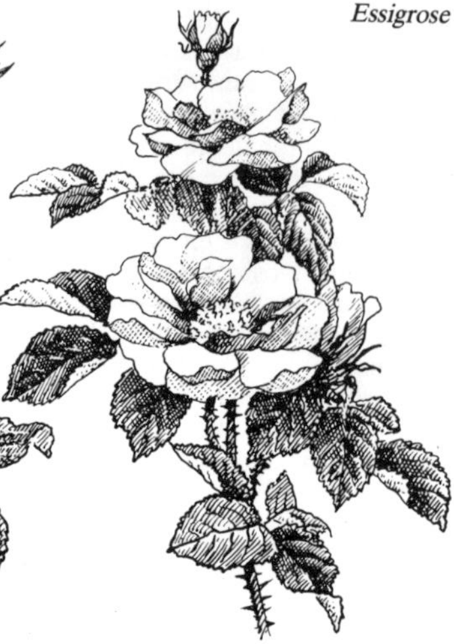

Die Frucht ist eine ovale, rote Hagebutte. Blütezeit ist Juni bis Juli. Eine hübsche Zierpflanze in Gärten und Parks überall in Europa.

Kulturgeschichte: In der Mitte des 13. Jahrhunderts kehrte der Graf von Champagne von einem Kreuzug aus dem heiligen Land mit einer wertvollen Beute zurück: Eine der gefüllten Rosensorten des Orients. In dieser Zeit stand der Kult der Rose in Europa am höchsten, als dieses Symbol der Liebe in vielen Spielarten in Schloßparks und Klostergärten verehrt wurde. Die mitgebrachte Art erhielt den Namen »rosa gallica provincialis« nach der Landschaft Provence, wo sie zuerst angepflanzt wurde, aber bald breitete sie sich über Europa aus. Obwohl Rosen kaum die Fantasiepreise wie später die Tulpen erreichten, war es doch eine kostbare Leidenschaft. Und es waren viele Rosen notwendig, um das Badewasser der Damen mit dem Duft der Blüten anzureichern und gleichzeitig den Bedarf der Apotheker für die vielen neuen Rosenmedizinen zu decken. Man stellte Rosenwasser her, indem man Blütenblätter mit Wasser destillierte, Rosenöl durch Kochen mit Olivenöl und Rosenkonserven durch Einlegen in Zucker und Honig. Letztere waren ein gesuchtes Geschenk unter den Fürsten, da sie als sicheres Mittel gegen Leber- und Lungenkrankheiten galten. Rosenhonig, hergestellt durch Erhitzen von Rosenblättern in Honig bis zur Rotfärbung, wurde als Mittel gegen Melancholie verwendet, Rosenessig, hergestellt aus in Essig gekochten Rosenblättern unter anderem als Einreibmittel gegen Gicht. Im 17. Jahrhundert erfand man schließlich die Herstellung von reinem, ätherischem Rosenöl. Für 1 kg Öl, das in den Apotheken heute noch zur Herstellung von Rosenwasser für Augenwasser und kosmetische Badezusätze verwendet wird, braucht man rund 3 Millionen Blüten.

Inhaltsstoffe: Gerbstoffe und ätherische Öle.

Anwendung: Die Blütenblätter werden in der Volksmedizin gegen Durchfall verwendet. Dosis: Eine Handvoll der getrockneten Blütenblätter werden mit $^1/_2$ l Wasser übergossen und zum Kochen gebracht, wonach man 15 Minuten ziehen läßt. Von dem geseihten Auszug nimmt man einen Eßlöffel 3- bis 4mal täglich. Ein ähnlicher Auszug, nur aus der dreifachen Menge Blätter bereitet, wird zum Baden schlecht heilender Wunden und Verbrennungen verwendet.
DAB: *Oleum Rosae*

Moosrose
Rosa centifolia

Beschreibung und Vorkommen: Ein 1 bis 1,5 m hoher Strauch, der an die vorhergehende Art erinnert, sich von dieser aber durch dichtsitzende, feine Stacheln, die wie eine Moosbekleidung auf den Zweigen wirkt, unterscheidet. Die Blüten sind kräftiger. Blütezeit ist Juni bis Juli. Eine prächtige Zierpflanze in Gärten und Parks in Europa.
Kulturgeschichte: Gefüllte Rosenarten wurden frühzeitig aus Asien nach Europa gebracht. Theophrastos nennt sie schon rund 300 v. Chr., Plinius nennt im 1. Jahrhundert Rosen mit Hunderten von Blättern, Centifolierosen, gleichzeitig mit wilden Rosen, die nur wenige Blütenblätter tragen. Die Moosrose selbst konnte nicht mit anderen Rosenarten gekreuzt werden, da sie steril ist.
Inhaltsstoffe: Gerbstoffe und ätherisches Öl.
Anwendung: Hat die gleiche Verwendung wie die Essigrose.

76. Moltebeere
Rubus chamaemorus

Beschreibung und Vorkommen: Eine mehrjährige Pflanze mit einem 8 bis 10 cm hohen Stengel mit einigen nierenförmigen, 5lappigen Blättern und einer einzelnen, endständigen, weißen Blüte. Die Frucht ist eine orangegelbe Sammelsteinfrucht. Die Pflanze kommt selten auf Hochmooren in Norddeutschland vor, ihre Heimat ist Skandinavien.
Kulturgeschichte: Eines der vier Felder, die das Titelblatt der »Flora Danica« von Simon Paulli zieren, trägt ein Bild der Moltebeere. Damals gehörten Norwegen und Teile von Schweden zum dänischen Reich und so ist dies nicht verwunderlich. Die Früchte wurden frühzeitig gegen Skorbut und Gicht gebraucht und waren zu jener Zeit ein wichtiger Exportartikel, der aus Norwegen in viele Länder Europas verschickt wurde.
Inhaltsstoffe: Die Blätter enthalten Gerbstoffe, die Früchte mehrere organische Säuren.
Anwendung: Moltebeeren werden in Norwegen regelmäßig als Mittel gegen Skorbut und Gicht genommen und die Blätter werden in der Volksmedizin gegen Durchfall gebraucht. Dosis: 4 Teelöffel der getrockneten, zerkleinerten Blätter werden 20 Minuten mit 2 Glas kochenden Wassers ausgezogen und der geseihte Auszug wird im Laufe des Tages getrunken. Die Blätter werden zur Blütezeit gesammelt, die Früchte wenn sie reif sind.

77. Brombeere
Rubus fruticosus

Beschreibung und Vorkommen: Ein Halbstrauch mit 1 bis 3 m langen, überhängenden oder niederliegenden, stark dornigen Ranken, deren Entwicklung zweijährig ist. Die Triebe des ersten Jahres sind lang und tragen 5fingrige Blätter. Die kurzen Triebe des zweiten Jahres tragen 3fingrige Blätter und endständige, verzweigte Stände recht

großer, weißer oder rötlicher Blüten. Die Frucht ist eine schwarzviolette Sammelsteinfrucht. Blütezeit ist Juni bis Juli. Die Pflanze ist in Wäldern und Hecken verbreitet, wird aber auch kultiviert.
Kulturgeschichte: Wird schon im Altertum als Heilpflanze erwähnt.
Inhaltsstoffe: Die Blätter enthalten Gerbstoffe.
Anwendung: Die Blätter werden in der Volksmedizin als Mittel gegen Durchfall verwendet. Dosis: 4 Teelöffel der getrockneten, zerkleinerten Blätter werden 20 Minuten mit 2 Glas kochenden Wassers ausgezogen und der geseihte Auszug wird in mehreren Teilen im Laufe des Tages getrunken. Der gleiche Auszug wird auch zum Gurgeln und zum Spülen des Munds bei Entzündungen in Mund und Rachen und als Badewasser bei schlecht heilenden Wunden verwendet. Man sammelt im Sommer.
DAB: *Folia Rubi fruticosi*

Himbeere
Rubus idaeus

Beschreibung und Vorkommen: Ein Halbstrauch mit 1 bis 2 m hohen, aufrechten, holzigen Trieben, deren Entwicklung zweijährig ist. Sie sind dicht mit feinen Dornborsten besetzt. Die langen Triebe des ersten Jahres tragen ungleich gefiederte Blätter mit grüner Oberseite und weißfilziger Unterseite. Die Kurztriebe des zweiten Jahres tragen 3fingrige Blätter und kleine, weiße Blüten in hängenden Trauben. Die Frucht ist eine rote Sammelsteinfrucht. Blütezeit ist Mai bis Juni. Die Pflanze ist in Wäldern und Gebüschen weit verbreitet und wird auch in vielen Sorten angebaut.
Kulturgeschichte: Blätter und Früchte waren früher in den Pharmakopöen

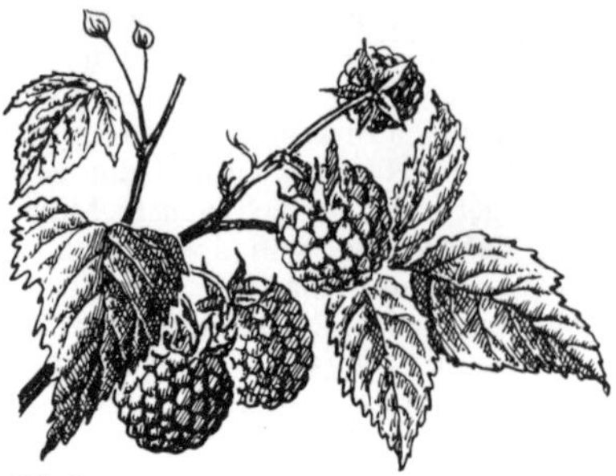

Himbeere

verzeichnet und wurden von den Ärzten verwendet, die Blätter als adstringierendes Mittel, die Früchte besonders gegen Herzschwäche. Noch im 18. Jahrhundert war man der Meinung, daß sie ein besseres Herzmittel waren, als das Mittel aller Mittel, die Perle.
Inhaltsstoffe: Die Früchte enthalten Vitamin C und Pektin, organische Säuren, besonders Citronensäure, und die Blätter das Glykosid Arbutin.
Anwendung: Die Blätter werden in der Volksmedizin gegen Durchfall verwendet. Dosis: 2 bis 4 g der getrockneten, zerkleinerten Blätter werden mit einer Tasse kochenden Wassers als Tee zubereitet und 3- bis 4mal täglich getrunken. Der gleiche Auszug wird auch zum Gurgeln bei Halskatarrh verwendet. Die reifen, getrockneten Früchte werden als fiebersenkendes Mittel gebraucht, besonders in Rußland. Sonst ist Himbeersaft ein schmackhaftes Getränk und wird in vielen Zusätzen verwendet. Die Blätter sammelt man von Mai bis August.
DAB: *Sirupus Rubi Idaei*

78. Gänsefingerkraut
Potentilla anserina

Beschreibung und Vorkommen: Eine mehrjährige Pflanze mit kurzem, holzigem Wurzelstock und weit kriechenden Stengeln mit in Rosette stehenden, bis 20 cm langen, gefiederten, auf der Unterseite silbrig glänzenden, behaarten Blättern und großen, gelben Blüten, die einzeln an aufrechten Stengeln sitzen. Blütezeit ist Juni bis August. Die Pflanze ist auf Triften und Angern weit verbreitet. Sie tritt oft als Unkraut an Wegrändern und Ufern auf.

Kulturgeschichte: Die Pflanze wurde frühzeitig von den Ärzten gegen Ruhr und Durchfall verwendet.

Anwendung: Die Pflanze wird in der Volksmedizin gegen Durchfall und Magenkrämpfe verwendet, da sie eine krampflösende Wirkung auf die glatte Muskulatur hat und auch Menstruationsbeschwerden dämpfen kann. Im zweiten Weltkrieg stellten deutsche pharmazeutische Firmen Kapseln mit pulverisiertem Gänsefingerkraut zu diesem Zweck her. Dosis: Eine Messerspitze der pulverisierten Droge wird in Wasser oder Wein verrührt und 3- bis 5mal täglich genommen. Man kann auch einen Sud der getrockneten, zerkleinerten Pflanze nehmen. Dosis: 2 bis 4 g mit einer Tasse kochenden Wassers als Tee zubereitet werden mehrmals täglich getrunken. Der gleiche Auszug wird auch als Badewasser bei schlecht heilenden Wunden verwendet. Man sammelt während der Blütezeit.

Gold-Fingerkraut
Potentilla aurea

Beschreibung und Vorkommen: Eine mehrjährige Pflanze mit dickem, holzigem Wurzelstock und 5 bis 20 cm hohen Stengeln mit 5fingrigen Grund-

Gold-Fingerkraut

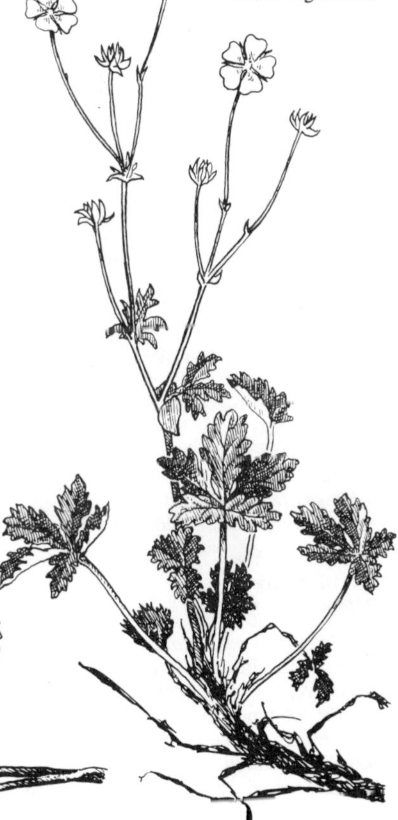

Kriechendes Fingerkraut

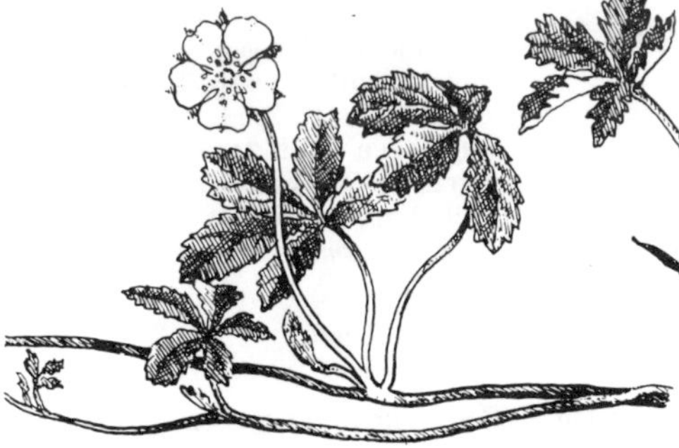

blättern und recht großen, gelben Blüten, deren Kronblätter einen rotgelben Fleck an der Basis tragen. Blütezeit ist April bis September. Die Pflanze wächst auf kalkarmen Böden der Mittelgebirge und der Alpen.
Kulturgeschichte: Die Pflanze wurde frühzeitig von den Ärzten unter anderem gegen Durchfall verwendet.
Anwendung: Die Pflanze wird in der Volksmedizin gegen Durchfall verwendet. Dosis: 2 bis 4 g der getrockneten, zerkleinerten Pflanze werden mit einer Tasse kochenden Wassers als Tee zubereitet und 3- bis 4mal täglich getrunken. Der gleiche Auszug wird auch als Badewasser bei schlecht heilenden Wunden und zum Spülen bei Mundentzündungen verwendet. Man sammelt während der Blütezeit.

Kriechendes Fingerkraut
Potentilla reptans

Beschreibung und Vorkommen: Eine mehrjährige Pflanze mit kurzem, holzigem Wurzelstock und weit kriechenden Stengeln mit langgestielten, in Rosette stehenden, 5fingrigen Grundblättern und großen, gelben Blüten, die einzeln auf aufrechten Stielen sitzen. Blütezeit ist Juni bis August. Die Pflanze ist recht häufig auf Triften und an Wegrändern.
Inhaltsstoffe: Gerbstoffe.
Anwendung: siehe Gold-Fingerkraut.

79. Blutwurz
Potentilla erecta

Beschreibung und Vorkommen: Eine mehrjährige Pflanze mit dickem, holzigem Wurzelstock, der innerlich rot gefärbt ist, und 10 bis 30 cm hohen, verzweigten Stengeln mit 3- bis 5fingrigen Blättern und kleinen, gelben Blüten, die einzeln an aufrechten Stielen sitzen. Blütezeit ist Mai bis August. Wächst auf Wiesen, Heiden und in Wäldern.
Kulturgeschichte: Die Pflanze wird wegen der roten Farbe der Wurzel »Blutwurz« genannt. Ihr anderer Name »Tormentill« stammt vom Lateinischen »tormentum« (= Schmerz oder Plage), da man früher der Pflanze stark schmerzstillende Wirkung zuschrieb. Sie wurde im Mittelalter in die Ärztebücher aufgenommen und als Mittel gegen blutende Durchfälle, Pest und als Gegengift, sowie als Gurgelwasser und zur Wundbehandlung gebraucht.
Inhaltsstoffe: Der Wurzelstock enthält Gerbstoff und einen glykosidisch gebundenen Farbstoff, Tormentillrot.
Anwendung: Der Wurzelstock, im Sommer oder Herbst gesammelt, wird in der Volksmedizin gegen Durchfall verwendet. Dosis: Ein kleiner Teelöffel der getrockneten, pulverisierten Wurzel wird in Wasser oder Rotwein verrührt 3- bis 5mal täglich genommen. Man kann auch einen Sud der getrockneten, zerkleinerten Wurzel bereiten. Dosis: Etwa 2 g werden 10 Minuten mit einem Glas Wasser gekocht, geseiht und getrunken. Der gleiche Auszug kann zu Mundspülungen bei Entzündungen in Mund und Rachen und als Badewasser oder Umschlag bei Verbrennungen und Sonnenbrand verwendet werden. Die Wurzel in Alkohol angesetzt kann auch gegen Durchfall gebraucht werden. Dosis: Ein Teil Wurzel werden in 10 Teilen Alkohol 8 Tage ausgezogen und filtriert. Davon nimmt man 20 bis 30 Tropfen in etwas Wasser 3- bis 4mal täglich.
DAB: *Rhizoma Tormentilla*

Wald-Erdbeere
Fragaria vesca

Beschreibung und Vorkommen: Eine

Wald-Erdbeere

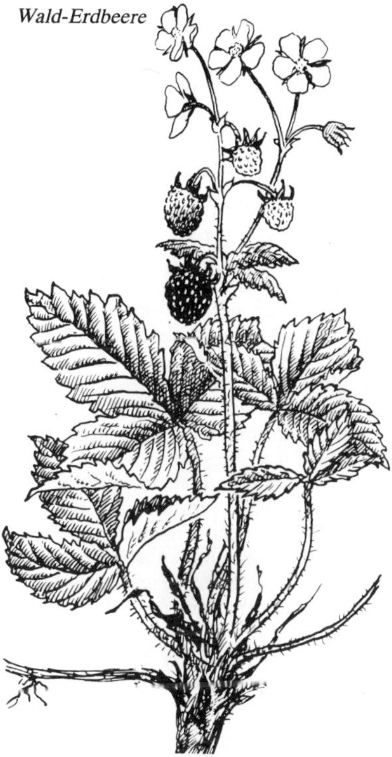

mehrjährige Pflanze mit kurzem, dikkem Wurzelstock und langen, wurzelschlagenden Ausläufern mit langgestielten, 3geteilten Blättern, die auf der Oberseite hellgrün, auf der Unterseite blaßgrün sind, und kleinen, weißen Blüten auf 10 bis 20 cm hohen, verzweigten Stielen. Die Frucht ist eine Sammelfrucht, die Nüßchen auf der Oberfläche trägt. Blütezeit ist Mai bis Juni. Die Pflanze ist recht häufig auf Schlägen und in Gebüschen.
Kulturgeschichte: Erdbeeren waren schon im Altertum eine geschätzte Speise, wurden aber auch als Heilpflanzen verwendet.
Inhaltsstoffe: Die Früchte enthalten viel Vitamin C, das auch in allen anderen Teilen der Pflanze vorhanden ist, die Blätter außerdem Gerbstoffe.
Anwendung: Sowohl Wurzelstock wie Blätter werden in Mai bis Juli gesammelt und in der Volksmedizin gegen Durchfall gebraucht. Dosis: 20 g der getrockneten und zerkleinerten Wurzel oder der getrockneten, zerschnittenen Blätter werden mit einer Tasse kochenden Wassers als Tee zubereitet und eßlöffelweise 3- bis 4mal täglich genommen.

80. Echte Nelkenwurz
Geum urbanum

Beschreibung und Vorkommen: Eine mehrjährige Pflanze mit kurzem, dikkem Wurzelstock und einem 40 bis 60 cm hohen Stengel mit fiedrig geteilten Grundblättern, 3teiligen Stengelblättern mit großen, grob gesägten Nebenblättern und kleinen, gelben Blüten in einem wenigblütigen, verzweigten Stand. Blütenzeit ist Juni bis August. Die Pflanze ist in feuchten Wäldern weit verbreitet.
Kulturgeschichte: Die Wurzel riecht und schmeckt wie Gewürznelken und haben der Pflanze den Namen gegeben. Sie wurde früher von den Ärzten verwendet und war auch in den Pharmakopöen verzeichnet. Sie wurde unter anderem als fiebersenkendes Mittel verwendet, da man glaubte, daß sie die teure Chinarinde ersetzen konnte, der sie etwas im Geschmack glich. Das wirksame Chinin enthält sie aber nicht.
Inhaltsstoffe: Der Geschmack des Wurzelstocks wird von einem Glykosid verursacht, das beim Abbau Eugenol ergibt, das auch in Gewürznelken enthalten ist. Er enthält außerdem Gerbstoffe und Bitterstoff.
Anwendung: Der Wurzelstock wird in

der Volksmedizin gegen Verdauungsbeschwerden, Koliken und Durchfall verwendet. Dosis: 2 bis 3 g der getrockneten, zerkleinerten Wurzel werden mit einem Glas kochenden Wassers 20 Minuten ausgezogen, geseiht und getrunken. Der gleiche Auszug kann auch zu Mundspülungen bei Entzündungen von Mund und Rachen und als Badewasser bei schlecht heilenden Wunden verwendet werden. Man sammelt während der Blütezeit.

Berg-Nelkenwurz
Geum montanum

Beschreibung und Vorkommen: Eine mehrjährige Pflanze mit kurzem, dikkem Wurzelstock, in Rosette stehenden, fiedrig geteilten Grundblättern und 10 bis 40 cm hohen Stengeln mit ganzrandigen Stengelblättern und einer endständigen, großen, gelben Blüte. Blütezeit ist Juli bis August. Die Pflanze kommt in den Alpen und einigen Mittelgebirgen vor.
Inhaltsstoffe: Gerbstoffe.

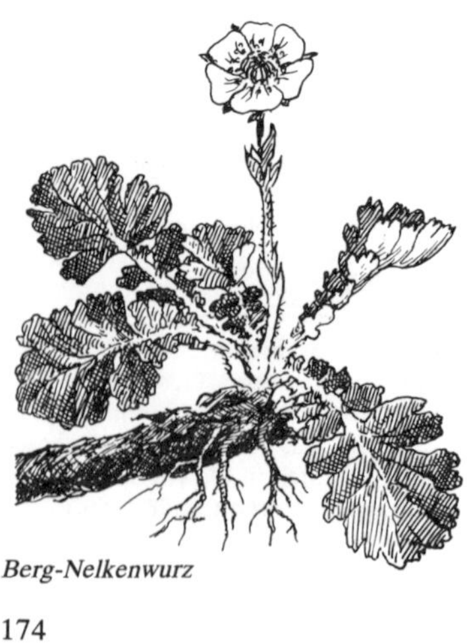

Berg-Nelkenwurz

Anwendung: Der Wurzelstock wird wie bei der Blutwurz verwendet, die Pflanze wie Gänsefingerkraut und beide werden während der Blütezeit gesammelt.

81. Echtes Mädesüß
Filipendula ulmaria

Beschreibung und Vorkommen: Eine mehrjährige Pflanze mit kurzem, dikkem Wurzelstock und einem 50 bis 100 cm hohen Stengel mit fiedrig geteilten, oberseits glatten, dunkelgrünen, unterseits graufilzigen Blättern und kleinen, gelblichweißen, stark duftenden Blüten in vielblütigen, verzweigten Ständen. Blütezeit ist Juni bis Juli. Die Pflanze ist auf feuchten Wiesen, an Gräben und anderen feuchten Plätzen verbreitet.
Kulturgeschichte: Im Jahr 1839 gelang es dem deutschen Chemiker Karl Jakob Löwig zusammen mit Salomon Weidemann aus dem Mädesüß die Salicylsäure zu isolieren, und er gab dem neuen Stoff den Namen Spiraeasäure. Als dann die Industrie die Acetylsalicylsäure synthetisierte, die weniger starke Nebenwirkung auf die Magenschleimhaut hat als die Salicylsäure, und die erst im Darm Salicylsäure abspaltet, übernahm dieser Stoff die erste Stelle als Mittel gegen Fieber und Rheumaerkrankungen. Das Produkt der Firma wurde unter dem Namen A(cetyl)spir(aeasäure)in, also Aspirin geschützt und jährlich tonnenweise auf der ganzen Erde verbraucht. Heute wird das Mittel auch von anderen pharmazeutischen Firmen hergestellt.
Inhaltsstoffe: Die Blüten enthalten ein ätherisches Öl und Salicylsäureverbindungen, der Wurzelstock Salicylsäureverbindungen und Gerbstoffe.
Anwendung: Die Blüten, die von den Stielen gekämmt werden, indem man eine Gabel oder einen Kamm benützt,

werden nach der Blütezeit gesammelt und getrocknet. Man legt sie dazu an einer schattigen Stelle auf eine Papierlage. In der Volksmedizin werden sie gegen rheumatische Krankheiten und als schweiß- und harntreibendes Mittel verwendet. Dosis: Ein Teelöffel der getrockneten Blüten wird über Nacht in einem Glas kalten Wassers ausgezogen und im Laufe des Tages getrunken. Statt der getrockneten Blüten kann man auch rund 3 g des getrockneten, pulverisierten Wurzelstocks verwenden, der zu allen Jahreszeiten gesammelt werden kann.
DAB: *Flores Spireae*

82. Kleiner Wiesenknopf
Sanguisorba minor

Beschreibung und Vorkommen: Eine mehrjährige Pflanze mit dickem, holzigem Wurzelstock, in Rosette stehenden, ungleichgefiederten Grundblättern mit gesägten Blättchen und 50 bis 70 cm hohen, verzweigten Stengeln mit kleinen, rötlichgrünen Blüten in endständigen, kugeligen Köpfchen. Blütezeit ist Juni bis Juli. Die Pflanze wächst zerstreut auf trockenen Wiesen.
Kulturgeschichte: Eine Verwandte, die häufig um Jerusalem wächst und die sehr dornig ist, soll das Material zur Dornenkrone Christi gegeben haben. Der Kleine Wiesenknopf wurde wie sein größerer Verwandter, der Große Wiesenknopf, von den Ärzten als blutstillendes Mittel verwendet. Der Gattungsname *»Sanguisorba«* ist vom Lateinischen »sanguis« (Blut) und »sorbeo« (= aufsaugen) abgeleitet.
Inhaltsstoffe: Gerbstoffe.
Anwendung: Die Pflanze wird während der Blütezeit gesammelt und ist in der Volksmedizin als harntreibendes Mittel in Gebrauch. Dosis: Ein Teelöffel der getrockneten, zerkleinerten Pflanze wird mit einer Tasse kochenden Wassers als Tee zubereitet und 2- bis 3mal täglich getrunken.

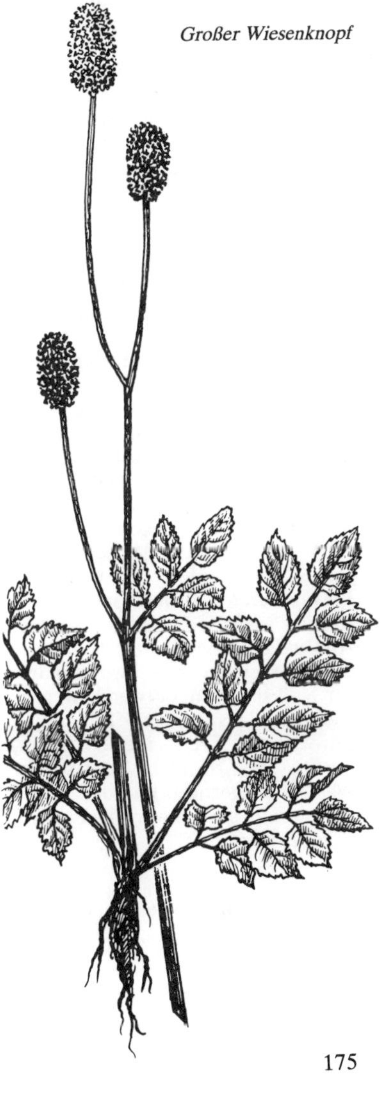
Großer Wiesenknopf

Großer Wiesenknopf
Sanguisorba officinalis

Beschreibung und Vorkommen: Eine mehrjährige Pflanze mit am Grunde langen, unpaarig gefiederten Blättern mit gestielten, lanzettlichen, gesägten Blättchen und einem 50 bis 100 cm hohen verzweigten Stengel mit kleinen, dunkelroten Blüten in endständigen, ovalen Köpfchen. Blütezeit ist Juni bis August. Die Pflanze ist auf Wiesen verbreitet.
Kulturgeschichte: Die beiden Wiesenknopfarten wurden früher »falsche« Bibernelle genannt im Gegensatz zur »echten« Bibernelle, einer Pflanze aus der Familie der Doldenblütler. Beide hatten auch den Zunamen »barbula Christi« (= Christi kleiner Bart) wegen der Ähnlichkeit des Blütenstandes mit einem kleinen Bart, und beide wurden von den Ärzten als blutstillendes Mittel verwendet. In den ersten deutschen Ärztebüchern wird beiden Pflanzen eine stark milchtreibende Wirkung bei stillenden Müttern zugeschrieben und die Wirkung sollte sogar beim Tragen einiger Blätter auf der Brust eintreten.
Inhaltsstoffe: Gerbstoffe und ein Glykosid.
Anwendung: Die Pflanze, die während der Blütezeit gesammelt wird, findet in der Volksmedizin Verwendung gegen Durchfall. Dosis: 2 bis 3 Teelöffel der getrockneten, zerkleinerten Pflanze werden über Nacht in 2 Glas kalten Wassers ausgezogen und der geseihte Auszug wird schluckweise im Laufe des Tages getrunken.

83. Gewöhnlicher Odermennig
Agrimonia eupatoria

Beschreibung und Vorkommen: Eine mehrjährige Pflanze mit einem 30 bis 80 cm hohen, behaarten Stengel mit fiedrig geteilten, auf der Oberseite grünen, auf der Unterseite grauen, rauhen Blättern und kleinen gelben Blüten in einer langen, ährenförmigen Traube. Blütezeit ist Juli bis August. Die Pflanze ist vor allem an Wegrändern und Triften verbreitet.
Kulturgeschichte: Der Artname wird dem kleinasiatischen König Mithridates Eupator von Pontus zugeschrieben, der die medizinischen Eigenschaften der Pflanze entdeckt haben soll. Sie war früher in den Pharmakopöen verzeichnet und von den Ärzten als Mittel gegen Wechselfieber und Blutungen in Gebrauch, aber schon Dioskurides empfiehlt sie gegen Leberkrankheiten.
Inhaltsstoffe: Gerbstoffe und etwas ätherisches Öl.
Anwendung: Die Pflanze, die während der Blütezeit gesammelt wird, findet in der Volksmedizin Verwendung gegen Blasen- und Nierenleiden. Dosis: Ein Teelöffel der getrockneten, zerkleinerten Pflanze wird mit einer Tasse kochenden Wassers 20 Minuten ausgezogen und geseiht 3- bis 4mal täglich getrunken. Der gleiche Auszug kann auch zu Spülungen bei Entzündungen im Mund und als Badewasser bei schlecht heilenden Wunden verwendet werden.

84. Gemeiner Frauenmantel
Alchemilla vulgaris

Beschreibung und Vorkommen: Eine mehrjährige Pflanze mit in Rosette stehenden, großen, handförmig gefalteten und gelappten, am Rande gezähnten Grundblättern und 15 bis 30 cm hohen Stengeln mit kleinen, gelbgrünen Blüten in endständigen Rispen. Blütezeit ist Juni bis August. Die Pflanze ist recht häufig an Wegrändern, auf Triften und in Wäldern.
Kulturgeschichte: Der Gattungsname ist aus dem Griechischen »alkhymeia«

(= Alchemie) abgeleitet, da die Alchimisten des Altertums und des Mittelalters die Wassertropfen, die sich auf den Blättern sammeln, als mit mystischen Kräften versehen betrachteten. Die Tropfen wurden »coagulum mercurii« (= Flüssigkeit des Merkur) genannt. Die Pflanze wurde lange als adstringierendes Mittel verwendet. Junge Mädchen in Italien wuschen sogar ihre Geschlechtsteile damit, die dadurch verschlossen werden sollten, um die Tugend zu bewahren. Man nannte die Pflanze deshalb auch Jungfernwurz. Andere Frauen wuschen ihre Brüste damit, um sie in guter Form zu erhalten. Die Pflanze war früher in den Pharmakopöen verzeichnet.
Inhaltsstoffe: Gerbstoffe.
Anwendung: Die Pflanze wird im Juli bis August gesammelt und findet in der Volksmedizin Verwendung gegen Durchfall und Menstruationsbeschwerden sowie als harntreibendes Mittel. Dosis: 2 Teelöffel der getrockneten, zerkleinerten Pflanze werden mit einer Tasse kochenden Wassers als Tee zubereitet und 2- bis 3mal täglich getrunken. Der gleiche Auszug kann auch äußerlich als Badewasser bei schlecht heilenden Wunden verwendet werden.

Alpen-Frauenmantel
Alchemilla alpina

Beschreibung und Vorkommen: Eine mehrjährige Pflanze mit in Rosette stehenden, handförmig geteilten Grundblättern mit länglichen, gesägten Teilblättern und 10 bis 30 cm hohen Stengeln mit kleinen, gelbgrünen Blüten in endständiger Anordnung. Blütezeit ist Juni bis August. Die Pflanze findet sich auf mageren Grasplätzen der Alpen, Pyrenäen und im Appennin.
Inhaltsstoffe: Gerbstoffe.

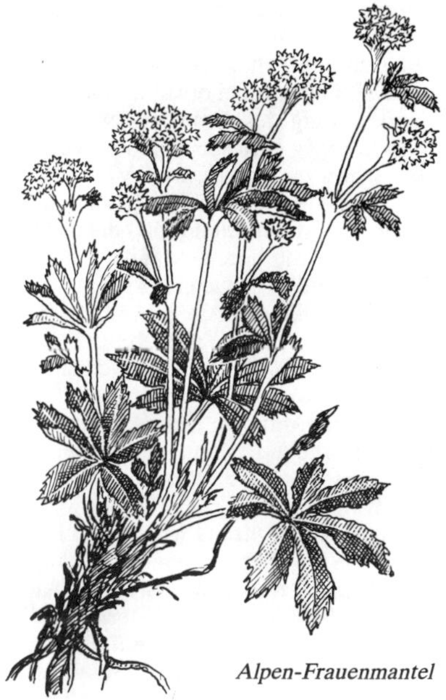

Alpen-Frauenmantel

Anwendung: Hat die gleiche Anwendung wie der Gemeine Frauenmantel.

85. Mandelbaum
Prunus amygdalus

Beschreibung und Vorkommen: Ein bis 6 m hoher Baum mit lanzettlichen, gesägten Blättern und recht großen, rosa oder weißlichen Blüten. Die Frucht ist eine grünliche, behaarte Steinfrucht mit zähem, trockenem Fruchtfleisch und einem harten, gefurchten Stein, in dem sich der Samen, die Mandel, verbirgt. Blütezeit ist Februar bis März. Eine alte Kulturpflanze, die in Persien beheimatet ist, aber in warmen Gebieten, wie Kaiserstuhl und Bergstraße, kultiviert wird.

Kulturgeschichte: Der Mandelbaum gehörte im Vorderen Orient schon lange zu den Alltäglichkeiten und wird auch oft in der Bibel erwähnt. Der blühende Zweig des Aron mag wohl ein Mandelzweig gewesen sein. Der Baum trat schon damals in zwei Varietäten auf, die bittere und süße Mandeln lieferten. Es ist auffallend, daß die Ärzte der Antike die bittere Mandel vor der süßen empfehlen, wie Dioskurides, der wohl feststellt, daß süße Mandeln die Harnwege reinigen, aber bittere dies viel besser tun. Beide waren jedoch in den Pharmakopöen verzeichnet. Aus den süßen Mandeln wurde früher in den Apotheken Mandelmilch hergestellt, indem sie die Mandeln mit Wasser im Mörser zerrieben. Dieses wohlschmeckende Getränk wurde zum Beispiel zum Mischen mit übelschmeckenden Pflanzenauszügen verwendet. Aus bitteren Mandeln wird Bittermandelwasser hergestellt, das ebenfalls zum Verändern von Geschmackseindrükken verwendet wird.
Inhaltsstoffe: Sowohl bittere als auch süße Mandeln enthalten etwa 50% fettes Öl, die bittere zudem das Glykosid Amygdalin, das sich im sauren Magen in die sehr giftige Blausäure sowie in Zucker zersetzt. Zu große Mengen von Bittermandeln wirken eingenommen sehr giftig.
Anwendung: Mandelöl und der Treber aus den gepreßten, süßen Mandeln werden häufig in der Kosmetik verwendet. In den Apotheken ist der Gebrauch von Bittermandelöl fast völlig verschwunden. Die Pflanze wird in der Volksmedizin nicht gebraucht.

86. Schlehe
Prunus spinosa

Beschreibung und Vorkommen: Ein 1 bis 2 m hoher, dichter, dorniger Strauch mit lanzettförmigen, am Rande fein gezähnten Blättern und kleinen, weißen Blüten. Die Frucht ist eine kugelige, blauschwarze, stark bereifte Steinfrucht mit bitterem, zusammenziehenden Geschmack. Blütezeit ist Mai. Die Pflanze ist in Hecken und an Waldrändern recht häufig.
Kulturgeschichte: Die bitteren Früchte, die erst nach Frosteinwirkung süß werden, wurden oft zur Herstellung von Schlehenwein verwendet.
Inhaltsstoffe: Die Blüten enthalten das Glykosid Amygdalin, das aber beim Trocknen verschwindet.
Anwendung: Die Blüten werden in der Volksmedizin als Abführmittel bei Kindern und alten Menschen verwendet. Dosis: 1 bis 3 g der getrockneten Blüten werden 20 Minuten in einer Tasse kochenden Wassers ausgezogen, geseiht und getrunken.
DAB: *Flores Acaciae*

Süßkirsche
Prunus avium

Beschreibung und Vorkommen: Ein bis zu 15 m hoher Baum mit ellipti-

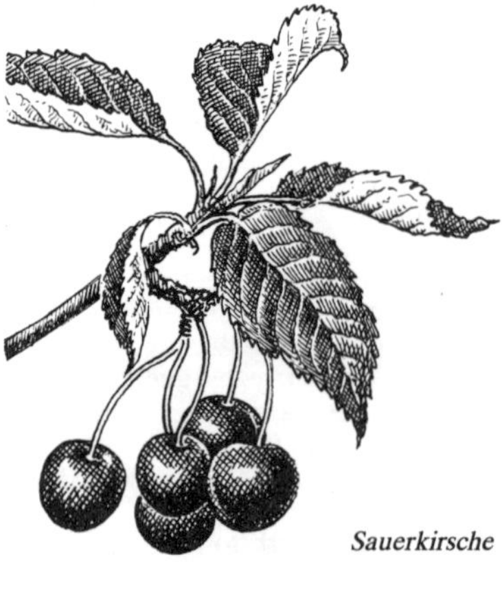

Sauerkirsche

schen, doppelt sägezähnigen, auf der Unterseite weich behaarten Blättern und recht großen, weißen Blüten, die in Büscheln stehen. Die Frucht ist eine schwarzrote, bittersüße Steinfrucht. Blütezeit ist April bis Mai. Die Kirsche wird in mehreren Varianten angepflanzt, wächst aber auch wild im Wald und in Gebüschen.
Kulturgeschichte: Plinius berichtet, daß der römische Feldherr Lucellus im Jahr 73 v. Chr. die Kirsche von seinem Feldzug gegen Cerasus, dem heutigen Cerasunt, in Kleinasien heimbrachte. Kirschensaft wurde lange von den Ärzten zur Erfrischung fieberkranker Patienten gebraucht.
Inhaltsstoffe: Die Samen enthalten das Glykosid Amygdalin, die Fruchtstiele Gerbstoff.
Anwendung: Kirschensaft ist immer noch in den Pharmakopöen als Geschmacksmittel verzeichnet. Die Fruchtstiele werden in der Volksmedizin als Mittel gegen Durchfall und als harntreibendes Mittel verwendet. Dosis: 2 bis 4 g der getrockneten, zerkleinerten Stiele werden mit einer Tasse kochenden Wassers als Tee zubereitet und 3- bis 4mal täglich getrunken.

Sauerkirsche, Weichsel
Prunus cerasus

Beschreibung und Vorkommen: Ein bis zu 10 m hoher Baum, der an die vorhergehende Art erinnert, sich von dieser aber durch einfach sägezähnige Blätter, die auf beiden Seiten unbehaart sind, und durch dunkelrote, saure Früchte unterscheidet. Blütezeit ist April bis Mai. Wird in verschiedenen Varianten angepflanzt und kommt auch wild vor.
Inhaltsstoffe: Die Samen enthalten das Glykosid Amygdalin, die Fruchtstiele Gerbstoff.
Anwendung: Hat die gleiche Anwendung wie die Süßkirsche.
DAB: *Fructus Pruni Cerasi*

Schmetterlingsblütler

87. Besenginster
Sarothamnus scoparius

Beschreibung und Vorkommen: Ein 1/2 bis 2 m hoher Strauch mit steifen, kantigen und wintergrünen Zweigen mit kleinen, dreizähligen oder ungeteilten Blättern und großen, gelben Blüten. Die Frucht ist eine flachgedrückte, schwarze, behaarte Hülse. Blütezeit ist Mai bis Juni. Die Pflanze wächst wild im Westen unseres Gebiets, wird aber auch angepflanzt.
Kulturgeschichte: In der Auvergne in Frankreich behaupten die Hirten, daß die Schafe gegen den Biß der Kreuzotter immun sind, wenn sie vom Besenginster gefressen haben. Das Spartein, ein Alkaloid, das in der Pflanze enthalten ist, soll nämlich das Schlangengift neutralisieren können. Die Zweigspitzen wurden früher gegen Nierenentzündung verwendet, der Saft der Pflanze gegen Läuse.
Inhaltsstoffe: Sowohl Samen, als auch Blätter und Zweigspitzen enthalten das Alkaloid Spartein und verwandte Alkaloide.
Anwendung: Zweigspitzen mit Blüten und Hülsen, die zum Ende der Blütezeit eingesammelt werden, finden in der Volksmedizin Verwendung gegen Angina pectoris und als herzanregendes und harntreibendes Mittel. Dosis: 1 bis 2 Teelöffel der getrockneten, zerkleinerten Zweigspitzen werden mit einer Tasse kochenden Wassers als Tee zubereitet und schluckweise im Laufe des Tages getrunken.
Warnung: Da das Mittel in zu großen

Mengen Vergiftungen ergeben kann, muß es mit Vorsicht gebraucht werden.
DAB: *Herba Sarothamni scoparii*

Dornige Hauhechel
Ononis spinosa

Beschreibung und Vorkommen: Ein 25 bis 60 cm hoher Halbstrauch, mit aufsteigenden oder aufrechten, bräunlichen, behaarten, dornigen Zweigen und dreiteiligen Blättern mit ovalen Blättchen und recht großen, rosenroten Blüten, die einzeln an kurzen Stielen in den Blattachseln sitzen. Blütezeit ist Mai bis September. Die Pflanze wächst an trockenen Wegrändern und auf Wiesen.
Kulturgeschichte: Sie war durch viele Jahrhunderte Heilpflanze und ist auch heute noch in einigen Pharmakopöen verzeichnet.
Inhaltsstoffe: Ein ätherisches Öl und Flavone vor allem in den krautigen Teilen und den Blüten.

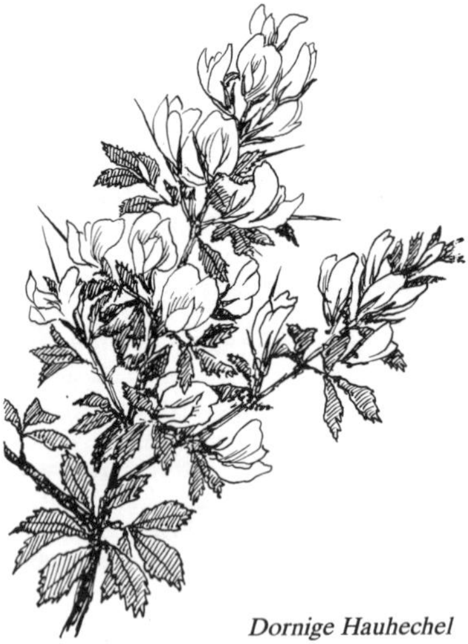

Dornige Hauhechel

Anwendung: Wurzel und Zweigspitzen mit Blüten wirken stark harntreibend und werden in der Volksmedizin gegen Blasenkatarrh, Blasensteine und Blasengries verwendet. Dosis: 7 g der getrockneten, zerkleinerten Wurzel oder 3 g der getrockneten, zerkleinerten Zweigspitzen mit Blüten werden 10 Minuten mit $^{1}/_{2}$ l kochenden Wassers ausgezogen und der geseihte und mit Honig gesüßte Auszug wird auf 3- bis 4mal im Laufe des Tages getrunken. Die Wurzel sammelt man in Frühjahr oder Herbst. Die Zweigspitzen während der Blütezeit.
DAB: *Radix Ononidis*

Kriechender Hauhechel
Ononis repens

Beschreibung und Vorkommen: Ein 30 bis 60 cm hoher Halbstrauch, der an die vorhergehende Art erinnert, sich von dieser aber durch kriechende, wurzelschlagende, am Ende aufsteigende Zweige unterscheidet. Blütezeit ist Juni bis September. Die Pflanze ist auf Trockenrasen verbreitet.
Inhaltsstoffe: Wurzel, Blätter und Blüten enthalten ein Flavonglykosid, das in größter Menge in Blättern und Blüten vorkommt.
Anwendung: Hat die gleiche Anwendung wie die Dornige Hauhechel.

88. Echter Steinklee
Melilotus officinalis

Beschreibung und Vorkommen: Eine zweijährige Pflanze mit 30 bis 80 cm hohen, verzweigten Stengeln mit dreiteiligen Blättern mit länglichen, gesägten Blättchen und kleinen, gelben, stark duftenden Blüten in langen, schmalen Trauben. Blütezeit ist Mai bis September. Die Pflanze ist an Wegrändern und Ruderalstellen verbreitet.

Kulturgeschichte: Plinius nennt die Pflanze »sertula campagna« (= kleiner Kranz von der Campagna), denn sie wurde in der römischen Campagna zum Binden von kleinen, wohlriechenden Kränzen verwendet. In Frankreich erhielt sie den Namen »herbe d' amour« (= Liebeskraut), ein Name, der mit vielen wohlriechenden Pflanzen verbunden ist. Die Pflanze ist noch in einigen Pharmakopöen vertreten und wurde als Verteilungsmittel in Kräutersäckchen und in Pflastern verwendet. Die Pflanze wird heute als Aromazusatz bei Rauchtabak verwendet.
Inhaltsstoffe: Das wohlriechende Cumarin, das auch im Waldmeister vorkommt.
Anwendung: Die Pflanze wird während der Blütezeit gesammelt und in der Volksmedizin verwendet, innerlich gegen Katarrhe der Luftwege, äußerlich als verbreitendes Kraut in Kräutersäckchen und als Umschlag und zum Waschen von Beulen und entzündeten Wunden. Dosis zu innerem Gebrauch: 2 Teelöffel der getrockneten, zerkleinerten Pflanze werden über Nacht in 2 Glas kalten Wassers ausgezogen und der geseihte Auszug wird im Laufe des Tages getrunken. Dosis zu äußerem Gebrauch: 2 Teelöffel der getrockneten, zerkleinerten Pflanze werden 10 Minuten mit ½ l kochenden Wassers ausgezogen.
DAB: *Herba Meliloti*

Weißer Steinklee
Melilotus albus

Beschreibung und Vorkommen: Eine zweijährige Pflanze, die an die vorhergehende Art erinnert, sich von dieser aber durch weiße Blüten unterscheidet. Blütezeit ist Mai bis August. Die Pflanze ist an Weg- und Feldrändern verbreitet.

Kulturgeschichte: Die Pflanze wurde als Viehfutter unter dem Namen Süßer Klee oder Bokharaklee verwendet und als Heu oder im Silo gespeichert. Das Heu kann aber sehr gefährlich für das Vieh werden, wenn es feucht wird und schimmelt, da dann das sehr giftige Dicumarol entsteht, das die Blutgerinnung verhindert. Haustiere können schon an kleinen Wunden verbluten, wenn sie das schimmelige Heu fressen. Dicumarol wird in der Medizin in sehr kleinen Mengen gegen Blutgerinnsel verwendet.
Inhaltsstoffe: Das wohlriechende Cumarin.
Anwendung: Hat die gleiche Anwendung wie der Echte Steinklee.
DAB: *Herba Meliloti*

89. Wiesen-Klee
Trifolium pratense

Beschreibung und Vorkommen: Eine mehrjährige Pflanze mit 25 bis 40 cm hohen, verzweigten, behaarten Stengeln mit dreiteiligen Blättern und kleinen, blaß- bis rotlila Blüten in vielblütigen runden Köpfchen. Blütezeit ist Mai bis September. Wird feldweise angebaut, wächst aber auch wild auf Wiesen und in lichten Wäldern.
Kulturgeschichte: In den alten Ärztebüchern findet man Wiesenklee in Honigwasser ausgezogen als Abführmittel empfohlen.
Inhaltsstoffe: Ätherisches Öl und Gerbstoff.
Anwendung: Die Blüten werden in der Volksmedizin gegen Husten verwendet. Dosis: 2 bis 4 g der getrockneten, zerkleinerten Blüten werden mit einer Tasse kochenden Wassers als Tee zubereitet und 3- bis 4mal täglich getrunken.

90. Weiß-Klee
Trifolium repens

Beschreibung und Vorkommen: Eine mehrjährige Pflanze mit niederliegenden, verzweigten, wurzelschlagenden, 10 bis 40 cm langen Stengeln mit langgestielten, dreiteiligen Blättern und kleinen weißen bis hell rötlichen Blüten in vielblütigen, kugelförmigen Köpfchen, die ebenfalls lang gestielt sind. Blütezeit ist Mai bis September. Wird mancherorts als Futterpflanze angebaut, wächst aber auch wild auf Grasland.
Kulturgeschichte: Der Weiß-Klee wurde in der Volksmedizin lange als harntreibendes Mittel verwendet.
Inhaltsstoffe: Ätherisches Öl und Gerbstoffe.
Anwendung: Die Blüten werden in der Volksmedizin gegen Gicht verwendet. Dosis: 2 bis 4 g der getrockneten Blüten werden mit einer Tasse kochenden Wassers als Tee zubereitet und 3- bis 4mal täglich getrunken. Der gleiche Auszug kann auch zum Einreiben bei Schmerzen nach Prellungen und dergleichen verwendet werden.

Hasen-Klee
Trifolium arvense

Beschreibung und Vorkommen: Eine einjährige Pflanze mit einem 10 bis 25 cm hohen, verzweigten, behaarten Stengel mit dreiteiligen Blättern und kleinen, blaßroten Blüten in behaarten, ährenförmigen Ständen. Blütezeit ist Mai bis Juli. Die Pflanze ist auf Heiden und Trockenwiesen verbreitet.
Kulturgeschichte: Die Pflanze war in den ersten Pharmakopöen verzeichnet und wurde im 18. Jahrhundert von den Ärzten gegen Durchfall, Dysenterie, Bluthusten und Schmerzen beim Wasserlassen verwendet.

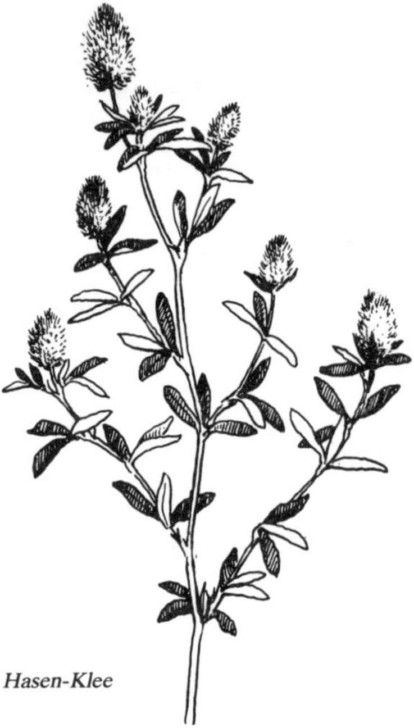

Hasen-Klee

Inhaltsstoffe: ätherisches Öl und Gerbstoffe.
Anwendung: Die Blütenstände, die an Weidenkätzchen erinnern, werden in der Volksmedizin gegen Durchfall, zum Hemmen übermäßiger Speichelproduktion und gegen Husten und Heiserkeit verwendet. Dosis: 2 Eßlöffel der getrockneten Blütenstände werden mit einem Glas kochenden Wassers als Tee zubereitet und schluckweise im Laufe des Tages getrunken.

91. Pferdebohne, Saubohne
Vicia faba

Beschreibung und Vorkommen: Eine einjährige Pflanze mit einem 50 bis 100

cm hohen, dicken Stengel mit paarig gefiederten Blättern mit großen, elliptischen Blättchen und großen, weißen Blüten in wenigblütigen, kurzgestielten Trauben. Die Frucht ist eine dicke, daunig behaarte Hülse mit großen, zusammengedrückten bohnenförmigen Samen. Blütezeit ist Mai bis Juli. Eine alte Kulturpflanze, die angebaut wird.
Kulturgeschichte: Die Pflanze ist sicher in Persien zu Hause, wurde aber schon bald im vorderen Orient als Futterpflanze angebaut. Von dort kam sie nach Ägypten, wo man sie schon in sehr frühen Gräbern fand. Mit den Römern kam sie nach Europa und wurde in England Futter für Pferde, was den Namen einbrachte. Heute wird sie als Nahrungspflanze in Europa und Asien angebaut und in Israel nach Art der Bibel zu Mehl gemahlen. Das Volk verwendete die Pferdebohne bald als Nahrung, während man in höheren Kreisen der Meinung war, daß der Gebrauch bis zum Wahnsinn führen konnte. Hippokrates warnt vor ihr, wenn man seinen Gesichtssinn bewahren wollte, Cicero, weil sie das Blut verdirbt und die Leidenschaften hervorruft. Bis vor kurzem war sie in gewissen Berggegenden in Mitteleuropa als Liebesmittel in Gebrauch.
Inhaltsstoffe: Schleim und Proteine.
Anwendung: Die Pflanze wird in der Volksmedizin gegen Krämpfe verwendet. Dosis: 100 g der frischen, zerkleinerten Pflanze werden in 500 g Weingeist 8 Tage ausgezogen und filtriert. Davon nimmt man 50 bis 60 Tropfen, eventuell 2- bis 3mal täglich.

92. Bockshornklee
Trigonella foenum-graecum

Beschreibung und Vorkommen: Eine einjährige Pflanze mit einem 30 bis 50 cm hohen Stengel mit dreiteiligen Blättern mit umgekehrt eiförmigen, gezähnten Blättchen und kleinen, gelblichweißen Blüten in den Blattachseln. Die Frucht ist eine bis 10 cm lange Hülse, die wie ein Bockshorn gebogen ist und eine lange Spitze trägt. Blütezeit ist April bis Juli. Die Pflanze hat einen starken Geruch. Eine alte Kulturpflanze, die mancherorts als Futterpflanze angebaut wird.
Kulturgeschichte: Der Name Bockshorn hat seinen Ursprung in den altgriechischen Namen »baukeros«, »keraitis« und »aidokeros«. Als die Pflanze nach Rom kam, erhielt sie den Namen »foenum graecum« (= griechisches Heu), das in Deutschland zu »Filigrazie« oder »Fine Grethe« wurde. Die Samen werden in den ältesten chinesischen Ärztebüchern als Mittel gegen Impotenz erwähnt, in den ägyptischen Papyri als blutreinigendes Mittel. Hippokrates verwendete sie vermischt mit Mehl als Umschlag auf Beulen und entzündete Wunden, Dioskurides in Sitzbädern für Frauen und in wohlriechenden Salben. Später, unter dem deutschen Kaiser Karl dem Großen, wurde die Pflanze in Europa verbreitet. Die Samen waren lange in den Pharmakopöen verzeichnet, wie sie auch mancherorts als Liebesmittel in Gebrauch waren.
Inhaltsstoffe: Die Samen enthalten neben 30% Schleim Gerbstoff, Saponin, Cholin, große Mengen Protein und ein ätherisches Öl mit spezifischem Geruch. Daneben gibt es ein Nicotinsäurederivat, Trigonellin, das in Nicotinamid (einem Vitamin) überführt werden kann.
Anwendung: Die Samen werden äußerlich in der Volksmedizin zu Umschlägen bei Beulen und entzündeten Wunden verwendet, innerlich gegen Verdauungsbeschwerden sowie als appetitanregendes und fieberstillendes

Mittel. Dosis zu innerem Gebrauch: Etwa 1 g der getrockneten, zerdrückten Samen in einer Tasse Wasser aufgekocht werden 3mal täglich getrunken. Der gleiche Auszug wird als Badewasser bei geschwollenen Drüsen und als Gurgelwasser bei Halsentzündung verwendet. Für Umschläge auf entzündete Wunden bereitet man einen Brei aus den getrockneten, pulverisierten Samen in Wasser vermengt. Man sammelt die reifen Samen.
DAB: *Semen Foenugraeci*

Geißraute
Galega officinalis

Beschreibung und Vorkommen: Eine mehrjährige Pflanze mit 50 bis 100 cm hohen, hohlen Stengeln mit behaarten

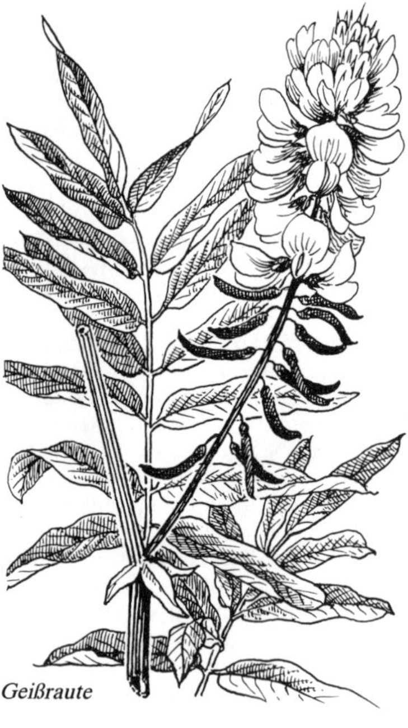

Geißraute

Blättern mit lanzettlichen bis elliptischen Blättchen und kleinen, blaß blaulila Blüten in langgestielten, aufrechten Trauben. Die Früchte sind stumpfe, linealische Hülsen. Blütezeit ist Juli bis August. Die Pflanze stammt aus Südosteuropa und wird bei uns nur angebaut und verwildert.
Kulturgeschichte: War seit dem Mittelalter Heilpflanze.
Inhaltsstoffe: Das blutzuckersenkende Galegin.
Anwendung: Die Pflanze, die während der Blütezeit gesammelt wird, findet in der Volksmedizin Verwendung als schweiß- und harntreibendes Mittel und bei Verdauungsbeschwerden. Dosis: 1 bis 2 Teelöffel der getrockneten, zerkleinerten Pflanze werden mit einer Tasse kochenden Wassers als Tee zubereitet und 3- bis 4mal täglich getrunken. Die Pflanze hat eine gewisse blutzuckersenkende Wirkung und wird deshalb in einigen Ländern bei älteren Menschen bei Zuckerkrankheit verwendet.

93. Wundklee
Anthyllis vulneraria

Beschreibung und Vorkommen: Eine zwei- bis mehrjährige Pflanze mit 10 bis 30 cm hohen Stengeln mit behaarten Blättern und kleinen, gelben Blüten in endständigen Köpfchen. Die Frucht ist eine rundliche Hülse. Blütezeit ist Mai bis September. Die Pflanze ist recht häufig auf Trockenwiesen auf Kalk.
Kulturgeschichte: Der Artname ist aus dem Lateinischen »vulnus« (= Wunde) abgeleitet und stammt von der früheren Verwendung zur Wundheilung, die Pflanze fand aber auch Verwendung als magenstärkendes Mittel.
Inhaltsstoffe: Gerbstoffe und Saponine. In der Pflanze findet sich außerdem

ein gelber Farbstoff, in der Blüte ein blauer.
Anwendung: Die Pflanze, die während der Blütezeit gesammelt wird, findet in der Volksmedizin Verwendung als wundheilendes Mittel. 1 bis 2 Eßlöffel der getrockneten, zerkleinerten Pflanze werden mit 1 l kalten Wassers übergossen und dann 3 bis 5 Minuten aufgekocht. Der geseihte Auszug wird als Badewasser für schlecht heilende Wunden verwendet. Mancherorts legt man auch die frische, zerdrückte Pflanze auf die Wunde.

Gartenbohne
Phaseolus vulgaris

Beschreibung und Vorkommen: Eine einjährige Pflanze mit einem ein bis mehrere Meter langen, kriechenden oder niederliegenden Stengel mit 3teiligen Blättern mit eiförmig zugespitzten, auf der Oberseite rauhaarigen Blättchen und großen, weißen, lila oder rosa Blüten in wenigblütigen, langstieligen Ständen. Die Frucht ist eine 10 bis 30 cm lange Hülse mit großen, »bohnenförmigen« Samen. Blütezeit ist Juni bis September. Eine alte Kulturpflanze, die aus Amerika stammt und in mehreren Sorten angebaut wird.
Kulturgeschichte: Die Pflanze kam im 16. Jahrhundert aus dem tropischen Amerika zu uns.
Inhaltsstoffe: Die Fruchschalen enthalten neben Zucker unter anderem Betain, Trigonellin, Tyrosin, Asparagin und Allantoin, die Samen das giftige Eiweiß Phasin, das aber beim Kochen unschädlich wird.
Anwendung: Die Fruchtschalen reif gesammelt und von den Samen befreit werden in der Volksmedizin als harntreibendes Mittel sowie gegen Störungen der Harnwege, gegen Gicht und Zuckerkrankheit verwendet. Dosis: 15 bis 20 g der getrockneten, zerkleinerten Schalen werden mit 1 l Wasser übergossen und zu ½ l eingedampft. Der geseihte Auszug wird in kleinen Mengen im Laufe des Tages getrunken.

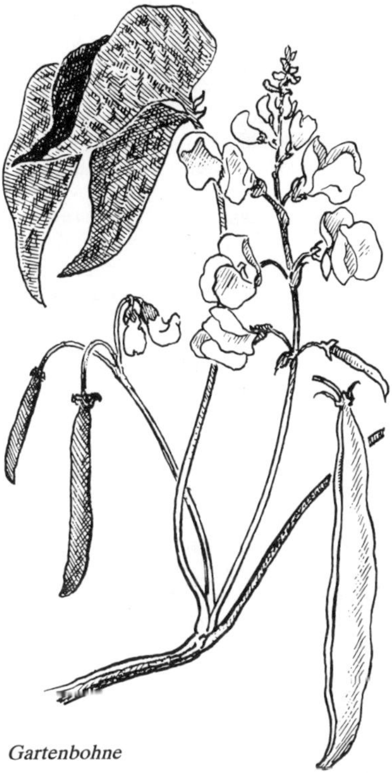

Gartenbohne

94. Süßholz
Glycyrrhiza glabra

Beschreibung und Vorkommen: Eine mehrjährige, baumartige Pflanze mit einem reich verzweigten Wurzelsystem, das aus Pfahlwurzeln, Seitenwurzeln und zahlreichen, bis 8 m langen Ausläufern besteht und 1 bis 1½ m ho-

hen, verzweigten Stengeln mit großen, wolligbehaarten Blättern und kleinen, blaulila Blüten in aufrechten Trauben. Blütezeit ist Mai bis Juni. Die Pflanze ist in Südosteuropa und Westasien zu Hause, wird heute aber unter anderem in England, Italien, Frankreich und Spanien kultiviert.
Kulturgeschichte: Das Kauen von Süßholz oder Lakritze wird von den Ärzten des Altertums gegen Magenbeschwerden und gegen Blasen- und Nierenkrankheiten empfohlen. Man kannte auch das Ausziehen der Wurzeln mit Dampf und das Eindicken zu Sirup. Celsus nennt die Wurzel »radix dulcis« und empfiehlt sie im 2. Jahrhundert nach Chr. gegen Halsentzündungen und Kehlkopfkatarrh. Etwa 1000 Jahre später wird sie von der deutschen Äbtissin Hildegard von Bingen und von dem Dänen Henrik Harpestraeng als Hustenmittel bei Brust- und Lungenkrankheiten, und wieder 500 Jahre später von Linné gegen Asthma, Gicht, Husten und Nierenentzündungen empfohlen. Das Süßholz wurde daher auch bald in die Pharmakopöen aufgenommen und findet sich noch heute dort. Vor 200 Jahren gebrauchten die Ärzte sie als Bestandteil von Salben bei entzündeten Wunden und besonders der Brustwarzen sowie als Augensalben.
Inhaltsstoffe: Das saponinähnliche Glycyrrhizin, das auf die Schleimhäute wirkt, Flavonabkömmlinge, ein Bitterstoff und etwas ätherisches Öl.
Anwendung: Das Wurzelgewebe 3 bis 5 Jahre alter Pflanzen wird im Februar ausgegraben und in der Sonne getrocknet. Dieses wird von den Apotheken verkauft. Aus dem Wurzelgewebe wird auch Lakritze hergestellt, indem man sie mit Wasser auskocht und bis zu der Konsistenz eindampft, in der sie zu runden Stangen gerollt und mit den Firmenstempeln versehen werden kann. Englische Lakritze ist gereinigte Lakritze mit Zusatz von *Gummi arabicum.* Sowohl Lakritze als auch Süßholz werden zur Herstellung vieler Hustensäfte gebraucht. In der Volksmedizin wird die feingeschnittene Wurzel in Absuden verwendet, 2 bis 4 g mit einer Tasse Wasser 10 Minuten gekocht, werden 3- bis 4mal täglich getrunken und als harntreibendes Mittel verwendet und mit einem Teelöffel Kandiszucker oder Honig versetzt gegen Husten.
DAB: geschälte Süßholzwurzel

Weiderichgewächse

95. Blut-Weiderich
Lythrum salicaria

Beschreibung und Vorkommen: Eine mehrjährige Pflanze mit dickem, holzigem Wurzelstock und 50 bis 100 cm hohen, kantigen Stengeln mit lanzettlichen Blättern und recht großen, purpurroten Blüten in endständigen, ährigen Ständen. Blütezeit ist Juni bis September. Die Pflanze wächst wild an feuchten Ufern, wird aber auch als Zierpflanze kultiviert.
Kulturgeschichte: Die Pflanze wurde wegen ihres Gehalts an Gerbstoff schon früh in den Gerbereien verwendet.
Inhaltsstoffe: Die Blätter enthalten das Flavon Vitexin, die Blüten und Wurzeln große Mengen Gerbsäure sowie Pektin und etwas ätherisches Öl.
Anwendung: Die Pflanze, die während der Blütezeit gesammelt wird, findet in der Volksmedizin Verwendung gegen Durchfall bei Kindern und Erwachsenen. Dosis: 15 g der getrockneten, zerkleinerten Pflanze werden $^1/_2$ Stunde in $^1/_2$ l kochenden Wassers ausgezogen und der geseihte Auszug wird im Laufe

des Tages getrunken. Kindern gibt man ein Viertel oder die Hälfte, je nach Alter. Man kann auch den getrockneten, zerkleinerten Wurzelstock, der im April bis Mai gesammelt wird, verwenden, aber in diesem Fall nur 3 bis 4 g für den Auszug.

Seidelbastgewächse

Gemeiner Seidelbast †
Daphne mezereum

Beschreibung und Vorkommen: Ein 1 bis 1½ m hoher Strauch mit lanzettförmigen, ganzrandigen, glatten Blättern und kleinen, roten, stark duftenden Blüten in ährenähnlichen Ständen. Die Frucht ist eine rote Beere. Blütezeit ist Februar bis April. Die Pflanze wächst vor allem auf Kalkboden in lichten Wäldern.
Kulturgeschichte: Die Pflanze wurde auch »Kellerhals« genannt, was von kellen (= quälen) kommt und mit den brennenden Schmerzen verbunden ist, die schon beim Verzehr einer Beere entstehen. Die Rinde tritt schon in der nordischen Mythologie auf und wurde frühzeitig in der Volks- und Zaubermedizin verwendet. Sie wurde in Essig eingeweicht und mit der Innenseite auf die Haut als Zugpflaster gelegt. Sie wurde auch mit Branntwein angesetzt oder in Wasser ausgekocht und zum Einreiben gegen Gicht verwendet. In Bayern wurde sie den Pferden um den Hals gehängt, um die Fliegen abzuwehren, und im Norden um die Läuse vom Kopf abzuhalten, wovon der Name Läusebast kommt. Weiterhin räucherte man damit unter den Tieren oder band sie an die Beine um vor Hexerei und Zauberei zu schützen, und in Schweden trug man sie mit sich und meinte vor Schlangenbiß sicher zu sein. Schon die Ärzte

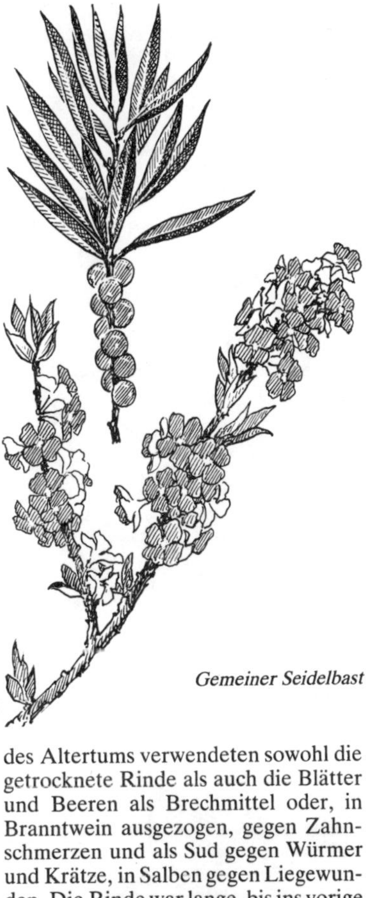

Gemeiner Seidelbast

des Altertums verwendeten sowohl die getrocknete Rinde als auch die Blätter und Beeren als Brechmittel oder, in Branntwein ausgezogen, gegen Zahnschmerzen und als Sud gegen Würmer und Krätze, in Salben gegen Liegewunden. Die Rinde war lange, bis ins vorige Jahrhundert, das Mittel der Ärzte gegen diese Krankheiten und ebensolange in den Pharmakopöen verzeichnet. Im 17. Jahrhundert wurde die Indikation auch auf die Syphilis ausgedehnt.
Inhaltsstoffe: Die Rinde enthält ein die Haut irritierendes und blasenziehendes Harz und einige andere giftige Stoffe. Auch Blätter und Beeren sind sehr gif-

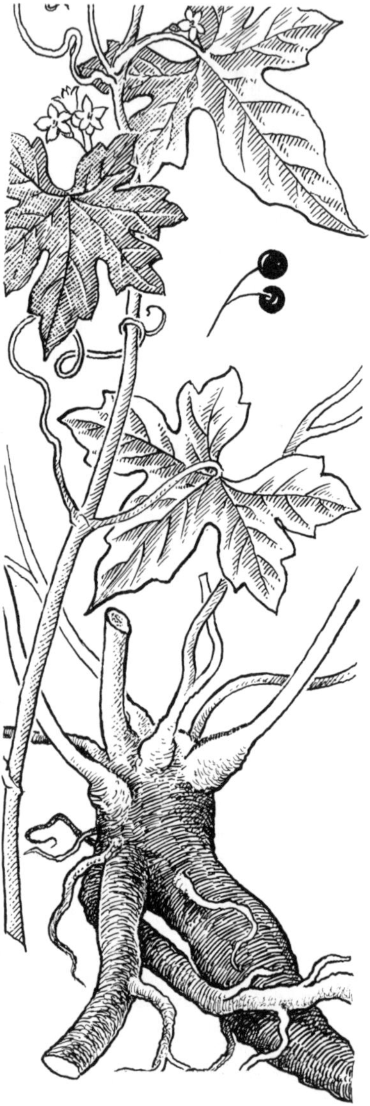

Weiße Zaunrübe

tig, so daß man Kinder vor ihnen warnen sollte.
Anwendung: Ein stark verdünnter Auszug wird in begrenztem Umfang in der Homöopathie unter anderem gegen Hautkrankheiten, Schleimhautentzündungen und Nervenschmerzen. Die Pflanze wird in der Volksmedizin nicht gebraucht.

Kürbisgewächse

Weiße Zaunrübe †
Bryonia alba

Beschreibung und Vorkommen: Eine mehrjährige Pflanze mit dickem, rübenförmigen Wurzelstock und bis zu 3 m langen, kletternden Stengeln mit herzförmigen, handförmig geteilten, rauhen Blättern und kleinen, gelbgrünen, eingeschlechtlichen Blüten in gestielten Ständen. Männliche und weibliche Blüten finden sich auf der gleichen Pflanze. Die Frucht ist eine schwarze Beere. Blütezeit ist Juni bis Juli. Die Pflanze ist bei uns nicht heimisch und tritt nur lokal verwildert in Hecken auf.
Kulturgeschichte: Die Wurzel wurde früher zum Fälschen der teuren Alraune verwendet. Mit Hirsekörnern, die an entsprechenden Stellen angebracht wurden, veränderte man das Aussehen, das noch mit Hilfe eines Messers ergänzt wurde und so Menschenähnlichkeit erhielt. In Galizien und Ruthenien wurde sie wie die Alraune gewürdigt und in der Slowakei band man skrofulösen Kindern einen Beutel geriebener Zaunrübe um den Hals. Medizinisch wurde sie lange gegen Gicht, Wassersucht und Epilepsie und als Abführ- und Brechmittel gebraucht.
Inhaltsstoffe: Die Wurzel enthält ein giftiges Harz, und ein bitteres Glyko-

sid, Stengel und Blätter ein Alkaloid. Auch die Beeren enthalten einen Giftstoff und man sollte Kinder daran hindern, sie zu essen.
Anwendung: Ein stark verdünnter Auszug der Wurzel wird in der Homöopathie gegen Bronchitis, Gelenkrheuma, Ischias und Muskelrheuma verwendet. Die Pflanze hat keinen Gebrauch in der Volksmedizin.

Zweihäusige Zaunrübe †
Bryonia dioica

Beschreibung und Vorkommen: Eine mehrjährige Pflanze, die an die vorhergehende Art erinnert, sich von dieser aber dadurch unterscheidet, daß männliche und weibliche Blüten auf verschiedenen Pflanzen sitzen und daß die Beeren rot sind. Blütezeit ist Juni bis August. Die Pflanze kommt zerstreut in Hecken und Auwäldern vor.
Inhaltsstoffe: Die Wurzel enthält ein giftiges Harz neben einem bitteren Glykosid, Stengel und Blätter ein Alkaloid. Auch die Beeren enthalten einen Giftstoff und Kinder sollten vor ihnen gewarnt werden.
Anwendung: Hat die gleiche Anwendung wie die Weiße Zaunrübe.

Doldengewächse

96. Sanikel
Sanicula europaea

Beschreibung und Vorkommen: Eine mehrjährige Pflanze mit kurzem, dikkem Wurzelstock, in Rosette stehenden, langgestielten handförmig geteilten, glänzenden Grundblättern mit scharf gesägten, an der Spitze gelappten Teilen und einem 20 bis 40 cm hohen Stengel mit kleinen, weißen Blüten in einer endständigen, verzweigten Dolde. Blütezeit ist Mai bis Juli. Die Pflanze ist in schattigen Laubwäldern verbreitet.
Kulturgeschichte: Die Pflanze war lange das Mittel der Ärzte bei Lungenblutungen und Magenleiden.
Inhaltsstoffe: Gerbstoffe, Saponin, ätherisches Öl und Bitterstoff in Blättern und Wurzelstock.
Anwendung: Die Pflanze wird in der Volksmedizin als harntreibendes Mittel verwendet. Dosis: 4 Teelöffel der getrockneten, zerkleinerten Pflanze, die während der Blütezeit gesammelt wird, oder 1 Teelöffel der getrockneten, zerkleinerten Wurzel, die im Frühjahr oder Herbst gesammelt wird, werden mit 2 Glas kochenden Wassers als Tee zubereitet und im Laufe des Tages getrunken. Der gleiche Auszug kann auch äußerlich als Umschlag bei Beulen und entzündeten Wunden und zur Spülung bei Entzündungen im Mund verwendet werden. Man kann auch einen Auszug der Blüten und Blätter mit geschmolzener Butter während 20 Minuten herstellen, filtrieren und als Salbe verwenden.

97. Sellerie
Apium graveolens

Beschreibung und Vorkommen: Eine zweijährige Pflanze mit dicker, angeschwollener Wurzel, die im ersten Jahr eine Rosette langgestielter, fiedrig geteilter, unbehaarter Grundblätter mit gesägt geteilten Abschnitten bildet, während der 30 bis 90 cm hohe, verzweigte, gefurchte Stengel mit kleinen, weißen Blüten in end- oder seitenständigen Dolden erst im zweiten Jahr gebildet wird. Die Pflanze hat einen starken Geruch. Blütezeit ist Juni bis Oktober. Die Pflanze kommt an salzhaltigen Stellen vor und wird oft kultiviert.
Kulturgeschichte: Sowohl Wurzel als

Früchte wurden früher als Liebesmittel verwendet.
Inhaltsstoffe: Blätter und besonders Früchte enthalten ein ätherisches Öl. Außerdem enthält die Pflanze Flavonoide.
Anwendung: Ein stark verdünnter alkoholischer Auszug der Früchte wird in der Homöopathie gegen Beschwerden in den Harnwegen und bei Nierenentzündung verwendet. In der Volksmedizin werden die Früchte und der Saft der Pflanze als harntreibendes, blutreinigendes und appetitanregendes Mittel und gegen Gicht, Nesselfieber und Frostbeulen verwendet. Dosis: Ein Teelöffel der getrockneten, zerdrückten Früchte werden über Nacht mit 2 Glas kalten Wassers ausgezogen und der geseihte Auszug wird im Laufe des Tages getrunken. Vom frisch gepreßten Saft der Pflanze nimmt man einen Eßlöffel 2mal täglich. Die reifen Früchte werden gesammelt. Mancherorts, zum Beispiel in Rußland, wird eine Selleriesuppe aus ¼ kg der frischen Pflanze mit Wurzel durch schwaches Kochen in 1 l Wasser bis zum Verdampfen der halben Wassermenge bereitet. Von dem geseihten Auszug trinkt man ein Drittel sofort, während der Rest in zwei Teilen aufgewärmt im Laufe des Tages gegen Rheuma getrunken wird.

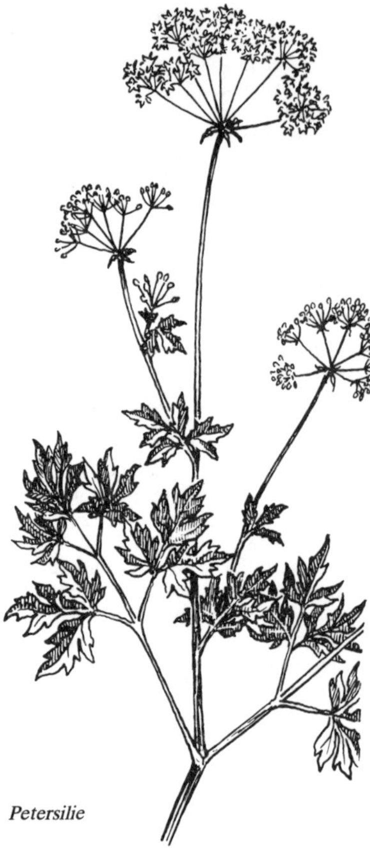

Petersilie

Petersilie
Petroselinum crispum

Beschreibung und Vorkommen: Eine zweijährige Pflanze mit langem, dikkem Wurzelstock, der im ersten Jahr eine Rosette langgestielter, 2- bis 3fach gefiederter, glänzender Grundblätter mit keil- oder lanzettförmigen Abschnitten bildet, während der 30 bis 70 cm hohe, verzweigte Stengel mit kleinen, gelbgrünen Blüten in einer endständigen Dolde erst im zweiten Jahr gebildet wird. Die Pflanze hat einen starken Geruch. Blütezeit ist Juni bis Juli. Die Pflanze wird angebaut und verwildert manchmal.
Kulturgeschichte: Die Petersilie wurde schon im Altertum als Küchenkraut verwendet, wurde aber auch als Zaubermittel benützt. In Mähren wurde sie um den Johannistag ausgesät und man beschützte die Haustiere damit gegen

Hexerei. In Galizien sollte die Braut Petersilie und Brot bei sich tragen, um die der Ehe schlecht gesinnten Dämonen zu bannen. Auch als Heilpflanze wurde sie im Altertum verwendet. Plinius warnt jedoch vor dem Verzehr, da sie Männer und Frauen am Zeugen von Kindern hindern sollte. Stark riechende Pflanzen haben immer einen besonderen Platz als Verhütungsmittel innegehabt. Hier ist auch ein Bezug zum Myrtenkranz der Braut, der zeigen sollte, daß sie nun nicht mehr den Tee, der aus den Blättern bereitet wurde, trinken mußte.
Inhaltsstoffe: Die ganze Pflanze und besonders die Früchte enthalten ätherisches Öl, das unter anderem aus dem giftigen Apiol besteht. Außerdem gibt es ein Flavon und Vitamin C.
Anwendung: Früchte und Wurzelstock werden in der Volksmedizin gegen Nieren- und Nierenbeckenentzündungen, Menstruationsbeschwerden und Darmkoliken verwendet, aber auch als harntreibendes Mittel. Dosis: ½ Teelöffel der getrockneten, zerdrückten Früchte werden mit 2 Glas kalten Wassers über Nacht ausgezogen und der geseihte Auszug wird schluckweise im Laufe des Tages getrunken. Man kann auch 4 Teelöffel der getrockneten, zerkleinerten Wurzel als Tee mit ¼ l kochenden Wassers zubereitet, als Tagesdosis verwenden. Der Pflanzensaft wird äußerlich gegen Sommersprossen und Mückenstiche zum Einreiben verwendet. Man sammelt die reifen Früchte und die Wurzel im Herbst des ersten Jahres.
Warnung: Die Früchte können wegen ihres Gehalts an Apiol in zu großen Mengen und bei zu langem Gebrauch schwere Leber- und Darmentzündungen ergeben, aber auch Lähmungen des zentralen Nervensystems. Das Mittel ist daher mit Vorsicht zu gebrauchen.

98. Geißfuß
Aegopodium podagraria

Beschreibung und Vorkommen: Eine mehrjährige Pflanze mit langen, unterirdischen Ausläufern und 30 bis 80 cm hohen, verzweigten, hohlen Stengeln mit einfachen oder doppelt dreigeteilten Blättern mit eiförmigen, scharf gezähnten Blättchen und kleinen, weißen Blüten in endständigen Dolden. Blütezeit ist Mai bis September. Die Pflanze ist in feuchten Gebüschen, Hecken und Ufern weit verbreitet.
Kulturgeschichte: Der Artname kommt von der früheren Verwendung gegen Podagra (Zehengicht).
Inhaltsstoffe: Ein ätherisches Öl und Harz.
Anwendung: Die Pflanze, die während der Blütezeit gesammelt wird, findet in der Volksmedizin Verwendung gegen Verdauungsbeschwerden und Blasenleiden. Dosis: 3 Teelöffel der getrockneten, zerkleinerten Pflanze werden mit 2 Glas kochenden Wassers 10 Minuten ausgezogen und der geseihte Auszug wird im Laufe des Tages getrunken. Die frische, zerdrückte Pflanze kann auch als Umschlag auf podagrageplagte Füße gelegt werden.

99. Kümmel
Carum carvi

Beschreibung und Vorkommen: Eine zweijährige Pflanze, die im ersten Jahr eine Rosette von langstieligen, 2- bis 3fach gefiederten Grundblättern mit linealischen Abschnitten bildet, während der 25 bis 60 cm hohe, verzweigte, hohle, kantige Stengel mit kleinen, weißen oder schwach rötlichen Blüten erst im folgenden Jahr entsteht. Blütezeit ist Mai bis Juli. Die Pflanze ist an Wegrändern und auf Wiesen verbreitet, wird aber auch angebaut.

Kulturgeschichte: Die Pflanze wurde schon im Altertum als Gewürz verwendet, ihren medizinischen Gebrauch erhielt sie aber erst im Mittelalter. Kümmel wird heute in Brot, Käse und Spirituosen verwendet; kann sicher seiner früheren Verwendung gegen Appetitlosigkeit und Blähungen zugeschrieben werden. Aus den Früchten wird Kümmelöl hergestellt.
Inhaltsstoffe: Die Früchte enthalten ein ätherisches Öl mit eigentümlichem Geruch und scharfem Geschmack, dessen wichtigster Bestandteil Carvon ist (rund 60%).
Anwendung: Die Früchte, die reif geerntet werden, finden in der Volksmedizin Verwendung gegen Verdauungsbeschwerden und Winde, sowie als appetitanregendes Mittel. Dosis: 2 Teelöffel, für Kinder die Hälfte, der getrockneten, zerdrückten Früchte werden mit einer Tasse Wasser übergossen, zum Kochen gebracht und 10 Minuten ziehen gelassen. Ein solcher Auszug wird 1- bis 2mal täglich getrunken. 2 bis 3 Tropfen Kümmelöl auf ein Zuckerstück genommen erfüllen den gleichen Zweck.
DAB: *Fructus Carvi*

100. Kreuzkümmel
Cuminum cyminum

Beschreibung und Vorkommen: Eine einjährige Pflanze mit einem 60 bis 90 cm hohen, verzweigten Stengel mit stark geteilten Blättern aus fadenförmigen Abschnitten und kleinen, roten Blüten in endständigen Dolden. Blütezeit ist Juni bis Juli. Eine alte Kulturpflanze, die in Südeuropa kultiviert wird.
Kulturgeschichte: Die Pflanze wird in einem ägyptischen Papyrus von etwa 1700 v. Chr. erwähnt, ebenso auch in der Bibel. Hippokrates rühmt ihre heilenden Eigenschaften und nennt sie sogar »basilikon« (= königlich). Er verwendete die Frucht gegen Gelbsucht, Fieber, Lungen- und Frauenkrankheiten. Die aus Äthiopien eingeführte Droge wurde für die beste gehalten und von den Griechen »karon« genannt, was den lateinischen Gattungsnamen *Carum* ergab. Die Früchte werden heute als Gewürz in Käse und als Geruchs- und Geschmacksstoff in Likören verwendet.
Inhaltsstoffe: Die Früchte enthalten 2 bis 4% ätherisches Öl.
Anwendung: Die reifen Früchte werden in der Volksmedizin gegen Unterleibsleiden, besonders Koliken, und zur Steigerung der Milchproduktion bei säugenden Müttern verwendet. Dosis: 4 g der getrockneten, zerdrückten Früchte werden in einer Tasse kochenden Wassers zu Tee bereitet und geseiht 2- bis 3mal täglich getrunken.

101. Kleine Bibernelle
Pimpinella saxifraga

Beschreibung und Vorkommen: Eine mehrjährige Pflanze mit langer, dicker Pfahlwurzel und einem 15 bis 50 cm hohen, verzweigten Stengel mit einfach oder doppelt gefiederten Blättern, die aus eiförmigen, gesägten Blättchen zusammengesetzt sind, und kleinen, weißen oder rötlichen Blüten in endständigen Dolden. Blütezeit ist Juni bis September. Die Pflanze ist auf Trockenwiesen weit verbreitet.
Kulturgeschichte: Der Artname »saxifraga« stammt vom Lateinischen »saxum« (= Fels) und »frango« (= brechen), da man glaubte, sie könne an ihren trockenen, steinigen Wuchsstellen Steine zerbrechen. Die Wurzel riecht wie Ziegenbock und der mittelalterliche Gebrauch als Liebesmittel mag darauf zurückzuführen sein. Sie hat ei-

nen pfefferartigen Beigeschmack und man meint, daß der Name »pimpinellae« von »pipernella« (= Pfefferwurzel) stammt. Es gibt aber auch andere Theorien über die Entstehung des Namens. Man weiß nicht, ob die Bibernelle im Altertum als Heilpflanze bekannt war, sie wächst nicht in Griechenland und es ist bis heute nicht bewiesen, daß die Bibernella des Mittelalters mit der Bibernelle identisch ist. Die vielen medizinischen Bücher des 16. Jahrhunderts und ihre Nachfolger preisen die Wurzel als Mittel gegen Heiserkeit, Halsentzündung, Luftröhrenleiden und Darmkatarrh und das nicht ohne Grund, da die Pflanze noch heute medizinisch gebraucht wird.
Inhaltsstoffe: Die Wurzel enthält ein ätherisches Öl, Gerbstoffe, Bitterstoff, Saponine und etwas Benzoesäure.
Anwendung: Die Wurzel wird regelmäßig in der Medizin in alkoholischen Auszügen in verschiedenen Tropfen verwendet, die unter anderem bei Halsleiden angewandt werden. Sie werden oft von Sängern benützt um die Stimme zu reinigen. 30 bis 50 Tropfen auf einem Zuckerstück werden langsam im Munde gelutscht. In der Volksmedizin wird die Wurzel, die im Frühjahr oder im Herbst ausgegraben wird, als harntreibendes Mittel verwendet. Dosis: 2 g der getrockneten, zerkleinerten Wurzel werden mit einer Tasse kochenden Wassers als Tee zubereitet und 3mal täglich getrunken.
DAB: *Radix Pimpinellae*

Große Bibernelle
Pimpinella major

Beschreibung und Vorkommen: Eine mehrjährige Pflanze, die an die vorhergehende erinnert, sich von dieser aber durch kräftigeren Wuchs, bis zu 100 cm hoch, und einfach gefiederte Blätter mit eiförmigen, gesägten Blättchen und größeren Blüten unterscheidet. Blütezeit ist Juni bis September. Die Pflanze ist auf Wiesen, in Gebüschen und lichten Wäldern verbreitet.
Inhaltsstoffe: Die Wurzel enthält ein ätherisches Öl, Gerbstoffe, Bitterstoff, Saponine und etwas Benzoesäure.
Anwendung: Hat die gleiche Anwendung wie die Kleine Bibernelle.
DAB: *Radix Pimpinellae*

102. Engelwurz
Angelica archangelica

Beschreibung und Vorkommen: Eine mehrjährige Pflanze mit kurzem, dikkem Wurzelstock, bis 90 cm langen, 2- bis 3fach gefiederten Grundblättern mit breiten, grob gezähnten Abschnitten und einem 80 bis 150 cm hohen, dicken, hohlen, oben verzweigten, blau bereiften oder rötlich angelaufenen Stengel mit kleinen, blaßgrünen Blüten in gewölbten Dolden. Die Pflanze hat einen stark kräuterartigen Geruch. Blütezeit ist Juli bis August. Die Pflanze wächst in feuchten Wäldern, auf Mooren und an Stränden.
Kulturgeschichte: Die Pflanze kommt auch im Norden vor und wird in den Sagen genannt. Sie wurde als Küchenkraut gebraucht und hat sicher als Vitaminlieferant Bedeutung gehabt. Der Name Engelwurz stammt von der Annahme, daß ein Engel die Verwendbarkeit als Pestmittel den Mönchen geoffenbart hat. Die Wurzel war dann auch das Mittel aller Mittel gegen diese Krankheit und die Apotheker stellten Kuchen mit einem Zusatz von Engelwurzöl her, das sie aus den Früchten destillierten, und die auch gegen Pest verwendet wurden. Man sollte außerdem nur die Wurzel kauen, um vor Ansteckung jeder Krankheit gefeit zu sein. Selbst während der großen Grippeepi-

demien der 20er und 30er Jahre wurde das Mittel mancherorts verwendet. Die Pflanze wurde ganz allgemein als Heilmittel geschätzt und deshalb selbstverständlich auch in die Pharmakopöen aufgenommen, wo sie zum Teil bis heute blieb. Das ätherische Öl, das aus den Früchten destilliert wurde, wurde von Mönchen frühzeitig zur Likörherstellung verwendet. Er gibt dem Dominikanerlikör seinen Duft, aber auch dem Benediktiner und anderen.
Inhaltsstoffe: Cumarinverbindungen und ätherisches Öl sowohl in der Wurzel als auch in Blättern und Früchten.
Anwendung: Der Wurzelstock, der im Herbst ausgegraben wird, findet in der Volksmedizin Verwendung gegen Verstopfung und Hämorrhoiden, die Blätter, die während der Blütezeit gesammelt werden, als Appetitanreger und nervenberuhigendes Mittel, und die Früchte, die im September gesammelt werden, als schweiß- und harntreibendes Mittel. Von der getrockneten, geschnittenen Wurzel nimmt man 2 bis 4 g, von den getrockneten, zerkleinerten Blättern 2 g und von den getrockneten, pulverisierten Früchten 1 bis 2 g, alle als Tee mit einer Tasse kochenden Wassers zubereitet und 3mal täglich getrunken gegen die genannten Krankheiten.
DAB: *Radix, Oleum Angelicae*

103. Pastinak
Pastinaca sativa

Beschreibung und Vorkommen: eine zweijährige Pflanze mit dicker, fleischiger Pfahlwurzel und einem 50 bis 100 cm hohen kantig gefurchten Stengel mit einfach gefiederten Blättern mit ei- bis lanzettlichen, grob gesägten Abschnitten und kleinen, gelben Blüten in flachen Schirmen. Blütezeit ist Juli bis August. Die Pflanze wächst auf Wiesen und Wegrändern, wird aber auch angebaut.
Kulturgeschichte: Pastinakwurzel war im Mittelalter ein geschätztes Heilmittel gegen Leberkrankheiten und Gicht. Sie sollte auch den Geschlechtstrieb verstärken können. In den medizinischen Werken des 16. und 17. Jahrhunderts werden aus diesem Grund Mönche und Nonnen davor gewarnt, sie als Gemüse zu benützen.
Inhaltsstoffe: Die Früchte enthalten ein ätherisches Öl, die Wurzel Pektin und die ganze Pflanze zudem eine Cumarinverbindung.
Anwendung: Die Pflanze, die während der Blütezeit gesammelt wird, wird in der Volksmedizin gegen Steinleiden und als schmerzstillendes und harntreibendes Mittel verwendet. Dosis: 25 g der getrockneten, zerkleinerten Pflanze werden in 1 l Wasser 10 Minuten gekocht und geseiht. Davon nimmt man ein kleines Weinglas 3mal täglich. Auch die Wurzel wird als harntreibendes Mittel verwendet. Man nimmt 2- bis 3mal täglich einen Eßlöffel der frischen, geriebenen Wurzel.

104. Dill
Anethum graveolens

Beschreibung und Vorkommen: Eine einjährige Pflanze mit einem 30 bis 100 cm hohen, runden, gestreiften Stengel mit 3- bis 4fach gefiederten Blättern mit linealischen Abschnitten und kleinen, gelben Blüten in endständigen, großen Dolden. Die Pflanze hat einen stark würzigen Geruch. Blütezeit ist Juli bis August. Eine alte Kulturpflanze, die häufig angebaut wird.
Kulturgeschichte: Die Pflanze, die sicher in Südeuropa und Westasien zu Hause ist, wurde frühzeitig als Küchengewürz und Heilpflanze verwendet. Im Aberglauben war sie zugleich ein wirk-

samer Schutz gegen Hexen und Zauberer, wenn man nur ein Bündel davon über die Tür hängte.
Inhaltsstoffe: Die Früchte enthalten ätherisches Öl.
Anwendung: Die reifen Früchte werden in der Volksmedizin gegen Magenbeschwerden, Kolik und Schlaflosigkeit und zur Steigerung der Milchproduktion bei stillenden Müttern verwendet. Dosis: 5 g der getrockneten, pulverisierten Früchte werden in 2 Glas kochenden Wassers 10 Minuten ausgezogen und der geseihte Auszug wird im Laufe des Tages getrunken.

105. Möhre, Gelbe Rübe

Daucus carota

Beschreibung und Vorkommen: Eine zweijährige Pflanze mit dicker, fleischiger Pfahlwurzel und einem 30 bis 80 cm hohen, behaarten, oben verzweigten Stengel mit 2- bis 3fach gefiederten Blättern mit schmalen Abschnitten und kleinen, weißen oder schwach gelblichen, seltener rötlichen Blüten in endständigen Dolden, deren Strahlen sich nach dem Verblühen nach innen krümmen und einen krugförmigen Fruchtstand bilden. Blütezeit ist Mai bis Juli. Die Pflanze wird teils angebaut, teils wächst sie wild auf Wiesen und Triften.
Kulturgeschichte: Die Pflanze ist in Südeuropa zu Hause, wovon sie sich als Gemüsepflanze über die ganze Erde verbreitet hat. Sie wurde früher auch als Heilpflanze verwendet.
Inhaltsstoffe: Die Wurzel enthält die Vitamine A, B und C, das Vitamin A aber nur in der Vorstufe Carotin, außerdem Traubenzucker, Rohrzucker und Pektin. Die Früchte enthalten ein ätherisches Öl.
Anwendung: Getrocknete, geriebene Möhren, die in Wasser verrührt sind, werden von den Ärzten gegen Durchfall bei Kleinkindern verwendet, ebenso wie man Johannisbrotfrüchte und Apfelpulver gebraucht, und in den Apotheken wird ein gesüßter Möhrensaft verkauft, der als hustenstillendes Mittel verwendet wird. In der Volksmedizin werden die reifen Früchte als harntreibendes Mittel verwendet. Dosis: 1 bis 2 g der getrockneten, pulverisierten Früchte werden mit einer Tasse kochenden Wassers als Tee zubereitet und 3- bis 4mal täglich getrunken. Frische, geriebene Möhren verwendet man weiterhin als Umschlag bei Verbrennungen und in Rußland mit gutem Erfolg gegen schwere Erfrierungen.

106. Anis

Pimpinella anisum

Beschreibung und Vorkommen: Eine einjährige Pflanze mit einem 30 bis 50 cm hohen, verzweigten Stengel mit unteren einfach gefiederten und oberen 2- bis 3fach gefiederten Blättern mit rundlich bis nierenförmigen und schmalen Abschnitten und kleinen, weißen Blüten in endständigen Dolden. Blütezeit ist Juli bis August. Eine alte Kulturpflanze, die bei uns als Gewürz angebaut wird.
Kulturgeschichte: Die Pflanze ist in Ägypten zu Hause und wird schon im Altertum als Heilpflanze erwähnt. Hippokrates verwendete die Früchte gegen Gelbsucht und zum Räuchern bei Ausfluß, er erwähnt auch eine Schwangerschaftsprobe. Die Frau mußte eine kleine Menge der pulverisierten Früchte einnehmen und zu Bett gehen. Begann es dann um den Nabel zu jukken, war sie schwanger, sonst aber nicht. Die Pflanze wurde von allen griechischen Ärzten des Altertums gerühmt und man nannte sie »aniketos« (= unüberwindbar). Plinius erzählt, daß Pythagoras sie als hustenlindernd,

Krebs heilend, gegen Schlangen- und Skorpionbisse helfend, als harntreibend und gegen Geisteskrankheiten und Epilepsie wirkend betrachtet. Hielt man die Pflanze in der Hand, so konnten epileptische Anfälle verhindert werden. Die Pflanze findet sich daher in allen medizinischen Werken und war in den Pharmakopöen verzeichnet.
Inhaltsstoffe: Die Früchte, die einen aromatischen Geruch und einen süßen Geschmack haben, enthalten ein ätherisches Öl, dessen Hauptbestandteil Anethol ist.
Anwendung: Anisöl wird noch immer als Bestandteil in Hustensäften und Bonbons verwendet, aber nicht mehr direkt medizinisch. In der Volksmedizin werden die reifen Früchte als schleimlösendes und hustenstillendes Mittel und gegen Kolik verwendet. Dosis: 2 bis 3 g der getrockneten, pulverisierten Früchte werden in einer Tasse Wasser aufgekocht und geseiht 3- bis 4mal täglich getrunken.
DAB: *Fructus, Oleum Anisi*

107. Fenchel
Foeniculum vulgare

Beschreibung und Vorkommen: Eine zweijährige, seltener mehrjährige Pflanze mit einem 70 bis 150 cm hohen, verzweigten Stengel mit 3- bis 4fach gefiederten Blättern mit fadenförmigen Abschnitten und kleinen, gelben Blüten in großen, endständigen Dolden. Die Pflanze hat einen stark würzigen Geruch. Blütezeit ist Juli bis August. Die Pflanze wächst wild im Mittelmeergebiet und wird bei uns lokal angepflanzt.
Kulturgeschichte: Die Pflanze, die in Ägypten zu Hause ist, wird schon im Altertum als Heilpflanze erwähnt. In Griechenland wurde sie gegen viele Krankheiten und als Liebesmittel verwendet. Ja, man bekränzt sich damit bei den ausgelassenen Dionysosfesten. Der etwas phantasievolle Plinius erzählt, daß Schlangen nach der Häutung die Pflanze fressen, um die Augen zu stärken, und empfiehlt sie deshalb als Badewasser für die Augen. Sonst wird sie in allen medizinischen Büchern als Mittel gegen die gleichen Krankheiten wie Anis und die Früchte wurden auch in die Pharmakopöen aufgenommen. Aus dem ätherischen Öl, das sich in den Früchten findet, stellt man gelegentlich Fenchelwasser als Augenbadewasser her, so wie es noch immer als Mittel gegen Blähungen bei kleinen Kindern verwendet wurde.
Inhaltsstoffe: Die Früchte enthalten ein ätherisches Öl.
Anwendung: Die reifen Früchte werden gesammelt und in der Volksmedizin als schleimlösendes und blähungstreibendes Mittel und zur Steigerung der Milchproduktion bei stillenden Müttern verwendet. Dosis: 2 g, bei Kindern jedoch nur 1 bis 1½ g, der getrockneten, pulverisierten Früchte werden in einer Tasse Wasser leicht aufgekocht und geseiht 2- bis 3mal täglich getrunken. Der gleiche Auszug kann auch äußerlich zum Baden bei entzündeten Augen verwendet werden.
DAB: *Fructus Foeniculi*

Schierling †
Conium maculatum

Beschreibung und Vorkommen: Eine mehrjährige Pflanze mit einem 70 bis 120 cm hohen, dicken, blaubereiften, unten rotfleckigen, glatten Stengel mit großen, 2- bis 3fach gefiederten Blättern mit ei- bis lanzettlichen, tief gezähnten Abschnitten und kleinen, weißen Blüten in großen, endständigen Dolden. Die Pflanze riecht unange-

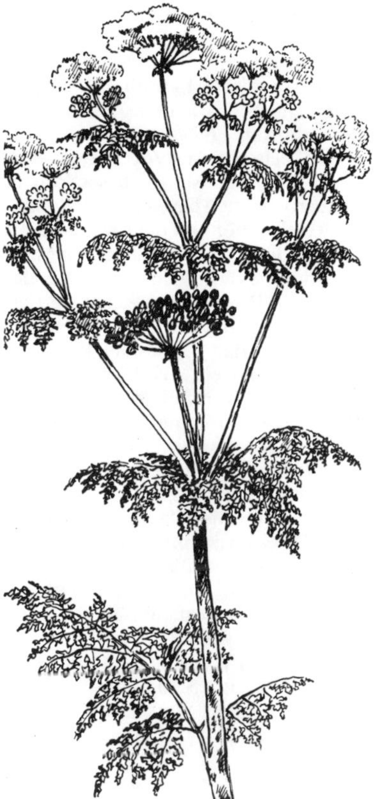

Schierling

nehm nach Mäusen, der besonders an heißen Tagen durchdringend ist. Blütezeit ist Juni bis Juli. Die Pflanze wächst zerstreut in Hecken und um Siedlungen.

Kulturgeschichte: Der Schierling ist durch die Zeiten besonders als Giftpflanze bekannt geworden. In Griechenland wurde der Saft des Schierling zusammen mit Mohnsaft zum Hinrichten von Verbrechern verwendet. Diesen Trank bekam auch Sokrates. Er wurde »koneion« genannt und daraus bildete Linné den Gattungsnamen Conium. Die Pflanze ist bei uns nicht häufig und wurde wahrscheinlich von Mönchen eingeführt. In kleinen Mengen wirkt der Saft der Pflanze schmerzstillend und wurde von den Ärzten bis in dieses Jahrhundert verwendet. Erst als man erkannte, daß das wirksame Coniin nach und nach in der getrockneten Pflanze zersetzt wird, hörte man mit dem Gebrauch zu Gunsten anderer Pflanzen auf, die ähnliche aber haltbarere und nicht ganz so toxische Stoffe enthalten, wie das Bilsenkraut.

Inhaltsstoffe: Zusammen fünf giftige Alkaloide, wovon das Nervengift Coniin das wirksamste ist und tödliche Vergiftungen erzeugen kann, wenn man nicht künstlich beatmet und so lange dabei bleibt, bis die Symptome verschwunden sind. Daneben gibt es ätherisches Öl und glykosidisch gebundenes Cumarin und ein Flavon.

Anwendung: Ein stark verdünnter alkoholischer Auszug der Pflanze wird in der Homöopathie als Mittel gegen Arterienverkalkung und Prostatabeschwerden verwendet. Das Mittel wird in der Volksmedizin nicht gebraucht.

108. Koriander

Coriandrum sativum

Beschreibung und Vorkommen: Eine einjährige Pflanze mit einem 30 bis 60 cm hohen, verzweigten Stengel mit unteren einfach gefiederten Blättern und oberen 2- bis 3fach gefiederten mit eiförmigen, scharf gezähnten Abschnitten und kleinen, weißen Blüten in endständigen Dolden. Blütezeit ist Juni bis Juli. Eine alte Kulturpflanze, die bei uns als Gewürz angebaut wird.

Kulturgeschichte: Der Name Koriander ist vom Griechischen »koris« abgeleitet (= Bettwanze), und die frische Pflanze riecht ohne Zweifel ebenso unangenehm wie die Bettwanze. Trotzdem wurde sie schon früh als Gewürz- und Heilpflanze verwendet. Sie wird auf 7000 Jahre alten sumerischen Lehmtafeln erwähnt, die in Keilschrift geschrieben wurden, und in der Bibel werden die Korianderfrüchte mit Manna verglichen. Auch in alten ägyptischen Gräbern werden sie abgebildet. Die Pflanze tritt dann auch in medizinischen Büchern des Altertums auf und findet später den Weg in die Pharmakopöen, wo sie bis in unser Jahrhundert blieb. Sie wurde von den Ärzten zur Magenstärkung und gegen Würmer verwendet.
Inhaltsstoffe: Die Früchte enthalten ein ätherisches Öl.
Anwendung: Die reifen Früchte werden in der Volksmedizin als appetitanregendes und blähungstreibendes Mittel und gegen Verdauungsbeschwerden verwendet. Dosis: Ein Teelöffel der getrockneten, pulverisierten Früchte wird 15 Minuten in einer Tasse kochenden Wassers ausgezogen und abgeseiht 2- bis 3mal täglich getrunken.

109. Liebstöckel
Levisiticum officinale

Beschreibung und Vorkommen: Eine mehrjährige Pflanze mit kurzem, dikkem Wurzelstock und einem 100 bis 150 cm hohen, runden, blaubereiften Stengel mit unteren großen, 2- bis 3fach gefiederten oben weniger stark geteilten Blättern mit keilförmigen, stark gezähnten oder ganzrandigen Abschnitten und kleinen, blaßgelben Blüten in endständigen Dolden. Die Pflanze hat einen stark sellerieartigen Geruch. Blütezeit ist Juli bis August. Eine alte Kulturpflanze, die bei uns angebaut wird.
Kulturgeschichte: Liebstöckel war eine jener Pflanzen, von denen Kaiser Karl der Große um 800 verlangte, daß sie in seinen weiten Reichen gepflanzt werden sollte. Sie war zu dieser Zeit in Südeuropa schon längst eine Heilpflanze, wo sie schon seit dem Altertum als harntreibendes Mittel und gegen Menstruationsbeschwerden verwendet wurde. In Deutschland wurde sie Liebesstock genannt und entsprechend zur Steigerung der Liebesfähigkeit verwendet, ein Gebrauch, der sich über viele Länder verbreitete. Die frischen Blätter werden heute als Suppengrün und als Käsegewürz verwendet.
Inhaltsstoffe: Ätherisches Öl und Cumarinverbindungen.
Anwendung: Die Pflanze, die während der Blütezeit gesammelt wird, findet in der Volksmedizin als herzstärkendes und harntreibendes Mittel und bei leichteren Menstruationsbeschwerden Verwendung. Dosis: 2 bis 3 g der getrockneten, zerkleinerten Pflanzen werden 10 bis 15 Minuten in einem Glas kochenden Wassers ausgezogen und 2- bis 3mal täglich getrunken. Man kann auch den getrockneten, zerkleinerten Wurzelstock verwenden, der im Frühjahr ausgegraben wird und als 5mal so wirksam betrachtet wird, so daß die Dosis auf ein Fünftel verringert werden kann.
DAB: *Radix Levisticti*

Meisterwurz
Imperatoria ostruthium

Beschreibung und Vorkommen: Eine mehrjährige Pflanze mit dickem, verzweigtem Wurzelstock und einem 50 bis 100 cm hohen, runden Stengel mit 1- bis 2mal 3fach geteilten Blättern mit

Meisterwurz

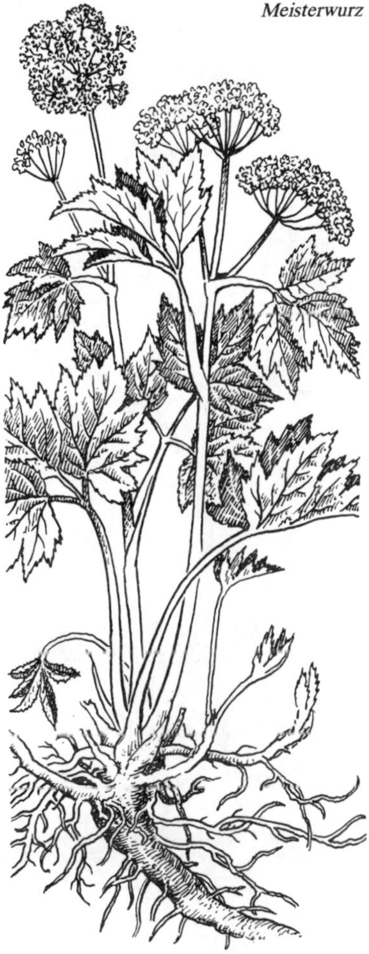

großen, eiförmigen, gelappten und gesägten Abschnitten und kleinen, weißen, seltener rötlichen Blüten in großen, endständigen Dolden. Die Pflanze hat einen stark würzigen Geruch. Blütezeit ist Juni bis August. Die Pflanze wächst auf Wiesen und Hochstaudenfluren der Mittelgebirge und Alpen.

Kulturgeschichte: Die Meisterwurz kam erst im 16. Jahrhundert in die Medizin, als der deutsche Apotheker Tabernaemontanus meinte, einen Ersatz für das sagenhafte »silphion« des Altertums gefunden zu haben, ein unbezahlbares Universalmittel jener Zeit. Der Raubbau an dieser Pflanze, die in der Kyrenaika in Nordafrika wuchs, hatte sie schließlich ausgerottet. Mönche sorgten nun dafür, daß die Meisterwurz eine große Verbreitung erhielt, und man findet sie dann auch in den medizinischen Werken der Renaissance gegen viel Krankheiten in Verwendung. Der deutsche Arzt Friedrich Hoffmann, der zu Beginn des 18. Jahrhunderts als erster »Hoffmannstropfen« herstellte, nannte sie »remedium divinum« (= göttliches Heilmittel).

Inhaltsstoffe: Ätherisches Öl und Cumarinverbindungen.

Anwendung: Der Wurzelstock wird in der Volksmedizin gegen Verdauungsbeschwerden, Gelbsucht, Leberleiden und Bronchitis verwendet. Dosis: 2 g der getrockneten, zerkleinerten Wurzel werden mit einer Tasse Wasser aufgekocht und geseiht 3- bis 4mal täglich getrunken. Man gräbt sie im Frühjahr oder Herbst aus.

110. Wasserfenchel
Oenanthe aquatica

Beschreibung und Vorkommen: Eine ein- bis zweijährige Sumpfpflanze mit einem 50 bis 100 cm hohen, runden, gebuchteten, verzweigten Stengel mit vielfach geteilten Blättern mit eiförmigen, tief eingeschnittenen Blättchen und kleinen, weißen Blüten in deutlich seitwärts gerichteten Dolden. Blütezeit ist Juli bis August. Die Pflanze wächst zerstreut in stehenden, seichten Ge-

wässern, an Seeufern und Torfgräben.
Kulturgeschichte: Die Früchte wurden früher von den Ärzten gegen Husten und Bronchitis und als harntreibendes Mittel verwendet.
Inhaltsstoffe: Die Früchte, die giftig sind, enthalten ein ätherisches Öl.
Anwendung: Die reifen Früchte werden in der Volksmedizin als schleimlösendes und harntreibendes Mittel verwendet. Dosis: Ein Teelöffel der getrockneten, pulverisierten Früchte werden in 2 Glas kalten Wassers über Nacht ausgezogen und der geseihte Auszug wird im Laufe des Tages schluckweise getrunken.
Warnung: Da das Mittel in zu großen Mengen giftig ist, sollte es mit Vorsicht gebraucht werden.

Wiesen-Kerbel
Anthriscus sylvestris

Beschreibung und Vorkommen: Eine zwei- bis mehrjährige Pflanze mit einem 50 bis 100 cm hohen, stark verzweigten, hohlen, gefurchten, unten behaarten Stengel mit 2- bis 3fach gefiederten Blättern mit lappigen, gezähnten Abschnitten und kleinen, weißen Blüten in endständigen Dolden. Blütezeit ist April bis August. Die Pflanze ist auf Wiesen, in Hecken und Gebüsch verbreitet und häufig.
Kulturgeschichte: Die Blätter wurden von den Ärzten lange gegen Verdauungsbeschwerden und Koliken und als mildes Schlafmittel verwendet. In den Apotheken wurde aus den Früchten Kerbelwasser destilliert, das für die gleichen Zwecke verwendet wurde. Der Däne Simon Paulli berichtet, daß er 1648 einen Adeligen heilte, der drei Tage nicht wasserlassen konnte. »Er kochte Kerbelblätter in ungesalzener Butter und legte diese Salbe warm unter den Nabel des Mannes, der genas und auf einmal mehr als drei Töpfe Wasser ließ.« Die getrockneten Blätter waren daher auch in den ersten Pharmakopöen verzeichnet.
Inhaltsstoffe: Ätherisches Öl.

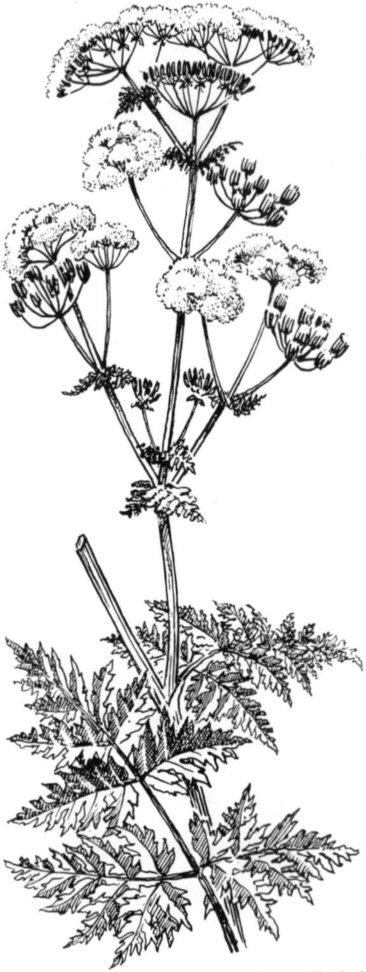

Wiesen-Kerbel

Anwendung: Die Blätter, die während der Blütezeit gesammelt werden, finden mancherorts in der Volksmedizin Verwendung als harntreibendes Mittel und gegen Verdauungsbeschwerden. Dosis: Ein Eßlöffel der getrockneten, zerkleinerten Blätter werden mit einer Tasse kochenden Wassers als Tee zubereitet und 3- bis 4mal täglich getrunken. Der gleiche Auszug kann auch äußerlich als Badewasser bei schlecht heilenden Wunden verwendet werden.

Wintergrüngewächse

111. Winterlieb
Pyrola umbellata

Beschreibung und Vorkommen: Ein 10 bis 30 cm hoher Halbstrauch mit keilförmigen, gesägten, glänzenden, lederartigen, immergrünen Blättern und kleinen, blaßgrünen Blüten in doldenähnlichen, endständigen Ständen. Blütezeit ist Juni bis August. Die Pflanze wächst zerstreut in trockenen, sandigen Kiefernwäldern.
Kulturgeschichte: Die Pflanze wurde früher medizinisch gegen Keuchhusten und als harntreibendes Mittel und von den Indianern Nordamerikas, wo die Pflanze auch wächst, gegen Drüsenkrankheiten verwendet.
Inhaltsstoffe: Gerbstoffe, das Glykosid Arbutin und mehrere Flavone.
Anwendung: Die Pflanze, die während der Blütezeit gesammelt wird, findet in der Volksmedizin Verwendung gegen Blasenleiden und als harntreibendes Mittel. Dosis: 1 bis 2 g der getrockneten, zerkleinerten Pflanze werden in einer Tasse Wasser aufgekocht und geseiht 2- bis 3mal täglich getrunken. Der gleiche Auszug kann auch äußerlich als Umschlag auf Beulen und entzündete Wunden verwendet werden.

Rundblättriges Wintergrün
Pyrola rotundifolia

Beschreibung und Vorkommen: Eine mehrjährige Pflanze mit in Rosette stehenden, langgestielten, rundlichen, glänzenden, lederartigen, immergrü-

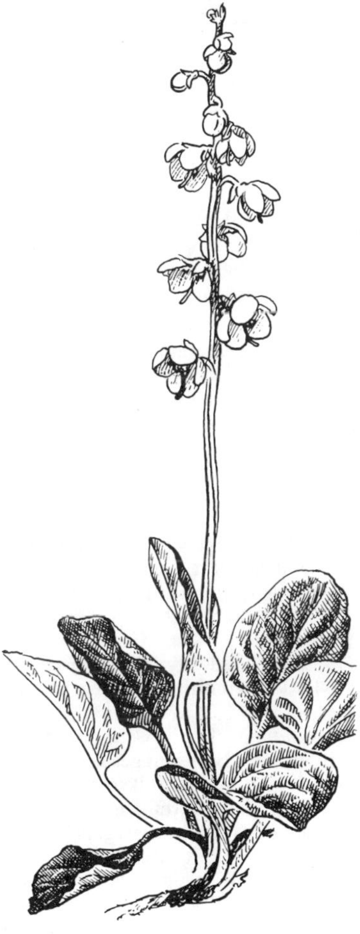

Rundblättriges Wintergrün

nen Blättern und einer endständigen Traube von großen, glockenförmigen, weißen oder schwach rötlichen duftenden Blüten auf einem 10 bis 30 cm hohen Stengel. Blütezeit ist Juli bis Oktober. Die Pflanze wächst zerstreut in schattigen Wäldern.
Inhaltsstoffe: Gerbstoffe, das Glykosid Arbutin und mehrere Flavone.
Anwendung: Die Pflanze wird während der Blütezeit gesammelt. Hat die gleiche Verwendung wie das Winterlieb.

Heidekrautgewächse

112. Besenheide
Calluna vulgaris

Beschreibung und Vorkommen: Ein 15 bis 50 cm hoher, immergrüner Strauch mit kleinen, schuppenartigen Blättern und kleinen, rotvioletten, seltener weißen Blüten in dichten Blütenständen. Blütezeit ist Juli bis September. Die Pflanze ist recht häufig auf Mooren, Heiden und in Wäldern verbreitet.
Kulturgeschichte: Die Pflanze wurde medizinisch vom Mittelalter bis in das 19. Jahrhundert verwendet. Im 1. Weltkrieg wurde sie in Deutschland als Tee-Ersatz gebraucht.
Inhaltsstoffe: Die Flavonglykoside Quercetin und Myrizitrin sowie das Glykosid Arbutin und große Mengen Gerbstoffe.
Anwendung: Die Zweigspitzen, die während der Blütezeit gesammelt werden, finden in der Volksmedizin Verwendung als harntreibendes und blutreinigendes Mittel sowie gegen Gicht. Dosis: 3 Teelöffel der getrockneten, zerkleinerten Zweigspitzen werden in 2 Glas kalten Wassers über Nacht ausgezogen und der geseihte Auszug wird im Laufe des Tages getrunken.

113. Immergrüne Bärentraube
Arctostaphylos uva-ursi

Beschreibung und Vorkommen: Ein niederliegender, immergrüner Zwergstrauch mit umgekehrt eiförmigen, ganzrandigen, lederartig dicken Blättern und kleinen, krugförmigen, blaßroten Blüten in nickenden Trauben. Die Frucht ist eine runde, rote Steinfrucht mit mehligem Fleisch. Blütezeit ist März bis Juli. Die Pflanze wächst in Kiefernwäldern in Norddeutschland und auf Zwergstrauchheiden der Alpen.
Kulturgeschichte: Die griechisch-lateinische Bezeichnung der Pflanze ist doppelt, da sowohl das griechische »Arctostaphylos« und das lateinische »uva-ursi« Bärentraube bedeuten und von der großen Vorliebe der Bären für die Früchte herrühren. Aber erst im 13. Jahrhundert findet man die Verwendung als Heilmittel gegen Krankheiten der Harnwege in einem englischen Medizinischen Buch nachgewiesen. Dagegen wurde sie schon früh als Gerb- und Färbemittel verwendet und im Aberglauben als Schutz gegen Gespenster. Im 19. Jahrhundert wurden die Blätter in den Pharmakopöen verzeichnet, vor allem als Mittel gegen Blasenleiden, aber auch gegen Gonorrhoe, Ausfluß, Bronchitis und Tuberkulose. Aber nur die erste Indikation erhielt sich. Die Blätter enthalten nämlich die Glykoside Arbutin und Methylarbutin. Nimmt man einen Auszug davon ein, so werden sie in Glucose, Hydrochinon und Methylhydrochinon gespalten, sobald der Harn alkalisch wird, was er bei Entzündungen der Harnwege ist. Das Hydrochinon färbt den Harn braun, aber sobald die Entzündung geheilt ist, erhält er wieder seine normale Farbe, da nun das Arbutin durch die jetzt schwach sauren Verdauungsflüssigkei-

ten nicht mehr gespalten wird. Erst durch die Entdeckung der Sulfonamide und der verschiedenen Antibiotika wurden die Blätter von dieser Behandlung abgelöst.
Inhaltsstoffe: Die Blätter enthalten neben Gerbstoffen und Flavonen die Glykoside Arbutin und Methylarbutin.
Anwendung: Auszüge der Blätter werden immer noch von Ärzten verordnet. In der Homöopathie werden stark verdünnte Auszüge der Blätter als Mittel gegen Nieren- und Blasensteine verwendet. In der Volksmedizin haben die Blätter noch immer einen festen Platz unter den Mitteln gegen Infektionen der Harnwege. Dosis: 2 Teelöffel der getrockneten, zerkleinerten Blätter werden 20 Minuten in einer Tasse kochenden Wassers ausgezogen und geseiht 3mal täglich getrunken. Man sammelt im Frühjahr oder Sommer.
DAB: *Folia Uvae ursi*

114. Porst †
Ledum palustre

Beschreibung und Vorkommen: Ein 50 bis 100 cm hoher, immergrüner Strauch mit schmalen, lederartigen, auf der Unterseite rostbraunen Blättern und kleinen, weißen Blüten in vielblütigen Schirmen. Blütezeit ist Mai bis Juni. Die Pflanze wächst bei uns nur auf Mooren in Mittel- und Norddeutschland.
Kulturgeschichte: Schwedische Ärzte fanden im 18. Jahrhundert, daß die Blätter dieser Pflanze eine schweiß- und harntreibende Wirkung aufwiesen und verwendeten sie deshalb gegen Gicht und später auch gegen Keuchhusten. Wie die Blätter des Gagelstrauchs wurden auch die des Porstes im Mittelalter und später als Ersatz für Hopfen beim Bierbrauen verwendet.
Inhaltsstoffe: Ätherisches Öl, dessen wichtigster Bestandteil das giftige Ledol ist, Arbutin.
Anwendung: Die Pflanze hat heute kaum noch medizinische Verwendung.

115. Heidelbeere, Blaubeere
Vaccinium myrtillus

Beschreibung und Vorkommen: Ein 15 bis 40 cm hoher Zwergstrauch mit grünen, kantigen Zweigen mit eiförmigen, fein gesägten Blättern und kleinen, glockenförmigen, weißen oder schwach rötlichen Blüten, die einzeln in den Blattachseln sitzen. Die Frucht ist eine schwarze, blaubereifte Beere. Blütezeit ist Mai bis Juni. Die Pflanze ist in Nadelwäldern, auf Hochmooren und auf den Zwergstrauchheiden der Alpen verbreitet.
Kulturgeschichte: Die gerbstoffhaltigen Beeren sind seit Generationen als Volksmittel gegen Durchfall in Gebrauch. In getrocknetem Zustand sind sie noch in den Pharmakopöen mancher Länder verzeichnet.
Inhaltsstoffe: Die Beeren enthalten neben Gerbstoffen mehrere Glykoside, unter anderem Arbutin, die Blätter unter anderem ein Glucokinin, das eine blutzuckersenkende Wirkung hat.
Anwendung: Die reifen Beeren werden gesammelt und finden in der Volksmedizin Verwendung gegen Madenwürmer bei Kindern und getrocknet gegen Durchfall. Dosis: 50 bis 100 g der getrockneten Beeren werden 5 Minuten aufgekocht, nachdem sie in 2 Glas Wasser gequollen waren. Das wird 3- bis 4mal täglich getrunken. Man kann aber auch die Beeren kauen und mit Wasser schlucken. Die Blätter, die im Juni bis August gesammelt und getrocknet werden, werden mancherorts als Tee gegen Zuckerkrankheit verwendet, es gibt aber heute weit sicherere Mittel.

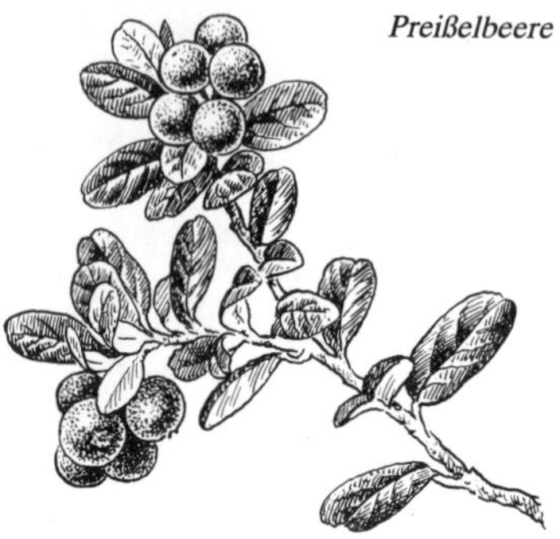

Preißelbeere

Preißelbeere
Vaccinium vitis-idaea

Beschreibung und Vorkommen: Ein 5 bis 30 cm hoher, immergrüner Zwergstrauch mit umgekehrt eiförmigen, lederartigen, oberseits glänzend dunkelgrünen, unterseits blassen, gepunkteten Blättern und kleinen, glokkenförmigen weißen oder schwach rötlichen Blüten in hängenden Trauben. Die Frucht ist eine rote Beere. Blütezeit ist Mai bis Juli. Die Pflanze wächst in trockenen Wäldern, auf Mooren und auf den Zwergstrauchheiden der Alpen.
Kulturgeschichte: Die Blätter wurden früher medizinisch verwendet.
Inhaltsstoffe: Die Blätter enthalten das Glykosid Arbutin, die Beeren neben organischen Säuren die Vitamine A und C, ersteres als Provitamin Karotin.
Anwendung: Die Blätter, die im Sommer gesammelt werden, finden in der Volksmedizin Verwendung als Mittel gegen Blasen und Nierenbeckenentzündung. Dosis: 1 bis 2 Teelöffel der getrockneten, zerkleinerten Blätter werden in einer Tasse Wasser aufgekocht und geseiht 3- bis 4mal täglich getrunken. Die vitaminreichen Beeren ergeben eine gute Marmelade.

Primelgewächse

116. Duftende Schlüsselblume
Primula veris

Beschreibung und Vorkommen: Eine mehrjährige Pflanze mit kurzem, dikkem Wurzelstock, in Rosette stehenden, länglich eiförmigen Grundblättern und einem einseitigen Schirm kleiner, gelber Blüten mit becherförmiger Krone auf 10 bis 30 cm hohen, behaarten Stielen. Blütezeit ist April bis Mai. Die Pflanze ist auf sonnigen Wiesen, Hängen und in Wäldern verbreitet.
Kulturgeschichte: Die Pflanze hat durch die Zeiten viele Namen erhalten. So ist zum Beispiel Himmelschlüssel zu erwähnen, ein Name, der um 1100 von der deutschen Äbtissin Hildegard von Bingen gegeben wurde. Die Blüte zeigt sich nämlich als himmlisches Licht in einer Jahreszeit, in der die Erde noch winterkalt ist. Früher wurde sie von den Ärzten als herzstärkendes, beruhigendes und schlafförderndes Mittel verwendet. Äußerlich verwendete man die frische Pflanze als Umschlag gegen Podagra und Kopfweh, während die Blüten in einem Auszug in Wein als Gesichtswasser verwendet wurden.
Inhaltsstoffe: Im Wurzelstock besonders Saponine, und Flavone.
Anwendung: Der Wurzelstock, der im Frühjahr oder Herbst gesammelt wird, und die Blüten finden in der Volksmedizin Verwendung als harntreibendes und leicht abführendes Mittel, sowie gegen Bronchitis. Dosis: $^{1}/_{2}$ bis 1 g der getrockneten, zerkleinerten Wurzel oder 2 bis 4 g der getrockneten Blüten werden mit einer Tasse Wasser zu Tee bereitet und geseiht 3- bis 4mal täglich getrunken. Der gleiche Sud kann auch für Umschläge auf Wunden verwendet werden. In der Homöopathie wird ein alkoholischer Auszug der Pflanze zur

Behandlung von Nierenkrankheiten und Neuralgie verwendet.
DAB: *Radix Primulae*

Hohe Schlüsselblume
Primula elatior

Beschreibung und Vorkommen: Eine mehrjährige Pflanze, die an die vorhergehende Art erinnert, sich von dieser aber durch elliptische Blätter und etwas größere Blüten mit flachen, schwefelgelben Blüten unterscheidet. Blütezeit ist März bis Mai. Die Pflanze ist in feuchten Wäldern und auf Wiesen weit verbreitet und oft häufig.
Inhaltsstoffe: Saponine, besonders im Wurzelstock, daneben auch Flavone.
Anwendung: Hat die gleiche Verwendung wie die Duftende Schlüsselblume.

Gauchheil
Anagallis arvensis

Beschreibung und Vorkommen: Eine einjährige Pflanze mit 5 bis 30 cm langen, niederliegenden oder aufsteigenden Stengeln mit eiförmigen, auf der Unterseite braungepunkteten Blättern und kleinen, rötlichen Blüten, die einzeln in den Blattachseln sitzen. Die Frucht ist kugelförmig. Blütezeit ist Juni bis Oktober. Die Pflanze ist auf Äckern, Schutt und in Gärten verbreitet.
Kulturgeschichte: Die Blüten öffnen sich nur bei Sonnenschein um die Mittagszeit und wurden zur Bestimmung dieser Tageszeit verwendet. Im Englischen heißen sie »weather-grass«. Seit ältester Zeit wird die Pflanze als wundheilendes Mittel verwendet und in den alten Ärztebüchern wird sie auch gegen Leber- und Nierenkrankheiten, gegen Bluthusten und trockenen Katarrh sowie gekocht in Urin zu einer breiigen Masse als Umschlag auf schmerzende Beine bei Podagra verwendet.
Inhaltsstoffe: Die oberirdischen Teile der Pflanze enthalten Saponine und ein Enzym, die Wurzeln ein sehr giftiges Saponin, das Cyclamin, das auch im Alpenveilchen, *Cyclamen persicum,* enthalten ist. Die Wurzeln dieser Pflanzen wurden daher auch fein verteilt auf das Wasser gestreut zum Fischfang verwendet, zum Beispiel auf Sizilien. Sobald ein Fisch auch nur ein kleines Stück verschluckt, treibt er mit dem Bauch nach oben im Wasser und kann leicht mit den Händen gegriffen werden.
Anwendung: Die Pflanze, die in Juni bis Juli gesammelt wird, findet in der Volksmedizin Verwendung gegen Leberkrankheiten und Wassersucht und als harntreibendes und blutreinigendes Mittel. Dosis 1/4 bis 1/2 g der getrockneten, zerkleinerten Pflanze werden mit einer Tasse kochenden Wassers als Tee zubereitet und schluckweise im Lauf des Tages getrunken.
Warnung: Das Mittel muß mit Vorsicht benützt werden und nur in kleinen Mengen. Das giftige Cyclamin findet sich auch in den orberirdischen Teilen der Pflanze, wenn auch in kleineren Mengen als in der Wurzel, und kann die Atmung lähmen.

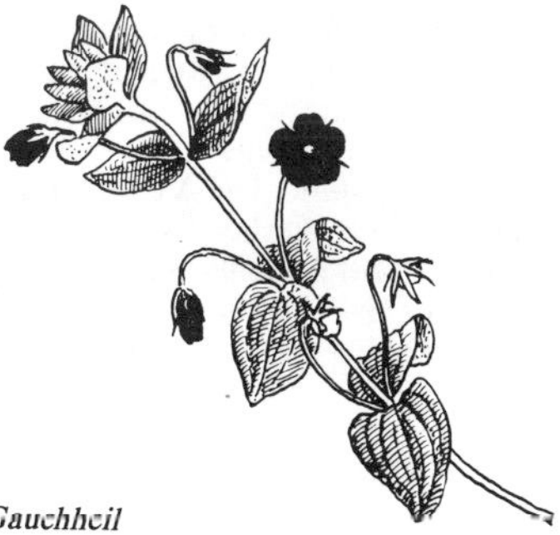

Gauchheil

Enziangewächse

117. Echtes Tausendgüldenkraut
Centaurium minus

Beschreibung und Vorkommen: Eine einjährige Pflanze mit in Rosette stehenden, ovalen Grundblättern und kleinen, roten Blüten in dichten Doldenrispen an der Spitze der 10 bis 40 cm hohen, verzweigten Stengel. Blütezeit ist Juli bis September. Die Pflanze ist auf Trockenrasen, in Gebüschen und an Wegrändern verbreitet.
Kulturgeschichte: Der Gattungsname »Centaurium« kann bis in die griechische Mythologie zurückverfolgt werden, wo erzählt wird, daß der Kentaur Chiron die Wunden des Herkules mit dieser Pflanze heilte. In späterer Zeit wurde sie zum »centum auri«, abgeleitet von »centum« (= hundert) und »aurum« (= Gold), gleich »hundertgulden« wegen der vielen guten Eigenschaften der Pflanze, aus dem dann schließlich »tausendgulden« wurde. Die Römer nannten sie »febrifuga« (= Fieberflucht) und Galen schrieb ein ganzes Buch darüber im 2. Jahrhundert n. Chr. Sie wurde dann in die Pharmakopöen aufgenommen und unter anderem als Ersatz für das teure Chinin der Chinarinde verwendet. Neben der Verwendung gegen viele Krankheiten wurde sie auch als Zauberkraut gebraucht. Mit einem Kranz aus der Pflanze auf dem Kopf konnte man die Hexen in der Johannisnacht auf den Bocksberg fliegen sehen.
Inhaltsstoffe: Bitterstoffe.
Anwendung: Die Pflanze, die während der Blütezeit gesammelt wird, findet in der Volksmedizin Verwendung gegen Verdauungsbeschwerden und als appetitanregendes Mittel, wirkt aber auch schwach abführend, gegen Blähungen und blutreinigend. Dosis: Ein Teelöffel bis ein Eßlöffel der getrockneten, zerkleinerten Pflanze werden 10 Minuten in 2 Glas Wasser aufgekocht und der geseihte Auszug wird im Laufe des Tages getrunken. Der gleiche Auszug kann auch äußerlich als Umschlag bei schlecht heilenden Wunden verwendet werden.
DAB: *Herba Centaurii*

118. Gelber Enzian
Gentiana lutea

Beschreibung und Vorkommen: Eine mehrjährige Pflanze mit langem, dikkem Wurzelstock, großen, in Rosette stehenden, elliptischen Grundblättern und einem 50 bis 150 cm hohen Stengel mit kreuzweise gegenständigen, schalenförmigen Hochblättern und recht großen, sternförmigen, gelben Blüten in dichten Dolden in den Blattachseln der oberen Blätter. Blütezeit ist Juni bis August. Die Pflanze wächst auf Wiesen und Bergfluren der südlichen Mittelgebirge, der Alpen und der Gebirge in Südeuropa.
Kulturgeschichte: Die Wurzel war durch die Jahrtausende ein sehr geschätztes magenstärkendes Mittel und wurde dann auch in die Pharmakopöen aufgenommen, wo sie sich noch immer befindet. Dioskurides stellt schon im 1. Jahrhundert n. Chr. ein sirupartiges Extrakt aus der Wurzel her, das gegen schwachen Magen verwendet wurde. Ein gleiches Extrakt wird bis in unsere Zeit in den Apotheken zum gleichen Zweck hergestellt. Die Verfasser von medizinischen Werken warnen aber davor, das Mittel allzulange zu verwenden, da es die Erektionsfähigkeit des Mannes bei zu langem Gebrauch vermindern soll.
Inhaltsstoffe: Die Wurzel enthält Bitterstoffe, ätherisches Öl und Zucker.
Anwendung: Die Wurzel wird medizi-

nisch gegen Magenbeschwerden und Appetitlosigkeit verwendet und in gleicher Weise auch in der Volksmedizin. Ähnliches ist dem in den Alpenländern verbreiteten Enzianschnaps zuzuschreiben. Dosis: 2 bis 3 g der getrockneten, zerkleinerten Wurzel werden in einer Tasse Wasser ausgekocht und abgeseiht zu jeder Mahlzeit getrunken. Man gräbt die Wurzel im April oder September.
DAB: *Radix Gentianae*

Purpurroter Enzian
Gentiana purpurea

Beschreibung und Vorkommen: Eine mehrjährige Pflanze, die an die vorhergehende erinnert, sich von dieser aber durch glockenförmige, purpurrote Blüten unterscheidet. Blütezeit ist Juli bis Oktober. Die Pflanze wächst auf Matten der Westalpen und im Appeninn.
Inhaltsstoffe: Die Wurzel enthält Bitterstoffe, ätherisches Öl und Zucker.
Anwendung: Hat die gleiche Verwendung wie der Gelbe Enzian, wird aber nur in der Volksmedizin gebraucht.
DAB: *Radix Gentianae*

119. Fieber-, Sumpf-, Bitterklee
Menyanthes trifoliata

Beschreibung und Vorkommen: Eine mehrjährige Sumpfpflanze mit bis zu 1 m langen, kriechenden Stengeln mit dreiteiligen Blättern auf aufrechten Stielen und kleinen, auf der Außenseite rötlichen, auf der Innenseite weißen und gefransten Blüten, die in Trauben auf 10 bis 40 cm hohen Schäften sitzen. Blütezeit ist Mai bis Juni. Die Pflanze wächst in Mooren, Gräben und auf Sumpfwiesen.
Kulturgeschichte: Der Fieberklee ist eine Pflanze des Nordens, und da die Arzneilehre aus dem Süden kam, wurden lange nur jene Heilpflanzen berücksichtigt, die im Mittelmeergebiet bekannt waren. In der Volksmedizin wurde sie aber schon lange Zeit gebraucht und fand schließlich auch Eingang in die Pharmakopöen.
Inhaltsstoff: Bitterstoff.
Anwendung: Die Blätter, die im Mai und Juni gesammelt werden, finden in der Volksmedizin Verwendung als magenstärkendes und appetitanregendes Mittel sowie gegen Magenkrämpfe, Kolik und Migräne. Dosis: Etwa 3 g der getrockneten, zerkleinerten Blätter werden über Nacht in 2 Glas kalten Wassers ausgezogen und der geseihte Auszug wird in 3 bis 4 Teilen im Laufe des Tages getrunken.
DAB: *Folia Trifolii fibrini*

Immergrüngewächse

Kleines Immergrün †
Vinca minor

Beschreibung und Vorkommen: Ein 15 bis 50 cm hoher Halbstrauch mit kriechenden Stengeln mit elliptischen, glänzenden, immergrünen Blättern und großen, blauen, selten weißen Blüten. Blütezeit ist März bis April. Die Pflanze ist bei uns nicht heimisch, wird aber angepflanzt und verwildert.
Kulturgeschichte: Dioskurides empfiehlt Stengel und Blätter, in Wein ausgezogen, gegen Durchfall, und gerieben in Milch und mit Rosensalbe vermischt als Einlage in die Gebärmutter zur Förderung der Menstruation. Außerdem soll sie gegen Zahnweh und als Umschlag beim Biß giftiger Tiere wirksam sein. Dieses wird alles in späteren medizinischen Büchern übernommen.
Inhaltsstoffe: Mehrere Alkaloide mit blutdrucksenkender und herzanregender Wirkung.

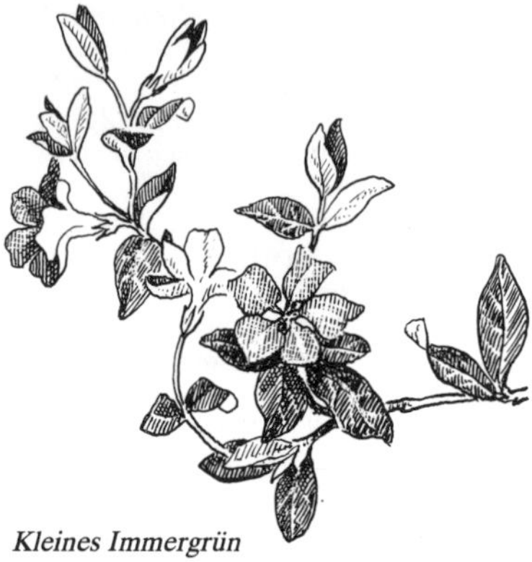

Kleines Immergrün

Anwendung: Die Pflanze wird mancherorts in der Volksmedizin als Umschlag auf entzündete Wunden verwendet, wegen der giftigen Inhaltsstoffe wird aber davor gewarnt.

Schwalbenwurzgewächse

Schwalbenwurz †
Cynanchum vincetoxicum

Beschreibung und Vorkommen: Eine mehrjährige Pflanze mit kurzem, dikkem Wurzelstock und 30 bis 70 cm hohen Stengeln mit spitz herzförmigen Blättern und kleinen, weißlichgelben Blüten in Büscheln in den Blattachseln. Die Pflanze enthält einen giftigen Milchsaft. Blütezeit ist Mai bis August. Die Pflanze ist in Gebüschen und auf Trockenwiesen verbreitet.
Kulturgeschichte: Die Pflanze hat ihren Namen von der Form der geöffneten Bälge, die mit ihren seidig behaarten Samen Schwalbenflügeln gleichen. Die Wurzel, die stark schweißtreibend wirkt und ein starkes Brechmittel ist, wurde lange als Gegengift gebraucht und führte zu dem Namen »vincetoxicum«, was vom Lateinischen »vinco« (= besiegen) und »toxicum« (= gift) herrührt. Die Ärzte des Altertums erwähnen sie als Gegengift und als Pestmittel und in den ersten gedruckten medizinischen Büchern wird die Indikation auf Gelbsucht und Wassersucht ausgedehnt.
Inhaltsstoffe: Ein Glykosid, Vincetoxin, das auf das Zentralnervensystem lähmend wirkt.
Anwendung: In der Homöopathie wird ein stark verdünnter alkoholischer Auszug der Wurzel gegen Schlangenbiß und Tollwut verwendet. Die Pflanze hat keine Verwendung in der Volksmedizin.

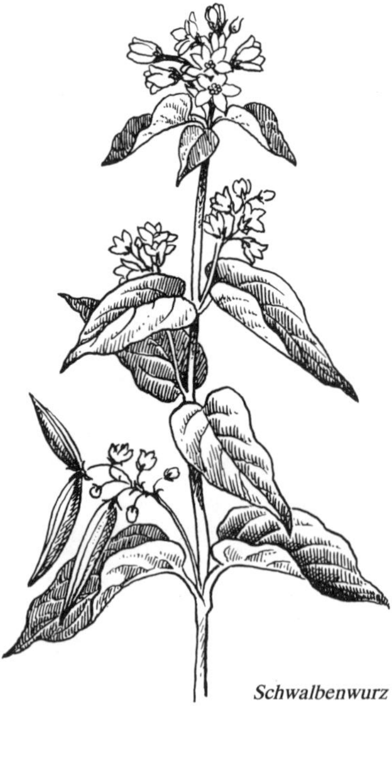

Schwalbenwurz

Ölbaumgewächse

120. Esche
Fraxinus excelsior

Beschreibung und Vorkommen: Ein bis zu 30 m hoher Baum mit zerrissener Rinde, großen, unpaarig gefiederten Blättern mit lanzettförmigen, gesägten Blättchen und kleinen, zuerst purpurroten, später grünen Blüten in vielblütigen Ständen. Die Frucht ist eine geflügelte Nuß. Blütezeit ist April bis Mai, vor dem Erscheinen des Laubs. Der Baum ist recht häufig in Auwäldern und wird oft angepflanzt.
Kulturgeschichte: In der Edda wird von der Esche Yggdrasil berichtet, dem Weltbaum, dessen Äste den Himmel erreichten und die ganze Erde umfaßten, während die Wurzeln bis in die Unterwelt reichten. Odin erschuf den Menschen aus ihm und unter ihm spannen die Nornen den Lebensfaden der Menschen. Der Aberglaube war in vielfacher Form durch die Zeiten daran gebunden, und viele Religionen ehrten den Baum. Die Lanze des Achilles war aus seinem Holz gefertigt und als die Wikinger nach England kamen, wurden sie »ashman« genannt, da ihre Lanzen und Bögen aus Esche gefertigt waren. Die Rinde war früher in den Pharmakopöen verzeichnet und wurde von den Ärzten als Ersatz für die teure Chinarinde verwendet.
Inhaltsstoffe: Rinde und Blätter enthalten neben Rutin (Vitamin P) Äpfelsäure, Gerbstoffe, mehrere Glykoside, Fraxin, Fraxidin und Fraxinol, die Blätter außerdem Cumarinverbindungen.
Anwendung: Die Blätter, die in Juni bis August gesammelt werden, und die Rinde, die in Mai bis Juli abgeschält wird, werden in der Volksmedizin besonders als harntreibendes Mittel und als Mittel gegen Gicht verwendet. Dosis: 3 bis 5 g der getrockneten, zerkleinerten Blätter oder der getrockneten, zerkleinerten Rinde werden in einem Glas Wasser aufgekocht, 10 Minuten ausgezogen und geseiht. Dieser Auszug wird 3mal täglich getrunken. In doppelter Stärke wird der Auszug als Brechmittel verwendet.

121. Blumenesche
Fraxinus ornus

Beschreibung und Vorkommen: Ein bis zu 15 m hoher Baum mit großen, unpaarig gefiederten Blättern mit lanzettlichen, gesägten Blättchen und kleinen, gelblichweißen Blüten in großen Trauben. Die Frucht ist eine geflügelte Nuß. Blütezeit ist Mai bis Juni. Die Pflanze wächst nur in Kärnten wild, wird aber als Zierpflanze angebaut.
Kulturgeschichte: Die Pflanze wird auch Mannaesche genannt und Manna ist als Begriff mit dem eingetrockneten Saft verschiedener Pflanzen verbunden. Solch ein Saft kann auch aus Einschnitten an Stamm und Zweigen dieser Esche gewonnen werden. Das Manna der Bibel wurde aber nicht aus dieser Pflanze gewonnen, da sie nicht im vorderen Orient vorkommt. Man nimmt an, daß dieses von Schildläusen als eine Art Honig aus der Tamariske *Tamarix mannifera* abgesondert wird. Die Araber verwenden immer noch diesen Honig. Im Altertum wurde Manna mit Wein vermischt gegen Schmerzen in der Gebärmutter getrunken und es wurde seit dem 17. Jahrhundert von den Ärzten als mildes Abführmittel verwendet.
Inhaltsstoffe: der Alkohol Mannit
Anwendung: Medizinisch wird Manna immer noch als mildes Abführmittel verwendet. Die Pflanze wird in der Volksmedizin nicht verwendet.
DAB: *Manna*

122. Ölbaum oder Olive
Olea europaea

Beschreibung und Vorkommen: Ein bis zu 10 m hoher, oft mehrstämmiger Baum mit stark gekrümmten Zweigen und immergrünen, lanzettlichen, lederartigen, graugrünen Blättern und kleinen, weißen Blüten in dichten Ständen. Die Frucht, die sogenannte Olive, ist eine blauschwarze Steinfrucht. Blütezeit ist Mai bis Juni. Eine alte Kulturpflanze, die in Südeuropa in großem Stil angebaut wird.
Kulturgeschichte: Der Ölbaum ist im Orient beheimatet und hat sich von dort über das ganze Mittelmeergebiet ausgebreitet, später auch in neue Kontinente wie Amerika und Australien. Die Phönizier brachten ihn nach Frankreich und dort wurde er schon um 700 v. Chr. angepflanzt, früher als in Italien und Spanien. Er wird in ägyptischen Papyri erwähnt und taucht oft in den biblischen Erzählungen auf. Die israelitischen Könige wurden mit seinem Öl gesalbt, ein Ritual, das später vom Christentum übernommen wurde. In Griechenland war der Baum der Göttin Athene geweiht und ein Olivenkranz war Ehrenzeichen bei den Olympischen Spielen. In den Kriegen war der Olivenzweig das Zeichen der unterworfenen Feinde. Aus den Früchten wird seit Jahrtausenden Öl gepreßt und das Öl, mit wohlriechenden Stoffen versetzt, verwendete man zum Einreiben des Körpers, gegen zahlreiche Leiden und als Lampenöl. Als Heilmittel wird das Öl bei allen Verfassern von Heilmittelbüchern erwähnt.
Inhaltsstoffe: Verschiedene flüssige Glyceride.
Anwendung: Olivenöl wird noch immer als Zusatz bei Salben und Einreibemitteln in den Apotheken verwendet, es ist aber auch eines der am meisten verwendeten Fettstoffe zum Backen, Braten und anderem. Die Pflanze wird in der Volksmedizin nicht verwendet.
DAB: *Oleum Olivarum*

Windengewächse

123. Ackerwinde
Convolvulus arvensis

Beschreibung und Vorkommen: Eine mehrjährige Pflanze mit stark verzweigtem Wurzelstock und 20 bis 75 cm langen, niederliegenden oder linkswindenden Stengeln mit pfeilförmigen Blättern und großen, weißen oder hellroten, wohlriechenden Blüten mit trichterförmiger Krone. Blütezeit ist Mai bis Oktober. Die Pflanze ist recht häufig auf Äckern und Wegrändern.
Kulturgeschichte: Wurzelstock und Blätter enthalten Harz, Convolvulin, sowie Tannin, aber in geringeren Mengen als die Zaunwinde.
Anwendung: Die Pflanze wird während der Blütezeit gesammelt und findet in der Volksmedizin Verwendung als Abführmittel. Dosis: 2 Teelöffel der getrockneten, zerkleinerten Pflanze mit Wurzel werden in einer Tasse Wasser aufgekocht, 10 Minuten ausgezogen und geseiht.

Zaunwinde
Calystegia sepium

Beschreibung und Vorkommen: Eine mehrjährige Pflanze, die an die vorhergehende Art erinnert, sich von dieser aber durch längere, bis zu 2 bis 3 m lange, windende Stengel und große, weiße, seltener rötliche Blüten unterscheidet. Blütezeit ist Juni bis September. Die Pflanze ist in Gebüschen und Hecken und um Zäune weit verbreitet.

Kulturgeschichte: Schon im Altertum war die Zaunwinde ein geschätztes Abführmittel.
Inhaltsstoffe: Wurzelstock und Blätter enthalten Harz, Convolvulin und Tannin, die Blätter am meisten davon.
Anwendung: Die Pflanze, die während der Blütezeit gesammelt wird, findet in der Volksmedizin Verwendung als Abführmittel. Dosis: 1 bis 2 Teelöffel der getrockneten, zerkleinerten Pflanze werden in einer Tasse Wasser aufgekocht, 10 Minuten ausgezogen und geseiht.

Rauhblattgewächse

124. Gemeine Ochsenzunge
Anchusa officinalis

Beschreibung und Vorkommen: Eine zwei- bis mehrjährige Pflanze, die rauh behaart ist, mit langem, dickem Wurzelstock und 30 bis 60 cm hohen Stengeln mit lanzettförmigen Blättern und einer Rispe von kleinen, dunkel blauvioletten, vor der Entfaltung roten Blüten mit weißem Schlund. Blütezeit ist Juni bis Juli. Die Pflanze ist weit verbreitet auf trockenen Wiesen, Äckern und Wegrändern.
Kulturgeschichte: Die rauh behaarten Blätter haben der Pflanze den Namen Ochsenzunge gegeben. Der Gattungsname »Anchusa« ist vom Griechischen »anchousa« (= Farbe oder Mal) abgeleitet und sowohl Plinius als auch Galen berichten über den Gebrauch als Farbstoff und Schminke. Die Wurzel war schon im Altertum Arznei gegen Melancholie (Depressionen), wurde aber auch als herzanregendes Mittel gebraucht, was jedoch neuere Untersuchungen nicht bestätigen konnten. Plinius sagt, daß die Wurzel in Wein eingenommen die Sinne fröhlich macht, weshalb die Pflanze auch »Euphrosyne« genannt wurde, eine der drei Grazien und Göttin der Freude. Sie wurde später als Pestmittel verwendet und als Augenbad gebraucht.
Inhaltsstoffe: Die Pflanze enthält zwei Alkaloide, Cynoglossin und Consolidin, sowie Allantoin, Cholin, Schleim und Gerbstoffe, der Wurzelstock enthält einen roten Farbstoff.
Anwendung: Die Pflanze, die während der Blütezeit gesammelt wird, findet in der Volksmedizin Verwendung überwiegend als Mittel gegen Durchfall. Dosis: 1 bis 4 g der getrockneten, zerkleinerten Pflanze werden mit einer Tasse kochenden Wassers als Tee zubereitet und 2- bis 3mal täglich getrunken.

125. Gemeine Hundszunge
Cynoglossum officinale

Beschreibung und Vorkommen: Eine zweijährige, filzig behaarte Pflanze mit langem, dickem Wurzelstock, der zunächst eine Rosette großer, länglicher Grundblätter bildet, während der 30 bis 80 cm hohe, verzweigte Stengel mit elliptischen oder lanzettlichen Hochblättern mit kleinen, braunroten Blüten in endständigen Rispen erst im zweiten Jahr gebildet wird. Die Pflanze hat einen unangenehmen Geruch, der an Mäuseurin erinnert. Blütezeit ist Mai bis Juni. Die Pflanze ist an sandigen Plätzen verbreitet und findet sich oft an Feldrainen.
Kulturgeschichte: Die Ähnlichkeit der Blätter mit einer Hundezunge brachte die Griechen zur Benennung »kynoglosson« (= Hundezunge). Die Wurzel ist bereits auf 7000 Jahre alten assyrischen Lehmtafeln als Heilmittel erwähnt und sie taucht dann in allen Heilmittelbüchern späterer Zeit des Mittelmeergebiets auf, wo sie schließlich in

den Pharmakopöen bis in unser Jahrhundert verzeichnet war. Einer der Inhaltsstoffe war Bestandteil von Pillen gegen Husten. Es ist übrigens interessant, daß die Ärzte des Altertums im Mittelmeerraum die Blätter bei Brandwunden gebrauchten, während die Indianer Nordamerikas, wohin die Pflanze eingeschleppt wurde, sie als Umschlag zum gleichen Zweck verwendeten. Früher pflanzte man die Hundszunge auch um Häuser, um Mäuse und Ratten fernzuhalten, und man nahm sie deshalb sogar auf die Schiffe mit. Es war der unangenehme Geruch der Pflanze, der diese Wirkung ausübte.
Inhaltsstoffe: Wurzeln und Samen enthalten ein ätherisches Öl und Gerbstoff, sowie die Alkaloide Cynoglossin mit hustendämpfender Wirkung, und Consolidin. Die Pflanze ist giftig, aber nach einiger Zeit der Lagerung der getrockneten Pflanze verschwindet die Giftigkeit.
Anwendung: In der Homöopathie wird ein stark verdünnter Auszug der Wurzel als krampflösendes Mittel verwendet, darüber hinaus hat die Pflanze heute aber keine medizinische Bedeutung, wenigstens nicht im westeuropäischen Raum.

126. Gemeiner Beinwell
Symphytum officinale

Beschreibung und Vorkommen: Eine mehrjährige, steif behaarte Pflanze mit stark verzweigtem Wurzelstock und 40 bis 100 cm hohen Stengeln, die von den herablaufenden Kanten der lanzettlichen Blätter geflügelt sind. Die Blüten sind nickend mit glockenförmigen, weißlichgelben, lila oder rosa Kronen. Blütezeit ist Mai bis Juli. Die Pflanze ist auf feuchten Wiesen und an Bachufern verbreitet. Sie tritt auch verwildert aus früheren Kulturen als Arzneipflanze auf.
Kulturgeschichte: Der Wurzelstock ist äußerlich schwarz, im Innern aber weiß. Schon im Altertum war er ein Heilmittel bei Wunden und galt schlechterdings als Wundermittel. Im 18. Jahrhundert wurde er in die Volksmedizin aufgenommen und bald glaubte niemand mehr an seine wunderbare Wirkung zur Wundheilung. 1912 überprüfte der schottische Arzt C. J. MacAlistar jedoch die Wirksamkeit der Wurzel und fand tatsächlich eine wundheilende Wirkung.
Inhaltsstoffe: Schleim, Gerbstoff und Allantoin, sowie Spuren eines Alkaloids, Symphyto-Cynoglossin.
Anwendung: Der Wurzelstock, der im Frühjahr oder im Herbst ausgegraben wird, nachdem er gespalten und getrocknet wurde, findet in der Volksmedizin Verwendung gegen Bronchitis, Durchfall, Magen- und Darmblutungen, sowie gegen Gicht und Ischias. Dosis: 2 Teelöffel oder rund 10 g der getrockneten, zerkleinerten Wurzel werden 8 Stunden in 2 Glas kalten Wassers ausgezogen wonach die obere, klare Flüssigkeit abgegossen wird. Auf den Rückstand gießt man 2 Glas kochenden Wassers und läßt 10 Minuten ziehen und seiht ab. Die beiden Auszüge werden vermischt und schluckweise im Laufe des Tages getrunken. Die gleiche Mischung kann auch zum Mundspülen bei Parodontose verwendet werden. Als Mittel gegen Gicht wird mancherorts ein Auszug von 50 g der getrockneten, zerkleinerten Wurzel in einer Flasche Schnaps während 8 Tage hergestellt. Davon nimmt man ein Gläschen jeden Morgen. Die getrocknete, pulverisierte Wurzel kann auch als Brei vermengt in Umschlägen auf Beulen und schlecht heilenden Wunden verwendet werden.

127. Gemeines Lungenkraut
Pulmonaria officinalis

Beschreibung und Vorkommen: Eine mehrjährige, drüsig behaarte Pflanze mit in Rosette stehenden, herzförmigen Grundblättern und einem 10 bis 30 cm hohen Stengel mit eiförmigen oder lanzettlichen Hochblättern und kleinen, zuerst roten, dann blauvioletten Blüten mit trichterförmiger Krone. Kommt in zwei Unterarten vor, *maculosa* und *obscura,* die weißgefleckte oder einfarbig grüne Blätter haben. Blütezeit ist März bis Mai. Die Pflanze ist in lichten Laubwäldern und an Waldrändern verbreitet.
Kulturgeschichte: Die weißgefleckten Blätter, die eine gewisse Ähnlichkeit mit der Oberfläche der Lunge haben, gaben der Pflanze den Namen und trugen auch dazu bei, daß sie als Heilmittel gegen Lungenkrankheiten verwendet wurde.
Inhaltsstoffe: Schleim, Gerbstoff und ein Saponin, Allantoin.
Anwendung: Die Pflanze, die während der Blütezeit gesammelt wird, findet in der Volksmedizin Verwendung gegen Halsentzündung, Husten und Heiserkeit sowie gegen Lungenkrankheiten. Dosis: 3 Teelöffel der getrockneten, zerkleinerten Pflanze werden 20 Minuten in 2 Glas kochenden Wassers ausgezogen und geseiht. Der mit Zucker gesüßte Auszug wird in mehreren Malen im Laufe des Tages getrunken.

128. Boretsch
Borago officinalis

Beschreibung und Vorkommen: Eine einjährige, steifbehaarte Pflanze mit einem 20 bis 50 cm hohen Stengel mit elliptischen Blättern und großen, radförmigen, blauen Blüten in Trugdolden. Blütezeit ist Mai bis September. Bei uns wird die Pflanze angebaut, in Südeuropa wächst sie wild.
Kulturgeschichte: Sie war früher eine geschätzte Heilpflanze.
Inhaltsstoffe: Schleim, Gerbstoff und etwas ätherisches Öl.
Anwendung: Die Pflanze, die während der Blütezeit gesammelt wird, findet in der Volksmedizin Verwendung bei nervösem Herz und als nervenstärkendes und harntreibendes Mittel. Dosis: Etwa 2 g der getrockneten Blätter und Blüten werden als Tee mit einer Tasse kochenden Wassers bereitet und 2- bis 4mal täglich getrunken. Der gleiche Auszug wird mancherorts auch gegen Gicht und Blasenleiden verwendet.

Eisenkrautgewächse

129. Eisenkraut
Verbena officinalis

Beschreibung und Vorkommen: Eine einjährige Pflanze mit einem 30 bis 60 cm hohen, vierkantigen Stengel mit gegenständigen, gefiederten Blättern und kleinen, lila Blüten in langen, dünnen Ähren. Blütezeit ist Juli bis August. Die Pflanze ist an Wegrändern, Flußufern und auf Schuttplätzen verbreitet.
Kulturgeschichte: Den Namen Eisenkraut erhielt die Pflanze von der manchmal rostroten Farbe der Stengel. Schon bei den Ärzten des Altertums erschien sie als Heilpflanze aber auch als Zauberkraut. In unserem Jahrhundert waren die elektrischen Heizkissen der deutschen Betty Behrens mit Eisenkraut und Mistel gefüllt: Es sollte jenen, die darauf schliefen, Kraft und Gesundheit geben.
Inhaltsstoffe: Bitterstoff, Schleim, Gerbstoffe, etwas ätherisches Öl sowie zwei Glykoside, Verbenin und Verbenalin.

Anwendung: Die Pflanze, die während der Blütezeit gesammelt wird, findet in der Volksmedizin Verwendung gegen Bronchitis, Gicht und nervöses Kopfweh, sowie als schweiß- und harntreibendes Mittel. Dosis: 1 bis 2 Teelöffel der getrockneten, zerkleinerten Pflanze werden mit einer Tasse kochenden Wassers als Tee zubereitet und 3- bis 4mal täglich getrunken.

Lippenblütler

Polei-Minze †
Mentha pulegium

Beschreibung und Vorkommen: Eine mehrjährige Sumpfpflanze mit 15 bis 30 cm langen, niederliegenden oder aufsteigenden, schwach behaarten Stengeln mit gegenständigen, eiförmigen, gesägten Blättern und kleinen, blauvioletten Lippenblüten in kugelförmigen Ständen in den Blattachseln. Blütezeit ist Juli bis September. Wächst verbreitet auf feuchten Wiesen und an Gewässern.

Polei-Minze

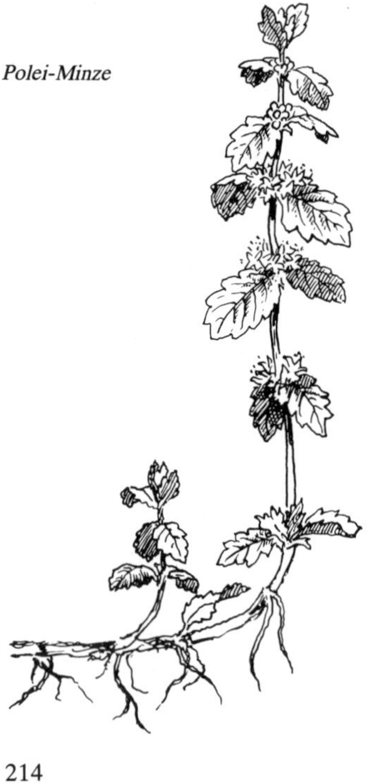

Kulturgeschichte: Die Pflanze wurde schon im Altertum als menstruationsförderndes Mittel, zum Austreiben der Nachgeburt und äußerlich bei Augenentzündungen, Hautkrankheiten, Krätze und anderem verwendet. Die Salerner Schule empfiehlt sie unter anderem gegen Gicht, besonders Podagra, und in England erhielt sie daher den Namen »Mentha podagra«. Der Däne Henrik Harpestraeng verwendete sie im 13. Jahrhundert gegen Hundebiß, pulverisiert zum Einreiben lockerer Zähne bei Parodontose, als Schnupfpulver gegen Schnupfen und innerlich gegen Beschwerden beim Wasserlassen, schlechtem Atem und Hysterie. Die Pflanze war lange in den Pharmakopöen verzeichnet.

Inhaltsstoffe: Ein ätherisches Öl mit einem Gehalt des sehr giftigen Pulegon, außerdem Menthol und Gerbstoff.

Anwendung: Die Pflanze hat heute keine medizinische Bedeutung mehr, wird aber mancherorts gegen Ungeziefer verwendet.

130. Echte Pfefferminze
Mentha piperita

Beschreibung und Vorkommen: Eine mehrjährige Pflanze mit 50 bis 60 cm hohen, vierkantigen, verzweigten Stengeln mit gegenständigen, lang elliptischen oder lanzettlichen, gesägten, grünlich bis grünvioletten Blättern und kleinen, hellila Lippenblüten in ährenartigen Ständen. Die Pflanze hat einen

stark aromatischen Geruch. Blütezeit ist Juni bis August. Eine alte Kulturpflanze, die als Gewürz angebaut wird und manchmal verwildert.
Kulturgeschichte: Die Echte Pfefferminze ist sicher eine Kreuzung der Grünen Minze, *Mentha spicata,* mit anderen Minzearten. Die Pflanze taucht erstmals in England im 18. Jahrhundert auf. Sie wurde gegen viele Krankheiten gebraucht und ist immer noch in den Pharmakopöen verzeichnet.
Inhaltsstoffe: Ein ätherisches Öl mit einem Gehalt von bis zu 70% Menthol, außerdem Gerbstoff.
Anwendung: Bei der Destillation der Pflanze in Wasserdampf wird das Pfefferminzöl hergestellt, dessen Hauptinhaltsstoff Menthol in medizinischen Präparaten gegen Gallensteinleiden und als Geschmacksstoff verwendet wird. Menthol ist ein kampferartiger Stoff, der aus dem Öl bei Abkühlung ausgeschieden wird. In der Volksmedizin wird die Pflanze, die während der Blütezeit gesammelt wird, gegen Magenbeschwerden, Krämpfe im Verdauungskanal, Blähungen und Gallenleiden verwendet. Dosis: 3 bis 4 Teelöffel der getrockneten, zerkleinerten Pflanze werden als Tee in einer Tasse kochenden Wassers zubereitet und 3- bis 4mal täglich getrunken. Der gleiche Auszug kann auch äußerlich zum Baden schlecht heilender Wunden verwendet werden. Gegen Schnupfen und Husten kann man die Dämpfe aus dem kochenden Pfefferminztee einatmen.
DAB: *Folia, Oleum Menthae piperitae*

Krause Minze
Mentha crispa

Beschreibung und Vorkommen: Eine mehrjährige Pflanze, die an die vorhergehende Art erinnert, sich von dieser aber durch gekrauste Blätter und rotlila Lippenblüten unterscheidet. Die Pflanze hat einen stark aromatischen Geruch. Blütezeit ist Juni bis August. Eine alte Kulturpflanze, die als Gewürzkraut angebaut wird.
Kulturgeschichte: Die Krause Minze ist wahrscheinlich eine Kreuzung zwischen Grüner Minze, *Mentha spicata,* und anderen Minzenarten. Minze wird in den Heilmittelbüchern des Altertums und des Mittelalters erwähnt und man ist der Meinung, daß die Minze, die von Mönchen nach Norden gebracht wurde, die Krause Minze ist, die gegen viele Krankheiten und zur Dämpfung der »Gelüste« gebraucht wurde. Sie war bis in das 18. Jahrhundert in den Pharmakopöen verzeichnet und wurde dann von der Pfefferminze abgelöst.
Inhaltsstoffe: Ein ätherisches Öl mit einem Gehalt an Carvon, das auch der wichtigste Inhaltsstoff in Kümmelöl ist. Daneben auch Gerbstoffe.
Anwendung: Die Pflanze, die während der Blütezeit gesammelt wird, findet in der Volksmedizin Verwendung gegen Magenerkältung und gegen Gallen- und Leberleiden. Dosis: 1 bis 2 Teelöffel der getrockneten, zerkleinerten Blätter oder der getrockneten zerkleinerten Stengel mit Blättern und Blüten werden mit einer Tasse kalten Wassers übergossen und zum Kochen gebracht. Danach soll der Sud 10 Minuten ziehen und wird dann geseiht. Dieser Auszug wird 3- bis 4mal täglich getrunken. Das ätherische Öl wird besonders zur Aromatisierung von Kaugummi verwendet.

131. Ysop
Hyssopus officinalis

Beschreibung und Vorkommen: Ein 30 bis 50 cm hoher Halbstrauch mit vierkantigen, behaarten Stengeln mit ge-

genständigen, lanzettlichen Blättern und kleinen, blauen, seltener rosa oder weißen Lippenblüten in ährenförmigen Ständen. Die Pflanze hat einen stark aromatischen Geruch. Blütezeit ist Juli bis August. Eine alte Kulturpflanze, die bei uns als Gewürzkraut angebaut wird.
Kulturgeschichte: Ysop tritt in mehreren Erzählungen der Bibel auf, es sollte unter anderem der Stengel sein, auf dessen Spitze Jesus am Kreuz der Essigschwamm gereicht wurde. Indessen ist die Pflanze nie wild in Israel oder auf dem Sinai aufgetreten und seine Nennung wird wohl eher auf einen Übersetzungsfehler zurückzuführen sein. Mönche brachten die Pflanze nach Norden, da sie im Mittelalter eine geschätzte Heilpflanze war und gegen Erkrankungen der Luftwege, gegen Kolik, Ohren- und Zahnschmerzen und anderes verwendet wurde.
Inhaltsstoffe: Gerbstoff, Flavonoide und ätherisches Öl.
Anwendung: Die Pflanze, die während der Blütezeit gesammelt wird, findet in der Volksmedizin Verwendung gegen Nachtschweiß, Katarrh der Luftwege, Halsentzündung, Gicht und Magenbeschwerden. Dosis: 1 bis 3 g der getrockneten, zerkleinerten Blütenstände werden mit einer Tasse kochenden Wassers als Tee zubereitet und 3- bis 4mal täglich getrunken.

132. Dost
Origanum vulgare

Beschreibung und Vorkommen: Eine mehrjährige Pflanze mit 30 bis 50 cm hohen, schwach kantigen, rötlichen Stengeln mit gegenständigen, eiförmigen, fast ganzrandigen, schwach behaarten Blättern und kleinen, hellvioletten Lippenblüten in dichten, ovalen Köpfchen. Die Pflanze hat einen stark aromatischen Geruch. Blütezeit ist Juli bis September. Die Pflanze wächst auf Trockenrasen und in lichtem Gebüsch, hauptsächlich im Süden und Osten.
Kulturgeschichte: Durch die Jahrtausende war die Pflanze das Heilmittel der Ärzte gegen viele Krankheiten und daher auch der Name »basilikum« (= König). Sie war zugleich Zauberkraut und wurde als solches zur Abwehr des »Bösen Blicks« und in der Zeit der Hexenprozesse als Räuchermittel zum Fernhalten des Bösen während der schrecklichen Torturen verwendet, denen die Frauen ausgesetzt waren. Als Heilmittel wurde sie gegen viele Krankheiten verwendet und war auch in den Pharmakopöen verzeichnet.
Inhaltsstoffe: Ätherisches Öl und Gerbstoff.
Anwendung: Die Pflanze, die während der Blütezeit gesammelt wird, findet Verwendung in der Volksmedizin gegen Husten und auch Keuchhusten, und gegen Durchfall. Dosis: Ein Teelöffel der getrockneten, zerkleinerten Pflanze wird mit einer Tasse kochenden Wassers als Tee zubereitet und 3- bis 4mal täglich getrunken. Der gleiche Auszug wird mancherorts zum Spülen bei Entzündungen in Mund und Rachen und als Umschlag bei schlecht heilenden Wunden verwendet.

Majoran
Majorana hortensis

Beschreibung und Vorkommen: Eine mehrjährige Pflanze mit 30 bis 50 cm hohen, bräunlichen Stengeln mit umgekehrt eiförmigen oder elliptischen, ganzrandigen, behaarten, graugrünen Blättern und kleinen, weißen Lippenblüten in kugelförmigen Ständen. Die Pflanze hat einen stark aromatischen Geruch. Blütezeit ist Juni bis September. Eine alte Kulturpflanze, die als Gewürzkraut angebaut wird.

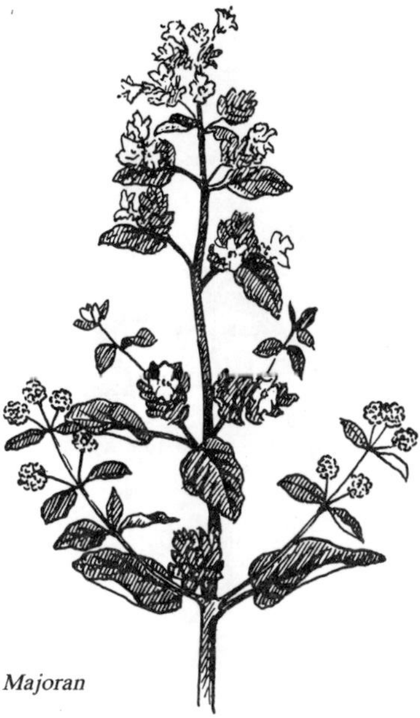

Majoran

Kulturgeschichte: Die Römer des Altertums bekränzten sich mit Majoran bei festlichen Gelegenheiten und die Pflanze wurde von den Dichtern jener Zeit besungen, so von Vergil. Sie wurde lange Zeit parallel mit dem Dost als Heilmittel verwendet.
Inhaltsstoffe: Ätherisches Öl und Gerbstoff.
Anwendung: Hat die gleiche Verwendung wie Dost und wird außerdem zum Würzen von Fleisch, besonders von Würsten, aber auch als Bestandteil von Schnupftabak verwendet.

133. Feld-Thymian
Thymus serpyllum

Beschreibung und Vorkommen: Ein immergrüner Halbstrauch mit niederliegenden Zweigen mit bis zu 10 cm hohen, runden, behaarten Seitentrieben mit umgekehrt eiförmigen oder schmal zungenförmigen Blättern und kleinen, rotlila oder seltener weißen Lippenblüten in runden Köpfchen. Die Pflanze hat einen stark aromatischen Geruch. Blütezeit ist April bis September. Die Pflanze ist weit verbreitet und wächst auf Trockenrasen und in lichtem Gebüsch.
Kulturgeschichte: Die Pflanze ist mit Sicherheit in Ägypten zu Hause, wurde aber früh weit verbreitet, da sie als Heilpflanze und auch zum Vertreiben von Dämonen großes Ansehen genoß. In Ägypten wurde sie »thm« (= Leichenwäsche) genannt, da sie bei der Einbalsamierung der Leichen verwendet wurde, und auch die Römer rieben mit einer Salbe daraus ihre Toten damit ein. Durch die Salerner Schule wurde die Pflanze im 12. Jahrhundert nach Norden gebracht und von den Ärzten unter anderem als menstruationsförderndes Mittel gebraucht. Im Norden erhielt sie den Beinamen »Bettstroh der Jungfrau Maria«, ein Name, der eigenartige Wege gegangen ist. Freia war bei den Germanen die Göttin der Ehe und der Geburt. Ihre Pflanze war das Echte Labkraut, *Galium verum,* und diese Pflanze wurde gebärenden Frauen ins Bett gelegt. Im Christentum wurde die Bedeutung auf die Jungfrau Maria übertragen und da man Thymian nach und nach ebenfalls zur Abwehr von Zauberei ins Kindsbett legte, erhielt diese Pflanze den gleichen Namen. Man schrieb der Pflanze auch Wirkungen gegen Trunksucht zu und der Däne von Hurwitz, der am Hof in Petersburg 1830 bis 1860 Arzt war, schrieb eine wissenschaftliche Abhandlung über die Pflanze und rühmt einen Auszug daraus, der gegen dieses Laster sehr wirksam sei.

Inhaltsstoffe: Ein ätherisches Öl mit einem Gehalt an Thymol, Carvacrol und Cymol, sowie Gerbstoff.
Anwendung: Die Pflanze, die während der Blütezeit gesammelt wird, findet in der Volksmedizin Verwendung gegen Husten, besonders Keuchhusten, und Durchfall. Dosis: 2 Teelöffel der getrockneten, zerkleinerten Pflanze werden mit einer Tasse kochenden Wassers als Tee zubereitet und 3- bis 4mal täglich getrunken. Der gleiche Auszug wird äußerlich als Badewasser bei schlecht heilenden Wunden verwendet.
DAB: *Herba Serphylli*

Garten-Thymian
Thymus vulgaris

Beschreibung und Vorkommen: Ein 10 bis 30 cm hoher Halbstrauch mit stark verzweigten, vierkantigen Stengeln mit elliptischen, auf der Unterseite weißfilzigen Blättern mit eingerolltem Rand und kleinen, rosa Lippenblüten in dichten Trauben. Die Pflanze hat einen stark aromatischen Geruch. Blütezeit ist Mai bis Oktober. Eine alte Kulturpflanze, die bei uns als Küchengewürz angebaut wird.
Kulturgeschichte: Die Pflanze war im Altertum der Göttin der Liebe geweiht und schon in dieser Zeit ein geschätztes Mittel gegen Keuchhusten. Sie ist immer noch in den Pharmakopöen verzeichnet.
Inhaltsstoffe: Ein ätherisches Öl mit einem Gehalt an Thymol, Borneol und mehreren anderen Alkoholen, außerdem Gerbstoff, Bitterstoff und ein antibiotischer Stoff.
Anwendung: Medizinisch wird die Pflanze zur Herstellung von Heilmitteln gegen Keuchhusten verwendet. Außerdem stellt man das bakterizide Thymol daraus her. In der Volksmedizin wird die Pflanze, die während der Blütezeit gesammelt wird, gegen Keuchhusten, Bronchitis, Kolik und Durchfall verwendet. Dosis: 2 bis 4 g der getrockneten, zerkleinerten blütentragenden Triebe werden mit einer Tasse kochenden Wassers als Tee zubereitet und 3- bis 4mal täglich getrunken. Der gleiche Auszug kann auch zum Spülen des Munds bei Mundentzündungen und als Badewasser bei entzündeten Wunden verwendet werden.
DAB: *Herba Thymi*

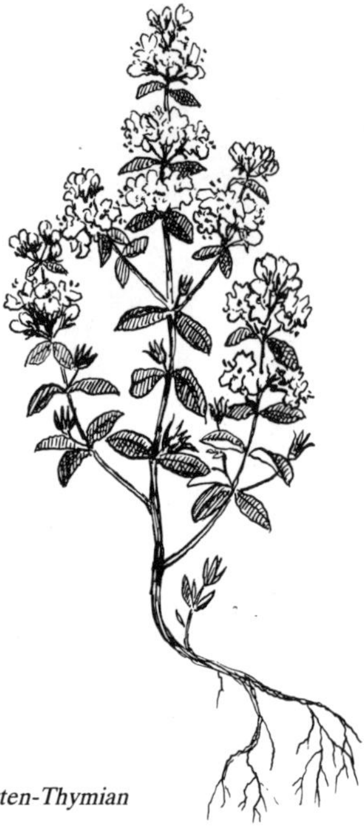

Garten-Thymian

134. Gemeiner Andorn
Marrubium vulgare

Beschreibung und Vorkommen: Eine mehrjährige Pflanze mit 25 bis 60 cm hohen, weißfilzigen Stengeln mit gegenständigen, eiförmigen, rundlich gezähnten, auf der Unterseite graufilzigen Blättern und kleinen, weißen Lippenblüten in dichten Kränzen in den Blattachseln. Die Pflanze hat einen schwach aromatischen Geruch. Blütezeit ist Juni bis August. Die Pflanze wächst zerstreut auf trockenen Weiden und um Dörfer.

Kulturgeschichte: Andorn war schon im Altertum Heilpflanze. Celsus gebrauchte um das Jahr 100 einen Auszug um Beulen zu heilen, und mit Honig vermischt innerlich gegen Tuberkulose. Er wurde in der gleichen Mischung noch im 19. Jahrhundert gegen dasselbe Leiden verwendet. Er wurde lange als Heilmittel gegen andere Krankheiten gebraucht, besonders jene der Luftwege und der Verdauungsorgane.

Inhaltsstoffe: Ein ätherisches Öl, Gerbstoff und ein Bitterstoff, Marrubiin.

Anwendung: Die Pflanze, die während der Blütezeit gesammelt wird, findet in der Volksmedizin Verwendung gegen Husten, Gallenleiden und Magenbeschwerden. Dosis: 2 Teelöffel der getrockneten, zerkleinerten Pflanze werden über Nacht in 2 Glas kalten Wassers ausgezogen und der geseihte Auszug wird in mehreren Malen im Laufe des Tages getrunken. Ein stark verdünnter alkoholischer Auszug wird in der Homöopathie gegen Magen- und Darmkatarrh sowie gegen Leber- und Gallenkrankheiten verwendet.

135. Echter Ziest
Stachys officinalis

Beschreibung und Vorkommen: Eine mehrjährige Pflanze mit einem 25 bis 60 cm hohen, behaarten Stengel mit länglichen, grob gekerbten Blättern und kleinen, purpurroten Lippenblüten in einer kurzen Ähre. Blütezeit ist Juli bis August. Wächst auf Wiesen und im Gebüsch vor allem der montanen Zone.

Kulturgeschichte: Die Pflanze war lange Heilmittel bei Wunden und wurde als solches in den alten Heilmittelbüchern gerühmt, war aber zugleich auch Zauberkraut. Die Schmerzen während der Zahnbildung bei Kindern konnte man durch bloßes Umhängen der Pflanze verhindern.

Inhaltsstoffe: Große Mengen Gerbstoffe.

Anwendung: Die Pflanze, die während der Blütezeit gesammelt wird, findet in der Volksmedizin Verwendung gegen Gicht, sowie als nervenstärkendes und schleimlösendes Mittel. Dosis: Ein Teelöffel der getrockneten, zerkleinerten Pflanze wird mit einer Tasse kochenden Wassers als Tee zubereitet und mit Zucker oder Honig gesüßt 3- bis 4mal täglich getrunken. Ein Auszug der frischen Blätter wird in der Homöopathie als Mittel gegen Durchfall gebraucht.

136. Weiße Taubnessel
Lamium album

Beschreibung und Vorkommen: Eine mehrjährige Pflanze mit 25 bis 50 cm hohen, vierkantigen Stengeln mit ei- bis herzförmigen grob gesägten, behaarten Blättern, die an die Brennessel erinnern, aber ohne Brennhaare sind, und großen, weißen Lippenblüten in dichten Kränzen in den Blattachseln. Blütezeit ist April bis August. Wächst häufig an Wegrändern, Schuttplätzen, um Zäune und Hecken.

Kulturgeschichte: Der Name »Taubnessel« rührt von der Ähnlichkeit mit der Brennessel her, und vor Linné wurde sie auch von vielen Botanikern

zur Nesselfamilie gerechnet. Im Mittelalter und auch später war es offensichtlich sehr wichtig zu wissen, ob ein Mädchen noch Jungfrau war, und die Methoden zur Feststellung waren zahlreich. Eine davon war, einem Mädchen eine Taubnessel in die Hand zu geben. Lief dann das Wasser von ihr, so war sie keine Jungfrau mehr. Viele duftende Pflanzen wurden in gleicher Weise verwendet, zum Beispiel Melisse, *Melissa officinalis.* Die Taubnessel erhielt nie einen Platz in den Pharmakopöen, wurde aber in der Volksmedizin gebraucht wie viele andere Lippenblütler.
Inhaltsstoffe: Schleim, Gerbstoff, Saponin und etwas ätherisches Öl.
Anwendung: Die Pflanze, die während der Blütezeit gesammelt wird, findet in der Volksmedizin Verwendung gegen Verdauungsbeschwerden, Katarrh der Luftwege und Schlaflosigkeit. Dosis: 5 Teelöffel der getrockneten, zerkleinerten Pflanze werden 20 Minuten in 2 Glas kochenden Wassers ausgezogen und der geseihte Auszug wird schluckweise im Laufe des Tages getrunken. Der gleiche Auszug kann auch als Badewasser und als Umschlag bei schlecht heilenden Wunden verwendet werden.

137. Echtes Herzgespann
Leonurus cardiaca

Beschreibung und Vorkommen: Eine mehrjährige Pflanze mit einem 50 bis 100 cm hohen verzweigten, behaarten Stengel, mit unteren handförmig geteilten, oberen dreiteiligen Blättern und kleinen, blaßroten Blüten in dichten Kränzen in den Blattachseln. Die Pflanze hat einen unangenehmen Geruch. Blütezeit ist Juni bis September. Die Pflanze wächst zerstreut auf Schutt, an Zäunen und Hecken.
Kulturgeschichte: Das Herzgespann wurde schon von den alten Griechen als Heilpflanze verwendet, besonders gegen Störungen im Klimakterium, und war auch in den ersten Pharmakopöen verzeichnet.
Inhaltsstoffe: Gerbstoff, Bitterstoff, ein ätherisches Öl, ein Alkaloid und ein blutdrucksenkendes Glykosid.
Anwendung: Die Pflanze, die während der Blütezeit gesammelt wird, findet in der Volksmedizin Verwendung als beruhigendes Mittel, bei klimakteriellen und menstruellen Beschwerden und gegen Durchfall. Dosis: Ein Teelöffel der getrockneten, zerkleinerten Pflanze wird mit einer Tasse kochenden Wassers als Tee zubereitet und 3- bis 4mal täglich getrunken. In Rußland mischt man 2 Teile der frischen Pflanze mit 3 Teilen Alkohol und nimmt täglich 3- bis 4mal 50 Tropfen von dieser Mischung gegen die gleichen Krankheiten und gegen Lungentuberkulose. In der Homöopathie wird die Pflanze unter anderem als Mittel gegen Angina pectoris genommen.

138. Knoblauch-Gamander
Teucrium scordium

Beschreibung und Vorkommen: Eine mehrjährige Pflanze mit 15 bis 30 cm hohen, verzweigten, behaarten Stengeln mit länglich lanzettlichen, gesägten Blättern und kleinen, blaßroten Lippenblüten in wenigblütigen Kränzen in den Blattachseln. Blütezeit ist Juli bis August. Wächst zerstreut auf Wiesen, Ufern und in Gräben.
Kulturgeschichte: Der Artname »scordium« ist vom Griechischen »skordon« (= Knoblauch) abgeleitet und weist auf den Lauchgeruch der Pflanze hin. War schon im Altertum Heilpflanze und wurde als schweiß- und harntreibendes Mittel verwendet, besonders aber als Gegengift und war Bestandteil des universellen Gegengifts Theriak.

Inhaltsstoffe: Ätherisches Öl, Gerbstoff und Bitterstoff.
Anwendung: Die Pflanze, die während der Blütezeit gesammelt wird, findet in der Volksmedizin Verwendung als schweißtreibendes und gegen Würmer wirksames Mittel. Dosis: Ein Teelöffel der getrockneten, zerkleinerten Pflanze wird mit einer Tasse kochenden Wassers als Tee zubereitet und 2- bis 3mal täglich getrunken. Der gleiche Auszug kann auch als Gurgelwasser bei Halsentzündung verwendet werden.

Echter Gamander
Teucrium chamaedrys

Beschreibung und Vorkommen: Ein 20 bis 30 cm hoher Halbstrauch mit runden, oft rötlich angelaufenen, behaarten Stengeln mit gegenständigen, elliptischen, gesägten Blättern und recht großen, rosa oder karminroten Lippenblüten in wenigblütigen Kränzen in den Blattachseln. Die Pflanze hat einen angenehmen, würzigen Geruch. Blütezeit ist Juli bis September. Wächst in lichten Eichen- und Kiefernwäldern besonders auf Kalk, wird aber auch als Zierpflanze angebaut.
Kulturgeschichte: Den Gattungsnamen »Teucrium« soll nach Plinius die Pflanze erhalten haben, als der homerische Held Teucer ihre heilende Wirkung erkannte. Sie wurde daher schon im Altertum zur Wundheilung verwendet und später auch in den Pharmakopöen verzeichnet. Die Ärzte verwendeten sie zur Wundbehandlung und innerlich unter anderem gegen Gicht.
Inhaltsstoffe: Ätherisches Öl, Bitterstoff und Gerbstoff.
Anwendung: Die Pflanze, die während der Blütezeit gesammelt wird, findet in der Volksmedizin Verwendung als Mittel gegen Appetitlosigkeit, Beschwerden des Magens und der Harnwege sowie gegen Gicht. Dosis: 1 bis 2 g der getrockneten, zerkleinerten Pflanze werden mit einer Tasse kochenden Wassers als Tee zubereitet und 3- bis 4mal täglich getrunken. Der gleiche Auszug kann auch äußerlich als Badewasser bei schlecht heilenden Wunden verwendet werden.

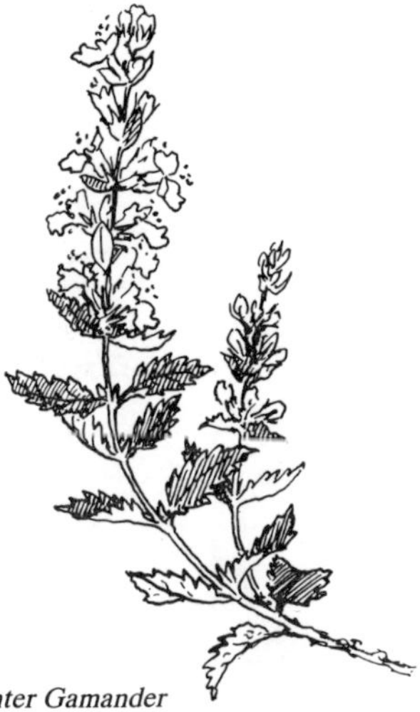
Echter Gamander

Basilienkraut
Ocimum basilicum

Beschreibung und Vorkommen: Eine einjährige Pflanze mit einem 20 bis 40 cm hohen, verzweigten Stengel mit lanzettlichen, gelbgrünen Blättern und kleinen, weißen oder schwach roten Lippenblüten. Blütezeit ist Juni bis September. Eine alte Kulturpflanze, die bei uns als Gewürz angebaut wird.
Kulturgeschichte: Das Basilienkraut war schon im Altertum Heilpflanze und in den Grabkammern der ägyptischen Pyramiden wurden Kränze davon ge-

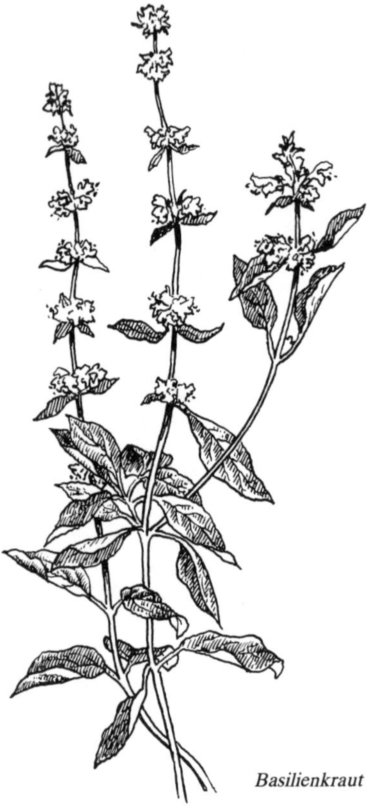

Basilienkraut

funden. Die Römer verwendeten sie als harntreibendes und Abführmittel und äußerlich als verteilendes Mittel. In größeren Mengen sollte sie auch die Liebesfähigkeit steigern. Sie war in den ersten Pharmakopöen verzeichnet.

Inhaltsstoffe: Ein ätherisches Öl, das unter anderem Kampfer enthält, in den Blättern außerdem Gerbstoffe.

Anwendung: Die Pflanze, die während der Blütezeit gesammelt wird, findet in der Volksmedizin Verwendung als beruhigendes und schweißtreibendes Mittel, gegen Krämpfe im Magen und zur Steigerung der Milchproduktion bei stillenden Frauen. Dosis: 1 bis 2 Teelöffel der getrockneten, zerkleinerten Pflanze werden mit einer Tasse kochenden Wassers als Tee zubereitet und 3- bis 4mal täglich getrunken. Der gleiche Auszug kann auch äußerlich als Badewasser bei schlecht heilenden Wunden verwendet werden.

139. Echter Salbei
Salvia officinalis

Beschreibung und Vorkommen: Ein 20 bis 60 cm hoher Halbstrauch mit vierkantigen, filzig behaarten Stengeln mit gegenständigen, elliptischen oder eiförmigen, graugrünen, behaarten Blättern und recht großen, blauen oder blauvioletten Lippenblüten in wenigblütigen Kränzen in den Blattachseln. Blütezeit ist Juni bis Juli. Eine alte Kulturpflanze, die bei uns in Gärten angebaut wird und als Gewürz Verwendung findet.

Kulturgeschichte: Der Gattungsname ist vom Lateinischen »salvo« (= heilen) abgeleitet und wurde von den Römern gegeben. Salbei war nämlich eine der Universalmedizinen des Altertums und des Mittelalters, und die Salerner Schule zählt im 12. Jahrhundert alle Krankheiten auf, die damit geheilt werden konnten. Mönche brachten die Pflanze nach Norden und bis ins 19. Jahrhundert war sie eine regelmäßige Zuflucht der Ärzte bei vielen Krankheiten. Auch als Zauber- und Liebesmittel hatte sie einen großen Ruf. Schon die Ägypterinnen des Altertums pflegten Salbeitee zu trinken um fruchtbar zu werden.

Inhaltsstoffe: Ätherisches Öl und Gerbstoffe.

Anwendung: Ein Auszug der Blätter,

die während der Blütezeit gesammelt werden, findet in der Volksmedizin Verwendung zum Gurgeln und Mundspülwasser bei Hals- und Mundentzündungen und als Badewasser und Umschlag bei schlecht heilenden Wunden. Der Auszug wird hergestellt, indem man 1 bis 2 Eßlöffel der getrockneten, zerkleinerten Blätter mit 1 l kochenden Wassers übergießt, zum Kochen bringt und dann 20 Minuten ziehen läßt. Die frischen Blätter werden wie die getrockneten gebraucht.
Warnung: Ein Sud der getrockneten Blätter wird mancherorts gegen Nachtschweiß verwendet. Der Sud kann wohl die Schweißabsonderung herabsetzen, was die Ärzte des Altertums bereits beobachtet haben und die des 1. Weltkriegs zu nutzen wußten, aber das ätherische Öl in den Blättern kann wechselnde Mengen des giftigen Thujon enthalten, das bei längerem Gebrauch zu schweren Krämpfen führen kann. Es wird daher vor dem Gebrauch des Mittels gewarnt.
DAB: *Folia Salviae*

140. Gundermann
Glechoma hederacea

Beschreibung und Vorkommen: Eine mehrjährige Pflanze mit bis zu 1 m langen, niederliegenden Ranken mit 10 bis 20 cm hohen Seitentrieben mit nierenförmigen, gekerbten Blättern und kleinen, blauvioletten Blüten in wenigblütigen Kränzen in den Blattachseln. Blütezeit ist April bis Juni. Die Pflanze ist in Wäldern und auf Wiesen recht häufig.
Kulturgeschichte: Der Gundermann war lange Zeit ein Heilmittel, besonders gegen Depressionen. In Norwegen wurde die Pflanze außerdem gegen Augenkrankheiten bei Pferden und gegen Ekzem gebraucht, daneben wurde er im Kuhstall als Schutz gegen teuflische Einflüsse aufgehängt.
Inhaltsstoffe: Ätherisches Öl, Bitterstoff und Gerbstoff.
Anwendung: Die Pflanze, die während der Blütezeit gesammelt wird, findet in der Volksmedizin Verwendung gegen Krankheiten der Luftwege, als harntreibendes Mittel und gegen Verdauungsbeschwerden. Dosis: 1 bis 2 Teelöffel der getrockneten, zerkleinerten Pflanze werden mit einer Tasse kochenden Wassers als Tee zubereitet und 3- bis 4mal täglich getrunken. In der Homöopathie wird ein alkoholischer Auszug der frischen Pflanze als Mittel gegen mehrere Augenkrankheiten verwendet.

141. Melisse
Melissa officinalis

Beschreibung und Vorkommen: Eine mehrjährige Pflanze mit 40 bis 60 cm hohen vierkantigen, verzweigten, behaarten Stengeln mit gegenständigen, eiförmigen grob gezähnten Blättern und kleinen, weißen Lippenblüten in einseitswendigen Ständen in den Blattachseln. Die Pflanze hat einen zitronenartigen Geruch. Blütezeit ist Juni bis August. Eine Kulturpflanze, die bei uns als Gartenpflanze angebaut wird.
Kulturgeschichte: Der Gattungsname ist vom Griechischen »meli« (= Honig) abgeleitet und wurde der Pflanze gegeben, da sie von den Bienen so sehr geschätzt wird. Sie wurde auch in die Pharmakopöen aufgenommen. »Melissengeist« wird aus Melisse und mehreren anderen aromatischen Pflanzen hergestellt und wird viel als Universalmittel gebraucht. Er wurde erstmals von Karmelitermönchen 1611 hergestellt.
Inhaltsstoffe: Ätherisches Öl, Bitterstoff und Gerbstoff.

Anwendung: Die Blätter, die in Juli bis August gesammelt werden, finden in der Volksmedizin Verwendung als schweißtreibendes, menstruationsförderndes und herzstärkendes Mittel, sowie gegen Koliken und Migräne. Dosis: 2 Teelöffel der getrockneten, zerkleinerten Blätter werden mit einer Tasse kochenden Wassers als Tee zubereitet und 3- bis 4mal täglich getrunken.
DAB: *Folia Melissae*

142. Rosmarin
Rosmarinus officinalis

Beschreibung und Vorkommen: Ein 50 bis 150 cm hoher, immergrüner Halbstrauch mit behaarten Zweigen mit breit nadelförmigen, auf der Unterseite graufilzigen Blättern mit eingerolltem Rand und recht großen, hellblauen Lippenblüten in Büscheln in den Blattachseln. Die Pflanze hat einen stark aromatischen Geruch. Blütezeit ist April bis Mai. Eine alte Kulturpflanze, die bei uns als Gewürzkraut angepflanzt wird.
Kulturgeschichte: Die Pflanze war im Altertum der Göttin der Liebe, Aphrodite, geweiht, und die Römer schmückten ihre Hausgötter mit Myrte und Rosmarin. Später wurde sie im religiösen Kult der Germanen verwendet. In Bayern werden noch immer Brautkränze aus Rosmarin gebunden und auf Sizilien ist es eine häufige Pflanze auf Gräbern. Der Name Rosmarin kommt vom Lateinischen »rosmarinus« (= Meernebel) und ist mit der Eigenschaft der Pflanze verbunden, an den Stränden der Mittelmeerländer zu wachsen. Die getrockneten Blätter wurden in die Pharmakopöen aufgenommen und die Apotheker stellten Rosmarinöl daraus her, das als Zusatz zu wohlriechenden Wässern und zu Salben gegen Gicht verwendet wurde.

Anwendung: Die Blätter, die in Juni bis August gesammelt werden, finden in der Volksmedizin Verwendung gegen Verdauungsbeschwerden, da kleine Mengen die Absonderung der Magen- und Darmsäfte fördern, als schweiß- und harntreibendes Mittel und gegen Gallenbeschwerden. Dosis: Ein Teelöffel der getrockneten, zerkleinerten Blätter werden mit einer Tasse kochenden Wassers als Tee zubereitet und 3mal täglich getrunken. Der gleiche Auszug kann auch äußerlich als Badewasser bei Entzündungen und schlecht heilenden Wunden verwendet werden. Medizinisch wird Rosmarinöl immer noch als Zusatz bei Gichtsalben verwendet.
DAB: *Folia, Oleum Rosmarini*

Pferdeminze
Monarda didyma

Beschreibung und Vorkommen: Eine mehrjährige Pflanze mit einem 50 bis 90 cm hohen, vierkantigen, verzweigten Stengel mit gegenständigen, eiförmigen bis lanzettlichen, gesägten Blättern und recht großen, leuchtend roten Lippenblüten in wenigblütigen Büscheln in den Blattachseln. Die Pflanze hat einen stark aromatischen Geruch. Blütezeit ist Juli bis September. Bei uns wird die Pflanze zur Zierde angebaut, sie wächst wild im Mittelmeergebiet.
Kulturgeschichte: Die Pflanze war in den ersten Pharmakopöen verzeichnet und wurde von den Ärzten als stimulierendes Mittel und gegen Würmer gebraucht.
Inhaltsstoffe: Ätherisches Öl und Gerbstoffe.
Anwendung: Die Pflanze, die während der Blütezeit gesammelt wird, findet in der Volksmedizin Verwendung gegen Verdauungsbeschwerden und unregelmäßige Menstruation, sowie gegen

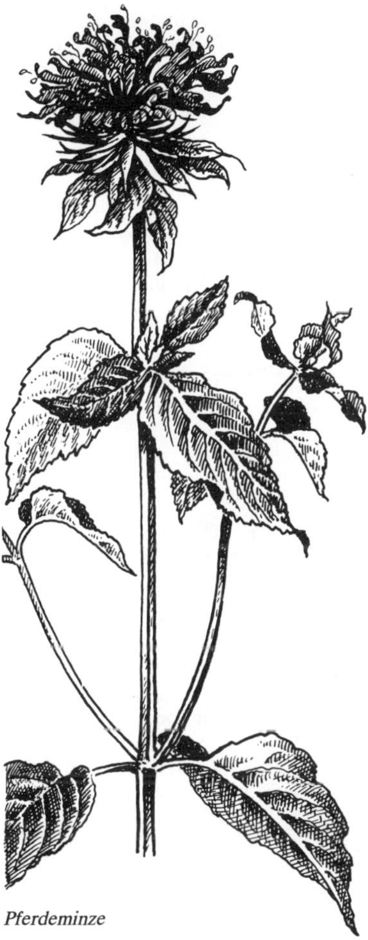

Pferdeminze

Bronchitis. Dosis: Ein Suppenlöffel der getrockneten Blüten oder der getrockneten, zerkleinerten Pflanze wird mit einer Tasse kochenden Wassers als Tee zubereitet und 3mal täglich getrunken. In den USA vermischt man die Pflanze mit gleichen Mengen der Königskerze und verwendet die Droge gegen Bronchitis. Der gleiche Auszug kann auch äußerlich als Badewasser bei schlecht heilenden Wunden verwendet werden.

143. Echter Lavendel
Lavandula angustifolia

Beschreibung und Vorkommen: Ein 30 bis 70 cm hoher, immergrüner Halbstrauch mit vierkantigen Zweigen und gegenständigen, schmal lanzettlichen, graufilzigen Blättern mit eingerolltem Rand und kleinen, hellvioletten Lippenblüten in ährenartigen Ständen. Die Pflanze hat einen stark aromatischen Geruch. Blütezeit ist Juli bis August. Die Pflanze wird bei uns nur zur Zierde angebaut, wächst aber wild im Mittelmeergebiet.
Kulturgeschichte: Die Ärzte der Antike gebrauchten die Blüten als Gegengift. Später wurde die Pflanze von Mönchen nach Norden gebracht, wo die getrockneten Blüten als verteilendes Mittel in Kräuterbeuteln verwendet wurden. Heute werden sie zur Herstellung von Lavendelöl verwendet. Die Pflanze war, wie der Name andeutet, lange Heilpflanze.
Inhaltsstoffe: Ätherisches Öl und Gerbstoff.
Anwendung: Die getrockneten Blüten werden in der Volksmedizin als nervenberuhigendes und harntreibendes Mittel sowie gegen Durchfall verwendet. Dosis: 1 bis 2 Teelöffel mit einer Tasse kochenden Wassers als Tee zubereitet werden 3mal täglich getrunken. Der gleiche Auszug kann auch äußerlich als Badewasser bei schlecht heilenden Wunden verwendet werden. Ein alkoholischer Auszug der Blüten wird zum Einreiben gegen Gicht gebraucht.
DAB: *Flores, Oleum Lavandulae*

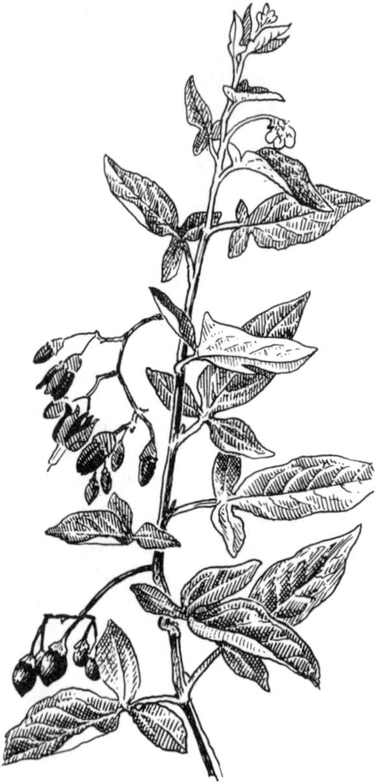

Bittersüßer Nachtschatten

Nachtschattengewächse

Bittersüßer Nachtschatten †
Solanum dulcamara

Beschreibung und Vorkommen: Ein kleiner Busch mit bis zu 20 cm langen, kriechenden oder schlingenden Stengeln und ei- bis herzförmigen Blättern im unteren Teil und spießförmigen geteilten Blättern und kleinen hängenden violetten Blüten im oberen Teil. Die Frucht ist eine längliche rote Beere. Die Blüte erscheint im Juni bis Juli. Die Pflanze ist recht giftig und wächst gern in dichten Beständen, an feuchten Flußufern, an Seen und Stränden.
Kulturgeschichte: In den alten Heilpflanzenbüchern wird die Art als Mittel gegen Krebs, Geschwülste und Warzen genannt, und als die Europäer später nach Amerika kamen, fanden sie, daß die Indianer sowohl Wurzel als Stengel gegen Krebs, Hautkrankheiten und entzündete Drüsen verwendeten. Die Pflanze wurde erst im 16. Jahrhundert in die europäische Medizin eingeführt, als man begann, die Wurzel gegen Gicht, Syphilis und andere Krankheiten und als blutreinigendes und harntreibendes Mittel zu verwenden. Später fand man heraus, daß die grünen Zweigspitzen viel wirksamer waren und diese fanden dann Eingang in die Pharmakopöen.
Inhaltsstoffe: In der ganzen Pflanze finden sich etliche giftige Alkaloide; die Frucht ist besonders reich an dem glykosidischen Alkaloid, Solanin, das ebenfalls sehr giftig ist. Die Stengel sind außerdem sehr reich an Saponin.
Anwendung: Die grünen Zweigspitzen werden im Frühjahr oder Herbst eingesammelt und getrocknet. Sie finden mancherorts Verwendung in der Volksmedizin, in Aufgüssen gegen Keuchhusten. Wegen der Giftigkeit wird von einer Verwendung abgeraten, und man soll auch Kinder vor den giftigen Beeren warnen. In der Homöopathie wird das Mittel als stark verdünnter alkoholischer Auszug unter anderem gegen infektiöse Katarrhe der Luftwege bei Pferden verwendet.

Kartoffel
Solanum tuberosum

Beschreibung und Vorkommen: Eine mehrjährige Pflanze mit unterirdischen

Ausläufern, an deren Spitze die runden Knollen, die Kartoffeln, gebildet werden. Daraus entstehen die 25 bis 50 cm langen krautigen oder geflügelten Stengel mit fiederigen Blättern und weißen oder violetten und recht großen Blüten in schirmartiger Anordnung. Die Frucht ist eine kugelige, gelbgrüne Beere. Die Blüten erscheinen im Juni bis Juli. Eine alte Kulturpflanze, die in verschiedenen Sorten gezogen wird.
Kulturgeschichte: Die Kartoffel war eine der Segnungen, die die spanischen Entdeckungsreisenden aus der Neuen Welt, besonders aus Peru, nach Europa brachten. Sie wurde zuerst als Zierpflanze verwendet und man aß die Knollen in rohem Zustand bei abnehmender Potenz. Erst gegen Ende des 18. Jahrhunderts begann man die Kartoffel als Nahrungsmittel zu verwenden dank der Aufklärung durch den französischen Apotheker Auguste Parmentier.

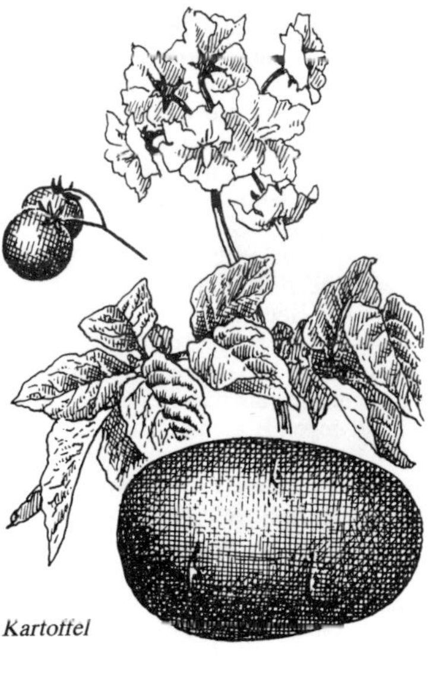

Kartoffel

Inhaltsstoffe: Die ganze Pflanze enthält das giftige Alkoloid, Solanin, die Knollen aber nur sehr wenig und dieser Anteil geht beim Kochen verloren. Die Knollen enthalten außerdem große Mengen Stärke und die Vitamine B, C und PP.
Anwendung: Kartoffeln werden mancherorts regelmäßig in der Volksmedizin verwendet, indem man Scheiben davon auf Brandwunden oder geraspelte Kartoffeln auf gichtgeplagte Glieder legt. Außerdem ist man der Meinung, daß das Wasser, in dem die Kartoffeln gekocht wurden, gegen Sommersprossen und Erfrierungen wirksam ist. In Rußland werden reife rohe Kartoffeln bei jeder Mahlzeit gegen Arterienverkalkung eingenommen, ebenso wird der Dampf kochender Kartoffeln gegen Asthma inhaliert.
DAB: *Amylum Solani*

Bilsenkraut †
Hyoscyamus niger

Beschreibung und Vorkommen: Eine ein- bis zweijährige, durch viele Drüsenhaare klebrige und unangenehm riechende Pflanze mit einem 25 bis 70 cm langen Stengel und geteilten oder gesägten Blättern und recht großen schmutziggelben Blüten mit violetten Adern. Die Frucht ist eine Kapsel, die sich beim Reifwerden mit einem Dekkel öffnet. Blütezeit ist Juni bis August. Die Pflanze ist bei uns sehr selten geworden und findet sich nur in der Nähe von Siedlungen und Schutthaufen.
Kulturgeschichte: Die Pflanze wird auch Tollkraut genannt oder auch – wegen der Form der Frucht – Teufelsbeutel. Die getrockneten Blätter sind durch Jahrtausende als Heilmittel verwendet worden und wurden schon auf sechstausendjährigen sumerischen Tontafeln erwähnt. Sie wurden als

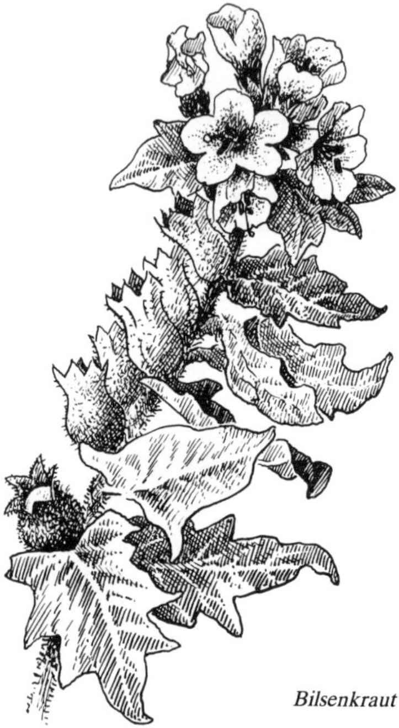

Bilsenkraut

Schlafmittel verwendet und allgemein als Betäubungsmittel. Die große Giftigkeit der Pflanze machte sie zum natürlichen Bestandteil von giftigen Getränken, die in jenen Zeiten oft Verwendung fanden.
Inhaltsstoffe: Zwei sehr giftige Alkaloide, das Scopolamin und das Hyoscyamin, wovon letzteres beim Trocknen der Blätter in Atropin umgewandelt wird.
Anwendung: Die getrockneten Blätter werden regelmäßig in der Medizin verwendet, besonders gegen Magenkrämpfe. Die Apotheker stellen ein Extrakt her, das in kleinen Mengen den Magenpulvern beigemengt wird. Ebenso wird aus den Blättern ein Auszug mit Olivenöl hergestellt, der mancherorts gegen Ohrenschmerzen verwendet wird. Die Pflanze wird in der Volksmedizin nicht benützt.
DAB: *Folia Hyoscyami*

144. Judenkirsche
Physalis alkekengi

Beschreibung und Vorkommen: Eine mehrjährige Pflanze, 20 bis 40 cm hoch, mit ei- bis herzförmigen zugespitzten Blättern und weißen oder gelblichweißen glockenförmigen Blüten, die einzeln in den Blattachseln sitzen. Die Frucht ist eine rote Beere, die nach dem Verwelken der Blüte von einem ballonförmigen Becher umhüllt wird. Blütezeit ist Juni und Juli. Die Pflanze wird bei uns nur als Zierpflanze in Gärten angebaut, in Südeuropa wächst sie wild.
Kulturgeschichte: Die aufgeblasenen Blätter des Bechers erinnern an jene Hauben, die jüdische Frauen im Mittelalter trugen. Plinius nannte die Pflanze »Vesicaria«, den lateinischen Namen der Harnblase, da sie zu jener Zeit gegen Blasensteine Verwendung fand. In den alten Pharmakopöen ist sie verzeichnet als Heilmittel gegen Nieren- und Blasenleiden, Gelbsucht und Gicht.
Inhaltsstoffe: Die Pflanze selbst enthält einen Bitterstoff und ein Alkaloid, die ungiftigen Beeren große Mengen von Vitamin C, mehr als Zitronen.
Anwendung: Die Beeren werden in der Volksmedizin als harntreibendes Mittel und gegen Blasenleiden, Nierenbeschwerden und Gicht verwendet. Dosis: 5 bis 6 reife Beeren werden 3- bis 4mal täglich eingenommen. Die Beeren können auch im trockenen Zustand in Alkohol angesetzt, 150 g je Flasche, angewendet werden. Man nimmt dieses Mittel eßlöffelweise.

Tollkirsche †
Atropa belladonna

Beschreibung und Vorkommen: Eine mehrjährige Pflanze mit klebriger Behaarung und weit verzweigten Wurzelstöcken und 50 bis 150 cm hohen Stengeln, die stark verzweigt sind und elliptisch bis eiförmige Blätter tragen. Die Blüten sind braunviolett und glockenförmig. Die Frucht ist eine glänzend schwarze Beere. Blütezeit ist Juli. Man findet die Tollkirsche in unseren Wäldern, wo sie besonders auf Lichtungen wächst, recht häufig.
Kulturgeschichte: Wegen der großen Giftigkeit wurde der Gattungsname Atropa von der Göttin des Totenreiches Atropos abgeleitet. Der Artname Belladonna stammt aus dem Italienischen und kam von dem Brauch der italienischen Frauen, sich mit dem roten Saft der Beere als Schönheitsmittel einzureiben und einen wässerigen Auszug der Pflanze in die Augen zu träufeln, um große und glänzende Pupillen zu erhalten. Erst im 18. Jahrhundert wurde die Pflanze, wegen ihrer Giftigkeit, zur Heilpflanze erklärt. Die Apotheker stellen auch heute noch ein Extrakt aus den getrockneten Blättern her, das in geeigneter Dosierung eingenommen, die Schwellung einzelner Drüsen vermindert, die Schweißabsonderung herabsetzt, die Herzfunktion steigert und Schmerzen im Magen und in den Harnwegen dämpft. Sonst wurde die Pflanze als Giftgetränk im Hexenkult benutzt, wie andere Arten der Nachtschattengewächse, wie Bilsenkraut und Stechapfel. Die Hexen rieben sich mit einer Salbe ein, die Bestandteile der genannten Pflanzen enthält, um Haluzinationen und Träume hervorzurufen.
Inhaltsstoffe: Zwei sehr giftige Alkaloide, Atropin und Hyoscyamin. Bereits 0,2 g der Blätter oder 2 mg reinen Atropins können tödlich sein.
Anwendung: Das Extrakt wird in der Medizin als Magenpulver gegen Übersäuerung verwendet, da die Produktion von Magensäure vermindert wird und Krämpfe gedämpft werden. In ganz kleinen Mengen wird es als Gegenmittel bei Vergiftungen mit Blausäure und Morphin verwendet und als Augentropfen zur Erweiterung der Pupillen bei bestimmten Eingriffen. Tabletten mit einem Inhalt von 25 mg Atropin werden als Mittel gegen Nachtschweiß, Magenkrämpfe und Schnupfen verwendet. Die Pflanze wird in der Volksmedizin nicht gebraucht.
DAB: *Folia, Extractum Belladonnae*

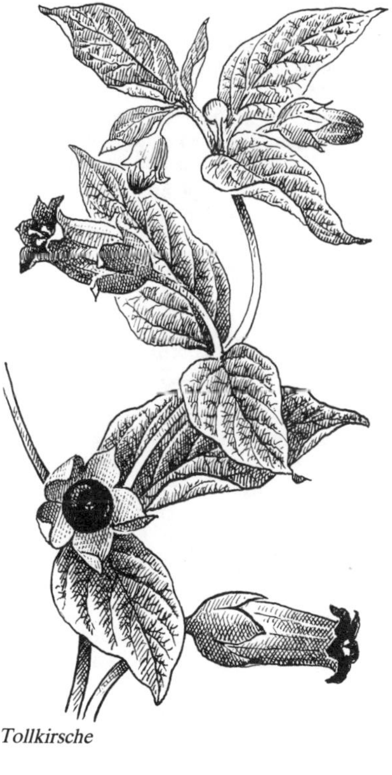

Tollkirsche

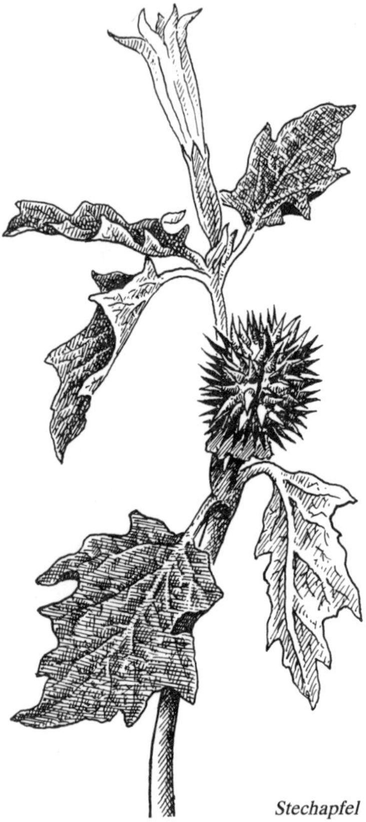

Stechapfel

Stechapfel †
Datura stramonium

Beschreibung und Vorkommen: Eine einjährige Pflanze mit einem 30 bis 120 cm hohen, gabeligen verzweigten Stengel und großen eiförmigen, grob gesägten Blättern und großen, trichterförmigen, weißen Blüten, die einzeln in den Blattachseln sitzen. Die Frucht ist eine stachelige Kapsel. Blütezeit ist Juli bis September. Die Pflanze ist bei uns recht selten geworden und findet sich nur noch auf Schuttplätzen, in der Nähe von Gärten, wo sie verwildert aus ehemaligen Kulturen wächst.
Kulturgeschichte: Die Pflanze ist um das Kaspische Meer herum heimisch und wurde wahrscheinlich von den Zigeunern verbreitet, die die Pflanze für allerhand dunkle Anwendungen gebrauchten, unter anderem für alte Pferde, die dadurch lebendiger gemacht wurden, um sie leichter zu verkaufen. In Westeuropa trat die Pflanze erstmals im 16. Jahrhundert auf und wurde im 18. Jahrhundert in den Pharmakopöen verzeichnet. Wie andere Arten aus der Familie der Nachtschattengewächse wurde auch diese als Liebestrank verwendet.
Inhaltsstoffe: giftige Alkaloide wie Atropin, Hyoscyamin und Scopolamin.
Anwendung: Die getrockneten Blätter werden, wenn auch selten, als Rauchmittel gegen Asthma in Asthmazigaretten und Asthmapulver verwendet. Die Pflanze wird in der Volksmedizin nicht angewendet.
DAB: *Folia Stramonii*

Alraune †
Mandragora officinarum

Beschreibung und Vorkommen: Eine mehrjährige, 10 bis 25 cm hohe Pflanze mit einem dicken, verzweigten Wurzelstock, der eine Rosette von länglichen großen Blättern trägt, zwischen denen die kurzgestielten weißlich grünen Blüten erscheinen. Die Frucht ist eine gelbe Beere. Blütezeit ist Juni bis Juli. Kommt bei uns nicht vor, wächst aber in Südeuropa.
Kulturgeschichte: Die Alraune ist in Südwesteuropa und Westasien zuhause. Sie wurde im Altertum in gleicher Weise wie das Bilsenkraut verwendet, war aber schon bald in der Zauberkunst

gebräuchlich, da man ihr übernatürliche Kräfte zuschrieb. Man findet sie in den ägyptischen Pyramiden abgebildet, und die Mumien erhielten einen Kranz von Alraunenfrüchten mit auf die Reise ins Totenreich. Sie ist an mehreren Stellen in der Bibel erwähnt; man meinte, daß die Hausgötter, die die Rachel versteckt hielt vor ihrem Vater Laban, Alraunenwurzeln waren. Es ist nämlich die Wurzel, die wegen der großen Ähnlichkeit mit dem menschlichen Körper als Zaubermittel verwendet wurde. Im Spätmittelalter und in der Renaissance wurde sie ebenfalls verehrt und als göttlich angebetet, und selbst die Gelehrten der Kirche verwendeten die Alraune als Mittel, um sich Glück und Gesundheit in allen Lebenslagen zu verschaffen. In Südeuropa kann man immer noch erleben, daß die Alraunenwurzeln zum Verkauf angeboten werden und im Geldbeutel aufbewahrt werden, wo sie allezeit für Geld sorgen.
Inhaltsstoffe: Ein sehr giftiges Alkaloid, Hyoscyamin.
Anwendung: Die Pflanze hat heute keine medizinische Bedeutung mehr.

Rachenblütler

145. Großblütige Königskerze
Verbascum densiflorum

Beschreibung und Vorkommen: Die zweijährige Pflanze mit einem kurzen, dicken Wurzelstock, der im ersten Jahr eine Rosette grundständiger Blätter erzeugt, während der 50 bis 180 cm hohe Stengel mit eiförmigen bis lanzettlichen, grau oder weißfilzigen Blättern mit herablaufendem Stiel und großen, radförmigen, gelben, seltener weißen Blüten in einem langen, ährenförmigen Blütenstand im folgenden Jahr hervorgebracht wird. Blütezeit ist Juli bis September. Die Pflanze ist auf trockenen und sonnigen Plätzen wie Heiden, Hängen und Wegrändern, aber auch in Gärten kultiviert, recht häufig zu finden.
Kulturgeschichte: Die verschiedenen Arten der Königskerze wurden seit Jahrtausenden als Heilpflanzen verwendet. Es ist nicht bekannt, welche Art im Altertum verwendet wurde, man weiß aber, daß die Wurzel gegen Durchfall und die Blüten und Blätter im Badewasser gegen Augenentzündungen Verwendung fanden. In den ersten gedruckten Ärztebüchern werden die Blüten gegen Katarrhe der Luftwege empfohlen, als Umschlag gegen Podagra und gegen »Das Heilige Feuer«. Sie wurden auch in die Pharmakopöen aufgenommen, wo sie teilweise bis heute zu finden sind. Die Samen, die einen narkotischen Stoff enthalten, wurden ins Wasser gestreut und betäubten die Fische, sodaß man sie mit den Händen ergreifen konnte. Im 1. Weltkrieg verwendeten sie französische Ärzte als schmerzstillendes Mittel bei Verwundeten.
Inhaltsstoffe: Bitterstoff, Saponin, große Mengen Schleim und etwas ätherische Öle.
Anwendung: Die getrockneten Blüten werden in vielen Ländern medizinisch verwendet. In der Volksmedizin gebraucht man sie gegen Krankheiten der Luftwege, gegen Krämpfe der Verdauungsorgane und als schweißtreibendes Mittel. Dosis: 3 bis 4 Teelöffel der getrockneten Blüten werden mit einer Tasse Wasser oder Milch übergossen und zum Kochen gebracht, dann läßt man sie 10 Minuten ziehen. Diese Menge wird 3- bis 4mal täglich getrunken, man beginnt aber mit der Hälfte davon.
DAB: *Flores Verbasci*

Kleinblütige Königskerze
Verbascum thapsus

Beschreibung und Vorkommen: Eine zweijährige Pflanze, die an die vorhergehende Art erinnert, sich von dieser aber durch halb so große, trichterförmige Blüten unterscheidet. Blütezeit ist Juli bis August. Man findet die Pflanze verbreitet an sonnigen, steinigen Plätzen.
Inhaltsstoffe: Bitterstoff, Saponin, große Mengen Schleim und etwas ätherische Öle.
Anwendung: Man gebraucht die Pflanze in gleicher Weise wie die Großblütige Königskerze.

146. Echter Ehrenpreis
Veronica officinalis

Beschreibung und Vorkommen: Eine mehrjährige Pflanze mit 10 bis 25 cm langen, niederliegenden Stengeln mit elliptischen, feingesägten, haarigen Blättern und kleinen, blaßlila Blüten in langstieligen aufrechten Rispen. Blütezeit ist Juni bis Juli. Die Pflanze ist weit verbreitet und findet sich besonders in Wäldern und Heiden auf trockenen Böden.
Kulturgeschichte: Die Pflanze wurde zuerst im 16. Jahrhundert als Heilmittel verwendet, und man findet sie in den medizinischen Schriften als Mittel gegen Lungenkrankheiten, Wunden, Beulen und selbst gegen Pest.
Inhaltsstoffe: Gerbstoffe, Bitterstoff und etwas ätherische Öle.
Anwendung: Die Pflanze wird während der Blütezeit gesammelt und in der Volksmedizin regelmäßig gegen Katarrhe der Luftwege, Blasenentzündungen und Gallenleiden, verwendet. Dosis: Etwa 2 g der getrockneten, zerkleinerten Pflanze wird mit 2 Glas kochendem Wasser als Tee zubereitet und im Laufe des Tages getrunken. Derselbe Auszug kann auch äußerlich als Badewasser bei Hautausschlägen und schlecht heilenden Wunden verwendet werden. In Rußland wird der Sud von Frauen mit Menstruationsbeschwerden eingenommen.

Bachbungen-Ehrenpreis
Veronica beccabunga

Beschreibung und Vorkommen: Eine mehrjährige Sumpfpflanze mit 15 bis 50 cm hohen, gedrungenen, hohlen, saftigen Stengeln, mit ovalen, schmalgesägten Blättern und kleinen, dunkelblauen Blüten in Rispen in den Blattachseln. Blütezeit ist Juli bis August. Die Pflanze ist an Bächen und Gräben weit verbreitet.

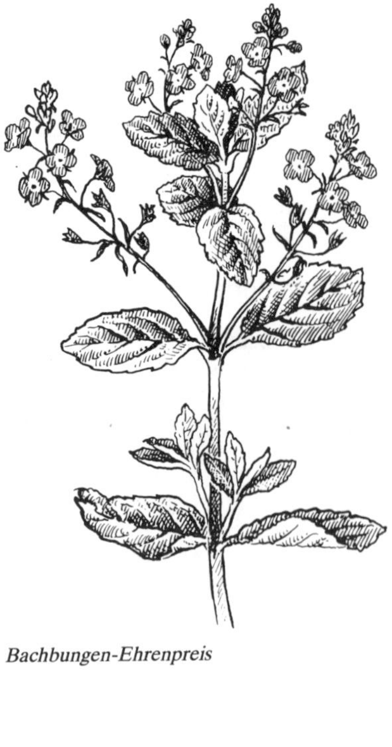

Bachbungen-Ehrenpreis

Kulturgeschichte: Die Pflanze wurde in die ersten Pharmakopöen aufgenommen und als Heilmittel gegen Skorbut und Skrofulose verwendet.
Inhaltsstoffe: Das Glykosid Aucubin, Bitterstoff, Gerbstoff und ätherische Öle.
Anwendung: Die Pflanze wird in der Blütezeit eingesammelt und in der Volksmedizin regelmäßig als blutreinigendes, wassertreibendes und mild abführendes Mittel verwendet. Dosis: 1 bis 2 g der getrockneten, zerkleinerten Pflanze wird mit einer Tasse kochenden Wassers zu Tee bereitet und 1- bis 3mal täglich getrunken. Der Saft aus frischen, gepreßten Pflanzen wird in gleicher Weise verwendet. Dosis: Ein Eßlöffel 3mal täglich.
Warnung: Das Mittel muß mit Vorsicht angewendet werden, da zu große Mengen giftig wirken können.

Acker-Löwenmaul
Antirrhinum orontium

Beschreibung und Vorkommen: Eine mehrjährige Pflanze mit einem 10 bis 30 cm hohen, drüsig behaarten Stengel, mit ganzrandig lanzettlichen Blättern und recht großen, rosaroten, seltener weißen Blüten, die einzeln in den Blattachseln sitzen. Blütezeit ist Juli bis September. Die Pflanze ist auf Weinbergen und Äckern verbreitet.
Kulturgeschichte: Theophratos, Dioskurides und auch Plinius erwähnen diese Pflanze als Zauberkraut. Wenn man sich damit einreibt, wurde man schöner und, wenn man die Pflanze um den Arm gewunden trägt, konnte man von keiner schlechten oder giftigen Medizin gefährdet werden. Im Mittelalter war sie unter anderem ein Räuchermittel gegen Hexerei. Medizinisch wurde die getrocknete Pflanze, die man während der Blütezeit sammelte, als harntreibendes Mittel verwendet, und war lange Zeit in den Pharmakopöen verzeichnet.
Inhaltsstoffe: Nicht näher bekannt.
Anwendung: Die Pflanze wird heute nicht mehr medizinisch verwendet.

147. Gemeines Leinkraut
Linaria vulgaris

Beschreibung und Vorkommen: Eine mehrjährige Pflanze mit 15 bis 50 cm hohen, oft unverzweigten Stengeln mit schmalen, lanzettlichen, blaugrünen Blättern und großen gelben Blüten, endständigen Rispen. Blütezeit ist Juni bis September. Die Pflanze findet sich besonders an trockenen Orten, Straßenrändern und Rainen.
Kulturgeschichte: Den Gattungsnamen »Linaria« (= haarförmige) erhielt die Pflanze, da sie früher zum Gelbfärben von Haaren benützt wurde. Sie wurde auch dazu verwendet, um Ungeziefer fernzuhalten. Die Bauern legten sie deshalb in Beutel unter die Haustiere, die sie deshalb nicht fraßen. Man kann sie auch als Fliegengift verwenden. Dazu bereitet man einen Sud mit Milch und gibt etwas Zucker bei. Medizinisch wurde die Pflanze gegen Wassersucht und Gelbsucht verwendet, ebenso als Salbe, die aus dem Saft hergestellt wird, gegen Hämorrhoiden. Sie war deshalb früher in den Pharmakopöen verzeichnet.
Inhaltsstoffe: Die Flavonglykoside Linarin und Pektolinarin, die sich besonders in der Blüte finden.
Anwendung: Die Pflanze, die in der Blütezeit gesammelt wird, findet in der Volksmedizin regelmäßig Verwendung als blutreinigendes und harntreibendes Mittel. Dosis: 1 bis 2 g der getrockneten und zerkleinerten Pflanze werden mit einer Tasse kochenden Wassers zubereitet und 3mal täglich getrunken.

148. Augentrost
Euphrasia officinalis

Beschreibung und Vorkommen: Eine mehrjährige Pflanze mit 5 bis 40 cm hohem, verzweigtem Stengel mit gegenständigen, eiförmigen Blättern und kleinen, weißen oder blauen Blüten in dichten Ähren. Blütezeit ist Juni bis September. Die Pflanze ist recht giftig und findet sich besonders auf Wiesen und Weiden und auf Heiden.
Kulturgeschichte: Der griechische Gattungsname »Euphrasia« ist abgeleitet von dem griechischen »eu« (= gut) und »phren« (= sehen) und deutet auf die frühere Verwendung der Pflanze als Augenheilmittel hin, wovon sich auch der deutsche Namen ableitet. Die Pflanze wurde auch ausschließlich als Augenheilmittel in den alten medizinischen Büchern verzeichnet. In zerdrücktem Zustand legt man das Kraut auf entzündete oder kranke Augen.
Inhaltsstoffe: Gerbstoff und ein Glykosid, Aucubin, das in unterschiedlicher Menge vorkommt und giftig ist.
Anwendung: Die Pflanze wird in der Blütezeit gesammelt und regelmäßig in der Volksmedizin gegen Magen- und Darmkatarrhe verwendet. Dosis: Die Menge von 0,2 bis 0,4 g sollte wegen der Giftigkeit keinesfalls überschritten werden; die zerkleinerte Droge wird mit einer Tasse kochenden Wassers zubereitet und 2- bis 3mal täglich getrunken. Der gleiche Auszug, verdünnt mit der gleichen Menge kochenden Wassers, kann auch als Badewasser für entzündete Augen verwendet werden. In der Homöopathie wird ein alkoholischer Auszug der frischen Pflanze gegen Augenkrankheiten verwendet.

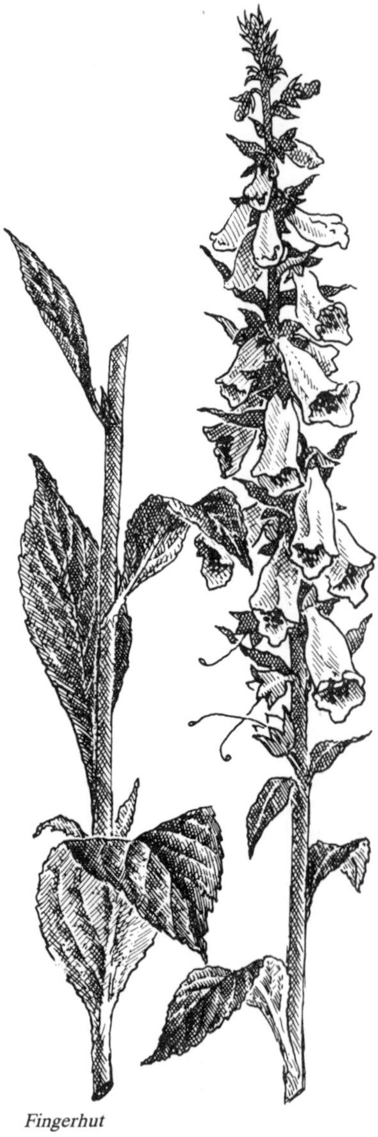

Fingerhut

Fingerhut †
Digitalis pupurea

Beschreibung und Vorkommen: Eine zweijährige Pflanze, die im ersten Jahr eine Rosette von großen, grundständigen Blättern bildet, während der 50 bis 150 cm hohe, flaumig behaarte Stengel mit lanzettlichen, stumpfgesägten Blättern und einer einseitigen Rispe von großen, pupurroten, seltener weißen Blüten, erst im folgenden Jahr gebildet wird. Blütezeit ist Juni bis August. Man findet die Pflanze sowohl in Gärten als auch wild wachsend auf Waldlichtungen, besonders in Urgesteinsgebieten.
Kulturgeschichte: Es gibt viele Beispiele dafür, daß die wissenschaftliche Medizin wertvolle Heilmittel aus der großen Schatzkammer der Volksmedizin geholt hat. Bei dem Fingerhut liegt dafür ein klassischer Fall vor. Die erfolgreichen Kuren einer weisen Frau an Herzpatienten brachte 1775 den englischen Arzt William Withering dazu, sich für diese Medizin zu interessieren. Er fand heraus, daß die Medizin, die sie den Wassersuchtpatienten gab, aus den Blättern des Fingerhutes stammte. Und die von ihm ausgearbeiteten Dosen werden heute noch gebraucht. Die Pflanze wurde früher in der Medizin auch gegen Unterleibsgeschwülste, Beulen, Fieber und selbst zur Wundenbehandlung verwendet. Spätere Untersuchungen haben ergeben, daß der Auszug der Blätter eine heilende Wirkung auf Röntgenwunden besitzt.
Inhaltsstoffe: Mehrere giftige Glykoside, u. a. Digitoxin und Gitoxin.
Anwendung: Die getrockneten Blätter der Pflanze des zweiten Jahres werden regelmäßig bei Herzkrankheiten verwendet. Daneben werden mehrere Glykoside aus den Blättern hergestellt. Die Pflanze wird in der Volksmedizin nicht verwendet.
DAB: *Folia, Tinctura Digitalis*

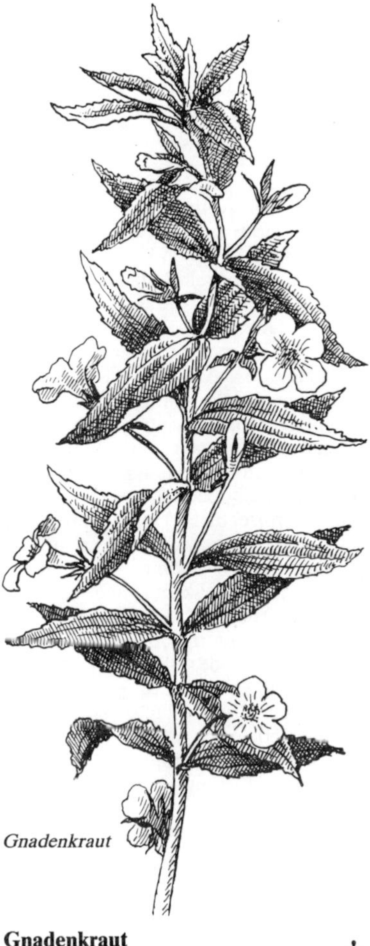

Gnadenkraut

Gnadenkraut †
Gratiola officinalis

Beschreibung und Vorkommen: Eine mehrjährige Pflanze mit 15 bis 35 cm hohem, im oberen Teil oft vierkantigen Stengel, mit gegenständigen, lanzettlichen, zartgesägten Blättern und recht großen, gelblich weißen Blüten, die

einzeln an kurzen Stielen in den Blattachseln sitzen. Blütezeit ist Juli bis August. Die Pflanze wächst zerstreut an feuchten Orten und Mooren in Süd- und Mitteleuropa.
Kulturgeschichte: Die Pflanze wird bei uns unter anderem Laxierkraut genannt, da sie früher von den Ärzten als wirksames Abführmittel verwendet wurde. Sie wurde außerdem als Hilfe gegen die schwersten Krankheiten verwendet und erhielt deshalb den Namen »Gratia Dei«, woraus das deutsche Gottes-Gnadenkraut wurde. In Frankreich nannte man sie »Herbe au pauvre homme« (= Armeleute-Kraut). Die Pflanze wurde besonders als abführendes, Brech- und harntreibendes Mittel angewendet, wegen seiner unangenehmen Nebenwirkungen aber bald aus den Pharmakopöen gestrichen.
Inhaltsstoffe: In der Homöopathie wird ein stark verdünnter Auszug der Pflanze gegen Leber- und Nierenkrankheiten, Kolik und Gicht, sowie als harntreibendes Mittel verwendet. In manchen Ländern wird ein Auszug der Pflanze, die in der Blütezeit gesammelt und getrocknet wird, gegen Hautkrankheiten und Hämorrhoiden verwendet, nie aber innerlich, da die geringste Überschreitung der Dosis den Tod bringen kann.

Wegerichgewächse

149. Spitzwegerich
Plantago lanceolata

Beschreibung und Vorkommen: Eine mehrjährige Pflanze mit kurz gestielten, lanzettlichen, in einer Rosette stehenden Blättern und kleinen, blaßbraunen Blüten, in kurzen, dichten Ähren auf einem 10 bis 40 cm hohen, gefurchten Blütenschaft. Blütezeit ist Mai bis Juli. Die Pflanze ist weit verbreitet und findet sich häufig in grasigen Plätzen und Wegrändern.
Kulturgeschichte: Die Ärzte des Altertums preisen die wundheilende Wirkung des Wegerichs und in den nordischen Sagen findet man die Pflanze in gleicher Anwendung. Auch Shakespeare nennt sie in gleichem Sinn. Überhaupt war der Gebrauch des Wegerichs gegen vielerlei Krankheiten frühzeitig in Europa verbreitet. Die Europäer brachten ihn nach Amerika, wo Indianer den Namen »white mans foot« erfanden, da die Samen überall dort keimten, wo die weißen Kolonisten auf die Erde traten. Die getrockneten Blätter waren übrigens lange Zeit in den Pharmakopöen verzeichnet.
Inahltsstoffe: Schleim, Gerbstoffe und das bittere Glykosid Aucubin.
Anwendung: Die Blätter, die im April gesammelt werden, werden regelmäßig in der Volksmedizin als harntreibendes, appetitanregendes und blutreinigendes Mittel, sowie gegen Bronchitis, Katarrhe der Luftwege und Blasenleiden verwendet. Dosis: 2 bis 3 g der getrockneten, zerkleinerten Blätter mit einer Tasse kochenden Wassers als Tee zubereitet, werden 3mal täglich getrunken. Der gleiche Auszug wird auch zum Gurgeln bei Halsentzündungen und als Tropfen bei entzündeten Augen verwendet. Zur Wundenbehandlung gebraucht man den Saft ausgepreßter, frischer Blätter und frisch zerdrückte Blätter als Umschlag.

Großer Wegerich, Breitwegerich
Plantago major

Beschreibung und Vorkommen: Eine mehrjährige Pflanze mit in Rosetten stehenden, langgestielten, eiförmigen Blättern und kleinen, gelbbraunen Blü-

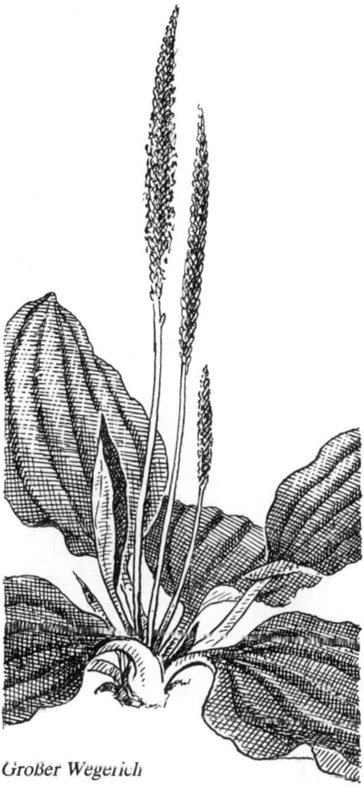

Großer Wegerich

ten in langen, dünnen Ähren auf 10 bis 30 cm langen, gefurchten Stengeln. Blütezeit ist Juni bis August. Die Pflanze ist häufig und weit verbreitet und findet sich besonders auf kurzrasigen Böden, Wegrändern, Dorfplätzen und Weiden.

Kulturgeschichte: Wie der Spitzwegerich wird auch der Große Wegerich schon früh als Heilpflanze genannt, ja man trennte in diesen Zeiten die Wegericharten nicht mit solcher Sicherheit wie heute.

Inhaltsstoffe: Schleim, Gerbstoffe und das bittere Glykosid Aucubin.

Anwendung: Wird wie der Spitzwegerich verwendet. In Rußland werden die Samen einer verwandten Art, *Plantago psyllium,* eingesammelt und als Abführmittel verwendet. Man kann entweder durch Übergießen mit heißem Wasser einen Schleim erzeugen oder die Samen teelöffelweise einnehmen, wonach sie dann im Magen quellen. Im Friseurhandwerk hat man früher den Schleim aus dem Sud der Samen bei Wasserwellen verwendet.

Alpen-Wegerich
Plantago alpina

Beschreibung und Vorkommen: Eine mehrjährige Pflanze mit in Rosette stehenden, linealischen Blättern und kleinen, grünlich braunen Blüten in länglichen oder kurzen, kugelförmigen Ähren auf 10 bis 20 cm langen Stengeln. Blütezeit ist Juli bis August. Man findet die Pflanze auf tiefgrundigen Matten der Alpen und Pyrenäen.

Kulturgeschichte: So wie die anderen Wegericharten hat auch dieser einen hervorragenden Platz in der Heilkunde des Altertums und des Mittelalters eingenommen. In den ersten gedruckten medizinischen Büchern wird die Wurzel als Mittel gegen Kopfweh empfohlen, die Wirkung sollte dadurch zustande kommen, daß man sie an einer Schnur um den Hals hängt.

Inhaltsstoffe: Die Samen enthalten große Mengen Schleim, die Pflanze daneben Gerbstoffe und bitteres Glykosid, Aucubin.

Anwendung: Die Pflanze wird in der Blütezeit gesammelt und die Volksmedizin verwendet sie regelmäßig gegen Bronchitis. Dosis: Rund 3 g der getrockneten, zerkleinerten Pflanze werden mit einer Tasse kochenden Was-

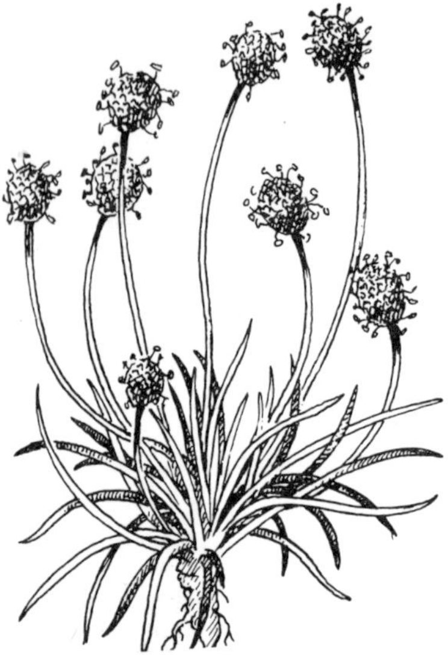

Alpen-Wegerich

sers als Tee zubereitet und 3- bis 4mal täglich getrunken. Die reifen Samen werden als Abführmittel verwendet. Zu diesem Zweck werden 1 bis 2 Teelöffel der getrockneten Samen mit einer Tasse kalten Wassers übergossen und 2 bis 3 Stunden stehen gelassen. Sie quellen dann und eine schleimige Flüssigkeit entsteht, die man trinkt. Dieses Mittel kann bei Durchfall auch stopfend wirken.

Rötegewächse, Labkrautgewächse

Waldmeister
Galium odoratum

Beschreibung und Vorkommen: Eine mehrjährige Pflanze mit 10 bis 30 cm hohen, vierkantigen Stengeln mit kranzförmig stehenden, lanzettlichen Blättern und kleinen, weißen Blüten in endständigen Blütenständen. Blütezeit ist Mai und Juni. Die Pflanze ist in Laubwäldern, besonders in Buchenwäldern weit verbreitet und häufig.
Kulturgeschichte: Eine alte Heilpflanze und zugleich Frühjahrsbote, dem man auch mystische Kraft zuschrieb. Bei uns nennt man ihn Waldmeister, weil er den heidnischen Göttern heilig war, später nannte man ihn Jungfrau

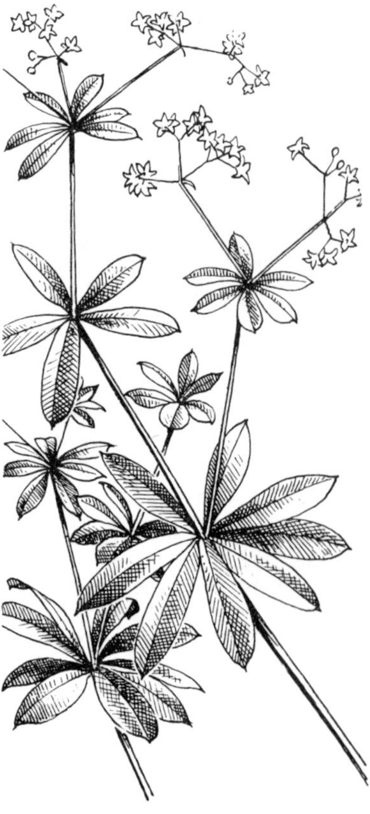

Waldmeister

Maria Kraut. Er wurde unter anderem um die Füße gebärender Frauen gebunden, um die Geburt zu erleichtern.
Inhaltsstoffe: Ein Cumarinähnlicher Stoff, Asperulosid, der beim Trocknen den bekannten angenehmen Geruch des Waldmeisters ergibt, und Gerbstoffe.
Anwendung: Die Pflanze wird in der Blütezeit gesammelt und in der Volksmedizin als harntreibendes Mittel und gegen Blasensteine, Unterleibsentzündungen und als mildes Schlafmittel verwendet. Dosis: 2 Teelöffel der getrockneten, zerkleinerten Pflanze werden mit einem Glas kalten Wassers ausgezogen und schluckweise im Laufe des Tages getrunken. Das Mittel sollte vorsichtig verwendet werden, da es in zu großen Mengen Schwindel und Kopfschmerzen verursachen kann. Der gleiche Auszug kann auch äußerlich zum Baden von Beulen und schlechtheilenden Wunden verwendet werden.

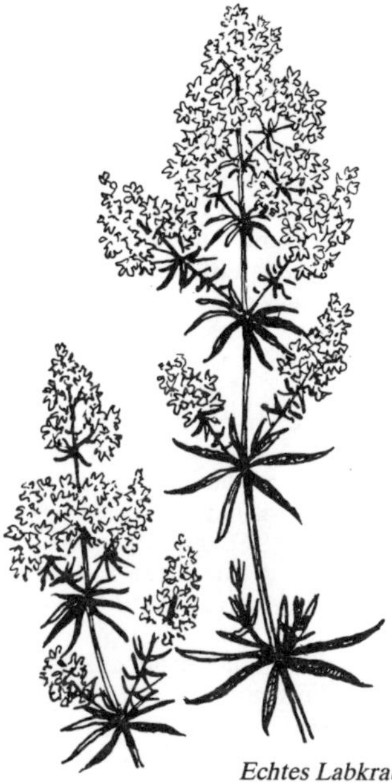
Echtes Labkraut

150. Klebriges Labkraut
Galium aparine

Beschreibung und Vorkommen: Eine einjährige Pflanze mit 30 bis 120 cm langen, reich verzweigten, vierkantigen, niederliegenden oder kletternden Stengeln mit kranzförmig stehenden, lanzettlichen, rauhen Blättern und kleinen, unansehnlichen, schmutzigweißen Blüten in wenigblütigen Rispen in den Blattachseln. Die Früchte sind mit zahlreichen hakenförmigen Haaren besetzt und bleiben deshalb wie Kletten an allen möglichen Gegenständen haften. Blütezeit ist Mai bis November. Die Pflanze ist weit verbreitet und häufig und findet sich besonders in Gebüschen, an Zäunen und Schuttplätzen.
Kulturgeschichte: Die Pflanze wurde lange Zeit gegen Epilepsie verwendet, der Überlieferung zufolge aber auch gegen Krebs.
Inhaltsstoffe: Das Glykosid Asperulosid, Saponine und einen bitteren Farbstoff.
Anwendung: Die Pflanze, die in der Blütezeit gesammelt wird, wird in der Volksmedizin regelmäßig als schleimlösendes, harntreibendes und fiebersenkendes Mittel verwendet, das auch bei Blasenkatarrh wirksam ist. In den USA benützt man es gegen Bettnässen. Dosis: 2 bis 4 g der getrockneten, zerkleinerten Pflanze wird 10 Minuten in einem Glas kochenden Wassers ausgezogen und der Sud 3mal täglich getrunken. Der gleiche Auszug kann auch äußerlich als Badewasser gegen Beulen und schlechtheilende Wunden verwendet werden.

Echtes Labkraut
Galium verum

Beschreibung und Vorkommen: Eine mehrjährige Pflanze mit 10 bis 60 cm hohen, dunkelhaarigen, unten kantigen oben runden Stengeln, mit kranzförmig sitzenden linealischen Blättern mit eingerollten Kanten und kleinen, gelben, stark duftenden Blüten in einer dichten Rispe. Blütezeit ist Mai bis September. Die Pflanze ist recht häufig und findet sich besonders auf Waldrainen, an Wegkanten und trockenen Wiesen.
Kulturgeschichte: Die Pflanze erhielt dafür den Namen Bettstroh der Jungfrau Maria, da die Legende erzählt, sie hätte das Jesuskind auf eine Lage Labkraut gelegt. Lange Zeit pflegte man die Pflanze in die Wiege zu legen, um die Kinder vor Hexerei und Zauber zu schützen. In einem Bericht von dem Konzil, das im Jahre 743 in Rom abgehalten wurde und unter der Leitung des Erzbischofs Bonifatius stand, wird ein Bündel Kräuter erwähnt, das das Volk an seine Betten hängt oder in einem Leinensäckchen um den Hals gebunden trägt als Schutz gegen wilde Tiere und Hexerei. Noch zu Beginn unseres Jahrhunderts sollen Leute in der Gegend von Nürnberg ein Bündel Labkraut über das Bett eines Fieberkranken gehängt haben, um das Fieber zu vertreiben.
Inhaltsstoffe: Saponine.
Anwendung: Wird ebenso wie das Klebrige Labkraut gebraucht.

151. Färberröte
Rubia tinctorum

Beschreibung und Vorkommen: Eine mehrjährige Pflanze mit langem, kriechendem Wurzelstock und 60 bis 90 cm hohen, vierkantigen, behaarten Stengeln, mit kranzförmig stehenden lanzettlichen Blättern und kleinen, gelbgrünen Blüten in endständiger Anordnung. Blütezeit ist Juni bis August. Eine alte Kulturpflanze, die in Südeuropa noch vielerorts geschätzt wird.
Kulturgeschichte: Schon im ersten Jahrhundert nach Christus wurde die Färberröte in der Gegend von Ravenna gezogen, um die Wurzel zum Färben zu verwenden. Später hat sich der Gebrauch über andere Länder verbreitet. Die Wurzel enthält nämlich ein Glykosid, die Ruberythrinsäure, die bei der Spaltung einen roten Farbstoff, das Alizarin ergibt, genannt nach dem griechischen Wort, »Alizari«, deutsch Wurzel, das von Rhizari, der Verkleinerungsform von Rhiza (= Wurzel) abgeleitet ist. 1868 gelang es in Deutschland, den Stoff synthetisch herzustellen und die Wurzel der Färberröte verlor dadurch immer mehr an Bedeutung, so daß die Kultur nicht mehr lohnend war. Der rote Farbstoff war lange Zeit die Ursache dafür, daß die Pflanze entsprechend der Signaturlehre als Mittel gegen Blutmangel verwendet wurde. Im Altertum wurde die Wurzel gegen Frauenkrankheiten verwendet und im 18. Jahrhundert verordneten sie die Ärzte als adstringierendes, harntreibendes Mittel, sowie als Mittel gegen tuberkulöse Hautleiden.
Inhaltsstoffe: Der Wurzelstock enthält außer Ruberythrinsäure, Gerbstoff, Pektin und mehrere Mineralsalze. Er soll bei Blasen- und Nierensteinen wirksam sein, wenn diese aus Oxalaten oder Phosphaten bestehen. Wenn man zu diesem Zweck einen Auszug über längere Zeit einnimmt, wird man feststellen, daß Urin und Speichel rot gefärbt werden und der Farbstoff auch in den Gelenken abgelagert wird. Es ist der Gehalt an rotem Farbstoff in der Wurzel, dem Purpurin, der diese Färbung bewirkt.

Anwendung: Der Wurzelstock wird im August und September gesammelt und in der Volksmedizin regelmäßig gegen Schleimhautentzündungen und Gicht sowie gegen Blasen- und Nierensteine verwendet. Dosis: 1 bis 2 g der getrockneten und zerkleinerten Wurzel mit einer Tasse kochenden Wassers zu Tee bereitet, wird 3- bis 4mal täglich getrunken.

Geißblattgewächse

152. Schwarzer Holunder
Sambucus nigra

Beschreibung und Vorkommen: Ein 5 bis 7 m hoher Busch oder kleiner Baum mit unpaarig gefiederten Blättern, die aus elliptischen, gesägten Fiederblättern zusammengesetzt sind und kleinen gelblich-weißen, stark duftenden Blüten in flachen Schirmen. Die Zweige haben ein schwammiges, weißes Mark. Die Früchte, die Holunderbeeren, sind schwarzviolette Steinfrüchte mit purpurrotem Saft. Blütezeit ist Juni bis Juli. Man findet den Busch sowohl gepflanzt an als auch wild wachsend in Gärten und feuchten Wäldern. Der Holunder war in heidnischer Zeit der Baum der Göttin Freyja. Später wurde die Verehrung in die christliche Legende übernommen. So soll sich Judas an einem Holunder erhängt haben. Vom Altertum an liefert der Holunder auch Medizin gegen viele Krankheiten. Die Blüten waren in vielen Pharmakopöen verzeichnet und werden auch heute noch medizinisch verwendet.
Inhaltsstoffe: Die Blüten enthalten Rutin, ein Flavonglykosid, Quercetin, Schleim und Gerbstoffe, die Früchte Vitamin C, der Bast Gerbstoff, Bitterstoff und ein Harz, das abführend wirkt, sowohl ein Alkaloid. Weder die Rinde, noch die frischen Blätter oder die reifen Früchte werden von Tieren gefressen, da sie ein Glykosid enthalten, das Blausäure abspaltet und deshalb giftig ist. So wird behauptet, daß Maulwürfe verschwinden, wenn man frische Holunderzweige in ihren Gang steckt.
Anwendung: Die vollentwickelten Blüten werden gesammelt und so schnell wie möglich getrocknet, aber nicht über 40° C. Dieser Holunder- oder Fliedertee wird auch heute häufig in der Volksmedizin als Schweiß- und harntreibendes Mittel verwendet. Dosis: 2 bis 4 g mit einer Tasse kochenden Wassers als Tee bereitet werden 3- bis 4mal täglich getrunken. Der gleiche Auszug kann auch zum Gurgeln und zum Baden von Wunden verwendet werden. Aus den Früchten wird Holundersaft gewonnen, der im Verhältnis 1:4 mit kochendem Wasser gemischt, als schweißtreibendes Mittel verwendet wird, indem man jeweils eine Tasse davon trinkt. Die getrockneten Früchte können auch als mildes Abführmittel verwendet werden. Dosis: $^1/_2$ Teelöffel wird über Nacht mit einer Tasse kalten Wassers ausgezogen und am nächsten Morgen getrunken. Der Bast der Rinde, die im Frühjahr oder Herbst abgeschält wird, wird als abführendes und harntreibendes Mittel verwendet. Dosis: 25 g der getrockneten, zerkleinerten Rinde werden 20 Minuten in einem $^1/_4$ l Wasser gekocht und nach 20 Minuten Ziehen wird der geseihte Auszug in mehreren Portionen im Laufe des Tages getrunken.
DAB: *Flores Sambuci*

Attich, Zwergholunder †
Sambucus ebulus

Beschreibung und Vorkommen: Eine mehrjährige Pflanze mit starkem, krie-

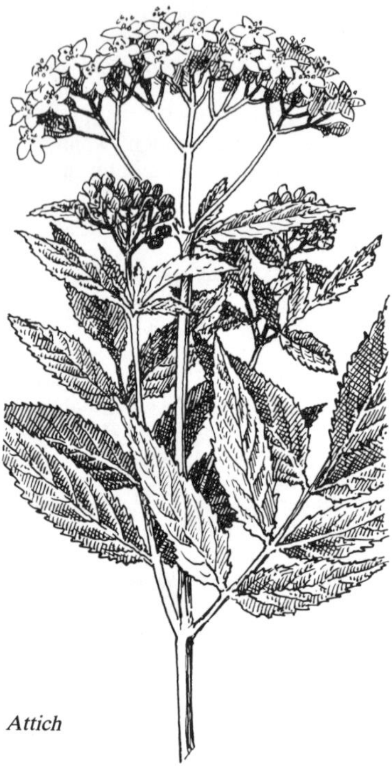

Attich

chendem Wurzelstock und 50 bis 150 cm hohen Stengeln, mit unpaarig gefiederten Blättern, die aus lanzettlichen, gesägten Blättchen zusammengesetzt sind. Die weißen oder schwachrötlichen, kleinen und stark duftenden Blüten sitzen in flachen Schirmen. Die Frucht ist eine große, beerenähnliche Steinfrucht. Blütezeit ist Juni bis August. Sie wächst auf feuchten Lichtungen, vor allem in Berggegenden. Im Norden findet man sie manchmal verwildert aus alten Kulturen.

Kulturgeschichte: Die Pflanze wurde von Mönchen verbreitet, die ihre Wurzel als Abführmittel, gegen Nieren- und Blasenleiden und als harntreibendes Mittel verwendet haben. In England nannte man die Pflanze »danewort« (= Dänisches Kraut), da sie nach alter Überlieferung an jenen Orten wächst, wo in früheren Zeiten dänische Wikinger den Tod fanden.

Inhaltsstoffe: Der Wurzelstock enthält Bitterstoff, Gerbstoff, Saponin und etwas ätherisches Öl sowie ein Glykosid, das bei der Spaltung Blausäure abgibt.

Anwendung: Der Wurzelstock wird im Frühjahr oder Herbst gesammelt und mancherorts in der Volksmedizin verwendet. Er soll gegen die oben genannten Krankheiten helfen, führt aber in zu großen Dosen genommen zu Krämpfen mit Schmerzen in Mund und Magen, Erbrechen, blutigen Durchfall, Erweiterung der Pupillen und selbst Bewußtlosigkeit. Man muß daher vor dem Mittel warnen und auch Kinder sollten vor den schwarzen Beeren gewarnt werden.

Erdglöckchen
Linnaea borealis

Beschreibung und Vorkommen: Ein immergrüner Halbstrauch mit meterlangen, verholzten, stark verzweigten, haarigen, niederliegenden Stengeln mit paarweise sitzenden, ovalen, stumpfgesägten Blättern und kleinen, weißen, glockenförmigen, nickenden Blüten mit schwarzroten Streifen auf 10 bis 15 cm hohen, aufrechten Stielen. Blütezeit ist Juli bis August. Die Pflanze ist bei uns recht selten und findet sich in moosigen Nebelwäldern, in Norddeutschland, im Harz und auch in den Zentralalpen.

Kulturgeschichte: Die Pflanze wurde früher in die Pharmakopöen aufgenommen, wozu Linné selbst sehr viel beitrug, da er viel aus der Pflanze machte. Sie ist in Skandinavien sehr

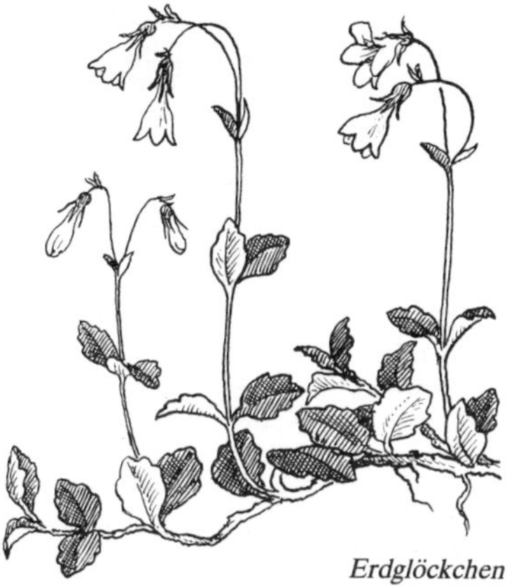

Erdglöckchen

verbreitet und erhielt von ihm seinen eigenen Namen sowie den Zusatz *borealis,* der aus dem Lateinischen »boreas« (= nördlich) kommt.

Inhaltsstoffe: Bitterstoff und Gerbstoff.

Anwendung: Die Pflanze, die während der Blütezeit gesammelt wird, wird besonders in Skandinavien in der Volksmedizin regelmäßig als blutreinigendes und harntreibendes Mittel verwendet. Dosis: 2 g der zerkleinerten Droge werden mit einer Tasse kochenden Wassers als Tee zubereitet und 2- bis 3mal täglich getrunken. Der gleiche Auszug kann auch als Badewasser gegen Gürtelrose und Krätze sowie als Augenbad bei Augenentzündungen verwendet werden.

Baldriangewächse

153. Gemeiner Baldrian
Valeriana officinalis

Beschreibung und Vorkommen: Eine mehrjährige Pflanze mit stark verzweigtem Wurzelstock und einem bis 50 bis 100 cm hohen Stengel mit gefiederten Blättern, die aus lanzettlichen, gesägten oder ganzrandigen Blättchen zusammengesetzt sind und kleinen, blaßroten Blüten in endständigen Trugdolden. Blütezeit ist Mai bis September. Die Pflanze ist auf feuchten Wiesen, in Auwäldern und auf felsigen Abhängen verbreitet.

Kulturgeschichte: Es ist die Wurzel, die durch die Jahrtausende medizinisch gebraucht wurde. Die Pflanze hatte im Altertum den Namen »Phou«, der möglicherweise daraus entstand, daß man beim Geruch der Pflanze unwillkürlich »puh« sagte. Der Geruch ist nämlich sehr unangenehm und erinnert an Schweißfüße. Der Name *Valeriana* ist vermutlich von dem Lateinischen »Valeo« (= ich bin wertvoll) abgeleitet und entstand erst im 10. Jahrhundert, wahrscheinlich wegen der Verwendung als Heilpflanze. Die Pflanze ist auch mit der germanischen Götterwelt verbunden. Die Göttin Hertha benützte einen Baldrianstengel, wenn sie auf ihrem Hirsch ritt. In Dänemark wurde sie Wielandskraut genannt, was mit dem Götterschmied Wieland zusammenhängt. In vielen Ländern wurde sie als Wehr gegen die Unterirdischen gebraucht und man glaubte daran, daß sie Böses zum Guten wenden könnte. Im Ganzen gesehen war sie eine wichtige Zauberpflanze, und die Wurzel wurde auch als Liebesmittel benützt. Die alten heidnischen Namen wurden aber mit der Zeit von christlichen verdrängt, z. B. Marienwurzel und Sankt Georgskraut. Die Pflanze wird in manchen Ländern immer noch angebaut, da die Wurzel ein häufig benütztes Heilmittel ist. Schon die Hippokratiker des Altertums verwendeten sie teils als Gegengift, teils als harntreibendes Mittel und gegen Würmer sowie gegen Pest. Aber erst im 17. Jahrhundert erhält sie ihre

Bedeutung als nervenberuhigendes Mittel und Vorläufer für die vielen Psychopharmaka, die heute zur Verfügung stehen. Baldrian ist deshalb nach wie vor in den Pharmakopöen verzeichnet.
Inhaltsstoffe: Der Wurzelstock enthält ein ätherisches Öl, zwei Alkaloide, Chatinin und Valerin, sowie das erst kürzlich isolierte Valepotriat, dem man in erster Linie die beruhigende Wirkung zuschreibt, und Gerbstoff.
Anwendung: Der Wurzelstock wird im September bis November gesammelt, getrocknet und in der Medizin regelmäßig in Form von Pillen und Auszügen besonders gegen nervöse Auswirkungen von Streß, nervösen Magen, Magenkrämpfe, Neuralgie und nervöse Herzbeschwerden verwendet. In der Volksmedizin findet sich die gleiche Verwendung. Dosis: Ein Teelöffel der getrockneten, zerkleinerten Wurzel wird mit einer Tasse kochenden Wassers als Tee zubereitet und 3- bis 4mal täglich getrunken. Man kann auch Baldriantropfen verwenden, wobei ein Teil getrockneter Wurzel mit 5 Teilen Branntwein ausgezogen wird und davon nimmt man 20 bis 30 Tropfen 2- bis 3mal täglich.
Warnung: Das Mittel soll mit Vorsicht genommen werden, da es in zu großen Mengen, oder bei zu langem Gebrauch Verdauungsbeschwerden, Kopfweh, Unruhe und selbst Herzbeschwerden hervorrufen kann.
DAB: *Radix, Tinctura Valerianae*

Holunderblättriger Baldrian
Valeriana sambucifolia

Beschreibung und Vorkommen: Eine mehrjährige Pflanze, die an die vorhergehende Art erinnert, sich von dieser aber durch höheren Wuchs, bis zu 150 cm, und durch lange, oberirdische Ausläufer, gröbere Blätter und größere, rötlichlila oder weißliche Blüten unterscheidet. Blütezeit ist Juni bis August. Die Pflanze ist in Berggegenden in den Staudenfluren und Schluchtwäldern verbreitet.
Inhaltsstoffe: Der Wurzelstock enthält ein ätherisches Öl, zwei Alkaloide, Chatinin und Valerin, sowie das neuentdeckte Valepotriat, dem man die beruhigende Wirkung zuschreibt, und Gerbstoff.
Anwendung: Hat die gleiche Verwendung wie der Gemeine Baldrian.

Kardengewächse

154. Weber-Karde
Dipsacus fullonum

Beschreibung und Vorkommen: Eine zweijährige Pflanze mit einem 80 bis 150 cm hohen, stacheligen Stengel mit gegenständigen, im Grund zusammengewachsenen, zackigen Blättern und kleinen, hellvioletten Blüten in einem langen eiförmigen Blütenstand mit steifen, stechenden Spelzen. Blütezeit ist Juli bis August. Die Pflanze wurde stellenweise angepflanzt und wächst verwildert in der Nähe von Siedlungen auf Schutthalden und an Wegrändern.
Kulturgeschichte: Die Pflanze erhielt ihren Namen von der Verwendung als Wollkamm und wurde früher in großen Massen angepflanzt. Ein Auszug der Pflanze wurde zur Behandlung von Beulen und Wunden gebraucht.
Inhaltsstoffe: Ein Glykosid, Scabiosid.
Anwendung: Einen alkoholischen Auszug der Pflanze, die während der Blütezeit gesammelt wird, gebrauchte man mancherorts in der Volksmedizin zur Behandlung von Wunden, wie Erfrierungen an den Lippen, gegen Sommersprossen und als Einreibemittel gegen Gicht. Dosis: Ein Teil der Droge

wird mit 10 Teilen 70%igem Alkohol 8 Tage ausgezogen und filtriert.

155. Acker-Witwenblume
Knautia arvensis

Beschreibung und Vorkommen: Eine mehrjährige Pflanze mit einer tiefreichenden Pfahlwurzel und einem 30 bis 50 cm hohen, steifbehaarten Stengel mit grobgezähnten Grundblättern, fiedriggeteilten oder gelappten Stengelblättern und kleinen, rotlila, seltener weißen Blüten in gewölbten Köpfchen. Blütezeit ist Juni bis Juli. Die Pflanze ist auf Wiesen, Wegrändern und Rainen weit verbreitet und häufig.
Kulturgeschichte: Medizinisch wurde die Wurzel eine Zeitlang parallel mit der Wurzel des Teufelsabbisses verwendet.
Inhaltsstoffe: Bitterstoff und Gerbstoff.
Anwendung: Die Pflanze, die während der Blütezweit gesammelt wird, wird in der Volksmedizin regelmäßig gegen Husten und Halsentzündung, sowie als blutreinigendes Mittel bei Hautkrankheiten, Pickel, Beulen und ähnlichem verwendet.
Dosis: 4 Teelöffel der getrockneten und zerkleinerten Pflanze werden mit 2 Glas kochenden Wassers 30 Minuten ausgezogen und der geseihte Auszug wird im Laufe des Tages schluckweise getrunken.

156. Teufelsabbiß
Succisa pratensis

Beschreibung und Vorkommen: Eine mehrjährige Pflanze mit einem kurzen, dicken Wurzelstock, der eine Rosette von umgekehrt eiförmigen Grundblättern trägt, und einen 25 bis 60 cm hohen Stengel mit lanzettlichen, ganzrandigen oder gezähnten Stengelblättern und kleinen, blauen, seltener weißen oder blaßroten Blüten in fast kugelförmigen Köpfchen. Blütezeit ist August bis September. Die Pflanze ist besonders auf moorigen Wiesen verbreitet.
Kulturgeschichte: Der Name Teufelsabbiß wird der Überlieferung nach darauf zurückgeführt, daß sich der Teufel über die so nützliche Heilpflanze ärgerte und, um sie zu zerstören, ein Stück der Wurzel abbiß. Die Wurzel wurde auch zur Abwehr von Zauberei verwendet. Die Heilpflanze wird in den ersten deutschen medizinischen Büchern von 1480 erwähnt, ebenso wie sie in den ersten Pharmakopöen verzeichnet wurde. Die Ärzte gebrauchten sie gegen Epilepsie, Pest und Gonorrhoe, sowie als Gurgelwasser gegen Halsentzündungen und äußerlich gegen Krätze und Hautinfektionen.
Inhaltsstoffe: Gerbstoff und ein Glykosid.
Anwendung: Der Wurzelstock, der nach der Blütezeit ausgegraben wird, findet in der Volksmedizin regelmäßig Verwendung gegen Durchfall. Dosis: 1 bis 2 g der getrockneten, zerkleinerten Wurzel werden mit einer Tasse kochenden Wassers als Tee zubereitet und 3- bis 4mal täglich getrunken. Als Badewasser bei entzündeten Wunden und Beulen, sowie Hautausschlägen verwendet man 5 g der getrockneten, zerkleinerten Wurzel in 2 Glas Wasser 15 Minuten gekocht und geseiht. Eine Tinktur, die aus einem Teil der getrockneten, zerkleinerten Wurzel mit 10 Teilen 70%igen Alkohol während 8 Tagen ausgezogen und filtriert, kann, verdünnt mit 3 Teilen Wasser, auch zur Wundbehandlung verwendet werden. Die jungen, frischen Blätter werden mancherorts als Salat zubereitet, als blutreinigendes Mittel gegessen.

Korbblütler

Gift-Lattich
Lactuca virosa

Beschreibung und Vorkommen: Eine zweijährige Pflanze, die im ersten Jahr eine Rosette von großen, lappigen, am Grunde steifhaarigen und auf der Unterseite weißfilzigen Blättchen bildet, während der 50 bis 150 cm hohe, oft blattlose Stengel mit einem reichverzweigten Blütenstand von kleinen, gelben Blütenkörbchen, erst im folgenden Jahr entsteht. Die Pflanze enthält einen unangenehm riechenden, weißen Milchsaft. Blütezeit ist Mai bis Oktober. Die Pflanze ist zerstreut auf steinigen, heißen Hängen und Ödland verbreitet.
Kulturgeschichte: Der Gattungsname *Lactuca* ist von dem Lateinischen »lactis« (= Milch) abgeleitet und hängt mit dem Milchsaft zusammen. Der Artname *virosa* ist abgeleitet vom Lateinischen »Virus« (= stinkender Saft oder Gift), und entspricht dem unangenehmen Geruch. Der getrocknete Milchsaft, *Lactucarium,* wurde von den alten Persern medizinisch gebraucht, weil sie meinten, eine Art Opium vor sich zu haben und in der Tat hat das Mittel eine schmerzstillende Wirkung, die schwächer ist als das Opium und nicht stopfend wirkt wie dieses. Die Ärzte vermischten es auch lange Zeit mit dem Opium und es war noch bis in unsere Jahrhunderte verzeichnet.
Inhaltsstoffe: Der Milchsaft enthält außer Kautschuk, Mannit, Asparagin und Oxalsäure, mehrere Bitterstoffe, Lactucin, Lactucasäure, Lactupikrin und Lactucon.
Anwendung: Die Pflanze hat heute keine medizinische Bedeutung.

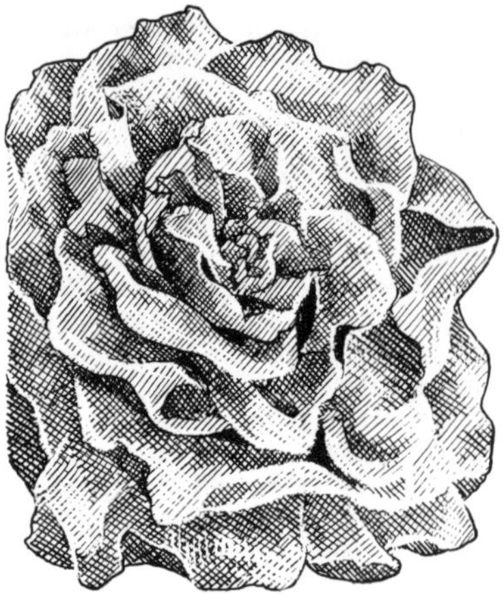

Gartenlattich

Gartenlattich, Kopfsalat
Lactuca sativa

Beschreibung und Vorkommen: Eine einjährige Pflanze mit einer Rosette von großen, saftigen Grundblättern und einem 60 bis 100 cm hohen Stengel, mit glatten, eiförmigen Blättern, und einer flachen Doldenrispe, kleiner, gelber Blütenkörbchen. Die ganze Pflanze, besonders aber der blühende Trieb, enthält einen weißen Milchsaft. Blütezeit ist Juni bis August. Die Pflanze wird als Gemüse in großer Menge kultiviert.
Kulturgeschichte: Der Milchsaft wurde frühzeitig als Beruhigungsmittel verwendet und schon Herodot berichtet um 450 v. Chr. über diesen Gebrauch. Die Früchte wurden verwendet, um fleischliche Lüste zu dämpfen.
Inhaltsstoffe: Der Milchsaft enthält einen bitteren Stoff wie der Gift-Lattich (Lactupikrin), sowie Gerbstoff. Die Blätter, die vor der Blüte als Salat verwendet werden, sind reich an Eisen und Vitaminen.

Anwendung: Mancherorts, besonders in Frankreich, wird der Milchsaft in der Medizin noch immer als mildes Beruhigungsmittel verwendet. Die Pflanze wird in der Volksmedizin nicht gebraucht.

Gemeine Kuhblume, Löwenzahn
Taraxacum vulgare

Beschreibung und Vorkommen: Eine mehrjährige Pflanze mit einer langen Pfahlwurzel, die oben in einen kurzen, dicken Wurzelstock übergeht, der eine Rosette von langen, lappigen Grundblättern trägt und große, gelbe Blütenkörbchen, die einzeln auf 10 bis 30 cm hohen, hohlen Stengeln sitzen. Die Pflanze enthält einen weißen Milchsaft. Blütezeit ist April bis Juni und wieder August bis September. Die Pflanze ist weit verbreitet auf Wiesen, Wegrändern und Weiden, sowie als Unkraut in Gärten.
Kulturgeschichte: Für die meisten Menschen ist der Löwenzahn ein lästiges Gartenunkraut und die Pflanze wurde von den Ärzten der Antike nicht erwähnt. Der Wiener Arzt Petrus Andreas Matthiolus schreibt im 16. Jahrhundert, daß der Milchsaft Flecken von den Augen entfernt und selbst die Wurzel, wenn man sie an eine Schnur gebunden um den Hals trägt, dieselbe Wirkung hervorbringt. Man nennt sie deshalb auch Augenwurz. Der Gattungsname *Taraxacum* stammt nicht aus dem klassischen Latein, sondern ist eine im Mittelalter latinisierte Form des arabischen »talkh-chakok« (= bittere Wurzel). In den Schriften der Salerner Schulen wird die Pflanze »dens leonis« (= Löwenzahn) genannt und im Mittelalter erhielt sie den Namen »caput monaci« (= Mönchskopf), der daraus entstand, daß die Blütenkörbchen nach dem Verwelken eine Ähnlichkeit mit dem kahlgeschorenen Kopf eines Mönchs haben. Sowohl Wurzel als Blätter waren früher in den Pharmakopöen verzeichnet und bei den Ärzten in Gebrauch als magenregulierendes und harntreibendes Mittel. Mancher-

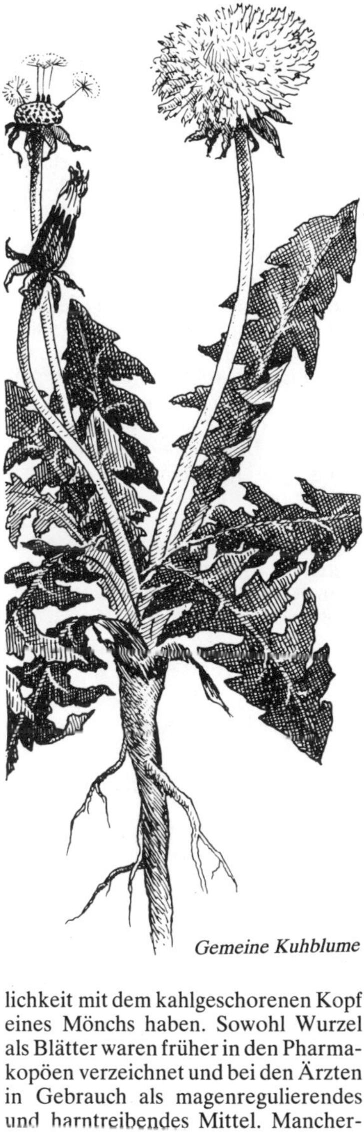
Gemeine Kuhblume

orts, wie in Frankreich und Italien, werden die Blätter als Frühjahrssalat gegessen. Daneben war früher die Wurzel in geröstetem Zustand als Kaffeeersatz gebräuchlich.
Inhaltsstoffe: Wurzel und Blütenstiel enthalten einen Milchsaft, der aus einem Bitterstoff, Taraxacin, Gerbstoff, Harz, Kautschuk und ätherischem Öl zusammengesetzt sind.
Anwendung: Die Wurzel, die im Frühjahr oder Herbst ausgegraben wird, und die oberirdischen Teile der Pflanze, während der Blütezeit gesammelt, werden in der Volksmedizin regelmäßig als Abführmittel, blutreinigendes und harntreibendes Mittel, sowie gegen Gallen- und Leberleiden angewendet. Dosis: 2 bis 4 g der getrockneten, zerkleinerten Wurzel oder Pflanze, eventuell eine Mischung von beiden, werden mit einer Tasse kochenden Wassers als Tee zubereitet und 3- bis 4mal täglich getrunken. Man kann auch einen Teelöffel des frisch gepreßten Saftes 3- bis 4mal täglich einnehmen.
DAB: *Radix Taraxaci*

157. Gemeine Wegwarte
Cichorium intybus

Beschreibung und Vorkommen: Eine mehrjährige Pflanze mit einer tief reichenden Pfahlwurzel, die oben in einen kurzen, dicken Wurzelstock übergeht, von dem eine Rosette grob gesägter Blätter ausgeht, und 60 bis 80 cm hohe, verzweigte, kantige, hohle Stengel mit unteren grob gezähnten, oben länglich lanzettlichen Blättern und großen, hellblauen, seltener weißen oder rötlichen Blütenkörbchen, die einzeln an den Zweigspitzen sitzen. Blütezeit ist Juli bis September. Die Pflanze ist an Wegrändern und auf Weiden weit verbreitet und häufig.

Kulturgeschichte: Die Wurzel der Wegwarte wurde im Altertum als Mittel gegen Nieren- und Leberleiden verwendet und war noch im 18. Jahrhundert im Gebrauch, da sie Linné als Mittel gegen Melancholie, Hypochondrie, Schwindsucht, Hämorrhoiden und Podagra empfahl. Sie war deshalb auch bis in unser Jahrhundert in den Pharmakopöen verzeichnet. Auch die Blüten und Früchte wurden als Heilmittel gebraucht und der Saft aus frischen Pflanzen gepreßt, gehört zu jenen Säften, die in manchen Ländern für Frühjahrskuren verwendet wurden. Neben ihrer Verwendung als Arzneimittel wurde die Pflanze auch lange zur Zauberei und als Liebesmittel verwendet. Wenn man in Schwaben eine weiße Wegwarte fand, mußte man sich der Wurzel versichern, denn sie konnte Splitter und Dornen aus dem Fleisch ziehen, und wenn man sie in der rechten Westentasche trug, wurde man unsichtbar. Der sie trug, konnte selbst verborgene Schätze finden und verschlossene Türen öffnen. In der Slowakei trugen die Mädchen ein Stück Wurzel unter dem rechten Fuß, die sie dann in Männerhosen einnähten. Hatte nun ein Mann sie getragen und das Mädchen das Wurzelstück wieder herausgenommen und unter das Kopfkissen gelegt, war sie sicher, daß ihr ihr zukünftiger Ehemann geoffenbart wurde. Die Wurzel der Wegwarte wird im gerösteten Zustand als Kaffee-Ersatz verwendet und mancherorts in größerem Umfang angebaut.
Inhaltsstoffe: Ein Bitterstoff und 20 bis 50% Inulin, eine Zuckerart, sowie Gerbstoff.
Anwendung: Die Wurzel, die im Frühjahr oder Herbst ausgegraben wird, sowie die Blüten und Blätter, die während der Blütezeit ausgegraben werden, gebraucht man in der Volksmedi-

zin gegen Verdauungsbeschwerden, sowie gegen Leber- und Gallenkrankheiten. Dosis: 2 bis 4 g der getrockneten, zerkleinerten Wurzel, oder die getrockneten, zerkleinerten Blüten und Blätter werden mit einer Tasse kochenden Wassers als Tee zubereitet und 3- bis 4mal täglich getrunken. Es wird angeraten, wilde Pflanzen zu benützen, da man von den kultivierten behauptet, daß sie nicht die gewünschte Wirkung haben.

158. Große Klette
Arctium lappa

Beschreibung und Vorkommen: Eine zweijährige Pflanze mit einer tiefreichenden Pfahlwurzel, die oben in einen kurzen, dicken Wurzelstock übergeht und im ersten Jahr eine Rosette von großen, herzförmigen, auf der Unterseite graufilzigen Grundblättern erzeugt, während der 90 bis 150 cm hohe, verzweigte, gefurchte und leichtrötlich angelaufene Stengel mit einem schirmartigen Blütenstand von hohen, kugelförmigen, dunkelroten Blütenkorbchen erst im nächsten Jahr entsteht. Blütezeit ist Juli bis September. Die Pflanze ist um Ansiedlungen und an Wegrändern weit verbreitet und häufig.
Kulturgeschichte: Die Pflanze wurde auch *Lappa officinalis* genannt, ein Beweis, daß sie als Heilpflanze im Gebrauch war. Dioskurides empfiehlt die Blätter als wundheilendes Mittel und als Absud gegen Lungenkrankheiten, und die Pflanze wurde deshalb selbstverständlich im Mittelalter in der Schulmedizin angewendet. Die Wurzel wurde in Salben gemischt und zur Behandlung von Hautkrankheiten verwendet, gegen Pest aß man die Blätter mit Salz, und im Mörser zerstoßen wurden sie als Umschlag auf schmerzende Glieder gelegt. Sie wurde auch gegen Krätze gebraucht und später als unübertreffliches Mittel gegen Gonorrhöe und Syphilis gebraucht, möglicherweise weil König Heinrich III. von Frankreich von der Gonorrhöe geheilt wurde. Gegen Syphilis wurde sie lange Zeit von den Ärzten angewendet, in ihren Versuchen, diese Krankheit zu heilen. Bis ins 19. Jahrhundert wurde sie so gebraucht. Die Verwendung der Wurzel als Mittel gegen spärlichen Haarwuchs ist auch heute noch anzutreffen und die Apotheker stellen Klettenwurzelgeist und Klettenwurzelpomade zu diesem Zweck her, obwohl die Wirkung dieser Mittel mehr eine Glaubenssache ist.
Inhaltsstoffe: Ein ätherisches Öl, Inulin, Schleim, Gerbstoff und Harz.
Anwendung: Die Wurzel, die entweder im Herbst des ersten Jahres oder im Frühjahr des zweiten Jahres gesammelt wird, findet in der Volksmedizin regelmäßig Verwendung als schweiß- und harntreibendes Mittel, sowie gegen Gicht und schlecht heilende Wunden. Dosis: 2 Teelöffel der getrockneten, zerkleinerten Wurzel werden mit einer Tasse kochenden Wassers 15 Minuten ausgezogen und geseiht und 3- bis 4mal täglich getrunken.
DAB: *Radix Bardanae*

Kleine Klette
Arctium minus

Beschreibung und Vorkommen: Eine zweijährige Pflanze, die an die vorhergehende Art erinnert, sich von dieser aber durch niedrigeren Wuchs, nur 40 bis 80 cm, graugrüne Blätter und kleinere, blaßrote Blütenkörbchen unterscheidet. Blütezeit ist Juli bis August. Die Pflanze ist recht häufig und findet sich besonders um Siedlungen und an Wegrändern.

Inhaltsstoffe: Ein ätherisches Öl, Inulin, Schleim, Gerbstoff und Harz.
Anwendung: Hat dieselbe Verwendung wie die große Klette.

159. Mariendistel
Silybum marianum

Beschreibung und Vorkommen: Eine einjährige Pflanze mit kurzem, dickem Wurzelstock und einem 100 bis 120 cm hohen, glatten, verzweigten Stengel mit großen, dorniggezähnten, weißfleckigen Blättern und großen, rotvioletten Blütenkörbchen, mit langen, abstehenden Dornen am Ende der Hüllblätter. Blütezeit ist Juli bis August. Die Pflanze ist bei uns nicht heimisch, kommt aber stellenweise verwildert vor, besonders in Südeuropa.
Kulturgeschichte: Infolge einer Legende wuchs die Pflanze zum erstenmal an jener Stelle, wo die Jungfrau Maria einige Tropfen Milch zu Boden fallen ließ. Die Ärzte der Antike und des Mittelalters gebrauchten die Wurzel als Brechmittel und als solche war sie auch in den ersten Pharmakopöen verzeichnet. Die getrocknete Pflanze wurde von den Ärzten gegen Lungenkrankheiten verwendet, die Früchte gegen Gelbsucht und Seitenstechen.
Inhaltsstoffe: Die Früchte enthalten ein ätherisches Öl, zwei Amine, Thyramin und Histamin, einen Bitterstoff und mehrere Flavonoide.
Anwendung: Die pharmazeutische Industrie hat heute aus Mariendistel ein beliebtes Leberschutzpräparat entwikkelt. Die reifen Früchte werden in der Volksmedizin gegen Leber- und Gallenleiden und Migräne verwendet. Dosis: 2 bis 3 g der getrockneten, zerdrückten Früchte werden mit einer Tasse kochenden Wassers als Tee zubereitet und 3- bis 4mal täglich getrunken. Die zerdrückten Früchte kann man auch teelöffelweise 4- bis 5mal täglich einnehmen.
DAB: *Fructus Cardui Mariae*

Langhaariges Habichtskraut
Hieraceum pilosella

Beschreibung und Vorkommen: Eine mehrjährige Pflanze mit einer Rosette von lanzettlichen, ganzrandigen, steifhaarigen, auf der Unterseite weißfilzigen Blättern, von wo zahlreiche blättertragende Ausläufer mit wurzelschlagenden Blätterrosetten und ein einziges hellgelbes Blütenkörbchen, an der Spitze eines 10 bis 20 cm hohen, blattlosen Stieles ausgehend. Blütezeit ist Mai bis Juni. Die Pflanze ist recht häufig und findet sich besonders auf Trif-

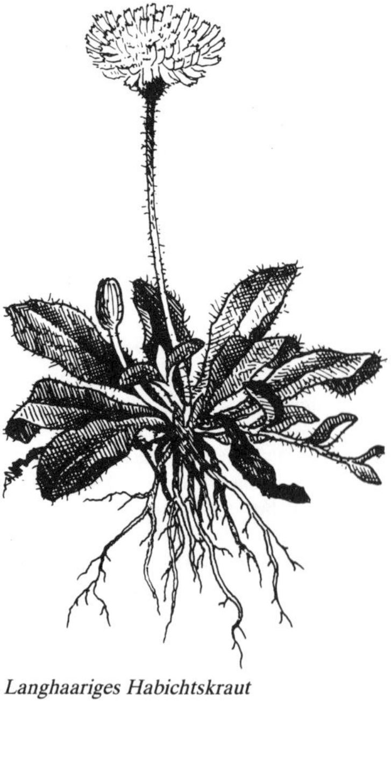

Langhaariges Habichtskraut

ten, trockenen Heiden, Felsspalten und ähnlichem.
Kulturgeschichte: Habichtskräuter treten in über 10 000 Arten auf, wovon die meisten ohne Befruchtung in der Lage sind, Samen zu entwickeln.
Inhaltsstoffe: Cumarin, ätherisches Öl, Gerbstoff und Flavone.
Anwendung: Die Pflanze, die während der Blütezeit gesammelt wird, findet in der Volksmedizin Verwendung gegen Durchfall, Nieren- und Blasensteine. Dosis: 2 bis 3 g der getrockneten, zerkleinerten Pflanze mit einer Tasse kochenden Wassers als Tee zubereitet, werden 3mal täglich getrunken. Der gleiche Auszug kann auch als Gurgelwasser bei Halsentzündungen verwendet werden.

160. Wasserdost
Eupatorium cannabinum

Beschreibung und Vorkommen: Eine mehrjährige Pflanze mit reich verzweigtem Wurzelstock und 50 bis 150 cm hohem, rotbraunem Stengel, mit handförmig geteilten Blättern, mit lanzettlichen, gesägten Abschnitten und einer schirmförmigen Trugdolde kleiner, blaßroter Blütenkörbchen. Blütezeit ist Juli bis September. Die Pflanze ist auf feuchten Waldstellen, in Auwäldern, an Gräben und Ufern weit verbreitet.
Kulturgeschichte: Die Wurzel wurde früher medizinisch als Brechmittel verwendet.
Inhaltsstoffe: Bitterstoff, Gerbstoff und ein ätherisches Öl.
Anwendung: Die Spitzen blühender Triebe werden in der Volksmedizin als abführendes, schleimlösendes und harntreibendes Mittel verwendet. Dosis: 2 Teelöffel der Droge werden mit 2 Glas kalten Wassers über Nacht ausgezogen und der geseihte Auszug wird im Laufe des Tages schluckweise getrunken. Als Abführ- und Brechmittel wird die doppelte Dosis verwendet. Die getrockneten Triebspitzen mit Wasser zu einem Brei vermischt, verwendet man auch als Umschlag bei Beulen und Ausschlag.

161. Huflattich
Tussilago farfara

Beschreibung und Vorkommen: Eine mehrjährige Pflanze mit starkverzweigtem Wurzelstock und 10 bis 20 cm hohen, beschuppten Blütenstielen, mit einzelnen, gelben Blütenkörbchen, die bereits im März erscheinen, während die in Rosette stehenden, langgestielten, herzförmigen, am Rande gezähnten Grundblätter erst im Mai gebildet werden. Die Pflanze ist weit verbreitet und häufig und findet sich auf lehmigen Böden, auf Äckern und Wegrändern.
Kulturgeschichte: Es ist die Form der Blätter, die an einen Pferdehuf erinnert und den Namen Huflattich ergeben hat. Ähnliche Benennungen finden wir in anderen germanischen Sprachen. Der Gattungsname *Tussilago* ist aus dem Lateinischen »tussis« (= Husten) abgeleitet und wird auf den Gebrauch der Pflanze gegen Husten zurückgeführt. Die Pflanze wurde bereits im Altertum verwendet und war lange in den Pharmakopöen verzeichnet. Die Ärzte gebrauchten sie gegen Husten, die Wurzel gegen Appetitlosigkeit und die zerkleinerten Blätter, mit Honig vermischt, als Umschlag bei entzündeten Wunden.
Inhaltsstoffe: Die Blüten enthalten Schleim, Inulin und einen Gerbstoff, die Blätter zusätzlich einen Bitterstoff.
Anwendung: Die Blüten, die im März bis April gesammelt werden, und die Blätter, die man im Juli bis August

sammelt, werden in der Volksmedizin besonders gegen Husten und Bronchitis verwendet. Dosis: 2 bis 4 Teelöffel der getrockneten, zerkleinerten Blüten oder Blätter mit einer Tasse kochenden Wassers als Tee zubereitet, werden 3- bis 4mal täglich getrunken. Die frischen Blätter werden mancherorts auf entzündete Wunden gelegt.
DAB: *Folia Farfarae*

162. Gemeine Pestwurz
Petasites hybridus

Beschreibung und Vorkommen: Eine mehrjährige Pflanze mit dickem, kriechendem Wurzelstock und 15 bis 40 cm hohen Blütenschäften, mit rötlichen Blättern und einer Traube kleiner, rötlicher Blütenkörbchen, die bereits im März bis April erscheinen, während die in Rosette stehenden, langstieligen, herzförmigen, am Rand gesägten und auf der Unterseite graufilzigen Grundblätter, die bis zu 60 cm Durchmesser erreichen können, erst später gebildet werden. Männliche und weibliche Blüten finden sich auf verschiedenen Pflanzen. Die Pflanze wächst an Bachufern und feuchten Waldrändern.
Kulturgeschichte: Der Gattungsname Petasites kommt vom Griechischen »petasos« (= Breitränderhut) und bezieht sich auf die großen Blätter. Der deutsche Name kommt von der Verwendung als schweißtreibendes Mittel bei Pesterkrankungen. Sowohl Dioskurides als auch Galen erwähnen die Blätter der Pestwurz als wundheilend, und das Vorkommen der Pflanze auf alten Burgruinen ist auf den frühen Gebrauch zur Wundheilung zurückzuführen.
Inhaltsstoffe: Die Blätter enthalten Gerbstoff und Schleim, die Wurzel zusätzlich ein Alkaloid und ein ätherisches Öl.
Anwendung: Die frischen Blätter werden mancherorts in der Volksmedizin auf Wunden gelegt, als Salbe zubereitet, sowie als harn- und schweißtreibendes Mittel. Ein alkoholischer Auszug des getrockneten Wurzelstocks wird in der Homöopathie als Mittel gegen Kopfschmerzen und Nierenkolik verwendet.

163. Rainfarn †
Chrysanthemum vulgare

Beschreibung und Vorkommen: Eine mehrjährige Pflanze mit 50 bis 100 cm hohen, geraden Stengeln und fiedriggeteilten Blättern und tiefeingeschnittenen Blättchen und einer Doldenrispe abgeplatteter gelber Blütenköpfchen. Die Pflanze hat einen stark würzigen Geruch. Blütezeit ist Juli bis September. Die Pflanze ist weit verbreitet an Wegrändern und Rainen, sowie an Hecken.
Kulturgeschichte: Seinen Namen erhielt er wegen der farnartig geteilten Blätter und seiner Vorliebe, an Feldrainen zu wachsen. In den alten Kräuterbüchern wurde sie »herba immortalis« (= Kraut der Unsterblichkeit) genannt, da man damit Leichen einrieb, um die Würmer fernzuhalten. Die wichtigste Anwendung war deshalb als Wurmmittel, sie wurde aber auch als Fliegengift sowie gegen Läuse und Flöhe verwendet. Außerdem war sie ein Mittel gegen Zauberei und Hexerei. In den slawischen Ländern wurde sie von den Mädchen als Mittel zur Erlangung eines Mannes gebraucht.
Inhaltsstoffe: Ein ätherisches Öl, das das giftige Thujon enthält.
Anwendung: Die getrocknete Pflanze war ein sehr gebräuchliches Wurmmittel bis in unser Jahrhundert hinein, wird aber heute nicht mehr gebraucht, da es bessere und weniger giftige Mittel zu

diesem Zweck gibt. Die Pflanze wird in der Volksmedizin nicht verwendet.

164. Wermut

Artemisia absinthium

Beschreibung und Vorkommen: Eine 50 bis 100 cm hohe, graubehaarte Pflanze mit steifen, aufrechten Stengeln, mit 2- bis 3fach gefiederten Blättern und stumpfen, lanzettlichen Abschnitten und kleinen, halbkugeligen, nickenden, gelben Blütenkörbchen in reichästigen Rispen. Die Pflanze hat einen stark aromatischen Geruch. Blütezeit ist Juli bis September. Die Pflanze wird kultiviert und verwildert, besonders in trockenen, warmen Gebieten.
Kulturgeschichte: Die griechische Göttin Artemis, die Diana der Römer, nach der die Pflanze benannt wurde, war Helferin bei Frauenkrankheiten und Göttin der Jagd. Die Jäger nahmen daher zu allen Zeiten einen Wermutzweig in ihrer Tasche mit, um der Beute sicher zu sein. Daneben war die Pflanze ein Mittel gegen Würmer und wird als solches von Dioskurides und Plinius genannt, war aber schon 2000 Jahre früher ein Arzneimittel der Ägypter, bei denen sie der Göttin der Heilkunst geweiht war. Sie wurde auch an verschiedenen Stellen in der Bibel erwähnt, es handelt sich wahrscheinlich aber um eine andere Art, da die hiergenannte in Israel nicht vorkommt. Im Norden war sie ein Symbol der Trauer und es gibt eine Erzählung aus Erfurt, in der 2000 junge Mädchen im Jahre 1843 den Wermut in einer Prozession herumtrugen, die wegen großer Trockenheit abgehalten wurde. Medizinisch war die Pflanze durch die Jahrtausende als appetitanregendes, magenstärkendes, harntreibendes und gegen Würmer wirkendes Mittel im Gebrauch und deshalb auch in den Pharmakopöen verzeichnet. Bittere Liköre mit Wermut sind heute noch als Mittel gegen verdorbenen Magen in Anwendung. Man sollte es aber mit Vorsicht gebrauchen, da der Gehalt an Thujon schwere Vergiftungen ergeben kann. In Frankreich hat man den Absinth verboten, der früher ein sehr gebräuchlicher Trunk war und unter anderem aus Wermut hergestellt wurde.
Inhaltsstoffe: Ein Bitterstoff, Absinthiin, und ein ätherisches Öl, und das wie beim Rainfarn und Salbei das giftige Thujon enthält, das die gleiche chemische Zusammensetzung aufweist wie das Tetrahydrocannabinol, das der wirksame Bestandteil im indischen Hanf, *Cannabis indica,* ist. In zu großen Mengen eingenommen kann es als starkes Nervengift wirken und schwere Schäden verursachen.
Anwendung: Die blühenden Triebe und Blätter werden in der Volksmedizin gegen Verdauungsbeschwerden, Blähungen und Gicht verwendet. Dosis: 1 bis 2 Teelöffel der Droge werden mit einem Liter kochenden Wassers 20 Minuten ausgezogen und abgeseiht. Davon nimmt man höchstens 1 bis 2 Eßlöffel täglich und nur 2 bis 3 Tage lang.
DAB: *Herba Absinthii*

Edelraute

Artemisia mutellina

Beschreibung und Vorkommen: Eine mehrjährige Pflanze mit in Rosette stehenden, handförmig geteilten, silbrigbehaarten Grundblättern und 10 bis 20 cm hohen, oft rotbraun angelaufenen Blüten mit kleinen, kugeligen, gelben Blütenkörbchen in ährenförmigen Blütenständen. Die Pflanze hat einen starken aromatischen Geruch. Blütezeit ist Juli bis September. Man findet sie auf felsigen Böden, in den Alpen und den südeuropäischen Gebirgen.

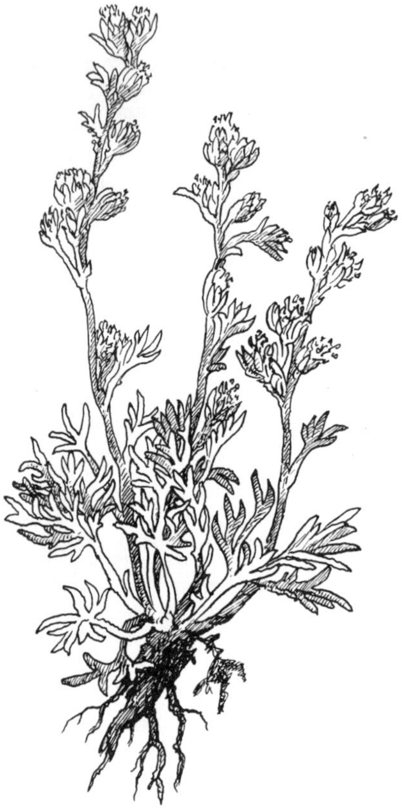

Edelraute

Kulturgeschichte: Die Pflanze ist recht selten und kommt nur über der Baumgrenze vor, weshalb sie unter Naturschutz steht.
Inhaltsstoffe: Bitterstoff und ein ätherisches Öl.
Anwendung: Die getrocknete, zerkleinerte Pflanze, die während der Blütezeit im 2. Jahr gesammelt wird, hat die gleiche Anwendung wie Wermut.

Eberraute
Artemisia abrotanum

Beschreibung und Vorkommen: Ein $^1/_2$ bis 1 m hoher Halbstrauch mit reisigartigen Zweigen, die fadenförmig geteilte, graufilzige Blätter tragen und kleine, gelbe Blütenköpfchen. Die Pflanze hat einen zitronenähnlichen Geruch. Blütezeit ist Juli bis August. Man findet sie hauptsächlich als Zierpflanze und nur gelegentlich verwildert. Sie ist in Südeuropa heimisch.
Kulturgeschichte: Die griechischen Ärzte des Altertums verwendeten die Eberraute bei Menstruationsbeschwerden, Husten und Schlangenbiß und als harntreibendes Mittel, und später wurde die Pflanze auch Mittel gegen Pest und Würmer. Sie ist in den Schriften der Salerner Schule des 12. Jahrhunderts genannt und wurde später in den Pharmakopöen verzeichnet, wo sie bis in unser Jahrhundert blieb. Die Pflanze hatte auch einen hervorragenden Platz unter den Zauberkräutern als Wehr gegen die vielen Ränke des Teufels. In katholischen Kirchen wird die Eberraute als Räucherwerk benützt.
Inhaltsstoffe: Ätherisches Öl, Bitterstoff und Gerbstoff.
Anwendung: Die Pflanze, die während der Blütezeit gesammelt wird, findet in der Volksmedizin Verwendung gegen Appetitlosigkeit, Beschwerden beim Wasserlassen, Durchfall und Bronchitis, sowie als schweißtreibendes Mittel. Dosis: 2 Teelöffel der getrockneten, zerkleinerten Pflanze werden 10 Minuten mit 2 Glas kochenden Wassers ausgezogen und der geseihte Auszug wird eßlöffelweise im Laufe des Tages getrunken. Der gleiche Auszug wird mancherorts als Umschlag bei Frostbeulen verwendet. Eberraute ist auch Inhaltsstoff einiger Hustensäfte, die heute hergestellt werden.

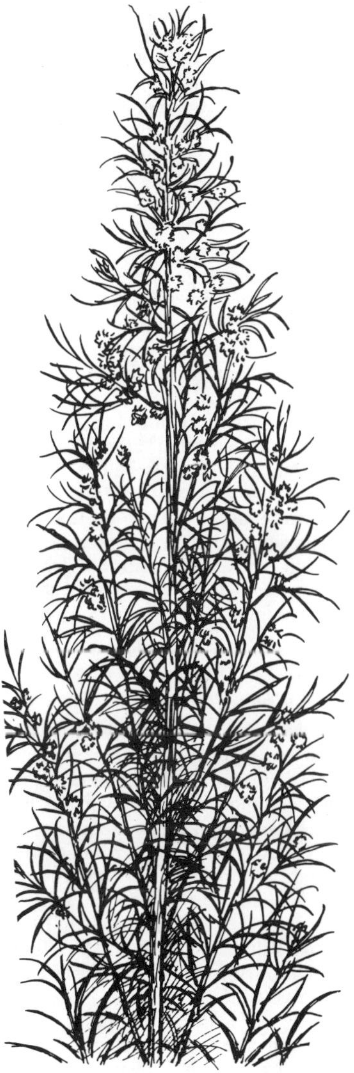

Eberraute

165. Gemeiner Beifuß
Artemisia vulgaris

Beschreibung und Vorkommen: Eine mehrjährige Pflanze mit stark verzweigtem Wurzelstock und 60 bis 120 cm hohen, kantigen, rotbraunen Stengeln mit doppelt fiederförmig geteilten, auf der Oberseite glatten, dunkelgrünen, auf der Unterseite weißfilzigen Blättern und kleinen, rotbraunen oder blaßgelben, weißfilzigen Blütenkörbchen in einer endständigen Traube. Blütezeit ist Juli bis Oktober. Die Pflanze ist häufig an Wegrändern, Zäunen, Heiden und Waldrändern.
Kulturgeschichte: Die Pflanze war früher von viel Mystik umgeben und daher das Zauberkraut schlechthin. Ja, die Wurzel sollte unter Beachtung besonderer Zeremonien ausgegraben werden. Außerdem wurde sie gegen vielerlei Krankheiten verwendet. Man gebrauchte sie unter anderem als harntreibendes Mittel, gegen Blasensteine, Gelbsucht und Magenbeschwerden und als Mittel bei der Geburtshilfe. Außerdem wurde sie gegen Epilepsie und Veitstanz verwendet, und wenn man den Kopf mit einem Auszug davon wusch, verschwand das Kopfweh. Die Pflanze war auch bis in unser Jahrhundert in den Pharamkopöen verzeichnet.
Inhaltsstoffe: Bitterstoff und ätherisches Öl.
Anwendung: Die Pflanze, die in der Blütezeit gesammelt wird, wird in der Volksmedizin gegen Verdauungsbeschwerden und als appetitanregendes und mildes Schlafmittel verwendet. Dosis: Ein Teelöffel der getrockneten, zerkleinerten Pflanze mit einer Tasse kochenden Wassers als Tee zubereitet wird 3- bis 4mal täglich getrunken. Ein alkoholischer Auszug des getrockneten Wurzelstockes wird in der Homöopathie gegen Epilepsie verwendet.

166. Kanadisches Berufskraut
Erigeron canadensis

Beschreibung und Vorkommen: Eine einjährige Pflanze mit einem 10 bis 80 cm hohen, steifbehaarten, rauhen Stengel mit schmalen, lanzettlichen Blättern und kleinen, gelblich weißen Blütenkörbchen in einer reichverzweigten Rispe. Blütezeit ist Juli bis August. Die Pflanze ist aus Amerika eingeschleppt und auf Schuttplätzen und an Bahndämmen weit verbreitet.
Kulturgeschichte: Die Pflanze war früher als Abwehr von Hexerei und Zauberei und als Heilmittel gegen Durchfall in Gebrauch.
Inhaltsstoffe: Ätherisches Öl und Gerbstoff.
Anwendung: Die Blätter, die während der Blütezeit gesammelt werden, finden in der Volksmedizin Verwendung gegen Durchfall und Gicht, sowie als blutstillendes Mittel bei Nasenbluten, blutendem Zahnfleisch und blutenden Hämorrhoiden. Dosis: Ein Teelöffel der getrockneten, zerkleinerten Blätter wird mit einer Tasse kochenden Wassers als Tee zubereitet und 3- bis 4mal täglich getrunken. Der gleiche Auszug kann auch auf Watte in der Nase gegen Nasenbluten, zum Spülen bei Mundentzündungen und für Einläufe bei Hämorrhoiden verwendet werden.

167. Gemeine Goldrute
Solidago virgaurea

Beschreibung und Vorkommen: Eine mehrjährige Pflanze mit einem 10 bis 80 cm hohen Stengel mit unteren gestielten, elliptisch, gesägten und oberen lanzettlichen, fast ganzrandigen Blättern und kleinen, goldgelben Blumenkörbchen in einer endständigen Traube. Blütezeit ist Juli bis Oktober. Die Pflanze ist in trockenen Wäldern und auf Lichtungen weit verbreitet.
Kulturgeschichte: Die Pflanze war früher in den Pharmakopöen verzeichnet und wurde von den Ärzten unter anderem in Pflastern zur Wundbehandlung, in Auszügen gegen Nierenentzündung und Durchfall und zum Spülen bei lokkeren Zähnen (Paradentose) verwendet.
Inhaltsstoffe: Saponin, Bitterstoff, Gerbstoff und ätherisches Öl.
Anwendung: Die Pflanze wird während der Blütezeit gesammelt und findet in der Volksmedizin Verwendung als harntreibendes Mittel, sowie gegen Nierenleiden wie Nierengrieß, und Gicht. Dosis: 6 Teelöffel der getrockneten, zerkleinerten Pflanze werden über Nacht in 2 Glas kalten Wassers ausgezogen und der geseihte Auszug wird in mehreren Teilen im Laufe des Tages getrunken. In manchen Berggegenden verwendet man die frischen Blätter als Umschlag auf schlechtheilende Wunden.

168. Echter Alant
Inula helenium

Beschreibung und Vorkommen: Eine mehrjährige Pflanze mit dickem, knolligem Wurzelstock und einem 100 bis 150 cm hohen, oben verzweigten, haarigen Stengel mit großen, elliptisch zugespitzten, grobgezähnten, auf der Unterseite weißfilzigen Blättern und großen, gelben, einzeln oder in Trugdolden stehenden Blütenkörbchen. Blütezeit ist Juli bis September. Die Pflanze wird in Gärten kultiviert und ist stellenweise verwildert.
Kulturgeschichte: Die Pflanze tritt in gewissen alten griechischen Schriften unter dem Namen »Helenae lacrymae« (= der Tränen der Helena) auf, da sich die Sage daran knüpft, daß sie aus dem

Boden wuchs, wo die Tränen der Helena beim Tode des Kanopos fielen. Der Name »Alant« stammt aus Spanien, wo die Pflanze »Ala« genannt wurde. Die Wurzel, die einen bitteren, würzigen Geschmack hat, wurde von den Ärzten des Altertums gegen Frauenkrankheiten, Husten, Blähungen, Schlangenbiß und als harntreibendes Mittel verwendet. Die Mönche verwendeten sie im Norden auch gegen Pest und als Schlangenmittel. Sie war auch als Zaubermittel im Gebrauch. Die Wurzel war in den ersten Pharmakopöen verzeichnet.

Inhaltsstoffe: Der Wurzelstock enthält ein ätherisches Öl und große Mengen Inulin.

Anwendung: Der Wurzelstock, der im September ausgegraben und getrocknet wird, nachdem er zerschnitten wurde, findet in der Volksmedizin Verwendung als Mittel bei Erkrankungen der Harnwege bei Husten und Bronchitis. Dosis: Etwa 6 g der getrockneten, zerkleinerten Wurzel werden über Nacht in einem Glas kalten Wassers ausgezogen und der geseihte Auszug wird im Laufe des Tages schluckweise getrunken. Der gleiche Auszug kann auch äußerlich als Badewasser bei entzündeten Wunden verwendet werden.
DAB: *Radix Helenii*

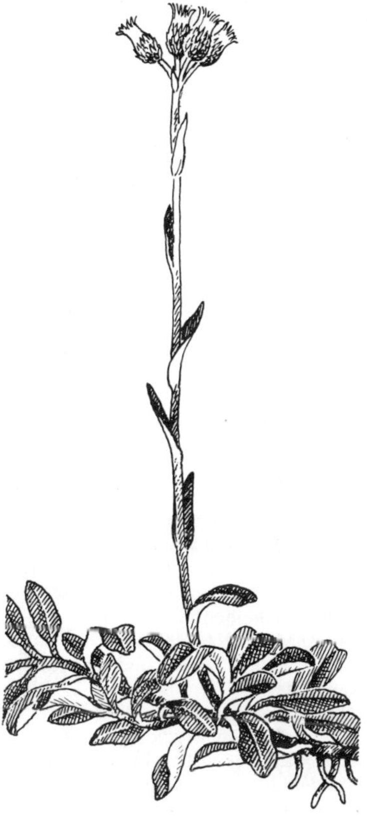

Gemeines Katzenpfötchen

Gemeines Katzenpfötchen
Antennaria dioica

Beschreibung und Vorkommen: Eine mehrjährige Pflanze mit teils niederliegenden, wurzelschlagenden Ausläufern mit zungenförmigen, auf der Oberseite grünen, auf der Unterseite weißfilzigen Blättern, teils 10 bis 20 cm hohen, weißfilzigen Stengeln mit schmalen, angedrückten Blättern und recht großen, weißen oder rosaroten Blütenkörbchen. Die Blüten sind eingeschlechtlich und männliche und weibliche Blüten befinden sich auf verschiedenen Pflanzen. Blütezeit ist Mai bis Juli. Die Pflanze ist auf Heiden, Magermatten, und in trockenen Wäldern verbreitet.

Kulturgeschichte: Die Pflanze war früher ein sehr gebräuchliches Mittel gegen Hautausschlag, besonders Gürtelrose, und bei Ausschlägen, die bei Einnahme von Mutterkorn entstanden.

Inhaltsstoffe: Ätherisches Öl, Gerbstoff und Bitterstoff.
Anwendung: Die getrockneten Blüten werden mancherorts in der Volksmedizin gegen Bronchitis und Gallenkrankheiten verwendet. Dosis: 2 bis 4 g der getrockneten Blüten werden mit einer Tasse kochenden Wassers als Tee zubereitet und 3- bis 4mal täglich getrunken. Der gleiche Auszug kann auch äußerlich für Umschläge auf Beulen und als Badewasser bei entzündeten Wunden verwendet werden.

169. Gänseblümchen
Bellis perennis

Beschreibung und Vorkommen: Eine mehrjährige Pflanze mit einer Rosette von umgekehrt eiförmigen und spatenförmigen, am Rande feingeschnittenen Grundblättern und 5 bis 15 cm hohen, blattlosen Blütenschäften, die ein einzelnes Körbchen mit weißen oder rötlich angelaufenen Zungenblüten und gelben Scheibenblüten tragen. Blütezeit ist März bis November. Die Pflanze ist überall auf Wiesen und Grasplätzen verbreitet.
Kulturgeschichte: Die Pflanze war in der nordischen Mythologie der Frühlingsgöttin geweiht. In Deutschland wurden die Blüten lange Zeit als abortives Mittel verwendet, und es mag wohl sehr oft angewendet worden sein, da man 1739 ein Gesetz erließ, das die Ausrottung der Pflanze forderte.
Inhaltsstoffe: Schleim, Gerbstoff, Saponine und ein ätherisches Öl.
Anwendung: Die Blüten, die im Sommer gesammelt werden, finden in der Volksmedizin Verwendung als schleimlösendes Mittel, sowie gegen Gallen- und Leberkrankheiten. Dosis: 2 Teelöffel der getrockneten Blüten werden mit 2 Tassen kalten Wassers über Nacht ausgezogen und der geseihte Auszug wird im Laufe des Tages eßlöffelweise eingenommen. Der gleiche Auszug kann auch äußerlich zur Wundbehandlung verwendet werden.

Waldruhrkraut

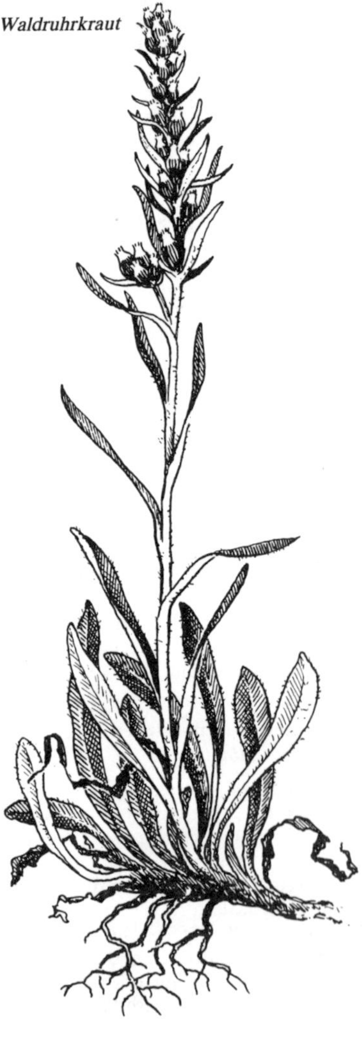

Waldruhrkraut
Gnaphalium sylvaticum

Beschreibung und Vorkommen: Eine mehrjährige Pflanze mit teils kurzen, wurzelschlagenden Ausläufern, teils 20 bis 50 cm hohem Stengel mit schmalen, auf der Oberseite fast glatten, auf der Unterseite graufilzigen Blättern und kleinen, braunen Blütenkörbchen in einer langen Ähre. Blütezeit ist Juli bis September. Die Pflanze ist verbreitet in trockenen Wäldern, auf Kahlschlägen und auf Magerwiesen.
Kulturgeschichte: Die Pflanze wurde wie mehrere andere Ruhrkrautarten früher als Arzneimittel verwendet.
Inhaltsstoffe: Ätherisches Öl, Gerbstoff und ein Bitterstoff.
Anwendung: Wird wie das Katzenpfötchen gebraucht. Hier wird jedoch die getrocknete, zerkleinerte Pflanze, die während der Blütezeit gesammelt wird, verwendet.

Norwegisches Ruhrkraut
Gnaphalium norvegicum

Beschreibung und Vorkommen: Eine mehrjährige Pflanze, die an die vorhergehende Art erinnert, sich von dieser aber durch breitere, auf der Oberseite filzige Blätter und dunklere, dichterstehende Blütenköpfchen unterscheidet. Blütezeit ist Juli bis September. Die Pflanze ist in den Mittelgebirgen und in den Alpen in lichten Wäldern und auf Wiesen verbreitet.
Inhaltsstoffe: Ätherisches Öl, Bitterstoff und Gerbstoff.
Anwendung: Hat die gleiche Anwendung wie das Katzenpfötchen, nur wird die getrocknete Pflanze, die während der Blütezeit gesammelt wird, verwendet.

170. Gemeine Schafgarbe
Achillea millefolium

Beschreibung und Vorkommen: Eine mehrjährige Pflanze mit einem 15 bis 60 cm hohen, behaarten Stengel mit unteren geteilten, oben sitzenden, zwei- bis dreifach gefiederten Blättern mit schmalen, zugespitzten Abschnitten und einer grünen, dichten Trugdolde aus kleinen Blütenköpfchen mit weißen oder hellroten Zungenblüten und gelben Scheibenblüten. Die Pflanze hat einen starkwürzigen Geruch. Blütezeit ist Juni bis September. Sie ist auf Wiesen und Rainen weit verbreitet und häufig.
Kulturgeschichte: Die Schafgarbe hat eine weite Verbreitung und war schon früher als Heilpflanze im Gebrauch, besonders als wundheilendes Mittel, in verschiedenen geographisch weitgetrennten Kulturen. In China war sie schon vor 4000 Jahren eine Art Zaubermedizin und in Amerika wurde sie schon vor der Ankunft der Weißen von den Indianern gebraucht. Der Gattungsname stammt aus der griechischen Mythologie, in der Achilles sie zum Heilen seiner Wunden verwendet. Die Pflanze wird in allen Arzneimittelbüchern gegen vielerlei Beschwerden empfohlen und war bis in unser Jahrhundert in den Pharmakopöen verzeichnet. Als Zauberkraut wurde sie zum Austreiben des Teufels verwendet. In den nordischen Ländern war sie als Hopfenersatz beim Bierbrauen im Gebrauch und im deutschen Lande des 16. Jahrhunderts verwendete man die Früchte zum Konservieren von Wein.
Inhaltsstoffe: Ein ätherisches Öl, das schön blau ist, und ein Bitterstoff, Achillein.
Anwendung: Die Pflanze, die während der Blütezeit gesammelt wird, findet in der Volksmedizin Verwendung gegen

Appetitlosigkeit, Magen- und Darmkrämpfe, Blähungen und Husten. Dosis: 5 g der getrockneten, zerkleinerten Pflanze werden mit 1/4 bis 1/2 l kochenden Wassers 15 Minuten ausgezogen und der geseihte Auszug wird im Laufe des Tages getrunken. Man kann auch 2 g der getrockneten, zerkleinerten Pflanze mit einer Tasse kochenden Wassers als Tee zubereitet 3- bis 4mal täglich trinken. Ein Auszug, der aus der doppelten Menge der Pflanze hergestellt wird, findet Verwendung als Badewasser bei Wunden, als Umschlag auf Beulen und entzündete Wunden und zum Gurgeln bei Hals- und Mundentzündungen.
Warnung: Wenn das Mittel über längere Zeit und in zu großen Mengen genommen wird, können Kopfweh und Hautausschläge entstehen und man sollte es deshalb mit Vorsicht gebrauchen.

Moschus-Schafgarbe
Achillea moschata

Beschreibung und Vorkommen: Eine mehrjährige Pflanze mit 10 bis 25 cm hohem Stengel mit einfach gefiederten, mit drüsig gesprenkelten Blättern mit breiten, ganzrandigen oder schwachgezähnten Abschnitten und recht großen, weißen Blütenkörbchen in einem offenen Stand. Die Pflanze hat zerdrückt einen stark aromatischen Geruch. Blütezeit ist Juni bis August. Die Pflanze findet sich auf kalkarmen Böden in den Alpen.
Inhaltsstoffe: Bitterstoff und ein blaugrünes ätherisches Öl.
Anwendung: Die Moschus-Schafgarbe wird während der Blütezeit gesammelt und hat die gleichen Anwendungsgebiete wie die Gemeine Schafgarbe.

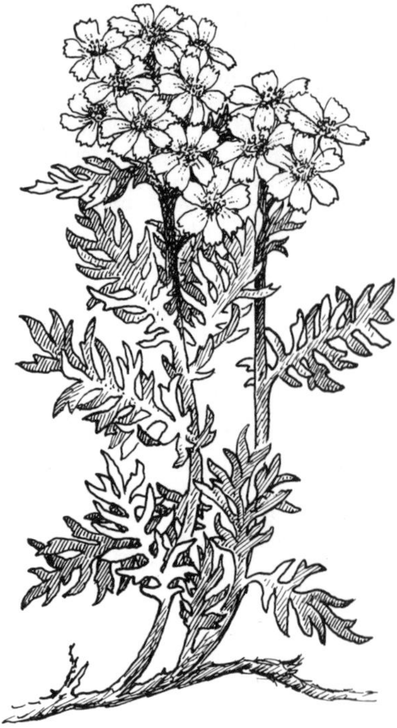

Moschus-Schafgarbe

171. Echte Kamille
Matricaria chamomilla

Beschreibung und Vorkommen: Eine einjährige Pflanze mit einem 20 bis 30 cm hohen, verzweigten Stengel mit zwei- bis dreifach gefiederten Blättern und fadenförmigen Abschnitten und zahlreichen verhältnismäßig kleinen Körbchen mit weißen Zungenblüten und gelben Scheibenblüten. Die Pflanze hat einen stark aromatischen Geruch. Blütezeit ist Mai bis September. Die Kamille ist auf Äckern und Wiesenplätzen verbreitet, besonders in der Umgebung von Siedlungen.

Kulturgeschichte: Der Gattungsname *Matricaria*, der vom Lateinischen »matria« (= Gebärmutter) stammt, deutet auf die Verwendung der Pflanze als Heilmittel bei Frauenkrankheiten, wofür sie seit dem Altertum verwendet wurde. Der Artname *chamomilla*, der aus dem Griechischen »khamaimelon« (= Apfel auf der Erde) stammt, wurde wegen des apfelähnlichen Geruchs gegeben. Im Laufe der Zeit hat die Pflanze eine Unzahl weiterer Namen erhalten, was bei häufiggebrauchten Heilpflanzen ziemlich verbreitet ist. Die Kamille hat ja auch gegen viele Krankheiten geholfen. Sie wird, wie der Name sagt, bei Frauenkrankheiten verwendet, gegen Blasensteine, sowie als nervenberuhigendes, krampfstillendes und harntreibendes Mittel, äußerlich außerdem bei Wunden und Beulen. Die Blüten sind daher noch immer in den Pharmakopöen verzeichnet.
Inhaltsstoffe: Ein ätherisches Öl mit einem Gehalt des entzündungshemmenden Azulen, sowie Bitterstoff und Cumarin.
Anwendung: Die getrockneten Kamillenblüten, sogenannter Kamillentee, werden in der Volksmedizin regelmäßig verwendet, innerlich unter anderem als schweißtreibendes, krampfstillendes und mild nervenberuhigendes Mittel, sowie bei Verdauungs- und Menstruationsbeschwerden und Blähungen, äußerlich zur Behandlung von Schleimhautentzündungen, Augenentzündungen, Beulen, entzündeten Wunden und Hämorrhoiden, sowie als Gurgel- und Mundwasser, ja selbst zum Spülen von Haaren, besonders von blonden. Dosis zum inneren Gebrauch: 2 bis 4 g der getrockneten Blüten werden 10 bis 15 Minuten mit einer Tasse kochenden Wassers ausgezogen und der geseihte Auszug wird 1- bis 5mal täglich getrunken. Dosis für äußeren Gebrauch: 2 Eßlöffel der getrockneten Blüten werden in einem Topf mit 1/2 l kochenden Wassers übergossen. Zugedeckt zieht der Inhalt, bis er abgekühlt ist und wird dann abgeseiht. Man kann auch einen Leinenbeutel anfertigen, in den man die getrockneten Blüten einnäht, zum Befeuchten und Erwärmen über Wasserdampf hält und dann auf den schmerzenden Körperteil legt. Der Dampf von kochendem Kamillentee wird bei Bronchitis und Schnupfen zum Inhalieren verwendet, und man kann zu diesem Zweck einen besonderen Inhalations-Apparat in den Apotheken kaufen.
DAB: *Flores Chamomillae*

Römische Hundskamille
Anthemis nobilis

Beschreibung und Vorkommen: Eine mehrjährige Pflanze mit einem 20 bis 40 cm hohen, verzweigten Stengel mit zwei- bis dreifach gefiederten Blättern mit linealischen Abschnitten und recht großen, einfachen oder gefüllten, weißen bis schwachgelblichen Blütenkörbchen auf langen, runden Stielen. Die Pflanze hat einen stark aromatischen Geruch. Blütezeit ist Juli bis Oktober. Die einfache Form wächst nur in Süd- und Westeuropa, während die gefüllte Form als Zierpflanze in Gärten kultiviert wird und zuweilen verwildert.
Kulturgeschichte: Die Pflanze wird in den Ärztebüchern der Antike nicht erwähnt, und taucht erst in englischen Ärztebüchern des 14. Jahrhunderts auf. Die Blüten wurden im 16. Jahrhundert in den Pharmakopöen aufgenommen, wo man sie noch heute finden kann.
Inhaltsstoffe: Ein ätherisches Öl, das, wie bei der Echten Kamille, im frischen Zustand blau ist. Außerdem Bitterstoff.

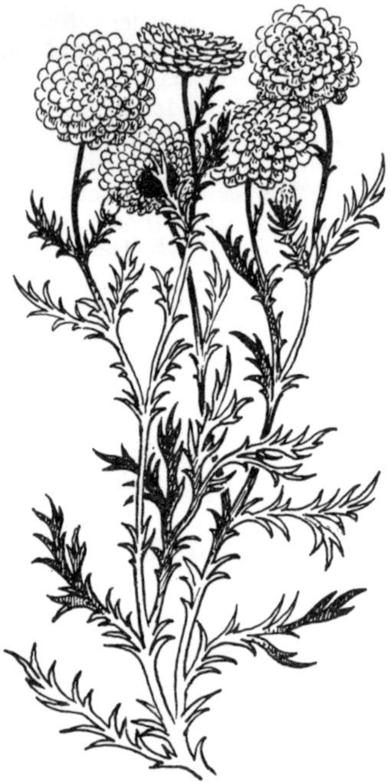

Römische Hundskamille

Anwendung: Die getrockneten Blüten haben die gleichen Anwendungsgebiete wie die Blüten der Echten Kamille. DAB: *Flores Chamomillae romanae*

172. Arnika, Wohlverleih
Arnica montana

Beschreibung und Vorkommen: Eine mehrjährige Pflanze mit einer Rosette von flach ausgebreiteten, ovalen, ganzrandigen Grundblättern und einem 20 bis 40 cm hohen, meist unverzweigten, klebrig haarigen Stengel mit gegenständigen, eiförmigen bis lanzettlichen Stengelblättern und einem großen, endständigen, orangegelben Blütenköpfchen. Die Pflanze hat einen stark aromatischen Geruch. Blütezeit ist Juni bis Juli. Die Pflanze wächst auf trockenen Matten, Heiden und Hochmooren ohne Kalk. Man findet sie besonders in den Alpen und Mittelgebirgen.

Kulturgeschichte: Erst um 1600 wurde die Pflanze in den Pharmakopöen verzeichnet, wo sie aber bis heute geblieben ist. Sie wurde von den Ärzten gegen Fieberkrankheiten, Blutungen, Epilepsie, Lähmungen und Gicht verwendet. Sie wurde auch als Liebesmittel verwendet und vor einigen Jahrhunderten gab man einen Auszug in Bier an jene, die sich verhoben oder gestoßen hatten. 1940 fand man bei Köln eine Augensalbe aus der Römerzeit, die bei der Analyse einen Inhalt von Arnika ergab. Möglicherweise haben die Römer im Altertum die Pflanze in Mischungen gegen Augenkrankheiten verwendet, man kennt aber keinen Namen unter den Inhaltsstoffen, der in ihren Rezepten enthalten ist.

Inhaltsstoffe: Ein ätherisches Öl, ein Flavonoid und Bitterstoff, Arnicin. Es ist gelungen, zwei der Inhaltsstoffe zu isolieren. In gelöstem Zustand wurden sie versuchsweise in Kaninchen injiziert und es zeigte sich eine Wirkung auf Atmung und Blutdruck. Zu große Mengen wirken häufig auf Herz und Kreislauf.

Anwendung: Die getrockneten Blüten werden medizinisch verwendet und in den beiden Weltkriegen war ein alkoholischer Auszug als Herzmittel und gegen Krankheiten der Gefäße in Deutschland im Gebrauch, ebenso wie der Auszug eine gewisse schmerzstillende Wirkung zeigt. Dosis: 5 Tropfen einer Tinktur, die aus einem Teil getrockneter Blüten mit 10 Teilen verdünntem Alkohol ausgezogen werden, werden jede 3. bis 4. Stunde genommen. Diese Tinktur wird in den Apotheken hergestellt und regelmäßig als Volksheilmittel verwendet, doch nur

äußerlich, da sie giftig ist. Sie wird im Verhältnis von einem Teil Tinktur auf 5 bis 10 Teile Wasser oder Bleiwasser verdünnt und als Umschlag bei Verstauchungen, Gicht und Druckstellen nach Stößen oder Schlägen verwendet. Die Pflanze selbst wird in der Volksmedizin nicht gebraucht.
DAB: *Flores, Tinctura Arnicae*

Ringelblume
Calendula officinalis

Beschreibung und Vorkommen: Eine einjährige Pflanze mit 30 bis 50 cm hohen, verzweigten Stengeln und lanzettlichen oder elliptischen, behaarten Blättern und großen, gelben oder orangegelben, endständigen Blütenkörbchen. Blütezeit ist Juni bis Oktober. Die Pflanze wird in Gärten kultiviert und ist stellenweise verwildert. Wild wächst sie in Südeuropa.
Kulturgeschichte: Die Blütenköpfchen wurden schon im Altertum äußerlich als wirksames Mittel bei Wunden, innerlich als schweißtreibendes und krampfstillendes Mittel verwendet. Die

Ringelblume

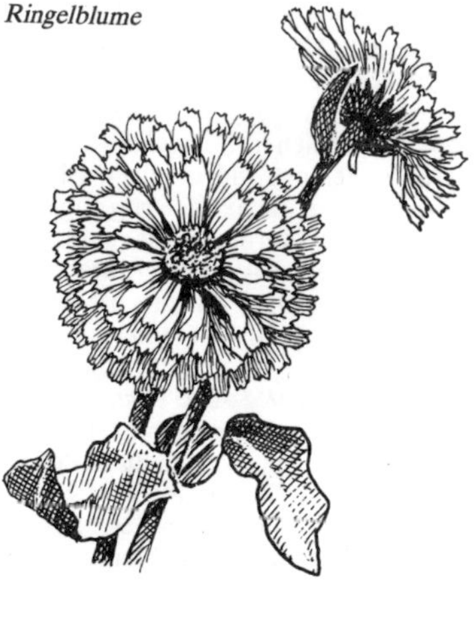

Blüten dienten im Mittelalter außerdem zur Fälschung des teuren Safrans.
Inhaltsstoffe: Ätherisches Öl, Saponin oder der Bitterstoff Calendulin.
Anwendung: Die Blütenkörbchen werden in der Volksmedizin äußerlich zur Behandlung von Beulen und Wunden, innerlich gegen Gallenleiden, sowie als schweißtreibendes und krampfstillendes Mittel verwendet. Dosis für inneren Gebrauch: 2 bis 4 g der getrockneten, zerkleinerten Blütenkörbchen mit einer Tasse kochenden Wassers als Tee zubereitet, wird 3- bis 4mal täglich getrunken. Zur Behandlung von Beulen und Wunden wird ein alkoholischer Auszug verwendet, der aus einem Teil getrockneter Blüten und 10 Teilen 70%igem Alkohol durch 10tägiges Ziehenlassen bereitet wird, dann gefiltert, und zum Gebrauch im Verhältnis 1:5 mit Wasser verdünnt wird.

173. Gemeines Kreuzkraut †
Senecio vulgaris

Beschreibung und Vorkommen: Eine einjährige Pflanze mit einem 10 bis 30 cm hohen, recht dicken, verzweigten Stengel mit fiedrigen Blättern und kleinen, zylindrischen, gelben Blütenkörbchen in endständigen Trauben. Blütezeit ist März bis Oktober. Eine als Ackerunkraut weit verbreitete Pflanze.
Kulturgeschichte: Wie viele andere Senecio-Arten ist es eine alte Heilpflanze, die auch in den Pharmakopöen verzeichnet war. Eine Verwandte, *Senecio aureus,* die in Amerika wächst, wurde von den Indianern vor der Ankunft des Europäers als wundheilendes, schweißtreibendes und harntreibendes Mittel verwendet.
Inhaltsstoffe: Die ganze Pflanze, besonders aber die Wurzel, enthält mehrere giftige Alkaloide, unter anderem Senecionin. Wenn man einen Auszug

der Pflanze einnimmt, können durch das Senecionin schwere Leberschäden entstehen, da es ein Lebergift ist. Die Pflanze kann auch für das Vieh gefährlich werden, wenn sie in größeren Mengen im Heu vorkommt.
Anwendung: Die getrocknete Pflanze wird in manchen Ländern noch immer medizinisch als menstruationsförderndes Mittel, sowie bei Blasenentzündungen, Durchfall und Beschwerden der Harnwege verwendet. In der Homöopathie wird ein Extrakt, der aus der frischen Pflanze hergestellt wird, bei Menstruationsbeschwerden verwendet. Die Pflanze ist in der Volksmedizin nicht im Gebrauch.

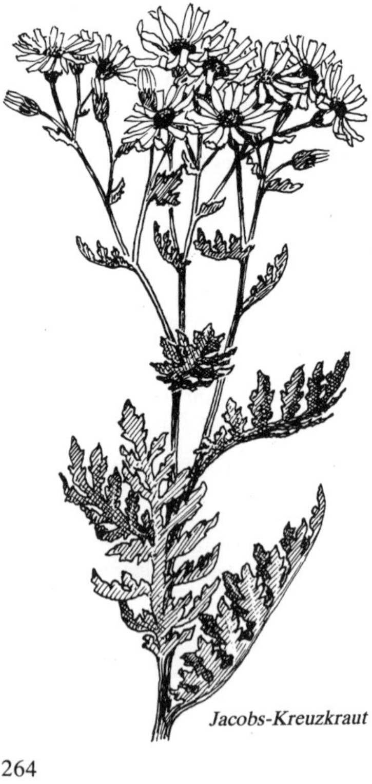

Jacobs-Kreuzkraut

Jakobs-Kreuzkraut †
Senecio jacobaea

Beschreibung und Vorkommen: Eine mehrjährige Pflanze mit kurzem, dikkem Wurzelstock und 30 bis 100 cm hohen, gefurchten, rotbraunen Stengeln mit fiedrigen Blättern und recht großen, goldgelben Blütenkörbchen in einer dichten Trugdolde. Blütezeit ist Juni bis Oktober. Die Pflanze ist in lichten Wäldern, auf trockenen Wiesen und buschigen Hängen verbreitet.
Inhaltsstoffe: Die ganze Pflanze enthält drei giftige Alkaloide, Wurzel und Blätter außerdem Flavonoide. Die Einnahme eines Auszuges der Pflanze kann wie bei der vorhergehenden Art schwere Leberschäden ergeben.
Anwendung: Hat dasselbe Anwendungsgebiet wie das Gemeine Kreuzkraut.

174. Benediktenkraut
Cnicus benedictus

Beschreibung und Vorkommen: Eine einjährige Pflanze mit einer Rosette von großen, lanzettlichen, gebuchteten und dorniggezähnten, haarigen Grundblättern und einem 60 bis 70 cm hohen, verzweigten, fünfkantigen, oft rötlich angelaufenen Stengel mit herablaufenden, lanzettlichen Stengelblättern und großen, gelben, endständigen Blütenkörbchen mit dachziegelartig angeordneten Hüllblättern, die in lange, rotviolette Dornen auslaufen. Blütezeit ist Juni bis Juli. Die Pflanze wird bei uns gelegentlich kultiviert und verwildert manchmal.
Kulturgeschichte: »Die begnadete Distel« oder »Gottesgnaden Distel« sind einige der Namen, die an diese Pflanze gebunden wurden und die seit dem Altertum als Heilmittel großes Ansehen genoß. Dioskurides behauptet, daß

man keine körperlichen Schmerzen bei einem Skorpionstich verspürt, wenn man nur die Pflanze in der Hand hält. Im Mittelalter schrieb man ihr mystische Kräfte zu, besonders bei Neumond. Die Mädchen verwandten sie als Hilfsmittel beim Herausfinden ihrer zukünftigen Ehemänner. Sie schrieben die Namen ihrer Freier auf Papierschnitzel und hefteten diese an die Stengel der Pflanze, die dann unter das Kopfkissen gelegt wurden. Der Stengel, der den Namen desjenigen trug, den das Mädchen wählen würde, sollte frische Triebe bringen. Von Kaiser Friedrich II. erzählt man, daß er 1230 in Sizilien ein Benediktenkraut aus »Indien« als Geschenk erhielt mit der Bemerkung, daß die Pflanze in Essen oder Trinken gemischt, Kopfweh vertreiben würde. Im ersten deutschen Kräuterbuch, einer Handschrift von 1480, wird sie als Abführmittel genannt. Sie war auch lange Zeit ein Mittel gegen die Pest, und die feinen Haare der Blätter wurden gegen Blutungen gebraucht. Sie wurde deshalb auch in den Pharmakopöen verzeichnet und von den Ärzten als stärkendes und appetitanregendes Mittel, sowie gegen Husten verwendet.

Inhaltsstoffe: Bitterstoff Cnicin, ätherisches Öl, Gerbstoffe und Schleim.

Anwendung: Die Pflanze, die während der Blütezeit gesammelt wird, findet in der Volksmedizin Verwendung gegen Erkrankungen der Luftwege, Verdauungsbeschwerden, Fieber und Appetitlosigkeit. Dosis: 2 bis 5 g der Droge werden 10 Minuten mit einer Tasse kochenden Wassers ausgezogen, geseiht und 3- bis 4mal täglich getrunken. Der gleiche Auszug kann auch äußerlich zur Behandlung von Wunden und als Umschlag auf Frostbeulen verwendet werden.

DAB: *Herba Carduis benedicti*

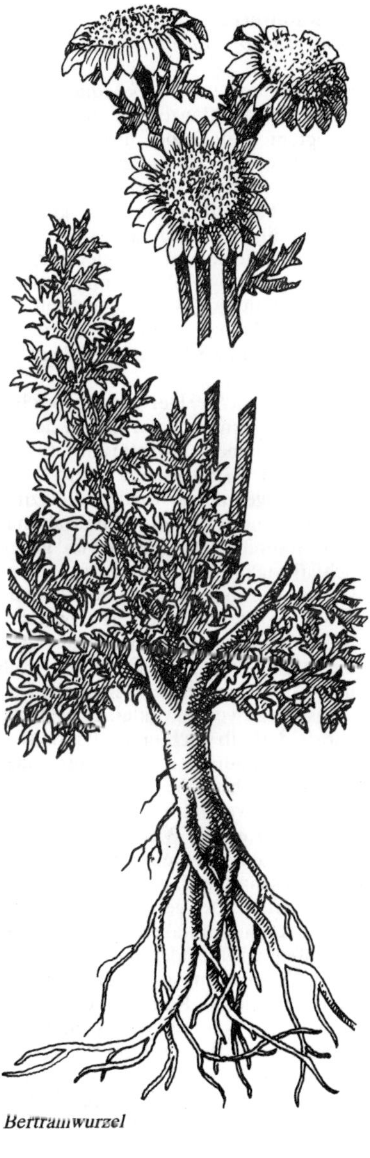

Bertramwurzel

Bertramwurzel
Anacyclus pyrethrum

Beschreibung und Vorkommen: Eine mehrjährige Pflanze mit reich verzweigtem Wurzelstock und 30 bis 40 cm hohen Stengeln mit zwei- bis dreifach gefiederten Blättern mit linealischen Abschnitten und recht großen, endständigen Körbchen mit oberseits weißen, unterseits roten oder purpurfarbenen Zungenblüten und gelben Scheibenblüten. Blütezeit ist Juni bis Juli. Die Pflanze wird bei uns selten kultiviert und wächst nur in Südeuropa wild.
Kulturgeschichte: Der Wurzelstock hat einen brennenden Geschmack, der zu dem Artnamen »pyrethrum« führte und vom Griechischen »pyr« (= Feuer) abgeleitet ist. In alten medizinischen Büchern wird die Wurzel als magenstärkendes Mittel, sowie gegen Schlaflosigkeit und Bettnässen empfohlen. Besonders wurde sie aber zum Kauen bei Zahnschmerzen verwendet, was damit begründet wurde, daß durch die starke Speichelabsonderung nach den Vorstellungen der damaligen Zeit »Das Böse« verschwindet. Die Pflanze wurde deshalb auch in die Pharmakopöen aufgenommen und unter anderem als alkoholischer Auszug in Zahntropfen verwendet.
Inhaltsstoffe: Der Wurzelstock enthält neben Inulin auch ein ätherisches Öl, und ein scharfes Harz, Pyrethrin.
Anwendung: Der getrocknete Wurzelstock, der im Frühjahr oder Herbst ausgegraben wird, findet in der Volksmedizin Verwendung gegen Zahnschmerzen, entweder als Kaumittel oder als alkoholischer Auszug, der aus einem Teil getrockneter, zerkleinerter Wurzel und 10 Teilen 70%igem Alkohol im Laufe von 8 Tagen ausgezogen und filtriert wird. Zähne und Zahnfleisch werden damit gepinselt. Die Wurzel wird auch gegen nervöse Leiden gebraucht. Dosis: 1 bis 2 g der getrockneten, zerkleinerten Wurzel wird mit einer Tasse kochenden Wassers als Tee zubereitet und 3mal täglich getrunken.
Warnung: Da der Auszug in zu großen Mengen Vergiftung und Krämpfe geben kann, sollte er mit Vorsicht verwendet weden.
DAB: *Radix Pyrethri*

Silberdistel, Stengellose Eberwurz
Carlina acaulis

Beschreibung und Vorkommen: Eine mehrjährige Pflanze mit einer langen, dicken Pfahlwurzel, einer Rosette von großen, grobgefiederten, dorniggezähnten Blättern und einem einzelnen großen Blütenköpfchen, das in der Regel ungestielt ist, bei einigen Formen aber auch auf einem 20 bis 30 cm hohen, blättrigen Stengel sitzt, und von lanzettlichen, schneeweißen Hüllblättern, die an Zungenblüten erinnern, umgeben ist, und weiße, gelbliche oder rötliche Scheibenblüten trägt. Blütezeit ist Juli bis September. Die Pflanze ist auf Magerwiesen, Viehweiden und sonnigen Hängen verbreitet.

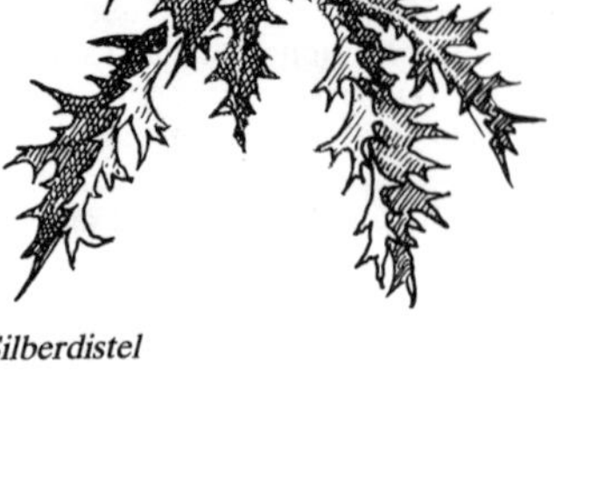

Silberdistel

Kulturgeschichte: Den Gattungsnamen *Carlina* erhielt die Pflanze nach Karl dem Großen, der sie sehr verehrte und vor ihr, der Sage nach, sogar gekniet haben soll. Man sprach ihr auch wunderbare Heilwirkungen zu. Im Mittelalter war sie ein hochgeschätztes Mittel gegen die Pest. Sie wurde daher auch in die ersten Pharmakopöen aufgenommen. In manchen Berggegenden wird die Wurzel ins Viehfutter gemischt, wenn die Tiere gemästet oder in Brunst gebracht werden sollen.

Inhaltsstoffe: Die Wurzel enthält ein ätherisches Öl mit unangenehmem Geruch, sowie Harz und Inulin.

Anwendung: Die Wurzel, die im April oder Oktober ausgegraben wird, findet in der Volksmedizin Verwendung als schweiß- und harntreibendes Mittel, sowie gegen Katarrh der Luftwege und Entzündung der Harnwege. Dosis: 1/2 bis 1 g der getrockneten, zerkleinerten Wurzel wird mit einer Tasse leicht aufgekocht und geseiht und 3- bis 4mal täglich getrunken.

Etwas über die Inhaltsstoffe der Pflanzen

Die grünen Pflanzen sind eine Bedingung dafür, daß auf der Erde Leben bestehen kann. Sie produzieren organische Stoffe, die für alle Lebewesen notwendig sind, und bei diesem Vorgang entstehen in den mikroskopisch kleinen Zellen viele nützliche Stoffe, die unter anderem wirksame Heilmittel sind. Die Pflanze ist fähig, mit dem grünen Farbstoff Chlorophyll aus dem Kohlendioxid der Luft, sowie aus Wasser, mit Hilfe der Sonnenenergie lösliche Zucker, also organische Stoffe, zu produzieren. Diese Zucker werden dann in Stärke umgewandelt, die für das Wachstum der Pflanze notwendig ist. Neben diesen für die Pflanze lebensnotwendigen Prozessen werden in den Zellen organisch chemische Verbindungen aufgebaut, Stoffe, die in vielen Fällen die Pflanze zu einem wichtigen Heilmittel oder zu einer Nutzpflanze machen. In diesem Zusammenhang muß erwähnt werden, daß der Artname *officinalis,* der bei verschiedenen Pflanzen vorkommt, aus dem Lateinischen »officina« (Apotheke) abgeleitet ist und »In der Apotheke« bzw. »als Heilpflanze verwendet« bedeutet.

Alkaloide

Alkaloide sind organische Verbindungen, die Stickstoff enthalten; sie haben basischen Charakter. Bei Zusatz von Säuren entstehen in der Regel lösliche Salze. In dieser Gruppe findet man die stärksten bekannten Pflanzengifte, wie das Atropin der Nachtschattengewächse, das Aconitin des Eisenhutes und das Coniin des Schierlings. In geeigneten Dosen verwendet, sind sie oft sehr wirksame Heilmittel.

Amine

Amine sind organische Verbindungen, die ebenfalls Stickstoff enthalten, aber einfach gebaut sind und auch bei Tier und Mensch vorkommen.

Bitterstoffe

Bitterstoffe sind keine einheitlich chemische Gruppe. Sie sind dadurch gekennzeichnet, daß sie bitter schmekken, die Erzeugung von Verdauungssäften steigern und damit appetitanregend wirken. Besonders die Familien der Enziangewächse und der Korbblütler liefern Bitterstoffe, z. B. der gelbe Enzian, Bitterklee, das Tausendgüldenkraut und – oft mit ätherischem Öl verbunden – die Korbblütler Wermut, Löwenzahn, Bitterdistel und Mariendistel. Bitterstoffe können giftig sein.

Flavonoide

Durch die Jahrhunderte hat man Pflanzenfarbstoff gebraucht, um Textilien zu färben. Chemisch sind diese Stoffe Phenolverbindungen und werden Flavone vom Lateinischen »flavus« (= gelb) genannt. Es gibt aber auch andere Pflanzenstoffe mit ähnlicher chemischer Struktur; sie werden mit dem Begriff Flavonoide zusammengefaßt und sind oft spaltbar, da sie glykosidisch gebunden sind. Solche Stoffe findet man u. a. in Arnica, Birkenblättern, Hauhechel, Linde, Süßholzwurzel, Gartenraute und Weißdorn.

Ätherische Öle

Ätherische Öle sind leicht flüchtige, starkriechende, ölartige Stoffe, die aus den Pflanzen durch Destillation mit Wasserdampf gewonnen werden können. Sie sind in den Pflanzen in verschiedener Weise gespeichert, teilweise in Drüsenhaaren, teilweise in besonderen Zellen, die im Pflanzengewebe verteilt sind. Ihre Wirkung ist vielfältig, Fenchel- und Kümmelöl wirken im Darm zum Beispiel desinfizierend und lösen Magenkrämpfe, während andere bakterientötend, schleimlösend, harntreibend sind und vieles mehr bewirken. Diese Öle, die oft bei Schnupfen zum Inhalieren verwendet werden, müssen mit Vorsicht gebraucht werden. So kann man zum Beispiel durch übermäßiges Inhalieren mit Eukalyptusöl Leber- und Harnwege beeinflussen. Sie werden in vielen medizinischen und kosmetischen Zubereitungen verwendet. Einige ätherische Öle sind außerdem starke Gifte, wie beim Sadebaum und bei Salbei.

Gerbstoffe

Gerbstoffe findet man bei vielen Pflanzen und haben ihren Namen durch die Eigenschaft erhalten, Eiweißstoffe zu fällen und damit auch tierische Häute zu gerben. Da sie auch Alkaloide fällen, sind sie wichtige Gegenmittel bei Vergiftungen mit solchen. Sie sollten aber nicht im Übermaß verwendet werden, da die Alkaloide sonst wieder freigesetzt werden. Als Heilmittel benützt man ihre stopfende und zusammenziehende (adstringierende) Wirkung. Sie sollten aber auch bei Anwendung vorsichtig gebraucht werden, da sie Leberschäden hervorrufen können. Gerbsäure ist nur einer der vielen Gerbstoffe.

Glykoside

Glykoside sind organische Verbindungen, die bei chemischer Einwirkung von schwachen Säuren oder Basen oder beim Kochen im Wasser in Zucker und andere chemische Bestandteile gespalten werden. Sie bilden eine große Gruppe unter den Pflanzenstoffen und tatsächlich gehören viele Flavonoide und Saponine dazu. Innerhalb der Gruppe sind besonders die Digitalisglykoside bekannt geworden, aber auch andere sollten erwähnt werden, wie das Arbutin und das Glukofrangulin.

Saponine

Die Saponine haben ihren Namen von der Eigenschaft erhalten, mit Wasser schäumende Lösungen zu geben. Der Name kommt aus dem Lateinischen »sapo« (= Seife). Sie wirken auch wie Seifen. Diese große Gruppe hat als Heilmittel höchst verschiedene Wirkung. Meist sind es schleimlösende, harntreibende Mittel, sowie Brechmittel, die man gebraucht. Einige Saponine sind intravenös gegeben starke Blutgifte. So ist das Saponin aus der Knolle des Alpenveilchens als Pfeilgift verwendet worden.

Schleim

Schleim quillt in der Regel in Wasser zu einer schleimigen Lösung. Eingenommen wirkt der Pflanzenschleim füllend auf den Darminhalt und fördert die Bewegung (Peristaltik). Gleichzeitig wirkt er schützend auf Schleimhäute und eventuelle Wunden. Schleimhaltige Pflanzen und Pflanzenteile, wie zum Beispiel Leinsamen und Isländisches Moos, haben deshalb ihre wesentliche Wirkung als Abführmittel, gegen Entzündungen in Mund und Rachen, sowie in Magen und Darm.

Vitamine

Vitamine sind notwendig für Tiere und Menschen, um das Leben aufrecht zu erhalten, und da sie nicht selbst erzeugt werden können, müssen sie aus Pflanzen gewonnen werden. Ausgenommen davon ist das Vitamin D, das aus dem Lebertran stammt. Die häufigeren Vitamine A, B, C und D sind sicher allgemein bekannt, weshalb hier nur die selteneren beschrieben werden sollen.
Vitamin E findet man am häufigsten in den Keimen von Getreidekörnern, sowie in Salat und Kresse. Es hat Bedeutung für die Funktion der Geschlechtsdrüsen und für die Muskulatur.
Das Vitamin F wird gegen Haarausfall und Ekzeme verwendet und kann als Pseudovitamin bezeichnet werden. Man hat nämlich keine spezifische Mangelkrankheit für dieses Vitamin festgestellt. Es wird aber eine gewisse Wirkung auf die Arterienverkalkung angenommen, da es den Cholesteringehalt im Blut vermindert, wie es viele ungesättigte Fettsäuren in Pflanzenölen können. Wenn man diese mit dem Vitamin E mischt, wird die Wirkung verstärkt.
Vitamin K wurde erstmals 1939 aus Luzerne hergestellt. Es ist ein Antidot (= Gegengift) gegen Antikoagulanzien, wie z. B. verschiedene Rattengifte und ein Mittel bei bestimmten Formen der Hämophilie.
Das Vitamin P wurde bei der Untersuchung des Vitamin C entdeckt und stellt das Flavonoid Rutin dar, es konnte aber nicht in das übliche Vitaminsystem eingeordnet werden. Es hat eine stärkende Wirkung auf die Kapillaradern, die das Blut in feinster Verzweigung durch den Körper führen. Man findet deshalb die beiden Vitamine oft in der gleichen Pflanze. Das Vitamin PP ist in Wirklichkeit dasselbe wie Vitamin B3, das Nicotinamid genannt wird. Es ist wichtig für die Haut, für das Nervensystem und für die Verdauung, und findet sich in Weizenkeimen und Bierhefe.

Etwas über das Sammeln und die Zubereitung von Heilpflanzen

Rat an jene, die selbst Heilpflanzen sammeln wollen

1. Verwende nie Pflanzen, die an Straßenrändern wachsen, sondern nur solche, die mindestens 75 bis 100 m vom Straßenrand entfernt sind. Die Abgase der Fahrzeuge können sonst Vergiftungen erzeugen.
2. Verwende nie eine Pflanze, die nicht sicher bekannt ist. Es kann ebenso gefährlich sein, eine falsche Heilpflanze zu verwenden, wie ein falsches Medikament.
3. Nimm nicht Pflanzen, vor denen gewarnt wird.
4. Vergiß nicht, daß man auch viele Pflanzendrogen in der Apotheke kaufen kann.
5. Glaube nicht, daß eine größere Dosis bessere Ergebnisse bringt. Überschreite deshalb nicht die angegebenen Mengen.
6. Vor allem aber gehe zum Arzt, wenn Krankheitserscheinungen auftreten.

Sammeln und Trocknen von Pflanzen und Pflanzenteilen

Wurzelstock, Wurzeln und Knollen sammelt man im Frühjahr bevor die Blätter entwickelt sind oder im Herbst, wenn die oberirdischen Teile der Pflanzen verwelken. Sie werden mit kaltem Wasser abgespült und vom Schmutz gereinigt.

Rinde wird im Frühjahr abgeschält.

Blätter und Stengel sammelt man bei trockenem Wetter zur Zeit der kräftigsten Entwicklung, wie gewöhnlich zu Beginn der Blütezeit.

Blüten sammelt man, wenn sie vollentwickelt sind, ebenfalls bei trockenem Wetter.

Früchte und Samen werden gesammelt, wenn sie reif sind.

Das Trocknen geschieht am besten an einer luftigen, schattigen Stelle, kann aber auch bei mäßiger Wärme, nicht über 60 Grad erfolgen. Pflanzen und Pflanzenteile werden in dünner Schicht ausgebreitet. Dicke, saftige Wurzeln, Knollen und ähnliches werden zerschnitten und zum Trocknen auf Schnüre aufgereiht. Die Aufbewahrung sollte in luftdichten Behältern geschehen und die Drogen nicht mehr verwendet werden, wenn sie schimmelig oder von Schadeninsekten befallen wurden.

Die Zerkleinerung erfolgt mit einer Schere oder mit einem scharfen Messer.

Das Pulverisieren erfolgt am besten in einem Mörser.

Zubereitung von Pflanzenmedizin

Bei der Zubereitung als Tee mit einer Tasse kochenden Wassers versteht man, daß die genannte Menge der getrockneten Pflanzenteile mit dem kochenden Wasser übergossen werden, 10 bis 15 Minuten ziehen, und schließlich geseiht und getrunken werden. Kalte Auszüge werden dadurch hergestellt, daß die Droge in der angegebenen Menge mit Wasser übergossen wird und über Nacht zieht und danach geseiht wird und der Auszug schluckweise oder eßlöffelweise am folgenden Tag getrunken wird.

Alkoholische Auszüge werden in der Regel mit 70%igem Alkohol hergestellt, worin die Pflanze acht Tage lang ausgezogen und jeden Tag umgerührt wird. Man verwendet einen Teil Droge auf 10 Teile Alkohol. Die Pflanzenteile werden dann abfiltriert und die klare Tinktur steht zur Verfügung.

Register

Schrägstehende Zahlen betreffen die in Bild- und Textteil verwendete Numerierung. Bei Pflanzen, die nicht farbig abgebildet wurden und deshalb keine laufende Nummer erhielten, verweist die geradestehende Zahl auf die entsprechende Textseite.

Deutsche Namen

Lateinische Namen

Weitere BLV Bücher zu diesem Thema:

Francesco Bianchini/Francesco Corbetta/Marilena Pistoia

Der große BLV Heilpflanzenatlas

Immer mehr Menschen nutzen die Heilkraft wildwachsender Pflanzen. Der großformatige BLV Heilpflanzenatlas stellt in naturgetreuen farbigen Zeichnungen über 200 Heilpflanzen vor, die vor allem im europäischen Raum beheimatet sind. Die Pflanzen sind nach den verschiedenen Wirkungsorten im menschlichen Körper gruppiert. Im wissenschaftlichen Anhang befinden sich genaue botanische Beschreibungen der Heilpflanzen, ihre Inhaltsstoffe und deren Wirkungsweise. Die botanischen und medizinisch-pharmakologischen Fachausdrücke werden eingehend erläutert.

2. Auflage, 244 Seiten, 250 ganzseitige farbige Zeichnungen

BLV Bestimmungsbuch 6

Paul Schauenberg/Ferdinand Paris

Heilpflanzen

Dieses BLV Bestimmungsbuch stellt die 370 wichtigsten Heilpflanzen vor. Naturfreunde und Fachleute erfahren kurz und prägnant alles Wissenswerte über Vorkommen, Gestalt, Blütezeit, Inhaltsstoffe, Eigenschaften, verwendbare Pflanzenteile und Sammelzeitpunkte. Die Pflanzen sind nach Wirkstoffgruppen eingeteilt, innerhalb dieser Gruppen nach botanischen Namen. Neben zahlreichen Farbfotos und Zeichnungen werden die Heilpflanzen im Textteil so genau beschrieben, daß ein Finden und Bestimmen in der Natur schnell und leicht möglich ist.

4. Auflage, 264 Seiten, 234 Farbfotos, 46 Zeichnungen, 368 Pflanzenbeschreibungen

BLV Naturführer 118

Elfrune Wendelberger

Heilpflanzen

Heimische Arten nach Farbfotos bestimmen – Sammeln und Anwenden

Der BLV Naturführer zeigt auf 92 Farbfotos heimische Heilpflanzen in ihrer natürlichen Umwelt. Zusammen mit der genauen Beschreibung der wichtigsten Merkmale werden Vorkommen, wirksame Pflanzenteile und Heilwirkung der Pflanzen erläutert. Die Einleitung des Buches informiert über Geschichte und Entwicklung der Naturheilkunde sowie über allgemeine Regeln zum Erkennen, Sammeln und Anwenden von Heilpflanzen.

3. Auflage, 128 Seiten, 92 Farbfotos

BLV Verlagsgesellschaft München